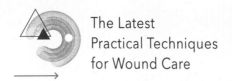

The Latest
Practical Techniques
for Wound Care

最新伤口护理
实用技术

主　编 王　静
副主编 杨亚平　孙　颖
编　委 王　静（同济大学附属杨浦医院）
杨亚平（同济大学附属杨浦医院）
赵　越（同济大学附属杨浦医院）
桑莉莉（同济大学附属杨浦医院）
陆宇霞（同济大学附属杨浦医院）
吴晓燕（同济大学附属杨浦医院）
张　蕙（同济大学附属杨浦医院）
孙　洁（同济大学附属杨浦医院）
孙　颖（同济大学附属杨浦医院）
王　娟（同济大学附属杨浦医院）
李　凤（同济大学附属杨浦医院）
何　琳（同济大学附属杨浦医院）
沈珞琦（同济大学附属杨浦医院）
范志敏（同济大学附属杨浦医院）
奚蓓华（上海交通大学医学院附属瑞金医院）
朱　萍（上海交通大学医学院附属瑞金医院）

复旦大學 出版社

内容简介

本书共分为4篇，16章。第一篇为绪论，主要介绍伤口护理的发展及伤口护理面临的需求与挑战；第二篇为总论，主要阐述伤口的类型、伤口的评估、伤口的清洗、辅料的特性、疼痛与营养、心理护理等基础护理理论；第三篇为分论，选择临床常见急慢性伤口，如压力性损伤、动静脉溃疡、糖尿病足病等，结合伤口护理的最新理念，从概念介绍、风险评估、治疗护理及案例解析等方面展开论述；第四篇为拓展，介绍新技术在伤口护理中的应用，并介绍伤口护理相关的科研与教学。

本书系统地介绍了伤口护理相关的理论和技能，以期为临床护理人员提供帮助，提升伤口护理的专科护理水平。

前　言

　　《全国护理事业发展规划(2016—2020年)》指出,要选择部分临床急需、相对成熟的专科护理领域,发展专科护士,加大培训力度,提高专科护理服务水平。最新调查显示,目前专科护士比例已达10%以上。但我国专科护士的培训与发展仍存在一定的问题,如专科护士取得证书后一劳永逸,缺乏再认证的监督和管理,不利于人才知识的更新。

　　同济大学附属杨浦医院(上海市杨浦区中心医院)伤口造口专科护士自2013年获得认证以来,致力于伤口造口专科的临床实际护理工作及教育科研和管理工作的开展,取得了显著的成效,并积累了丰富的经验。在此基础上,我们组织了伤口造口护理团队的专科护士查阅大量的资料,结合工作中的实践经验,编写了《最新伤口实用护理技术》,以期通过知识和经验的分享,为广大致力于从事伤口护理事业的专科护士提供学习和参考的依据。

　　全书共分为四篇:第一篇为绪论,主要介绍伤口护理的发展及伤口护理面临的需求与挑战;第二篇为总论,主要阐述伤口的类型、评估、清洗、辅料的特性、疼痛与营养、心理护理等基础护理理论;第三篇为分论,选择临床常见急慢性伤口,如压力性损伤、动静脉溃疡、糖尿病足等,结合伤口护理的最新理念,从概念介绍、风险评估、治疗护理及案例解析等方面进行编写;第四篇为拓展,介绍新技术在伤口护理中的应用,并介绍伤口护理相关的科研与教学。本书系统地介绍了伤口护理相关的理论和技能,期望能够为临床护理人员提供帮助,提升伤口护理的专科护理水平。

　　在编写过程中编者参考了大量国内外有关文献,在此,向各位编者致以由衷的感谢! 由于编写时间仓促,水平有限,可能存在诸多不足之处,衷心希望读者提出宝贵意见。

王　静
同济大学附属杨浦医院护理部
2021年12月

目　录

第三篇　分论

第四篇　拓展

第一篇 绪 论

DI YI PIAN　XU LUN

第一章　伤口护理发展史

伤口是正常皮肤组织在外界致伤因子如外科手术、外力、热、电流、化学物质、低温，以及机体内在因素如局部血液供应障碍等作用下所导致的损害，常伴有皮肤完整性破坏及一定程度正常组织的丢失，从而造成皮肤的正常功能受损。在现代护理领域中，伤口护理逐渐发展成为一门跨学科的专业技能。伤口护理是通过整体性的评估、诊断、拟定护理计划、运用品质管理标准以提升护理质量，让病人能得到更完善的专业伤口护理。其根本目的是加速组织修复和再生，恢复和保护病人皮肤的完整性。同时，伤口护理作为基础护理的一部分，反映了病人所接受的护理质量。如何为病人提供有效、全程的伤口护理，是护理工作者所面临的挑战。

第一节　伤口护理的起源与发展

在早期人类的概念里，"伤口"和"损伤"是意外和斗争的结果，人们会利用天然存在的物品来减轻伤口疼痛，促进伤口愈合。随着人类文明与科学技术的发展，人们对于伤口的处理也越来越专业，愈合效果也就越来越好。

一、中国伤口护理发展史

在早期，绝大多数地区的人们都只懂得往伤口上敷一些特定的草药。神农氏尝百草后，发现了一些对伤口止血有帮助的草本植物，只是可惜并无可查证的书面记载。原始社会至春秋战国时期，与野兽搏斗、日常劳作、部落争斗或各国战争，都很容易造成一些创伤，人们除去体内的异物，压迫伤口止血，然后用草药、树叶包扎伤口，这就出现了最原始的外科治疗方法。秦汉时期，一般是用麻布或细布包扎伤口，丝织品成本高，多数是家世显赫的才能用得起。

1973年，在长沙马王堆出土的西汉《五十二病方》是现知我国最古的医学方书，其中就有用酒清理创伤的记载。"犬所啮，令毋痛及易瘢方，令啮者卧，而令人以酒财沃其伤。已沃而越之。尝试。毋禁。"东汉末年著名的医学家华佗是中国历史上第一位创造手术外科的专家，也是世界上第一位发明麻醉剂——麻沸散及发明用针灸医病的先驱者，被后人称为"外科圣手""外科鼻祖"。《三国志·华佗传》记载:"若疾发结于内,针药所不能及者,乃令先以酒服麻沸散,既醉无所觉,因刳破腹背,抽割积聚……除去疾秽,既而缝合,傅以神膏,四五日创愈,一月间皆平复。"与华佗同时期的医圣张仲景,在《伤寒论》《金匮要略》著作中,系统地论述了外治法的理论,并创造了诸多中医外治法的方法和药剂,为后世外治法的发展和运用开了先河。例如,《金匮要略》原文曰:"病金疮,王不留行散主之。"金疮是指身体受到金属利器的创伤,王不留行散是古时的一种金创药,方中王不留行性味苦平,主治金疮,有止血祛瘀作用,使气血得以通行,肌肤得以滋养,继而创口愈合。

明代医药学家李时珍在《本草纲目》中记载:此药(三七)近时始出,南人军中用为金疮要药,云有奇功。又云:凡杖扑伤损,瘀血淋漓者,随即嚼烂,罨之即止;青肿者,即消散。若受杖时,先服一二钱,则血不冲心,杖后,尤宜服之。又说它"止血散血定痛,金刃箭伤、跌扑杖疮、血出不止者,嚼烂涂,或为末掺之,其血即止"。据传李时珍研究三七时特意在自己的手臂上弄出伤口,敷上三七观其功效,见伤口很快愈合;之后,又用官府受伤的犯人做试验,发现三七能迅速止血。因此,三七被誉为伤科之"要药",也被比作"金不换",是外科、伤科的常用药,可以消肿定痛。

根据古文记载可见,我国一直以来就有用中药治疗伤口的历史。而在伤口敷料方面,我国的发展较为缓慢,古时人们受伤包扎用的多数是麻布或者细纱布,用布料封住伤口来达到止血、隔绝感染的效果,一直到 20 世纪 80 年代中期之前,我国用来包扎伤口的主要原料仍然是纱布。"绷带"是西方国家近代工业革命后的产物,在清朝末期才传入中国,所以在此之前中国并没有"绷带"一词,近代伤口敷料的发展则需要从罗马帝国、古希腊、古埃及等国追溯。

随着对伤口愈合研究的进一步发展和成熟,伤口愈合的新理念在临床得到推广,并且各种新型敷料的问世对伤口愈合亦起到了积极的推进作用。我国伤口治疗敷料的选择也从传统敷料逐渐向新型敷料过渡。新型敷料能够更好地满足伤口愈合的生物学需求、提供湿性环境、吸收伤口渗液、保护新生组织、防止细菌污染,同时也减少了医护人员更换敷料的频率、减轻病人的痛苦,能够加速伤口愈合的速度。临床护士正将"湿性愈合理念"指导下的新技术用于伤口护理的实践。

此外,随着伤口护理理论和实践方法的更新,伤口不再只是机体局部病变,而与机体的全身状况密切相关。伤口愈合是一个非常复杂的过程,受到很多因素的影响,包括全身性因素、局部性因素以及医护人员本身操作的因素等。故在护理实践中,如果只靠一种单一的方法来治疗,伤口护理是不能完全奏效的,需要多方位的全面配合。对影响伤口愈合的复杂健康问题的内外因素和治疗反应需要整体评估,从整体的观点出发,有计划地护理伤口才是最为重要的。"生物-心理-社会"的现代医学模式强调人体是统一的整体,伤口护理不仅是局部皮肤护理,还应考虑其全身情况,并同时关注病人的感受和需求,以达到身心的全面康复。

二、国外伤口护理发展史

早在 4 000 年前,古埃及人就已经开始学会使用自然黏性绷带包扎伤口。如 3 500 年前,古埃及人开始利用棉纤维、马鬃作为缝合线缝合伤口。公元前 1700 年,埃及的 *Smith Papyrus*(史密斯纸莎草,古埃及关于外科创伤的医学文献)对创面愈合过程有详细描述,并

SAWC),成了全球第一个发起伤口护理教育的组织。1991年,英国成立了全球第一个伤口护理研究性协会——伤口愈合研究协会(Wound Healing Research Unite,WHRU),推动了伤口护理的进一步发展。WHRU的教育活动涉及范围广泛,包括国家学术组织、国际会议、本地学校学习、药企短期培训(3~5天)。WHRU的培训对象包括初级外科医师、护士、伤口愈合/组织修复硕士研究生以及相关领域代表。WHRU的教育形式多样,包括网络教学、远程教育、学校教育以及短期培训。目前,欧洲及加拿大、美国、澳大利亚的伤口护理教育发展比较成熟,其中欧洲有23个国家成立了国家伤口护理教育组织以促进伤口护理教育。亚洲的伤口护理发展比较落后,仅有土耳其成立了国家伤口护理组织。1958年,国际慢性伤口委员会(Initiative Chronische Wound,ICW)成立,并随后在26个国家机构成员的参与下从2008年1~6月开始执行《慢性伤口国际专家标准》。该标准于2009年2月制定,为国际伤口治疗师的认定奠定了基础。

第三节 国内伤口护理专科发展现状

在我国,专科护士是指经过某专科系统培训后获得某专科资格证书的护士,而伤口专科护士在国内还没有统一的定义。一般认为伤口专科护士是指在各种急慢性伤口护理领域内具有较高的理论知识水平和实践技能、有丰富临床经验的高级护理人才。2005年,原卫生部在《中国护理事业发展纲要(2005—2010年)》中明确要求:要分步骤在重点专科护理领域开展专业护士培训,并提出:根据临床专科护理领域的工作需要,有计划地培养临床专业化护理骨干,建立和发展临床专业护士。原卫生部护理处讨论会上也提出,专科护士是方向,专业护士是过程。2008年5月12日实施的《护士条例》中也明确提出:根据临床专科护理发展和专科护理岗位的需要,开展对护士的专科护理培训。

2001年,我国第一所国际造口治疗师学校由中山大学护理学院、香港造瘘治疗师学会和香港大学专业进修学院合办而成。2004年,受北京大学医学部委托,北京大学第一医院和香港造瘘治疗师学会主办了我国第二所国际造口治疗师学校。现在国内有12所国际造口治疗师学校,分别是广州、北京、南京,上海、温州、湖南、西安、安徽、天津、沈阳、郑州、山东国际造口治疗师学校。从2001年至今,共培养了1000多名国际造口治疗师。2010年,四川大学附属华西医院、国际慢性伤口委员会、欧洲技术监督协会联合在成都开办了我国第一所伤口治疗师培训学校,面向全国招收有专科实践经验的优秀临床护士。培训合格的学员结业可获得以上三方联合颁发的《国际伤口治疗师证书》。2015年,北京大学第一医院成功获得欧洲伤口管理协会(European Wound Management Asscioation,EWMA)授权开设伤口管理认证课程,成立北京大学第一医院国际伤口治疗师学校,2016年培养了首批国际伤口治疗师37人。

目前,我国对专科护士的培养方式主要有以下4种:①以医院为基础的专科护士培养模式。主要由医院负责,例如浙江邵逸夫医院于2000年在国内设立了糖尿病专科护士和伤口(造口)专科护士并进行培养。②以学校为基础的培养模式。培训方法的设计、培训内容及教学实施由学校负责,其理论部分在学校完成,临床训练部分在医院完成。在学校培训中,有业余培训和脱产培训两种形式,培训的运行根据学生的数量决定,整个培训项目合格后颁发学校的证书。例如2005年2月,广东省卫生厅委托南方医科大学、香港理工大学联合进行研究生课程专科护士培训试点工作,该项目开设了糖尿病、老年病、医院感染控制和重症监护4个专科的培训,获得了较好的效果。③医院和学校联合培养模式。此种模式是以培养临床护士为主,培训项目由医院设计,课程由教育机构讲授,理论部分在学校完成,临床实践在医院完成。项目设计、课程时间和教学内容取决于医院的需求,如造口治疗师学校。此种模式可以将学习者的理论知识和实践技能充分结合在一起,提高了学习者的综合素质,符合"学习-劳动-再学习-再劳动"的教育模式,是我国培养专科护士的主要培养模式。④医院联合培养模式。该模式为一个地区的多所医院联合培养专科护士,此种培养立足于参加培训的各医院有需求基础之上。

第四节　伤口专科护士的角色功能

关于伤口护士的角色功能虽然尚未达成共识,但是伤口专科护士在伤口的评估与管理中扮演的独立角色已得到充分肯定,主要有以下几个方面。

1. **临床护理工作者**　我国的伤口专科护士本身资格准入要求较高,加上需要经过伤口专业学校的系统学习及临床实践,因而在临床护理工作中,可以通过正确的护理诊断、完善的护理计划、有效的护理措施从而取得最佳的护理效果。

2. **临床护理专家**　伤口专科护士应具有丰富的临床经验、独立判断病情和鉴别各种危险信号的能力、深厚的专科护理知识功底和全面的疾病预防、康复知识,通过正确的护理诊断、完善的护理计划、有效的护理措施取得最佳的护理效果。伤口护士在伤口评估、测量、敷料的选择和制定伤口管理方案等方面有重要作用.尤其在敷料选择方面的责任重大。要了解产品的特性、作用、禁忌证和注意事项等,不能单凭经验和个人偏爱,要以专业知识为基础,根据伤口情况并结合其他因素综合选择,用恰当的敷料治疗伤口,从而达到最佳愈合效果。伤口护士的工作时间比较长,包括轮转所有的班次,以便住院期间随时为病人提供床旁的专业护理。经过专科的伤口管理,可减少敷料更换的频率,降低疼痛感,提供持续优质服务。

3. **教育者**　伤口专科护士本身拥有丰富的临床经验及专科知识,拥有很强的临床工作能力,伤口护士可在临床工作中评价技术的使用状况,积累经验,开展相关教育工作。一方面,伤口专科护士指导下级护士开展伤口治疗,对护士和护生进行指导,可通过编写教材、进行课程设计、开展伤口研讨班、更新继续教育的内容等。另一方面,定期在科室或社区举办健康教育活动和伤口治疗沙龙,为病人解惑答疑,帮助病人选择治疗方案。同时定期进行家庭访视,监测评估病人的自我护理水平,并及时给予指导。

4. **研究者**　伤口专科护士工作的最终目的是提高护理质量,推动护理学的发展。因此,伤口护士一方面要着重解决临床护理问题,通过对临床实践中的问题进行研究,建立伤口护理管理指南,使伤口护理规范化;另一方面,因为工作与许多学科存在交叉,要注重边缘问题的研究和探索,推动护理革新,将研究的新成果推广至临床并给予正确的评价。

5. **管理者**　管理作为护士的角色之一,对沟通能力和临床决策能力的要求高。而经过专业培训,可以提高护士的管理能力,伤口护士逐渐成了医生和医院管理者之间的桥梁,在创伤小组中担当着管理的核心地位。Wuster等的研究显示,拥有自主性的伤口专科护士,可以提高团队在病人中的影响,还可以巩固组织凝聚力,促进有效沟通和构建良好的团队关系。

6. 沟通联络者　为了更好地为病人提供优质的服务,需要许多部门的配合协作。而伤口专科护士是医生与病人沟通的桥梁,可以和主管医生探讨最优化的治疗方案,及时向医生传达病人的诉求、保证病人的利益、促进病人的康复,还有利于构建和谐的医患关系。

7. 顾问　通过开展院内及院外会诊工作,建立电话、微信、邮件等多种形式的咨询途径或系统,伤口专科护士可在其他医疗团队需要时提供专业意见及服务,为病人提供专科护理服务,弥补常规医护工作的不足,提高伤口治疗工作的成效。顾问工作的开展,意味着伤口专科护士需要进行决策。

8. 变革者　作为伤口护理团队的一员,伤口专科护士通过不断的临床实践及经验总结,对现行的伤口治疗方法及医护伤口协作模式进行思考和挑战,同时开展创新性的实践,形成基于我国国情及医护工作模式的新型伤口治疗模式,为伤口学科的发展做出贡献。

近年来,随着伤口专科护理的发展,伤口专科护士在伤口专科护理中的作用日益凸显,在提高护理质量、改善病人的生活质量方面起到了积极的作用。由于我国的专科护理工作起步较晚,还有很多方面需进一步健全和完善,如缺乏完善的培训体制、缺乏专门法律保障、伤口专科护士应进一步向社区及家庭延伸等。我们坚信通过护理同仁的共同努力,我国的伤口护理专科发展将更加专业化、规范化。

第五节　伤口护理的工作模式

一、国外伤口护理的工作模式

(一) 创面修复中心

1996年,Gottrup教授在哥本哈根成立了世界上首家专业的创面修复临床治疗机构——哥本哈根创面修复中心(Copenhagen wound healing center),在探索创面修复中心的建设方面做了大量工作,为伤口工作的开展起到了先驱作用。之后,越来越多的国家和地区根据自己的实际情况进行了探索和实践,在湿性愈合理论的指引下不断推陈出新。在国内,浙江大学医学院附属第二医院的韩春茂教授等率先在其单位建立了功能完备的创面(伤口)治疗中心,取得了极好的社会效益及经济效益。具体操作模式是:门诊每天均由1名专业伤口治疗医师及1名专家坐诊,经医师评判,仅需行门诊换药治疗的病人由2名经过培训的高年资护士进行伤口处理及换药;病情危重、复杂或需要手术治疗的病人则收入病房进一步诊治。诊疗实行伤口治疗责任医师负责制,通过科内讨论与相关科室会诊相结合,最终确定病人创面整体诊疗方案。

(二) 多学科协作诊治模式

采用既高度分化又高度综合,并以高度综合为主的多学科协作(multi-disciplinary

team，MDT)诊治模式解决问题是未来医学发展的趋势。多年的临床伤口治疗经验提示，伤口治疗是需要多个学科共同协作的工作。因此，国际上众多的伤口中心提出了多学科协助的工作模式，采用 MDT 方式进行伤口处理。

1. 丹麦伤口中心　由烧伤科教授领衔，感染科、创伤骨科、皮肤科等医师及伤口治疗师共同组成。

2. 悉尼糖尿病足中心　由内分泌医师、糖尿病足治疗师、血管外科医师等组成。

3. 美国医院伤口多学科诊疗中心　围绕伤口护理有一系列的专业人员，形成既有分工又有合作的团队合作模式，根据病人的需要随时可以组织团队会诊，讨论伤口治疗和敷料选择，以及如何正确合理使用，同时探讨疑难伤口护理问题的解决方案，使护士既可了解病人全身和局部情况，又可拓宽视野互相学习。

这些中心均采用多学科的协作模式对伤口进行处理，取得了较好的临床效果。在伤口治疗的多学科协作模式的开展过程中，团队成员职责的界定关系伤口治疗效果的优劣。

4. MDT 团队成员

（1）团队负责人：整个团队中的核心人物，其职责主要是负责项目管理团队的运作发展，包括组建团队、选择团队成员、建立培训机制、创建团队文化等工作。

（2）团队联络人：由一定医学背景的人员承担，其工作职责主要是负责伤口治疗 MDT 成员的工作联系，包括 MDT 会诊、学术研讨、随访接待、组织与人事协调、数据处理、会议纪要等工作。

（3）伤口治疗专家团队：是伤口治疗的主体人员，由伤口治疗师、外科医师、内分泌科医师、疼痛科医师、皮肤科及营养科专家等成员组成。

（4）伤口治疗师：负责伤口治疗方案的制定、数据库的开发管理、开展临床科研及伤口治疗培训等工作。

（5）其他相关人员：随访人员、信息数据收集管理人员等，负责伤口治疗过程中数据的收集、影像资料的留取、数据库开发与管理等任务，保证了信息的及时性及互动性，为后续的伤口科研奠定基础。

二、国内伤口护理的工作模式

相比于国外而言，国内伤口护理的工作模式尚处于探索当中，经过近几年的实施与总结，国内目前开展的伤口护理工作模式有以下几种。

1. 护理部直接领导下的伤口工作模式　伤口工作由护理部直接领导，伤口护士为各临床科室提供伤口护理支持，收入由医院支付，与各科室无直接关系，工作岗位固定、工作职责明确，工作流程较为流畅。南京大学医学院附属鼓楼医院于 2005 年建立皮肤护理质控体系，包括护理部领导的护理质控组，组长、副组长、造口治疗师为主要负责人，另有 5 名核心成员对所属病区伤口进行护理会诊，全院 42 个病区各有 1 名网络成员，负责所在病区的伤口预防及处理监控，小组设秘书 1 名。随后，全国有多家医院参照以上模式成立伤口护理小组，为院内及门诊病人服务。

2. 挂靠在某一专科下的伤口工作模式　伤口护士负责专科病人的伤口护理，收入由各专科支付，专科特色突出，但专业能力不够全面。2009 年 8 月，兰州军区兰州总医院依托于烧伤整形外科中心建立伤口治疗中心,人员包括 1 名烧伤整形外科医师、2 名专职护师、1 名经过伤口专科培训的轮转护士,采取"专业护师接诊→专科医师诊视、评估伤口,提出处理方案→专业护师处理"的工作模式,提高了床位使用率、病人满意度、治疗水平和修复水平,促进了烧伤整形学科的发展。

3. **以门诊换药治疗中心为主的伤口治疗模式** 该模式的可行性强,病人来源充足、伤口种类多,伤口护士可积累较丰富的伤口护理经验,但对临床科室伤口治疗的支持力度不够。2003 年 9 月成立的首都医科大学宣武医院伤口护理中心,在原门诊换药室的基础上扩大了编制、增派了人员,形成伤口护理中心的伤口护理工作模式。伤口护理中心有三大任务,即承担门诊换药、各科室住院病人会诊换药(院内会诊)和社区医疗换药服务(院外会诊)。2004 年 9 月,南京军区南京总医院伤口护理中心成立,实行造口治疗师负责制,行政上隶属于门诊部,质量管理受护理部的检查、督导,旨在为伤口、造口和大小便失禁病人提供优质高效的专业化服务,并为专科护士搭建发挥专业水平的业务平台,为培养与使用专科护士、提高服务质量探索出一条新路。四川大学附属华西医院依托于医院建立的门诊伤口治疗中心,组成人员包括伤口治疗中心主任、伤口治疗师、伤口专科护士及助手 4 级网络,以伤口治疗中心为依托,开展临床培训、伤口治疗科研及临床伤口治疗等,取得了病人和医院的"双赢"。

4. **课题小组工作模式** 苏州大学附属第一医院 2006 年成立压疮管理课题小组,成员由一些压疮高危科室的护士长和护理骨干、营养师及烧伤科医师组成。课题小组根据循证护理理念,借鉴成功的经验和先进的护理方法,不断探索和实践,对压疮进行护理管理的实践。江苏省肿瘤医院成立的防治化疗药物外渗课题小组由妇科、内科、放疗科、门诊化疗中心等科室的护士长、护理骨干、护理部主任、伤口护理及新型伤口敷料应用专家及内科医师组成,为全院化疗病人服务。成员通过接受培训,在伤口护理及新型伤口敷料应用专家的指导下,把学到的有关化疗及伤口护理知识应用到防治化疗药物外渗的护理实践中。这种由护理部牵头,组织相关科室护士长、护理骨干、医生及科主任共同组建成课题小组,围绕相关主题进行工作的课题小组加强了多科合作,医疗信息资源得到了充分利用。

5. **3 级阶梯式医护一体化伤口治疗工作模式** 3 级阶梯式伤口治疗模式是四川大学附属华西医院中德伤口治疗中心探索的一项新型的临床伤口工作模式,主要是在组建伤口治疗团队的基础上,按照伤口疑难程度将其分为 3 级,每一级的伤口由团队中能力相当的伤口治疗人员进行相应处理。即一般择期手术切口等伤口由具备处理此类伤口资格的伤口专科护士及住院医师共同处理;慢性伤口由国际伤口造口治疗师负责处理;而疑难重症伤口、大面积烧伤、创伤伤口由伤口治疗师与主管医师共同完成。根据伤口疑难程度,科室伤口治疗团队成员承担各自相应的责任,相互协作,确保科室伤口治疗工作高效运作。

我国护理学科的发展与发达国家尚存在一定差距,护士队伍学历水平偏低,学校教育中关于伤口护理方面的知识较少,所授知识也落后于临床学科的发展。随着社会的进步,越来越多的存在伤口问题的病人希望得到高品质的护理服务,同时,许多新的技术方法及新型敷料用于临床伤口处理,但其利弊还需权衡。因此,结合实际情况发展我国的伤口专科护士,规范伤口的护理管理,以专业化团队的工作模式造福病人,将是广大伤口护理工作者的努力方向。

第二章 伤口护理面临的需求与挑战

随着医疗卫生事业的迅速发展,人民对护理服务水平的需求不断提高,现代护理专业的发展走专科化道路已成为国际化大趋势。《中国护理事业发展规划纲要(2011—2015 年)》中明确提出:需开展对临床专科护士的规范化培训,加大重症监护、急诊急救、血液净化、肿瘤、手术室等领域专科护士的培养。《中国护理事业发展规划纲要(2016—2020 年)》中再次强调,各省级卫生计生行政部门要重点加强专科护士的培训,切实提高护理专业素质和服务能力。选择部分临床急需、相对成熟的专科护理领域,逐步发展专科护士队伍;建立专科护士管理制度,明确专科护士准入条件、培训要求、工作职责及服务范畴等,加大专科护士培训力度,不断提高专科护理水平。由此可见国家对专科护理发展的重视。2011 年 3 月 8 日,国务院学位办颁布了新的学科目录设置,其中护理学从临床医学二级学科中分化出来,成为一级学科,与中医学、中药学、中西医结合、临床医学等一级学科平行,为护理学科的发展提供了更大的空间。然而,目前我国对于专科护理的研究尚处于初级阶段,专科护理的发展还面临着较多需求与挑战,逐步建立完整的专科护理管理体系,培养护理专科人才,制定和健全专科护理规范和工作指南等,是护理专科化发展的必经之路。伤口专科虽然是我国护理专科中发展最早、体系最成熟的专科,但依旧面临着极大的需求与挑战。

第一节 伤口护理专业的需求

一、护理学科发展背景

护理学科作为维护人类身心健康的一门应用型学科,其学科理论不断发展,知识体系、核心概念、护理理念、服务内涵和外延及工作定位等在实践中不断地丰富和变化。特别是近几年,护理学科更是进入一个快速发展时期。但与护理学科发展较为系统、成熟的国家及地区相比,我国在护理学科的发展定位、执业范围、服务对象、服务领域、服务内涵等方面尚缺乏清晰的学科专科定位和战略发展方向。

过去,护理学科作为医学的二级学科,其专业划分思路基本跟随医学专业划分的脚步,很多方面有悖于护理学自身的规律和特点。医院学科多采用按人类系统、发病器官、诊疗手段或诊疗对象等来划分专科,其终极结点为单一学科,并持续朝着专科的纵深方向发展。伴随生物-心理-社会医学模式的改变,医学也正发生着巨大的变化,其任务将从以防病治病为主,逐步转向以维护和增强健康、提高人的生命质量为主,医学专科化过细的问题和矛盾日益凸显。特别是在基层卫生保健方面,为了满足服务对象的需求,医学也开始注重人的整体性,并朝着全科化方向发展。

护理学科成为一级学科后,其学科建设思路与医学学科部分重叠,但又有所不同。整个社会的卫生服务将根据其资源配置的经济、高效与公平,呈现两极分化趋势,即社区卫生服务中心与医学中心。在医学中心以临床医学为基础的急性期护理服务中,其服务内涵和要求决定护理人员必须与医生共同协作,完成病人的诊断治疗等。此外,护理学科的发展需要与医学发展相匹配,其专科发展很大程度上要参照和依据医学专科化的发展。在全球老龄化快速发展的今天,护理在老年医疗、社区保健、养老服务等领域有着非常广阔的发展前景和空间,在与其他专业的合作中,护理专业可以提供更经常、更直接、更有效、更节省资源的服务,护理专业理论知识、技术能力和服务水平决定了各项政策落实的质量和效果,护理专业在此领域中有着无法比拟的学科优势,显现核心地位。护理学成为一级学科后,为我国护理事业的发展开辟了新纪元,广大护理同仁要结合护理学科特点和新的发展形势,潜心研究符合护理学科发展规律,又与国际护理学科发展趋势相适应的学科层次结构。

二、法制化需求

积极推进护理立法,加强护理服务的法制化进程,才能确保护理学科的理性发展,减少人为因素的影响。护理立法始于 20 世纪初,英国率先颁布了《英国护理法》,此后荷兰、美国、日本等国家相继出台了本土的护士法。1968 年,国际护士委员会成立了一个特别专家委员会,制定了护理立法史上划时代的重要文件《系统制定护理法规指导大纲》,为各国护理立法提供了权威性的指导。通过这些法律文件,护理人员的地位、作用和职责范围有了法律依据,护士在行使护理工作职责权利的同时,也最大限度地受到法律的保护。2008 年 5 月实行的《护士条例》是我国第一部专门的护理行政法规,在我国的护理立法进程中具有深远的意义,旨在"维护护士的合法权益,规范护理行为,促进护理事业发展,保障医疗安全和人体健康。"该条例实施以来,促进护理事业取得显著成效,在医疗、预防、保健、康复工作中发挥着重要作用。但随着护理工作的发展,出现很多新的服务模式,颁布超过 10 年的《护士条例》已不能满足护士工作的需求。例如,当下专科护理的发展要求更多的专科护士提供专业服务,包括伤口造口护士、手术室护士、静脉治疗护士;很多医院开设了护理门诊,护士可以开设门诊,开护理处方,国家鼓励开展"网约护士"服务等,而所有这些新的护理服务形式均没有规范、权威的准入标准、执业范围和培训考核标准,需要以法律的形式予以明确。近年来,"以治病为中心"到"以健康为中心"的健康卫生工作重点转移,也引发了护理工作变革,推动护理要面向社区、走进家庭,"互联网 + 护理",派生护士多点工作新业态。而《护士法》一旦立法后,在法律保障下,推进开办护理院、护理站、安宁疗护中心工作落地,可以吸引更多的有能力、富有临床实践经验的专科护士体面执业、实名出诊或多点执业,将解开护士执业瓶颈,推动优质护理资源上下贯通的激励机制,最终可以更好地满足人民群众多样化、多层次的健康服务需求。

护理立法的意义还在于:①使护理管理法制化,保障护理安全,提高护理质量。护士法的实施,使护理管理法制化,从而保证了护理工作的稳定性及连续性,防止护理差错事故的发生,保证了护理工作的安全及护理质量的提高。②促进护理教育及护理学科的发展。护士法集中最先进的法律思想及护理观念,为护理专业人才的培养和护理活动的开展制定了法制化的规范及标准,使护理工作中有时难以分辨的正确与错误、合法与非法等,在法律的规范下得到统一,促进了护理专业向现代化、专业化、科学化、标准化的方向发展。③促进护理人员不断学习和接受培训。护士法规定的护士资格、注册、执业范围等是不可变更的,以法律的手段促进护理人员不断学习和更新知识,从而促进护理专业的整体发展。④明确了护士的基本权益,使护士的执业权益受到法律的保护。通过护理立法,护理人员的地位、作用和职责范围有了明确的法律依据,使护理人员在从事正常护理工作的权利、履行自己的法定职责等方面最大限度地受到法律的保护,增强了护理人员对护理专业崇高的使命感和安全感。⑤有利于维护病人及所有服务对象的正当权益。对于不合格或违反护理准则的行为,病人可根据护士法追究护理人员的法律责任,从而最大限度地保护了病人及所有服务对象的合法权利。

可见,法制化是护理学科发展中的一项迫切需求,护理管理者与科研者应积极推动护理立法。伤口专科护理在临床实践操作过程中会有出血、伤口愈合不良等问题,伤口专科也亟须法律的完善与保护。

三、社会需求

慢性伤口对病人的生活质量造成了严重的影响,带来沉重的经济负担。在中国,每年仅由糖尿病所导致的慢性伤口病人数多达 4 000 万人;在美国,每年慢性伤口的病人超过 600 万,医疗保健系统的费用估计超过 200 亿美元。慢性伤口如果得不到及时治疗,延误最佳时期,可能会导致截肢等严重后果。我们知道,慢性伤口愈合过程是一个极其复杂的过程,受到多种因素(内在的或者外界的)影响。有些因素有利于伤口的愈合,而有些因素却会阻碍其愈合。影响伤口愈合的全身性因素包括年龄、营养状况、免疫功能、血液循环系统功能状态、潜在性或伴发疾病、用药情况、放射治疗、心理状态等;局部因素则包括伤口的局部处理措施、伤口的湿度与温度、局部血液供应状态、创面异物、伤口感染、神经支配等。由此可见,影响伤口愈合的因素有很多,涉及的科室也很多。为了更好地给慢性伤口病人做好治疗护理,需要多学科协作治疗护理。

而由于医疗资源的限制、床位周转等原因,慢性伤口病人无法长期住院直至伤口愈合,因此需要社区卫生服务中心乃至家庭医生和护理人员的介入。但我国的社区护理起步较晚,目前仍处于发展的初级阶段。近年来,虽然通过不懈努力,社区护理已取得长足发展,初步建立健全了社区护理服务体系,明确了社区护理服务的内涵、主要工作内容和服务模式,初步培养、建立了社区护理人才队伍等。但是这些成绩与不断增长的社区护理服务需求相比,还存在许多问题,如社区护士职责定位不明、人力配置严重不足、医护比例倒置、培训不统一不规范、培训内容不适应社区护理的需求、社区护理管理体制不健全等,都极大地阻碍了社区护理的发展。此外,人口老龄化已经成为一个不可逆转的社会问题,不仅给社会、家庭带来巨大的压力,同时也对我国老年护理事业的发展提出了严峻的挑战。面对人口老龄化发展的趋势,如何增加老年人的自理年限,提高其生活质量,实现健康老龄化,是全球共同努力的目标。

目前,我国护理人才培养无论从数量或质量上都无法满足社会发展的需要。从整体数量上看,中国共有注册护士238.07万人,医院和社区中护理人员配备不足,每千人口护士比例(1.39)和医护比例(1:0.8)都远低于世界平均水平。此外,中国卫生工作比较重视医疗,而对于预防保健和康复照料服务等重视不足,从而进一步导致老年预防保健和康复照料中的护理人力资源缺乏。另外,由于老年护理工作累、待遇较差、社会地位较低等原因导致老年护理基层人员队伍的发展动力不足,人员相对缺乏,这与日益发展的社会需求形成鲜明对比。因此,在医改新形势下,护理学科的发展更应注重社会发展的需要,以及政府和大众关注的专科发展方向。

伤口造口专科护理虽然是所有专科护理中发展最早也是发展最为成熟的一门学科,但由于伤口造口专科护士的培训周期、培训渠道等原因,数量依旧缺乏,且目前临床上伤口专科护士多为兼职,本身多有其他临床工作,因此无法满足日益增长的病人需求,仍需国内护理学专家及其他专业人士予以关注。

第二节　伤口护理发展的挑战

随着人们的生活水平日益提高,对健康的要求不但是躯体没有疾病,还要有完整的生理、心理状态和社会适应能力。健康概念的变化促使了护理模式和工作范围的扩大。21世纪医学模式也从社会-心理-生物医学模式转变为环境-社会-心理-生物-工程医学模式,开始从多视角、全方位进行医学研究和实践的崭新时代医学模式。护理服务对象包括了病人、亚健康人和健康人,并把人当成是一个整体的人来对待,服务范围也从医院延伸到社区。随着专科专病技术的发展,专科护理必须与之相适应。发展专科护理,是为了更好地发掘护理专业内涵,节省医疗资源,降低成本,减少医疗并发症,最终提高病人的满意度。同时,从国际上看,专科护士的培养已成为国际护理的发展趋势,所以,专科护理的发展是护理界提升自我专业水平非常重要的一步。由于护理工作范围的扩大和职责的扩展,迫切需要具有深厚扎实科学理论基础、精通学科研究方法、精湛专科技能的高学历和高实践水平的专门人才。

尽管伤口专科在国内外都属于较早开展的护理专科,但依然面临较多的挑战。首先,护士角色应该是多方位的,包括护理者、管理者、教育者、协调者、学生、研究者等,在护理的过程中需要随时转换角色,能根据不同的工作任务、目标,不同的时间、场合,扮演不同的角色,是转向预防、护理、保健、康复相结合的综合护理型模式。这对于目前很多的临床护理人员来说,要求相对过高。尽管最新数据显示,临床护理人员已有70%以上达到大专学历水平,但若按国外专科护士需要研究生学历为比较,仍有较大差距。

随着高科技医疗技术和方法不断创新与推广,使医学发展进入了一个崭新的阶段,极大地促进护理技术的提升。在伤口专科护理方面,已经不再只是传统的、简单的伤口处理,有时需要显微外科、超声介入、血管外科等科室的辅助,对护士个人要求也就越来越高。我国的专科护理发展尚处于起步,因此各项培训制度、保障制度、法律法规等均未完善,在临床实践的过程中也会面临着一定的挑战。此外,对于很多人来说,专科护理与专科护士都是新概念,需要一个接受的过程,而在这个"被接受"的过程中,还会面对同行认可、病人认可、医护协作等挑战,专科护士及护理管理者应该勇于接受挑战、克服挑战。

1. 同行认可的挑战　目前,我国大多数专科护士都是兼职专科护理工作,因此对于自己的本职工作或多或少会带来影响。目前国内并不是每家医院都开设有伤口造口护理门诊,因此很多伤口专科护士并不是只在伤口门诊工作,她们还必须兼顾本职工作,包括护理管理工作、病区临床工作等。例如在对病人进行常规护理时,突然有伤口紧急会诊请求,那么专科护理人员就要放下手头的工作去处理专科护理相关事宜,那就势必会需要其他护理人员帮忙完成病房的常规工作,久而久之,容易造成同事之间的矛盾与不理解。此外,在专科护理发展的初期阶段,专科护士的选拔制度等尚未完善,即便有一定的准入标准,也无法保障完全公平、公开、公正。而未成体系的培训方式也经常被人诟病,因此专科护理人员首先会面对来自同行同事认可方面的挑战。伤口专科护理发展虽然较为成熟,但依旧会面对类似的问题,需要做好医护、护护之间的解释和沟通。

2. 病人认可的挑战　长期以来,由于传统观念等诸多因素的影响,人们对护士的认识不够全面,护士职业始终得不到社会应有的理解与重视。在很多病人眼中,并不会有专科护士与非专科护士之分,医生的医嘱及治疗才是最重要的,因此专科护理人员在对病人进行诊疗处理时可能会遇到病人不配合不理解,甚至是不信任的情况,工作落实有难度。

3. 医护协作的挑战　专科护士在培训时接受的是国际最新相关理论与实践知识,可能会与医生的诊疗方法有所不同。此外,很多伤口的处理需要多学科协作完成,因此专科护理人员可能会面临医护合作方面的挑战。

4. 专科护理科研的挑战　大部分医院护理管理者认为专科护士经过培训后,专科能力得到了明显提高或有所提高,说明培训对专科护士能力的提升起到了促进作用。但在科研能力方面,有研究显示仅 17.3% 的专科护士作为课题负责人承担了科研课题。这与仅26.1% 的护理管理者认为专科护士论文书写能力得到了明显提高的结果是一致的,说明专科护士的科研能力仍然偏低。分析原因:一方面,我国专科护士初始学历较低,未经过系统的科研训练,科研基础较为薄弱;另一方面,短期的科研培训不太可能使专科护士科研能力发生质的改变。而在美国,研究生学历被认为是 APN 的最低标准,最新要求为有博士学位。此外,三级医院较二级医院的专科护士承担的科研课题多;床位数多的医院较床位数少的医院的专科护士承担的科研课题多,说明三级医院、规模较大的医院更加注重专科护士科研能力的培养。建议相关部门制订对专科护士培训学员的学历、科研能力等方面的遴选要求,选拔具有一定科研能力的护士参加培训。此外,建议护理管理者进一步提升专科护士的科研意识,加强科研支持力度,加大科研经费投入,提供科研实践平台,并建立相应的激励机制,以调动专科护士开展科研工作的积极性、主动性,推动专科护理的发展。

第二篇 总 论

DI ER PIAN　ZONG LUN

第三章 伤口分类

　　伤口是正常皮肤在物理损伤(如外科手术、外力、热、电流、低温)、化学损伤(如药物、试剂、毒物等)以及机体内在因素(如局部血液供应障碍等)作用下所导致正常组织损伤或皮肤完整性缺损,皮肤的正常功能受损。伴随着人们生活方式的转变、人口老龄化,伤口的分类也不断增多,动脉性溃疡、静脉性溃疡、糖尿病足等慢性伤口的发生率大幅度增加。

　　掌握伤口的分类,有助于对伤口进行正确的评估,选择合适的治疗方案。临床上常按以下方法来进行划分:根据伤口病程的长短可分为急性伤口与慢性伤口;根据伤口基底的颜色可分为红色伤口、黄色伤口、黑色伤口与混合型伤口;根据伤口致病(伤)的原因可分为物理损伤、电源损伤、辐射线损伤、化学损伤、温度损伤、血管性病变损伤;根据伤口污染的程度可分为清洁伤口、污染伤口、感染伤口、溃疡伤口;根据伤口深度可分为部分皮层损伤伤口、深层组织损伤伤口;根据皮肤完整性可分为闭合性损伤、开放性损伤;根据伤口愈合的类型可分为一期愈合、二期愈合、痂下愈合等。

第一节　病程长短分类

　　根据伤口病程的长短可分为急性伤口与慢性伤口,然而有关急性伤口与慢性伤口的时间尚无统一标准。一般急性伤口是指外力造成,在两周内能自行愈合的所有伤口。由于某些不利的影响因素,如感染、异物等导致伤口愈合过程受阻,愈合过程部分或完全停止,使伤口愈合时间超过两周,这时的伤口称为慢性伤口。绝大多数慢性伤口都是由急性伤口发展而来。

　　1. 急性伤口　多见于创伤伤口。创伤广义指由于物理、化学、机械或生物因素引起的损伤。狭义的创伤是指机械性致伤因子所造成的损伤,因动力作用造成的组织连续性破坏导致皮肤损伤而失去屏障作用,血管破裂引起出血,关节脱位影响正常活动,手术也是一种特殊的创伤。严重创伤可引起全身反应,局部表现有伤区疼痛、肿胀、压痛;骨折脱位时有畸形及功能障碍,还可能有致命的大出血、休克、窒息及意识障碍。如浅表皮肤外伤、择期手术切口、Ⅱ度烧伤烫伤伤口及供皮区创面等此类伤口愈合通常呈现为有序的生理性愈合过程,包括出血期、炎症期、增生期、重塑期。

　　2. 慢性伤口　多见于伤口感染、异物残留等因素导致伤口愈合过程受阻,愈合时间超过两周的伤口,主要指无法通过正常有序而及时修复过程达到解剖和功能上完整状态的创面。比起急性伤口,慢性伤口的愈合涉及一系列更为复杂的生化反应。常见于3期和4期压力性损伤、糖尿病足、下肢动脉性溃疡、下肢静脉性溃疡、术后伤口裂开、开放性损伤、脓肿切开引流伤口等。此类创面损伤程度重、范围大、坏死组织多,且常伴感染,此类伤口愈合多以纤维组织修复为主,结构功能恢复受到影响。研究发现慢性伤口与急性伤口的创面液性质有很大不同。慢性伤口创面的细胞表型发生改变,导致创面在出血期、炎症期或增生期停滞,影响了自身的增殖和移动能力。

第二节 颜色分类

1988年,《美国护理学杂志》编者Cuzzell和Blanco从欧洲引进了创面RYB分类方法。RYB方法将Ⅱ期或延期愈合开放的伤口分为红色伤口、黄色伤口、黑色伤口及混合型伤口。

1. **红色伤口** 红色伤口是指治疗过程中有健康血流的肉芽组织伤口或增生期外观红色的伤口、清洁或正在愈合中的伤口、含有新生肉芽和上皮形成的伤口。红色伤口包含了伤口愈合过程的各阶段,如炎症期、增生期和重塑期。

2. **黄色伤口** 黄色伤口是指伤口外观存在坏死残留物,伤口创面基底存在黄色分泌物和脱落坏死组织,通常见于感染伤口或是容易继发感染的伤口。

3. **黑色伤口** 黑色伤口是指缺乏血液供应而坏死并有干硬痂,黑色壳通常与基底组织连接紧密,渗出液少或无,如糖尿病足干性坏疽、深度压疮表面的黑色坏死痂皮。

4. **混合型伤口** 混合型伤口是指一个伤口同时包含两种或两种以上颜色的混合型伤口,如红色和黑色混合型伤口,或黑色和黄色混合型伤口。慢性伤口愈合过程中常常同时存在黑色伤口、黄色伤口、红色伤口混合的情况。

第三节 致病原因分类

物理、机械、热力、低温、化学物质及生理异常(如局部血供障碍)等因素作用可以造成人体皮肤(活组织)的缺损或破坏。不同原因造成的伤口通常具有其独有的特点,在形成伤口的各种致伤或致病因素中,大致可分为物理损伤、电力损伤、辐射损伤、化学损伤、温度损伤和血管性病变损伤几大类。

1. **物理损伤** 由于长期受压、暴力或由各种致伤物以机械作用使人体组织结构破坏或生理功能发生障碍。例如,当机体受到机械性暴力作用后,器官组织结构被破坏或功能发生障碍。所致的伤口有压力性损伤、外科手术切口、撕脱伤、擦伤、刀伤等。

2. **电力损伤** 超过一定量的电流通过人体,造成神经、肌肉、血管及骨骼等组织受损而致的伤口。这是种很严重的损伤,由电源直接接触人体表面发生的电击伤最为常见,雷击是电击伤的一种特殊形式。电力损伤造成的伤口一般有一个进口和多个出口。表现为电流进口与出口部皮肤出现水疱,严重时组织焦化。而电击伤除了造成皮肤组织的凝固坏死外,常引起深部肌肉、肌腱、神经、血管、骨骼的损伤,还可引起心、肾、神经系统的损伤。其伤口特点是伤口小、深度大,易发生继发性大出血,一旦出血则难以自然止血。因此,在处理过程中,应仔细观察伤口有无出血情况,特别是伤后 2～3 周血管坏死部位的脱落易造成继发性大出血。应防止病人用力哭闹、咳嗽等,避免过早剧烈运动。

3. **辐射损伤**　辐射损伤是指由于放射性物质作用于皮肤而引起的皮肤损害,包括由太阳强照射的晒伤和放射性治疗或放射性物质泄漏所致的损伤。当射线作用于皮肤一定时间和累积剂量后,导致细胞分裂、增殖能力降低,细胞显著蜕变、脱落,小血管内皮细胞损伤、闭塞。临床上表现为局部红、肿、热、痛,甚至可以出现水疱和溃烂。皮肤的损伤程度与放射源照射面积、照射时间及部位有关。其损伤反应可分为 3 度:Ⅰ度,红斑、有烧灼感,继续照射时皮肤由鲜红色渐变为暗红色,之后有脱屑表现;Ⅱ度,高度充血、水肿、水疱形成,水疱破溃后还可形成糜烂面;Ⅲ度,溃疡形成,严重的可出现局部组织坏死,难以愈合。

4. **化学损伤**　化学损伤是指由于强酸、强碱、化疗药物等特殊的化学物品直接接触到皮肤所致的损伤。酸灼伤,常见硫酸、硝酸;碱灼伤,常见氨水、氢氧化钠、氢氧化钾、石灰灼伤。人皮肤接触强酸、强碱后可使蛋白质变性,从而损伤皮肤。其中强酸与人体表层组织的蛋白结合形成凝固的蛋白质化合物,阻止酸性毒物继续向内渗透,所以强酸烧伤面积一般不再扩大、深度不再加深。硫酸、硝酸和盐酸的烧伤分别为深棕色、黄棕色和黄色。烧伤越深,痂色越暗,痂皮内陷越明显,质地也越硬。强碱性化学物能与人体组织结构中的脂类发生皂化反应,形成的化合物既能溶于水又能溶于脂,使得碱性化学物质快速渗透损伤组织,损伤常较深,还可能损伤器官功能。碱烧伤创面呈黏滑或皂状焦痂,色潮红,有小水疱,一般较深,焦痂或坏死组织脱落后创面凹陷,边缘潜行,经久不愈。清创能阻止致伤物质的吸收,应根据损伤的程度、面积,选择合适时机进行清创。

5. **温度损伤**　由于皮肤接触到过冷或过热的物质或环境,导致出现烫伤、冻伤、烧伤。

(1) 低温烫伤:烫伤常见低温烫伤,一般在皮肤持续接触 44～51℃ 的温度时发生,皮肤损伤程度与温度、接触时间成正相关。一般是指机体长时间接触温度不太高的热源,致使热量蓄积而导致接触部位皮肤、皮下组织烧伤称为低温烫伤。是从真皮浅层向真皮深层及皮下各层组织的渐进性损害。一般认为 70℃ 热源持续接触皮肤一分钟后可致表皮全层损害,44℃ 热源持续接触 6 小时,可引起皮肤基底细胞不可逆损害。

(2) 冻伤:冻伤多发生在 0℃ 以下,缺乏防寒措施的情况下,一般分为 4 度:Ⅰ度冻伤,即常见的“冻疮”,受冻部位皮肤红、充血,自觉热、痒、灼痛;Ⅱ度冻伤,除红肿外,伴有水疱,疱内可见血性液,深部可出现水肿、剧痛、皮肤感觉迟钝;Ⅲ度冻伤,伤及皮肤全层,出现黑色或紫褐色,痛觉丧失,伤后不易愈合,除遗留瘢痕外,可有长期感觉过敏或疼痛;Ⅳ度冻伤,伤及皮肤、皮下组织、肌肉甚至骨骼,可出现肢体坏死。

(3) 烧伤:主要是指机体直接接触高温物体或受到强的热辐射而引起的皮肤、黏膜甚至深部组织损伤。烧伤的程度因温度的高低、作用时间的长短而不同。国内普遍采用三度四分法,根据损伤的深度将烧伤分为Ⅰ度、浅Ⅱ度、深Ⅱ度、Ⅲ度。Ⅰ度烧伤:伤及表皮浅层,基底层尚存。局部皮肤发红、肿胀、疼痛、有烧灼感、无水疱、3～5 天痊愈。愈后不留瘢痕,可有暂时性色素沉着。浅Ⅱ度烧伤:累及表皮和真皮乳头层,局部红肿,渗液较多并形成大小不等的水疱,创面湿润、基底潮红、水肿、剧痛;若无感染等并发症,可于 2 周内痊愈,无瘢痕形成,可有暂时性色素沉着。深Ⅱ度烧伤:累及真皮网状层,但仍残留部分真皮和皮肤附件。局部肿胀,创面基底呈白色或棕黄色,水疱较小。感觉迟钝,皮温稍低,疼痛较轻。如无感染,可于3~4周内愈合。愈后留有瘢痕,但皮肤功能基本保存。Ⅲ度烧伤:累及皮肤的全层,甚至皮下脂肪、肌肉、内脏器官。创面苍白或焦黄炭化,无疼痛、无水疱、感觉消失,质韧似皮革。3~4周后焦痂脱落后遗留肉芽组织创面,愈后遗留瘢痕,皮肤功能丧失,造成畸形。

6. **血管性病变损伤** 由于动、静脉不同原因引起的血管功能不全所致溃疡病,包括静脉性溃疡、动脉性溃疡及混合性溃疡。

(1)静脉性溃疡:是下肢慢性溃疡的常见类型,占所有下肢慢性伤口的50%以上。主要是由于长期静脉高压、功能不全、静脉血栓形成、血液倒流等原因引起。多发生在小腿下1/3,以内踝、外踝或胫骨前区最常见。溃疡形状不规则,大小不等,边界不清且不规则,基底凹凸不平,有暗红色不健康的肉芽组织及程度不等的渗液;周围皮肤萎缩、硬化,有皮炎和色素沉着,常伴水肿和炎症,附近可见曲张的静脉。溃疡伴疼痛,遇冷或抬高患肢时减轻,而放下后加剧。病程长,愈合后还可在原处或另处出现溃疡。压力治疗对静脉性溃疡效果明显,无论采取什么治疗手段,压力治疗都是必需的,且要坚持长期使用。要注意在进行压力治疗前应进行踝肱指数测量,排除动脉问题;如同时存在动静脉混合性病变时需调整压力的大小。

(2)动脉性溃疡:是指由动脉血供障碍所引起组织坏死性溃疡。好发于小腿下端及肢端。常伴间歇性跛行痛和休息痛,下垂位疼痛减轻,脉搏减弱或消失,皮肤干燥、光滑苍白,皮温低。溃疡多呈圆形,边界清楚,溃疡较深,常累及关节和肌腱,创面基底苍白,下肢一般无水肿。一旦发生下肢动脉严重缺血,截肢率高达5%。下肢动脉性溃疡的治疗除了要进行局部伤口的处理外,还必须要改善动脉供血,否则溃疡不可能愈合,且易并发局部感染,导致组织坏死,若位于肢体远端的溃疡为干性稳定坏疽,而血供未能改善,则不建议进行清创等积极处理。

第四节 污染程度分类

当机体正常组织在受到各种致伤、致病因素影响下造成的皮肤以及其他组织发生不同程度的损伤或完整性遭受破坏时,按照损伤创面的污染程度和是否受到感染可分为清洁伤口、污染伤口、感染伤口和溃疡伤口。

1. **清洁伤口** 清洁伤口是指未受细菌感染的伤口。清洁创面应保护新生的肉芽组织以及新生的上皮,尽量减少换药的次数,如敷料无明显的浸湿或污染,则不需要经常更换。如甲状腺手术切口、肝肾手术切口、头颅手术切口等。

2. **污染伤口** 污染伤口是指被异物或是细菌污染,但未发生感染的伤口。此类伤口应尽早进行清洗换药,避免进一步的感染。如消化系统、呼吸系统、生殖系统或已污染腔隙的手术切口、急性外伤伤口等。

3. **感染伤口** 感染伤口是指继发性感染的手术切口,损伤时间较长已发生感染、化脓的伤口。需要充分引流伤口分泌物,去除坏死组织,加强换药处理,减轻感染,促进伤口肉芽生长后愈合。创面上的腐痂和坏死组织是创面感染的起源,能够延长炎症反应,影响伤口渗出和脓液的排出,影响伤口愈合,应尽早进行彻底清创。此外,创面过湿有利于细菌繁殖,影响伤口愈合的时间与质量。如甲沟炎、甲周脓肿、脓性指头炎等。

4. **溃疡伤口** 创面未发生明显感染,但经久不愈,经一段时间积极的换药或手术处理后可以愈合。慢性溃疡常常同时存在许多影响伤口愈合的因素,如营养不良、局部循环不良、糖尿病等,在处理过程中应全面评估病人情况,找出并处理影响因素,以促进慢性溃疡的愈合。

第五节 深度分类

根据伤口累及表皮层、真皮层、真皮层以下及皮肤以外的其他组织,临床上依据损伤的深度分类为部分皮层损伤伤口、深层组织损伤伤口。

1. 部分皮层损伤伤口 部分皮层损伤伤口是指表皮和部分真皮损伤的伤口,如皮肤擦伤、水疱、2 期压力性损伤等。可深及部分真皮,但未穿透真皮层,表现为表皮剥脱。当伤口较小时,是通过基底细胞的分裂、增生和分化后向上移行而实现伤口愈合;如伤口较大,则是从伤口周缘健存的基底细胞开始分裂、增殖来启动愈合过程。通常于伤后 2～4 天即可完全恢复其原有的结构和功能。

2. 深层组织损伤伤口 深层组织损伤伤口是指从表皮、真皮扩展到皮下组织、筋膜和肌肉损伤的伤口,如静脉性溃疡、3 期和 4 期压力性损伤等。尽管致伤因子多种多样,由此导致的损伤程度也不尽相同,而且不同组织细胞的再生能力也差异甚大,但其愈合过程却是相同的,即包括上皮细胞的再生和肉芽组织的增生过程。

第六节 皮肤完整性分类

创伤分类中,根据皮肤完整性是否受到破坏分为闭合性损伤和开放性损伤两大类。

1. 闭合性损伤 闭合性损伤的皮肤完整,没有伤口,皮肤功能完好,通常表现为皮下积液、血肿。

(1) 挫伤:软组织创伤最为常见,表现为局部肿胀、触痛,皮肤出现红或青紫色。

(2) 扭伤:外力作用使关节超出正常活动范围,造成关节囊、韧带以及肌腱等组织的撕裂、破坏。

(3) 挤压伤:机体或躯干的肌肉丰富,较长时间受到钝力的挤压,严重时肌肉组织广泛缺血、坏死、变性,随之坏死组织可分解产物,发生挤压综合征,出现高钾血症和急性肾衰竭。

2. 开放性损伤 开放性损伤的皮肤完整性和正常功能受损,皮下组织或支持结构暴露,大部分伤口属于此类损伤。

(1) 切割伤:由锋利的刀刃、玻璃的锋利制品所造成的边缘较整齐的伤口,伤口深度随外力作用的大小而异。腕部、肘部深切割的伤口可同时伴有肌腱、血管、神经的断裂。

(2) 撕裂伤:钝器打击所造成的挫伤,还伴有皮肤和软组织的裂开。伤口边缘不整齐,周围组织的破坏较为广泛。撕裂伤常引起组织坏死及感染,手腕部撕裂伤在临床上最常见。

(3) 由细长、尖锐的致伤物所造成的损伤:伤口虽然不大,所造成的深部组织或器官的破坏也不容易被发觉,所以很容易被忽视。

(4) 擦伤:皮肤与粗糙致伤物之间发生摩擦而造成表浅创伤,受伤部位仅有少量出血及渗出。

第四章　伤口愈合

机体对形成的伤口会迅速启动愈合过程进行自我修复,修复后可完全或部分恢复原组织结构和功能。创伤愈合是指由于致伤因子使皮肤等组织出现离断或缺损后的愈合过程,包括局部组织通过损伤周围的同种细胞再生以及肉芽组织增生、瘢痕形成的复杂组合,对损伤及缺损组织通过填充、连接、替代等方法进行修复重建的病理过程。其本质是机体对各种有害因素导致的组织细胞和结构损伤的一种防御性适应性反应。细胞和细胞间的再生增殖是机体组织修复的基本方式。修复分为完全修复和不完全修复。由同样性质的细胞来修复,并恢复缺损组织原有的结构和功能,称为完全修复。由于不同组织细胞的再生增殖能力不同,加上各种内外因素导致创面再生停滞,损伤的组织不能由同样性质的细胞修复,而是由其他细胞(通常是成纤维细胞)增生替代完成,称为不完全修复。同时,伤口损伤的程度及局部有无感染决定了伤口愈合的类型。

第一节　伤口愈合的理论基础

一、组织修复和再生

对伤口愈合基本知识的了解,有助于我们对伤口愈合的预后进行判断。

1. 病理性再生　伤口愈合的过程,即组织和细胞消耗、老化和死亡,同时不断地有同种细胞的分裂增生和组织细胞丢失后的再生,称之为病理性再生或修复性再生。

(1)完全性病理性再生:当伤口表浅、组织细胞丢失轻微时,则可由同种组织细胞分裂增生来补充,使之具有同样的结构和功能,形成完全性病理性再生,见于表皮基底膜完整的创面如皮肤擦伤以及Ⅰ度烧伤等。

(2)不完全性病理性再生:当组织细胞缺失较多时,机体修复由另一种替代组织——结缔组织来填补,失去了原有组织的结构和功能。临床上绝大多数是这种类型的再生。

2. 细胞的再生能力　机体各种组织细胞的再生和修复能力是不一样的。再生能力与组织细胞代谢状态及增殖能力有关,即分裂活跃、代谢旺盛的组织细胞再生能力强;同时也与组织的分化程度有关,即分化程度高、功能复杂的组织细胞再生能力弱;还与年龄相关,即青年时期的组织比老年时期的再生能力更强。组织细胞根据再生能力的不同,分为三大类。

（1）稳定细胞：稳定的组织细胞主要有腺上皮和腺样器官的实质细胞，还有机体的间叶组织以及其分化细胞，如成纤维细胞和间充质细胞。在机体器官完成之后，其增生能力降低或停止。但这类组织细胞仍然保持着潜在的分裂和增殖能力，当遭受损伤后，则表现出很强的再生能力。

（2）不稳定细胞：也称为常变细胞，主要有皮肤黏膜、造血细胞等，再生能力非常强。这类细胞一生中不断进行分裂、增殖，以代替和补充不断衰亡的细胞。

（3）永久细胞：主要是神经组织细胞，其再生能力非常弱，这类细胞在出生后即丧失了分裂增殖能力。关于肌细胞的再生能力，目前较一致认为，平滑肌细胞、横纹肌细胞、心肌细胞于出生后均很少进行有丝分裂。

二、伤口愈合的类型

伤口愈合是有序发生的复杂过程，从损伤开始发生，直到最后完成组织的修复与重建。伤口的愈合类型取决于损伤的程度以及伤口局部是否存在感染等，基于临床不同的伤口特点，伤口愈合分为 3 种类型。

1. 一期愈合　伤口愈合过程中肉芽组织较少，完全愈合后不会导致明显的功能障碍。为最简单的伤口愈合方式。

常见于损伤的组织少、伤口边缘整齐、无感染与异物，且皮肤组织经过缝合或黏合以后能严密对合，如外科的手术切口（一般术后 5～6 天，形成新的胶原纤维，即可拆线，但是完全愈合需要 2～3 周的时间，留下一条白色的线状瘢痕）。伤口血凝块少，局部的炎症反应较弱，伤口边缘细胞的损伤也较轻，因此在受伤后，伤口两侧表皮基底细胞会发生反应性分裂与增殖，同时向伤口的中心移行。肉芽组织受到表皮基底细胞的增生刺激，伤口被迅速填满。

2. 二期愈合　由于伤口过大，或伴有感染、坏死组织较多，新生的基底细胞不能快速地覆盖伤口，需要从肉芽组织填补开始。由于局部的感染或者是受到坏死的组织阻碍，表皮再生时间被延迟。因此，只有当感染得到控制以及彻底清除坏死组织，表皮细胞才能开始分裂增殖，启动伤口的愈合过程，伤口的愈合时间较长。

常见于损伤的组织较大、伤口边缘不整齐、不能直接整齐地对合。肉芽组织形成多，肉芽组织生长并覆盖于伤口底部的创面，伤口愈合后遗留的瘢痕较大，有时还会伴有正常功能的丧失。

3. 痂下愈合　在特殊条件下伤口愈合的一种方式。痂下愈合先要将痂皮完全溶解、脱落后才可以继续进行生长，启动伤口的愈合过程，愈合时间长，而且过程会反复。常见于较表浅的伤口伴有少量的出血或者是血浆渗液，伤口表面的渗出物、血液、坏死物质水分蒸发，凝固以后形成黑褐色的厚痂覆盖在伤口表面，伤口在痂下启动愈合的过程。如烧伤时常见，由于皮肤组织受高温作用，蛋白质变性，常在伤口形成一层较厚的黑痂。尽管干固的厚痂不利于细胞生长，但是对于伤口却有一定保护的作用。

三、伤口的愈合进程

(一) 伤口愈合

伤口愈合的基础是炎症细胞,如巨噬细胞、中性粒细胞及修复细胞如成纤维细胞、表皮细胞等的一系列生物学活动。

从伤口形成开始,机体首先启动自身的止血过程:①伤口周围小血管、毛细血管等反应性收缩使局部血流量减少。②暴露的胶原纤维吸引血小板聚集形成血凝块。③血小板释放血管活性物质如5-羟色胺及前列腺素等,使血管进一步收缩,血流减慢,同时释放的磷脂和腺苷二磷酸(ADP)促进血小板聚集。

最后,内源性及外源性凝血过程也将被启动。凝血过程结束后,机体即开始进行伤口的愈合。

(二) 伤口愈合的过程

1. **炎症期** 也被称为清创阶段,开始于伤口形成的前2～3天的时期。由于局部组织缺血,引起组织胺和其他血管活性物质的释放,使伤口局部的血管扩张;同时,坏死组织及可能的致病微生物引发机体的防御反应(炎症反应),免疫细胞(粒细胞、巨噬细胞等)向伤口移动和集中。

(1)粒细胞可以防止或吞噬入侵的细菌。

(2)巨噬细胞吞噬坏死的组织细胞碎片,同时刺激成纤维细胞增殖分化,合成胶原蛋白。

(3)组织细胞破坏后释放出来的自身蛋白溶酶消化溶解坏死的组织细胞碎片,使创面清洁,以便启动组织的修复过程。

2. **修复期** 分为2个阶段,即上皮再生和肉芽组织形成,也称之为增生期。这一时期约为伤口形成后2～24天。

(1)肉芽组织形成:巨噬细胞释放的生长因子如血小板衍生生长因子(PDGF)等,可加速肉芽组织的形成。成血管因子生成新血管,成纤维细胞生成胶原蛋白,形成肉芽组织。肉芽组织的形成有着重要的生物学意义,保护伤口,防止细菌感染,减少出血,机化血块和坏死组织及其他异物。由于新生健康的肉芽组织外观呈鲜红色,因此,临床上又将此时的伤口称之为红色期。肉芽组织的不断形成,填充缺失的伤口组织。

(2)上皮细胞再生:首先伤口修复是伤口周缘健存的基底细胞开始增生。同时基底细胞的增殖刺激伤口基底部毛细血管和结缔组织的反应性增生,上皮细胞从伤口周缘向中心移行,最终使得伤口完全被再生的上皮细胞覆盖。

3. **成熟期** 当伤口被再生的上皮细胞完全覆盖后,伤口的愈合过程并没有完全结束,这就是伤口的成熟期。新生的肉芽组织和上皮细胞进一步分裂分化、转型,使其力量增强,最后才使伤口得以完全愈合。这一过程主要表现:新形成的上皮细胞继续分裂,使表皮增厚;肉芽组织内部转型,由原先无序的胶原纤维重新排列,促使新生的结缔组织力量增加;同时毛细血管数目减少,使伤口局部颜色减退,色素细胞渐渐恢复,接近恢复至正常色。

第二节 影响伤口愈合的因素

一、局部因素

1. 局部血液供应状态

（1）良好的血供能为伤口愈合提供氧及营养,有利于吸收、运输坏死物质,控制局部的感染,是创面愈合的基础。

（2）引起局部血液供应不足的主要原因有局部的压力、摩擦力及剪切力的增加,如压力性损伤。血液供应不足导致组织细胞再生时所需的营养供给不足,从而影响伤口的愈合进程,是慢性创面形成初期的主要原因。

（3）局部血管的炎症导致血栓形成或小动脉硬化导致血管变窄,如下肢静脉性溃疡和糖尿病足溃疡。糖尿病慢性创面受损的愈合能力与皮肤表面较低的氧张力相关。低氧张力可以刺激成纤维细胞增生和克隆增殖,还可以使部分生长因子的转录合成增加,使创面愈合过程受损,以及瘢痕、纤维化形成。

2. 伤口异物残留 伤口上有任何异物残留都会阻碍伤口的愈合。对所有难以愈合的伤口都有必要进行检查,以排除异物残留的可能性。在清洗伤口时一方面要完全彻底,及时清除异物,能缩短伤口的愈合过程;另一方面要避免异物的残留,使用对伤口无损害的溶液进行清洗。这些异物包括细菌、外科缝线、伤口敷料残留物（如纱布纤维）、坏死组织细胞碎片、外界颗粒性物质（如灰尘、毛发或者其他物体）。

3. 伤口感染

（1）伤口愈合的过程中最为严重的影响因素就是感染。当形成伤口时,正常菌丛就会移行至伤口。如果条件成熟形成致病菌丛,大大增加细菌的负荷,当机体的抵抗力下降后,就会引起感染。伤口感染导致的异常主要是胶原代谢紊乱,感染区中性粒细胞吞噬细菌后,释放的蛋白酶和氧自由基可破坏组织,使胶原溶解超过沉积;当伤口的细菌数量$>10^5/cm^3$时,细菌就附着在伤口上进行繁殖,形成细菌生物膜,引起伤口延迟愈合,久治难愈。

（2）虽然炎症反应是伤口愈合的基础,但过度的炎症反应却会导致局部组织细胞的坏死,而坏死的组织是影响伤口愈合的因素之一。如果不及时给予控制,还会导致全身性感染,这样会加重伤口愈合的难度,甚至危及生命。伤口出现感染的表现有:伤口周围出现红、肿、热、痛;渗出物的量、性状突然发生了改变,伴有明显的异味;病人出现发热症状;外周血白细胞计数升高;肉芽组织生长突然停止或者是肉芽组织变色或极易出血;细菌培养结果显示致病菌的数量大;伤口连续4周没有愈合进展等。

4. 伤口的温度和湿度 传统的观点认为保持伤口干燥可以预防伤口的感染,促进创面愈合。然而,1962年Winter博士实验证实了伤口在湿性环境下愈合速度要比干性更快,从而产生新的理论以及新的伤口护理敷料——湿性愈合理论和闭合性敷料。同样,传统伤口护理是频繁更换敷料和用冷溶液冲洗伤口,这样常常造成伤口局部温度比正常体温低2～5℃,影响了伤口的愈合。研究证实保持伤口局部的温度接近或者恒定在正常37℃时,细胞的有丝分裂速度增加108%,酶活性处于最佳状态,有利于伤口快速愈合。

5. 伤口过于干燥 保持伤口适当的湿度能促进表皮细胞增生的速度加快 50%，没有感染的伤口，其渗液本身有多种生长因子以及蛋白溶解酶，能刺激血管以及表皮细胞的增生。

6. 无效的血纤维蛋白分解 血纤维蛋白是凝血过程的反应物，血纤维蛋白没有被分解而覆盖在伤口上，会影响氧气、营养物质的输送和细胞内废物的排出，同样也会影响伤口的愈合。

7. 伤口受摩擦、牵拉或压迫 生活不能自理长期卧床的病人不能帮助其及时调整体位，任何长时间的压力、摩擦力或剪切力造成病人的表皮、深部肌肉以及骨骼肌肉的受损，都会影响伤口的愈合。邻近关节的伤口过早活动同样也会加重炎性渗出反应，新生的肉芽组织极其容易被损伤，牵拉易致损伤出血，影响成纤维细胞分化和瘢痕组织形成，严重影响伤口愈合。

8. 伤口过分肿胀 轻微肿胀的伤口，对于伤口及周围组织的影响不会很大。但是过度的肿胀会导致伤口缝合的张力变大，伤口周围组织受到压迫，血流受到阻碍，血液中的营养物质以及氧气无法运送至伤口组织中，导致伤口愈合的速度延迟。同时，缝合线的张力变大也会导致伤口裂开，同样影响伤口的正常愈合。

9. 伤口疼痛 由于伤口诱发了局部或是全身的炎症感染以后，释放致痛物质以及炎性介质，作用于神经末梢后造成伤口持续性或是间歇性疼痛，肌肉、血管收缩导致病人伤口呈缺血状态，影响伤口愈合，如骨与关节处、消化液侵蚀的伤口（瘘口、造口周围粪水性皮炎）等。伤口所造成的疼痛严重影响病人的休息，同时让病人产生焦虑情绪。

二、全身因素

1. 年龄 随着年龄的增加组织的再生能力减退，血管的硬化、血液的供应大大减少；同时，组织中的成纤维细胞增生周期明显延长，正常的炎症反应减退，新血管与胶原蛋白合成减少；皮脂腺分泌功能降低，皮肤干燥，表皮与真皮的附着能力降低。多种因素的综合作用造成伤口愈合过程延迟，甚至愈合不良。

2. 营养不良 胶原代谢是机体蛋白质代谢的一部分，机体负氮平衡影响胶原的合成，营养状况的好坏将直接或间接地影响伤口的愈合。

（1）蛋白质缺乏：蛋白质缺乏时新生血管的形成、成纤维细胞增殖和胶原蛋白的合成减慢；同时也影响细胞的吞噬功能，降低了机体免疫力，延缓组织修复，伤口愈合延迟。尤其含硫氨基酸（甲硫氨酸、胱氨酸）缺乏时，常导致胶原蛋白、肉芽组织形成受阻，组织细胞再生不良或者减慢。

（2）维生素缺乏：维生素 A、B、C 是促成白细胞以及肉芽组织增生的主要营养素。维生素 A 通过溶酶体膜的作用提高了炎症反应，并调节胶原酶的活性，有助于胶原蛋白的合成、上皮再生及血管形成。B 族维生素能促进新陈代谢，增强创面强度。由于 a-多肽链中氨基酸-脯氨酸、赖氨酸需经羟化酶羟化才能形成前胶原分子，维生素 C 能催化羟化酶。同时，维生素 C 也是中性粒细胞产生过氧化物杀灭细菌所必需的，有帮助巨噬细胞吞噬和游走，促进细胞间质、胶原纤维、黏多糖生成。人体内维生素 C 储存缺乏容易影响机体抗感染能力，影响蛋白质和糖代谢，造成毛细血管脆性增加，出血发生率增加。

（3）微量元素：锌作为 DNA 和 RNA 聚合酶的辅酶成分，与细胞分裂和蛋白质合成密切相关,是人体必不可少的微量元素,对伤口愈合有重要作用。锌缺乏可引起机体成纤维细胞增生减少,胶原合成量、蛋白质代谢下降,会延迟伤口的愈合。

3. **血液循环系统功能状态** 动脉功能不全时,局部组织没有足够血流供应则缺血缺氧、组织血供不足,导致伤口延缓愈合。静脉功能不全时下肢回流受阻、静脉压力升高、水肿,纤维蛋白渗出局部组织,阻挡组织中氧运输、营养交换及废物排出。

4. **潜在性或伴发疾病** 包括糖尿病、贫血、类风湿关节炎、自身免疫性疾病、恶性肿瘤、肝衰竭以及肾功能不全等。

(1) 糖尿病:表皮中负责免疫应答的朗格汉斯细胞功能受损,容易形成伤口;其他吞噬细胞功能障碍,导致病人患感染性疾病或伤口感染的概率增加;同时,由于糖尿病病人易于并发周围神经病和血管性疾病,导致血液供应障碍;高血糖使巨噬细胞功能受损,伤口炎症反应减弱,导致成纤维细胞生长和胶原蛋白合成减少。因此,糖尿病病人容易出现伤口,而且伤口难以愈合。

(2) 贫血(血液携氧能力下降):导致周围组织缺氧而影响伤口的愈合。

(3) 恶性肿瘤:肿瘤组织的快速生长,坏死组织易于感染,营养平衡破坏及化疗及放疗的影响,也会造成伤口愈合困难。

(4) 尿毒症:其主要机制可能在于全身性营养不良、伤口低血容量和伤口氧供量不足。

(5) 高脂血症:使伤口中成纤维细胞合成胶原功能有所降低。成纤维细胞胞质中的脂滴占据一定空间,且不能直接利用,影响了内质网正常功能;吞噬细胞吞噬脂质转变成泡沫细胞,其分泌促成纤维细胞生长因子的功能减退,间接影响胶原合成。

5. **心理状态** 精神压力大、抑郁、失眠等因素会使机体的免疫系统功能低下,从而间接地影响伤口的愈合。负面心理还会使病人儿茶酚胺释放,导致微血管收缩,伤口局部血氧供应受到影响,延迟伤口的愈合。

6. **用药情况**

(1) 非甾体抗炎药物:如阿司匹林、吲哚美辛等,因能阻断前列腺素的合成而抑制伤口愈合过程的炎症反应,从而使伤口愈合延迟。抗炎药物超剂量时,可能抑制愈合过程的炎症期。

(2) 细胞毒性药物:能抑制骨髓细胞的分裂增殖,使炎性细胞和血小板数量降低,相关生长因子不足,从而对伤口愈合产生严重影响。

(3) 大剂量类固醇:会阻止成纤维细胞的分裂与增殖,抑制免疫反应,影响伤口的愈合。稳定溶酶体膜阻止蛋白水解酶及其他促炎症反应物质的释放,抑制伤口愈合的炎症期。同时,使血液中锌含量减少,使伤口愈合的每一步过程都受影响。

(4) 免疫抑制剂:一方面降低白细胞的活性,使伤口的清创过程受阻;另一方面会增加感染的机会,干扰伤口愈合的过程。

(5) 青霉素:青霉胺会阻碍胶原蛋白的交联,使新形成的胶原纤维强度下降,影响伤口的愈合。

7. **肥胖** 脂肪组织的血液供应相对较少,伤口血供不足,易发生液化坏死;太多的脂肪组织会导致伤口的张力增加,阻碍伤口局部的血液循环。

8. **吸烟** 尼古丁会使周围血管收缩,血流减慢;增加血小板黏附,形成血栓,致微循环障碍;抑制红细胞、纤维原细胞、巨噬细胞的生成,影响伤口愈合。

9. 放疗　离子射线不仅对恶性肿瘤细胞具有杀伤力,同样对正常组织细胞(白细胞、血小板)也具有极大的破坏性。放疗所带来的恶心、呕吐以及消化道功能障碍(腹泻)等会引起营养吸收障碍,从而影响伤口的愈合。

第三节　伤口创面床准备

一、"伤口创面床准备"理念

近年来,国内外学者认识到伤口创面床准备在伤口管理中的重要性。"伤口创面床准备"是一个全新的体系型概念,既涉及伤口慢性病理性愈合的整体过程,也兼顾创面愈合各个时期所需的条件并强调创面床的外观和达到愈合所需的状态。最重要的是,这个概念的提出,要求慢性伤口的局部处理和急性伤口需要区分,形成一个相对独立的系统过程。

其中"TIME"原则是近年来伤口创面床准备的新理念,通过伤口的全面评估,可以基本判断该伤口是否能够如期愈合。如果预期有各种不确定的因素会影响伤口的愈合,这种伤口称为复杂伤口;如果预期伤口能够顺利愈合,这种伤口称为简单伤口,使用恰当的敷料常规换药即可。伤口处理的目的和过程,就是将一个复杂伤口通过各种手段去除不利因素,使其转变为简单伤口并顺利愈合。这个过程就是伤口创面床准备(wound bed preparation)。

伤口创面床准备的概念是 2000 年由一位美国学者提出,它为难愈伤口提供了一种系统的、有步骤的治疗方法。伤口创面床准备就是为了加速自体愈合或增强其他治疗手段疗效而进行的伤口管理。完整的伤口创面床准备过程包括清创、抗感染、渗液的管理和伤口边缘处理,即按照 TIME 原则来进行。

1. T＝软组织的处理(tissue management)　在这一步骤须评估非存活组织和伤口特性,同时进行清创。伤口清创是基本的处理原则,只有将坏死组织和腐肉清除干净,才能使肉芽组织顺利生长。临床常用的清创方法如下。

(1)外科清创术:即采用外科手术的方式切除或剪除非存活的组织,清创较为彻底、迅速,但损伤较大,出血较多,需在手术室由外科医生进行。

(2)保守的外科清创:局部剪除或刮除坏死组织,损伤小,但不彻底,可在门诊换药室进行。

(3)机械性清创:干或湿的敷料粘贴擦拭,或加压冲洗伤口表面,去除坏死组织,清创不能彻底,病人感觉较为疼痛。

(4)化学性清创:如使用含碘产品,使坏死组织、纤维组织腐蚀溶解,清创彻底,但易对正常组织产生刺激。

(5)自溶性清创:使用水合或保湿敷料(如水凝胶敷料)水合溶解非存活组织,清创彻底,过程较慢,但病人无疼痛。

(6)酶学清创:使用酶制剂促进坏死组织、血块和纤维组织溶解,清创速度较慢,临床不常用。

(7)生物性清创(虫卵治疗):通过虫卵进食坏死组织和腐肉达到清创的目的,但价格昂贵,且受到传统观念的限制,不易被病人接受。

临床中经常根据病人及伤口情况,选择一种或两种清创方式协同进行。如病人身体条件差,不宜接受外科清创时,可采取保守的外科清创或机械清创后,再选择水凝胶敷料进行自溶性清创,即能够达到迅速清创的目的,又能够保证彻底清创的效果。

2. I＝感染/炎症的控制(infection or inflammation control)

(1) 细菌的侵袭过程:①污染(contamination),大多数慢性难愈伤口都是污染伤口,创伤的创面也是污染伤口。②定植(colonisation),存在可复制的微生物,尚未引起宿主反应。③严重定植(critical colonisation):伤口内细菌负荷增长,愈合过程已受到影响,伤口软组织愈合停止、渗出增多。④感染(infection)。

(2) 预防和处理伤口感染的措施:严格遵守无菌操作是基本要素。即使伤口已有临床感染,也应在无菌条件下进行专门处理。一期愈合的感染性伤口,可通过拆除缝线和适当的伤口引流,快速引流分泌物,促进愈合;二期愈合的伤口,开放死腔伤口,消除异物和感染源是较为重要的措施。

3. M＝湿润平衡(moisture balance)　促进伤口愈合,就要保持伤口适宜的湿润环境,这是湿性愈合理论的重要核心内容。但慢性伤口的过多渗出液会干扰重要细胞介质(如生长因子)的正常活动。因此,伤口处理的目标在于促进伤口的湿润平衡,选择适合的敷料。选用高吸收性敷料(如泡沫敷料、藻酸盐敷料)能对渗液进行有效的管理,可以在伤口表面保持一定湿度,还可控制水分的吸收和蒸发。

4. E＝伤口边缘(edge of wound)

(1) 保持伤口适度湿润:在伤口愈合的后期,上皮化过程也非常重要。伤口干燥时,伤口边缘的上皮化和再修复就会迟缓,就会出现坏死组织和结痂。伤口适度湿润会促进表皮细胞的增生,可采用目前的湿性敷料(如水胶体敷料、水凝胶敷料等)来达到保持创面湿润的目的。

(2) 防止伤口边缘浸渍:渗出液过多而导致伤口边缘浸渍、发白时,上皮化过程也会受到阻碍。因此,根据渗出液的多少正确地选择吸收量适合的敷料,以及根据敷料的吸收情况保持合理的换药频率,是防止伤口边缘浸渍的重点。另外,换药时可在伤口周围的皮肤上涂抹一些皮肤保护剂,如皮肤保护膜、膏剂或霜剂,但要选择不影响敷料粘贴的非油性剂型。

(3) 防止肉芽过度增生:肉芽的过度增生,同样会影响上皮化。首先需要去除诱发因素(最常见的是菌群失衡或创伤),然后在无菌换药时剪除或夹破过度增生的肉芽组织颗粒,并使用泡沫敷料加压覆盖,也可在泡沫敷料下加用高渗盐水或藻酸盐敷料。变钝、内卷和破坏的伤口边缘也可能提示菌群失衡,除了采用抗菌敷料外,也应将伤口边缘进行刮除或修剪,促进上皮平行移行。

二、"伤口创面床准备"与慢性创面治疗指导

(1) 以往对慢性伤口创面的治疗处理手段单一,没有全面考虑伤口创面不同阶段的微环境以及创面达到愈合的实际需求和条件,没有系统的可操作性规范,用药往往"从一而终",或不切实际地清创,造成愈合缓慢。

(2) 基于循证医学的观点,将慢性伤口创面本身的发病及难愈机制的特点与现代慢性伤口创面治疗的最新进展——"伤口创面床准备"的理论结合,形成较为全面和系统的处理方法。

（3）慢性伤口创面治疗必须对病人进行系统的全面的评估，对原发疾病及并发症进行治疗及细心的护理，这是保证伤口创面处理成功的前提。应根据伤口创面的分期分型，做到有的放矢，运用 WBP 理论动态调整治疗手段，将清创、处理感染和湿性平衡序贯地运用于整个治疗过程。

（4）根据伤口创面颜色特征进行分期评估，分为黑、黄、红、粉 4 期，即组织坏死期（黑期）、炎性渗出期（黄期）、肉芽组织增生期（红期）、上皮化期（粉期）。

1）黑期（组织坏死期）：指缺乏血液供应而坏死并有干硬痂的伤口，创面基底牢固覆盖较多黑色坏死组织或焦痂。

2）黄期（炎性渗出期）：伤口外观有坏死残留物，伤口创面基底多附有黄色分泌物和脱落坏死组织，以炎性渗出为主，组织水肿呈黄色"腐肉"状或有少量的陈旧性肉芽组织。

3）红期（肉芽组织增生期）：指治疗过程中有健康血流的肉芽组织伤口或增生期红色伤口，创面基底有新鲜红润肉芽组织增生，填充创面缺损，伤口渗液明显。红期为创面达到愈合的准备阶段，是手术的理想时机。

4）粉期（上皮化期）：肉芽组织基本填满创面基底，上皮增殖呈粉红色。

（5）黑期和黄期的创面存在大量坏死组织和无活性细胞或细菌，应注重对坏死组织的清创。此时可根据病人全身状况、局部循环等具体情况灵活采用外科手术清创、水凝胶或水胶体敷料封闭创面自体清创、酶学（外源性胶原酶）清创方式，也可采用机械清创方式进行清创。所谓自体清创，是指利用体内的白细胞和蛋白水解酶消化创面上无活性坏死组织的自然过程，即利用创面的潮湿环境自动地清除坏死组织的清创方式。外科清创目的是将慢性创面变成急性创面，将病理性愈合变成生理性愈合。并不是所有的坏死组织都适合外科清创，例如糖尿病足溃疡多数伴有微循环障碍，外科手术清创往往导致微循环障碍加重，引发新的组织坏死，甚至是不可避免的截肢，因此必须在充分的整体评估后谨慎选择清创方式。

（6）感染主要也是发生在黑期及黄期，是影响创面愈合的重要因素。对已出现的感染，局部应用聚维酮碘软膏或各种含银抗菌型敷料，同时经过整体评估，可选用敏感的抗生素或提高机体免疫力的辅助性治疗措施。

（7）在粉期和红期，应用"湿性创面愈合"能够促进肉芽生长，加快创面上皮细胞增生移行的速度，促进创面愈合。湿性环境可以调节氧张力与血管生长，有利于坏死组织与纤维蛋白溶解，促进多种生长因子释放，从而加快创面愈合速度。经过"伤口创面床准备"，较小面积的创面（3 cm×3 cm 以下）通常可以自愈。

总而言之，在临床伤口处理过程中要有整体观念，针对急慢性伤口实施的 WBP 是基于循证医学的观点，是将伤口病因、病理生理及影响因素与现代创面治疗的最新进展相统一的较为全面和系统的处理方法。

第五章　伤口评估

伤口评估是伤口护理的第一步,也是一个动态的过程,便于不断地调整处理方案。在处理任何伤口前,必须对病人状况进行客观评估,以判断伤口的严重程度及预后,并为实施有效的干预提供依据。伤口的评估需要从两个方面进行,即全身性评估和伤口局部评估。

伤口评估的目的:①收集伤口现状资料,作为评估伤口进展的依据,制定伤口护理计划。②以相同的方法及工具去评估伤口,便于临床工作人员沟通和统计。③预知可能需要的治疗时间及费用。④可以发展系统且实用的临床方法,供教学之用。

第一节　伤口评估

一、整体评估

病人的整体状况包括身体因素、心理社会因素、系统性因素等,伤口专科护士对病人进行整体评估非常重要。

1. 营养状况评估

(1) 身高及体重的测量:是评估病人是否有蛋白质或热量不足最简单迅速有效的办法。

(2) 生化检查中蛋白质检查:评估病人是否有蛋白质的缺乏。

(3) 红细胞检查:评估红细胞运送氧到细胞的能力及一般贫血的状况。

(4) 24 h 尿液检查:测量体内是否有热量的缺乏。

2. 年龄评估　老年人的伤口愈合较为缓慢。由于老年人细胞活性的广泛降低,组织再生能力衰退而致伤口愈合延迟,愈合质量下降。

3. 用药情况评估　根据不同药物对凝血、炎症过程和增生的抑制作用,肉芽和瘢痕的形成受影响,伤口的抗撕拉能力会比预期降低。

4. 凝血功能评估　血友病、营养不良、血小板减少或接受抗凝剂治疗的凝血功能障碍病人,其伤口出血时间过长,从而影响伤口的愈合。

5. 血管功能评估　在血管功能不全的情况下,血液供应不良会影响伤口的愈合。血管功能不全包括静脉功能不全和动脉功能不全。

6. 神经系统评估　神经系统障碍时,病人的知觉、感觉和运动功能受损,包括昏迷、半身麻痹、长期卧床、神志不清、脑卒中、脊髓损伤、大小便失禁及肢体活动受损等。如感觉系统受损的病人对刺激没有反应,无法自卫性地保护伤口;活动受限的病人血流减慢,甚至出现肢体肿胀,导致伤口愈合速度减慢;大小便失禁的病人易造成尿路感染或皮肤溃烂而影响伤口愈合。

7. 代谢疾病的评估

(1)糖尿病:伤口难以愈合的原因有周围神经病变导致足部感觉不灵敏或麻痹;动脉硬化导致血液循环受阻,使组织坏死;血糖过高导致伤口炎症加重、白细胞功能失常、胶原蛋白合成的受阻及血液循环不良,增加伤口感染的机会。

(2)肾功能衰竭:影响全身代谢产物和毒素的排泄、水及电解质的平衡及凝血的功能等,导致伤口感染机会增加,伤口愈合减慢。

8. 免疫状态评估 免疫应答在伤口愈合中起着重要作用,免疫力降低时,由于白细胞数目的减少,蛋白质的摄取受损,延迟伤口的愈合。如艾滋病、癌症、化疗、放疗的病人,由于药物的作用,造成机体细胞分裂受阻,无法合成蛋白质,使白细胞数目减少,阻碍巨噬细胞的功能,无法引发正常的炎症反应。

9. 心理状态评估 虽然伤口是局部的,但对病人的影响是整体的。心理学家认为:适度的心理应激反应有助于调节机体免疫系统的功能,但若心理反应过于强烈或担忧、焦虑、恐惧、悲观等负性心理明显时,则会抑制机体的免疫功能。

二、局部评估

伤口局部的评估包括伤口类型、伤口大小和深度、伤口局部临床表现,局部感染体征,是否受摩擦、牵拉、压迫、伤口边缘及周围皮肤、解剖部位的影响,以及疼痛程度。

1. 伤口的类型以及其所处的愈合阶段 详见第一章伤口分类。

2. 伤口局部的临床表现

(1)湿润或者干燥脱水:伤口的适当湿度会促使表皮增生。当表皮细胞移动时若受到干燥蛋白纤维的阻挠,则表皮细胞很难移行,必然向下层湿润的细胞层移行,使表皮细胞增生移行的速度减慢,伤口愈合的时间延长。

(2)伤口局部水肿:伤口明显的水肿会使伤口缝线或伤口周围组织受压,致使血流受阻,氧气及营养物质不易被送至伤口组织,而使伤口愈合速度减慢。

(3)局部温度:伤口局部温度过低,局部的毛细血管受冷刺激会产生收缩、痉挛,影响伤口局部血液循环,不利于伤口愈合;若温度过高,则组织代谢需氧量增加,也不利于伤口愈合。

(4)伤口的气味:伤口感染时会产生恶臭味,除去密闭性敷料时也会有气味。

(5)坏死组织量与肉芽组织的生长情况:须评估坏死组织与肉芽组织在伤口面积中所占的比例,结痂和坏死组织易造成细菌感染,痂皮还会影响伤口的收缩。

(6)渗出物的特点与渗出量:渗出液是指由血管渗透出来的液体及细胞滞留在组织或伤口床中。渗出液有清澈的、血性的、绿黄脓或褐色,或有臭味等。测量其量时可用百分率表示,例如占伤口容积大约 1/8 或 1/4(12.5% 或 25%);也可用敷料潮湿的程度来记录,例如内层敷料被沾湿 100% 或外层敷料被沾湿 25% 等。伤口渗液随愈合阶段的发展而变化。

可做如下评估：少量，＜5 ml/24 h；中量，5～10 ml/24 h；大量，≥10 ml/24 h。

（7）伤口异物：异物是指进入伤口的较小外来物，容易引起伤口部位的感染及难以愈合。

（8）是否有无效的纤维蛋白分解：伤口在凝血初期所产生的纤维蛋白需要被分解，才能刺激血管的生长使伤口愈合。如果纤维蛋白没有被分解，而存在伤口内，会阻碍氧气、营养的输送及抑制细胞内废物的排出。

3. **局部感染体征**　伤口感染是伤口愈合过程中最严重的干扰因素。感染通常被局限，但严重时可导致组织受损，从而阻碍伤口愈合。观察要点：伤口局部有无红、肿、热、痛，是否有脓性分泌物或渗出物，是否有恶臭，伤口内的肉芽是否容易破碎、出血、颜色灰暗等现象。每天定期监测体温，以及实验室检查结果，如血常规白细胞计数升高，创面分泌物细菌培养菌落数＞10^5 个/ml，则考虑感染的存在。

4. **伤口局部是否受摩擦、牵拉或压迫**　物理压力、拉力或摩擦力会造成创面皮肤和深部血管及肌肉组织受损。

5. **伤口边缘及周围皮肤**　观察伤口边缘的颜色、厚度、内卷、潜行情况，观察伤口周围皮肤颜色、完整性，注意有无红斑、瘀斑、色素沉着、糜烂、浸渍、水肿等。

6. **伤口的解剖部位**　某些部位的伤口由于皮下组织稀薄，会较难愈合，如胫前部位的伤口、关节部位等；有些部位要考虑可能出现的护理问题，如骶尾、臀部的敷料容易被污染，且不易固定；四肢的伤口在包扎时要考虑关节功能位等。

7. **疼痛程度**　病人对疼痛的反应，可抑制免疫系统的活动，间接阻碍伤口愈合。疼痛作为一种主观感觉，要客观判定疼痛的轻重程度比较困难。目前常用的评估方法详见疼痛章节。

第二节　伤口测量

伤口的大小和深度是评判伤口愈合过程的重要依据，测量是评判伤口大小和深度的重要步骤之一。

1. **伤口的测量工具**

（1）棒状工具：无菌棉棒或探针，测量伤口深度。

（2）线状测量工具：厘米尺、同心圆尺等，测量伤口的宽度。

（3）描绘伤口的工具：无菌的透明薄膜、新型敷料中附带的测量格纸。

（4）照相机：直接拍摄伤口照片。

（5）各色记号笔。

（6）伤口情况记录表：医院可制作适用的表格，使伤口记录系统化。

（7）电子化测量工具等。

2. **伤口面积的测量**　测量伤口的长、宽、深等。由于伤口有规则和不规则之分，因此在进行测量时应该有固定的测量参考标准。因此，伤口长、宽、深均用毫米纸尺测量。测量方法：与病人身体纵轴方向一致的最长距离为伤口长度，与横轴方向一致的最长距离为伤口宽度。对于不规则伤口，可以根据伤口的情况测量不同的长和宽。

（1）二维面积评估：包括伤口长度和宽度的测量，对于表浅的伤口，采用测量尺进行二维面积评估（图5-1）。

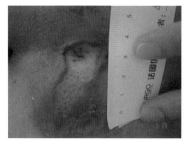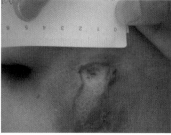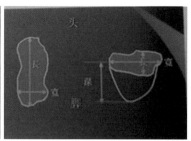

图5-1 伤口的二维面积评估

（2）三维面积评估：除了长和宽以外，还需要测量深度，用探针测量伤口的深度及坑洞（深度）的长和宽，其方向用时钟描述。

3. 伤口深度的测量 伤口深度是以伤口的最深部为底部垂直于皮肤表面的深度。用撤掉棉絮的无菌棉签深入伤口最深处，将另一支棉签放在第一支棉签的上方与伤口表面同齐，拿出棉签，棉签头到两支棉签交点的距离为伤口深度，如果伤口底部覆盖焦痂，则清除焦痂后再测量伤口深度。

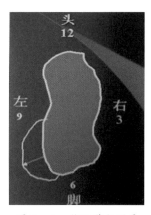

图5-2 伤口潜行测量的记录方法

4. 伤口潜行的测量 潜行是指伤口边缘与伤口床之间的袋状空穴，即无法从伤口表面看到的深部组织，通常在表面可见到边缘内卷、周围组织有炎症反应。测量时将无菌棉签棒沿伤口边缘深入到达伤口的最深处，棉棒与皮肤表面平齐点到棉签头的距离即为潜行的深度。由于潜行底部呈放射状分布，因此记录潜行一般按照时钟法，以顺时针的走向记录。一般以病人头部为0点、足部为6点进行描述，顺时针回到头部为12点（图5-2）。

5. 伤口的窦道与瘘管

（1）窦道：是异常脓肿通道或脓肿腔导致的通道和盲端。探测盲端的方法是将无菌棉签棒沿着伤口边缘深入直到盲端，用镊子夹住棉签棒与皮肤表面的交叉点再进行测量，或者在深入的棉签棒旁边平行放置一根棉签，测量其长度即可。

（2）瘘管：是两个凹陷上皮组织之间的异常连接。探测时无盲端，两边相通。

6. 伤口的描述

（1）伤口的颜色：分为粉红、红色、黄色、黑色。根据所观察的具体情况，将颜色所占伤口总面积的百分率进行描述，通常以四分法进行描述，即以25％、50％、75％和100％为4个分界点。新生的肉芽组织为红色，爬行的上皮为粉红色，感染的组织为黄色，坏死组织则为黑色。通常一个复杂的伤口是几种颜色的集合体。

（2）伤口周围皮肤：包括颜色、皮温变化，有无色素沉着，是否有红斑、苍白；完整性如何，是否有浸渍、皮炎、糜烂，有无水肿或水疱等。

（3）伤口渗出液：包括记录量、颜色、气味及性质，如浆液性渗出液、脓性渗出液、血性渗出液等。

（4）伤口感染：一般全身表现为发热,体温＞38℃,中性粒细胞及白细胞计数升高,局部出现红、肿、热、痛,有脓性分泌物和伤口,会散发臭味,其中金黄色葡萄球菌感染为粪臭味,铜绿假单胞菌感染为腥臭味。为了准确判断伤口病菌的种类,有助于选择敏感抗生素,临床通常进行伤口的细菌培养。

7. 伤口的细菌培养　伤口细菌培养方法及注意事项：①使用抗生素前进行培养。②先用0.9%氯化钠溶液将伤口冲洗干净。③再用无菌干棉签以顺时针或逆时针的方向旋转,由伤口一侧边缘到另一侧边缘(注意不可以接触到周围皮肤)。④从上到下共 10 个点收集培养物。

第六章 伤口清洗

伤口清洗可以去除污秽物,减少细菌数量,在临床中一直被广泛应用。然而,有些观点认为伤口清洗会除去伤口渗出物,会相继丢失伤口修复因子和活性酶等,同时会使伤口创面干燥,这与伤口湿性愈合理论相违背,从而不利于伤口的愈合。闭合性伤口不需要清洗,急性开放性伤口最好选用微温的可饮用水进行清洗。只有在局部感染性伤口的愈合晚期,才可使用安尔碘等消毒剂。

第一节　伤口清洁溶液

所有伤口都存在被微生物污染的可能,少量细菌往往并不会影响伤口的愈合,只有当菌落数超过一定数量,随着细菌数量的增加导致伤口感染的严重程度也随之增加。日常的处理是对创面的清洁,通过清洁可以减少伤口内细菌数量、去除碎屑与异物,预防微生物从定植向感染恶化。为了将伤口清洁时对伤口床带来的干扰降到最低,在清洁液的选择上要求无菌、无色、不干扰细胞生长、无毒。

一、伤口清洁溶液的类型

1. 生理盐水　临床常用的伤口清洁溶液是浓度为 0.9% 等渗氯化钠溶液(生理盐水),经济实惠,对活体组织无有害影响,可用于冲洗创面和体腔。与传统伤口换药中长期使用的含碘消毒液相比,生理盐水不含任何防腐剂,无毒,对肉芽、上皮细胞温和无刺激,不会损害活体组织,有除菌效果,符合人体生理性,是最适合伤口微生物生长环境要求的清洗溶液。1994 年,AHCPR 提出采用生理盐水清洗伤口,取代消毒剂,在临床慢性伤口换药中已经被逐步推广开来。但目前也有文献报道,大剂量、长时间的采用生理盐水冲洗伤口,也可导致体内氯离子的增加。

2. 乳酸林格液(平衡液)　是一种等张静脉注射液,除了含有氯化钠,还含有钾离子、钙离子和乳酸根离子。这些元素广泛存在于细胞外环境中,参与细胞新陈代谢生化反应,是比较接近人体内环境的理想清洁液体,具有对活体组织无有害影响、无色、无刺激的优点,可用于冲洗伤口创面和体腔。与生理盐水相比较,由于平衡液中的各种离子含量与人体内环境接近,用其清洗伤口更利于组织的修复,促进伤口愈合,可应用于绝大多数的伤口清洁。同时,平衡液与湿性敷料配合使用过程中,能避免敷料效价降低的不良反应,特别是对于某些有特殊要求的敷料如交互式清创敷料(德湿威),需要平衡液进行激活才能让敷料发挥应有的作用。

3. 清水　是指未经过灭菌处理的普通自来水或饮用水。清水在清洁方面的作用与生理盐水具有同等效力,可以在清洁开放性伤口时冲洗伤口表面,且比生理盐水更方便经济。前提是自来水必须符合饮用标准,在临床护理中应用比较少。在排除一些临床慢性伤口异常污浊或遭大小便污染情况时,应首先评估病人的伤口是否与体腔或脏器相通。但是,在野外生存情况下使用较多,如在野外发生一些意外创伤如烧烫伤、爆炸伤等,可先采取清水冲洗伤口,可降低烧烫伤的温度,清除一些污物,降低伤口感染率。

4. 软皂液　是由软皂 200 g 加蒸馏水至 1 000 ml 配制而成的清洁溶液。临床上除了用来清洁灌肠外,还可用作不通向体腔的污浊创面的清洗(如犬咬伤、擦伤、拖伤等)。但在软皂液清洗伤口后必须再用生理盐水或乳酸林格液等无菌溶液清洁伤口。

二、清洁液的选择

1. 一般原则

(1) 伤口换药时首选对组织无毒、无刺激、不会损害活体组织、能够降低表面细菌数目或代谢物质的生理盐水或乳酸林格液。

(2) 污浊伤口应注意清洁创面周围皮肤,避免细菌移位造成定植或感染。

(3) 在条件不允许的情况下,根据伤口情况,选择以清洁为目的、对正常组织损伤最小的清洁溶液,以利于组织的后期修复。

(4) 贯穿伤和存在窦道、瘘管通向组织深部的伤口禁止使用清洁液冲洗,应使用棉球擦洗,避免造成逆行感染。

2. 国际循证实践合作中心对伤口清洗溶液选择的建议

(1) 对成人撕裂伤和术后切口,纯净水可能是一种有效的清洗液。然而,溶液的选择应考虑病人的喜好及经济情况(B 级推荐)。

(2) 纯净水可用来清洗小儿单纯性撕裂伤(A 级推荐)。

(3) 在没有生理盐水和纯净水的情况下,冷开水是一种有效的伤口清洗液(C 级推荐)。

(4) 通常在院前急救中清水冲洗伤口应用较多,往往对一些意外创伤如烧烫伤、爆炸伤、重度污染的车祸伤等,可使用清水先进行现场冲洗,以清除部分污物,降低烧烫伤部位的温度,使得创伤或感染降到最低。

(5) 在临床处理中清水冲洗常应用于被粪便污染的伤口周围皮肤、异常污浊的大面积创面、车祸伤者污浊的四肢。但是一定要评估病人全身情况和伤口状况,了解是否有潜行、窦道通向体腔或者伤口深部,否则在冲洗过程中可能将细菌逆行带入机体深部组织或者体腔内造成感染。

第二节　伤口消毒溶液

传统的伤口处理观念认为消毒剂可以杀灭伤口上有害的微生物,但随着湿性愈合以及新型伤口治疗理念的效果得到广泛的临床证实,人们意识到只要不是致病菌,一些常见的人体寄生细菌是允许出现于伤口的。所以,在伤口创面的清洁中主张选择温和无毒的清洁液,而伤口周围的皮肤则可以选择合适的局部消毒液杀灭细菌,以减少细菌移行至伤口床,从而预防和治疗伤口创面感染。

1. **传统消毒剂** 主要有 75% 乙醇、2% 甲紫溶液(紫药水、龙胆紫)、2% 汞溴红溶液(红药水)、碘酊、3% 过氧化氢溶液(双氧水)等,因其对机体细胞毒性作用、对黏膜的刺激性和耐药菌株产生导致的菌群失调等问题,现在已经不主张将这些消毒液用于伤口的清洗。

(1) 3% 过氧化氢溶液(双氧水):一种弱防腐剂,与过氧化氢酶接触后转化为氧气及水,这种酶存在于血液及大多数组织中。利用氧化作用分解腐肉组织,释放氧气产生的气泡效应可辅助创面碎片的机械清理;可以清洁处理感染伤口,由于释放氧气,杀死厌氧菌,因此可以除臭。但清洁伤口的气泡效应对伤口床新生肉芽组织损伤较大,对成纤维细胞的毒性是制约其临床应用的主要原因。

(2) 75% 乙醇溶液(医用酒精):一种中效消毒剂,虽然具有速效的特点,常作为医疗器械与皮肤的消毒剂,但是鉴于它对新生肉芽组织和纤维细胞的刺激性,目前已不再用于对伤口和皮肤的消毒,仅用于医疗器械的消毒。

(3) 含氯消毒液:如高氯盐溶液、次氯酸钠消毒液(达金溶液)。高氯盐溶液消毒效果显著,但是对成纤维细胞有毒性,延缓胶原合成,减慢上皮爬行速度,延长急性炎症反应时间,使用效果弊大于利。次氯酸钠消毒液虽然可以抗葡萄球菌、链球菌、液化坏死组织、控制异味,但对成纤维细胞仍然具有毒性,临床上不作为首选。

(4) 醋酸:用于铜绿假单胞菌感染的浅表创面的消毒,其对成纤维细胞有毒性,会改变组织颜色,且酸性消毒液对于伤口微环境的 pH 值造成很大破坏。

(5) 甲硝唑:用于厌氧菌感染有恶臭的伤口,但伤口局部菌群失调的并发症发生率会因此而增加。此外,甲硝唑可以增强抗凝血剂的效果,使用抗凝血剂的病人应慎用。

2. **临床常用伤口消毒溶液**

(1) 含碘消毒剂:属中效消毒剂,具有中效、速效、低毒,对皮肤和黏膜无刺激,稳定性好等特点。但在消毒时发现其对成纤维细胞和白细胞有毒性;用于皮肤消毒也易着色;碘过敏者禁用。过高浓度的碘可阻碍伤口愈合,适当浓度的碘可促进伤口周围新生毛细血管的形成,促进创伤修复。目前推荐使用的消毒剂有 0.1%～0.2% 聚维酮碘、0.05% 醋酸氯己定等。

(2) 高渗盐水:用在伤口创面肉芽水肿时,其目的是使细胞脱水,减轻局部水肿。

(3) 生物消毒剂:具有代表意义的是国内推出的新型生物消毒剂——FE 复合酶,其核心成分是溶葡萄球菌酶,是一种含锌的金属蛋白酶,专一降解葡萄球菌细胞壁的甘氨酸肽键,细菌的细胞壁被破坏后发生溶胀、破裂而死亡,故不易产生耐药性和耐药菌株,但远期疗效仍在临床循证研究中。

3. **伤口消毒溶液的选择** 目前临床中使用的消毒溶液种类繁多,在选择伤口消毒液时,应根据伤口的具体情况选择消毒剂,遵循以下原则。

(1) 易于观察,不引起组织的不适或疼痛。

(2) 不刺激,不损害正常组织或损伤较小。

(3) 利于组织细胞呼吸,但不使组织成分丢失增多。

（4）利于营造湿性愈合的环境，但不造成过度湿润。

（5）促进血液循环，改善血供。

（6）利于伤口床的洁净和控制感染。

（7）利于消除组织水肿，促进毛细血管重建、再生和血管化。

（8）利于上皮组织移行。

（9）促进伤口无瘢痕化愈合，预防愈合不良。

第七章 伤口清创

第一节 伤口清创的概念

伤口清创最早由巴黎学者德索（Desault，1744～1795）提出，指的是利用手术方式除去坏死组织。后来，这个名词被更广泛地解释为各种形式的清创术。在 Dorland 医学词典的定义：从伤口或其周围组织除去坏死或无活性的组织及外来异物，直到健康组织暴露为止。

清除伤口床的坏死组织对于伤口愈合十分关键。清创的目的在于除去异物、碎屑及坏死组织，预防由无活性及受细菌感染组织导致伤口或全身感染；探查坏死组织深度，清创后更清楚地观察伤口，以便对伤口作出正确评估，最终促进伤口愈合。在伤口的自然愈合过程中，随着坏死组织在伤口的积累，清创也同时发生着。然而，当宿主抵抗力由于营养不良而下降、持续的压力损伤，或伴发慢性病如糖尿病等，需要人为干预以促进伤口愈合。只有将坏死组织和腐烂组织清除干净，才能使肉芽组织顺利生长。

第二节 伤口清创的类型

应用于清创的技术很多，常用的技术包括外科清创术、机械性清创、自溶性清创、生物性清创、酶学清创及超声清创等。根据病人和伤口情况选择适宜的清创方法，以期获得最快、最安全和疼痛最轻的愈合过程。

一、外科清创术

因深部的感染或伤口会成为全身性感染的来源，所以需要通过手术充分清除坏死或失去生机的组织、血块、异物等，使开放污染的伤口通过外科手术转变为接近无菌伤口（尽量清除细菌生存、繁殖的条件），将慢性伤口变成急性伤口，将病理性愈合变成生理性愈合，争取为伤口早期愈合创造良好的局部条件。外科清创术一般适用于存在大范围坏死及感染的伤口。

1. **外科清创的类型** 包括以手术方式清创和保守的外科清创两类。手术方式清创较为彻底、迅速，但损伤较大，需要在手术室由外科医生执行。保守的外科清创是局部剪裁或刮除坏死组织，损伤小，但不彻底，通常需分多次进行，可在换药室操作。

当坏死组织与伤口床粘连紧密，或难以一次手术将所有坏死组织清除时，可联合其他方法如自溶性清创、机械性清创。如伤口表面形成干硬的黑痂，可先使用保湿性密封水凝胶敷料加透明薄膜做自溶性清创，待黑痂变软时再用剪刀或手术刀片清除。

2. **外科清创术的优缺点**

（1）优点：外科清创是最快速、最有效的清创方法，可快速控制全身性感染来源，缩短伤口愈合时间。

（2）缺点：侵犯性操作，容易引起出血，会导致病人疼痛，且易损伤健康组织。

3. **外科清创的注意事项** 值得注意的是，并不是所有的坏死组织都适合外科清创术。有出血倾向、服用抗凝药物、组织灌注不足、免疫功能低下、全身情况差的病人不宜应用。如伴有微循环障碍，外科手术清创可能会导致微循环障碍加重，引发新的组织坏死，甚至是不可避免的截肢。因此，需在充分的整体评估下谨慎选择。

二、机械性清创

机械性清创需要用一定的力量去除伤口床上的失活组织、碎屑和异物。机械性清创的方法有多种，包括冲洗法、湿纱浸泡法、机械性洗刷、脉冲式灌洗、涡流等。

1. **冲洗法** 伤口冲洗是一种广泛应用的治疗手段，在伤口管理中发挥着很重要的作用，可以去除细胞碎屑和表面微生物或残留的伤口敷料。

（1）对平面伤口或没有潜行、窦道，伤口基底充分暴露的伤口：用 30 ml 注射器套上 18～19 号针头，距离伤口 2.5～5 cm 的上方往下进行冲洗，由手的力量控制冲洗速度。对正常肉芽组织应轻轻冲洗，而对黄色腐肉或黑色坏死组织应用力冲洗，也可用手挤压插上 12 号针头的软塑包装生理盐水对伤口进行冲洗。

（2）对有潜行、窦道或外口小而创腔大的伤口：用 30 ml 注射器套上头皮针软管（将针头剪去）或吸痰管，放入伤口的潜行、窦道或难以清洗的部位进行冲洗。冲洗后轻轻挤压伤口周围组织，使冲洗液流出，或慢慢地将冲洗管边退出边回抽，将伤口深部的冲洗液一同抽出，直至回流的冲洗液干净为止。

（3）对于感染的深部伤口：如广泛深部骨科伤口、肠瘘伤口等，以生理盐水持续冲洗，同时以持续低负压吸引冲洗液。

（4）冲洗液的选择：应体现不同伤口和病人的要求。理想的伤口冲洗液应当具备以下特点：对人体组织无毒，在生物环境下仍然有效。可减少微生物数量，不引起变态反应，容易获得，成本低等。使用时应考虑冲洗液的细胞毒性，尤其是抗菌消毒剂，如优碘、氯己定溶液（洗必泰）和过氧化氢溶液等，可能对组织有毒性作用，对急性伤口愈合不利。生理盐水是最理想、最经济、最安全的冲洗液。对有异味、有感染的伤口可用抗菌消毒剂进行冲洗，但使用后需再用生理盐水冲洗干净，避免伤口的健康细胞受破坏而影响伤口的愈合。但对深部潜行、窦道等感染性伤口不建议使用过氧化氢溶液进行冲洗，有发生气体栓塞（肺栓塞、脑栓塞）和心脏骤停的危险。

（5）注意事项：使用个人防护，防护装置，如口罩、手套、防护眼镜等。应注意控制冲洗的压力，使用太大力冲洗可能会损伤伤口床，同时可能会将异物和病原体挤压至深部组织。

2. 湿纱浸泡法

（1）湿至湿润敷料的使用：纱布浸泡生理盐水后覆盖伤口上，4～6 小时更换 1 次，保持伤口湿润状态可软化黄色腐肉或黑色结痂。当坏死组织软化后，可通过清洗或清创将坏死组织清除，以达到清创的目的。

（2）湿至干的敷料使用：纱布浸泡生理盐水后覆盖伤口上，因其湿度可以软化伤口床的坏死组织，当湿纱布的水分蒸发后，纱布会黏附已软化的坏死组织，当移除纱布时可将部分坏死组织除去。优点：此方法适用于坏死组织较薄的伤口，能清除少量坏死组织，价格低廉。缺点：清创不能彻底，清除坏死组织的同时容易损害健康肉芽组织或上皮组织，引起组织的继发性损害和病人的疼痛。

（3）注意事项：为减少更换敷料时病人疼痛、对组织造成的损害，若敷料与伤口床粘连紧密，可用生理盐水冲洗使伤口敷料湿润松动，再揭开伤口敷料，或在敷料还没干燥前，进行下一次的敷料更换，即湿到湿润敷料的更换。

3. 机械性洗刷　是指每次换药时用生理盐水棉球或纱布擦拭伤口，可以将伤口表面的坏死组织清除。一些急性外伤伤口如有较多的污垢时，用自来水的冲洗的同时可用刷子将污垢刷去，但易导致病人疼痛、伤口出血和伤口正常组织的损伤，故操作时动作轻柔，尽量避免对健康肉芽组织的损伤，降低因操作带来的疼痛。

机械性清创是目前在用的历史最悠久的方法之一，成本低，取材方便，操作简单，效果确切。机械性清创是非选择性清创方法，在去除坏死组织的同时也会损伤新生成的肉芽组织和上皮组织，且病人疼痛感强烈，易造成伤口周围皮肤溃烂，可能会扩散感染。因此，此类清创方法不适用于已有肉芽生长或上皮化的伤口。

三、自溶性清创

自溶性清创是指机体利用伤口渗液中的有效成分，包括各种内源性酶、中性粒细胞、生长因子、巨噬细胞等，将坏死组织消化降解的过程。这一过程可以通过应用保湿敷料得以加强，例如片状或无定形水凝胶敷料、半通透泡沫敷料、海藻类敷料或水胶体敷料等。伤口渗液在湿性敷料下积聚，将坏死组织软化和液化，为伤口中的生长因子和炎性细胞完成伤口愈合的早期阶段创造条件。此方法适用于年纪大或抵抗力低、慢性伤口或没有细菌感染的伤口清创。

1. 自溶性清创的适应证与禁忌证　自溶性清创的侵害性最小，痛感最轻，可适用于年纪大或抵抗力低的病人、慢性病或终末期病人的慢性伤口、非感染坏死或有腐肉伤口的清创。自溶性清创并非适用于所有类型的伤口，不能用于大量坏死组织、感染的进展期、有深腔的伤口，以及有严重免疫系统问题病人伤口的清创。对于坏死组织较多的复杂创面或急性创面等需要用外科手术清创的伤口，也不宜选择自溶性清创。

2. 自溶性清创的优缺点

（1）优点：自溶性清创以内源性酶作为基础，较为经济实惠、性价比高，且不易把具有细胞毒性的物质引入伤口床。自溶性清创不会损害健康的内部组织，安全、有效、容易使用，减少了病人的疼痛和不适。

（2）缺点：清创速度慢，有时需要几天的时间才能获得理想效果，而且在治疗过程中无法对伤口床进行观察。可能会浸渍周围皮肤，更换敷料时可能会有臭味。

3. **注意事项** 使用自溶性清创前必须向病人及家属做好宣教，解释自溶性清创的结果，防止误解。自溶性清创过程中，伤口渗液可能增加并产生类似感染伤口的颜色和异味。事实上，自溶性清创并没有比其他清创方式的感染风险更高，可能是中性粒细胞在湿润伤口床内更容易繁殖。使用自溶性清创一般在 3～4 d 才开始改善。自溶性清创是一个渐进的过程，有时先使用器械或设备将坏死组织去除，再用自溶性清创做最后的伤口床清洁。唯一不适用自溶性清创的情况是伤口需要立即清洁，防止蜂窝织炎或脓毒症扩散。

四、蛆清创治疗

1. **蛆清创治疗**（maggot debridement therapy） 早在 1829 年，拿破仑的军医就发现，寄生了蛆虫的伤口不易被感染，且愈合加快。文献记载，最早的蛆治疗是 1931 年 Bear 在慢性骨髓炎中采用的。20 世纪 40 年代，由于抗生素的广泛使用，外科手术的进步，创伤治疗技术飞速发展，蛆治疗退出了历史舞台。20 世纪 60 年代，在战争的时代背景下，蛆治疗被用于战场救生。随着耐药菌株的出现及人们对有效的非手术清创手段的需要，20 世纪 70 年代，又开始使用蛆治疗或者蛆清创治疗，或生物清创术（biodebridement），或生物外科（biosurgery），蛆被誉为"世界上最小的外科医生"。1988 年，作为对现代军事及生存医学有益的方法而写入《美军军医手册》。

2. **蛆清创治疗的步骤**

（1）蛆虫的选择：最常用的为丝光绿蝇的幼虫，这种蝇的幼虫是严格腐生，不会消化健康的人体组织。

（2）创面的一般处理方法：①蛆需要潮湿环境，对干燥的创面要用敷料覆盖数天。②将水凝胶敷料剪开一个窗口，用以保护健康皮肤，露出创面。③用网眼纱布铺于无菌吸水敷料上，将蛆冲洗后放置于网眼纱布中央，创面每平方厘米放置 5～10 条蛆虫。然后将网眼纱布反转盖于创面，蛆虫在伤口中央，用防水胶密封网眼纱布的周缘。④最后用有孔的吸水敷料覆盖，但必须有氧气通入，否则蛆会因缺氧死亡。⑤每日检查伤口，按需要更换吸水敷料。3 天后蛆已将腐烂组织吞食完毕，应予以除去。如伤口仍然有坏死组织，有感染的表现，可以再实行一次蛆清创治疗。

3. **蛆清创治疗的机制** 主要有 4 个方面的作用：清创、抗感染、加速愈合、阻止并清除生物被膜。绿蝇的肠道分泌物、血液及淋巴液均具有促进人成纤维细胞增殖的作用，在适当表皮生长因子存在时，还可以使成纤维细胞生长。蛆的肠道分泌物可刺激成纤维细胞移动，诱导细胞变形，重塑细胞之间基质。

4. **蛆清创治疗的适应证及优缺点**

（1）适应证：可用于治疗各种常规治疗无效的慢性创面，如下肢溃疡、压力性溃疡（压疮）、糖尿病溃疡，以及合并感染的外科创伤、烧伤、肿瘤合并溃疡等。

（2）优点：①适用人群广泛：门诊和住院病人、可行走及卧床病人，包括并发症多、常规手术清创不能进行的病人。但化脓性关节炎不是适应证。②清除坏死组织速度较快、干净，经蛆清创治疗后剩余的坏死组织进行手术清创更容易。③对健康组织损伤小,清除创面恶臭。

(3) 缺点:外观不雅,导致一些病人及医务人员不愿接受;蛆虫可能逃逸;培养条件限制,费用贵。

5. 不良反应及禁忌证

(1) 不良反应:①部分病人治疗过程中出现疼痛加剧、发痒、感冒样症状、发热等,对症治疗一般可以缓解;②行蛆治疗过程中,创面分泌物会增多,渗出多略带血性,曾有引起严重出血的报道。

(2) 禁忌证:①干燥的创面为相对禁忌证,但适当加水湿润后也可行生物清创。②与体腔或重要脏器相通。③不宜用于对鸡蛋、大豆蛋白、蛆等过敏者。④创面有很深的窦道者应用时取出蛆虫可能很困难。⑤邻近大血管,如果暴露在外的血管壁已损伤,蛆虫可吃掉损伤的血管壁,造成大出血;不宜用于凝血功能障碍者。⑥不宜用于感染急性期、随时有可能截肢或威胁生命者。

五、酶学清创

酶学清创是指用外源性酶制剂将伤口中的坏死组织降解,不破坏新鲜肉芽组织。3 种常用的外源性酶包括蛋白酶、纤溶酶和胶原酶。焦痂区域在用酶学清创之前需要在焦痂上交叉画线,以便帮助酶制剂渗入深部。因为大部分酶制剂在湿润环境下活性最佳。伤口在应用酶制剂后应该予以覆盖。在酶学清创过程中,应密切观察是否有感染的迹象和症状,必要时给予预防性抗菌治疗。有些酶制剂不可与银离子敷料或碘联合使用,否则酶的活性会丧失或下降。

酶学清创的优点:只溶解坏死组织而不破坏正常的组织,不会造成伤口明显的出血,一般无疼痛感。缺点:酶制剂成本较高,费用较昂贵,且需要经常更换,一般仅用于疑难复杂伤口的清创。

六、超声清创

糖尿病足为慢性难愈合伤口,创面通常有很多种微生物(如细菌等),而暴露的无活性组织为微生物的繁殖提供了良好的环境。细菌的繁殖可以产生生物膜,其为一种多聚蛋白质复合物,细菌菌群就隐藏于其中成为细菌生存的保护层,并可导致抗生素抵抗,最终延缓或阻碍伤口的愈合。慢性伤口的愈合需要合理的创面处理,包括清创术和控制感染。慢性伤口必须转变为急性的有愈合条件的伤口环境,也就是必须通过清创术清除伤口内的异物、坏死组织、细菌等,减轻伤口感染。

1. 超声清创机作用原制 超声通过流过通道的液体传导至组织,利用空化效应和微射流的作用,通过声空化泡崩塌产生的微射流和高达 1 000 个大气压的压力去除和破坏伤口、创面表面和深层的细菌、病毒及真菌,将伤口中坏死组织去除的同时很好地保护了正常肉芽组织,超强的杀菌功能避免伤口再次感染。使用超声治疗仪对伤口实施清创,能够涤荡污染伤口的异物,有效清除细菌,促进创面愈合。

2. 超声清创的适应证　凡是需要清创的伤口,均可以采用伤口超声清创机。

3. 超声清创的禁忌证　①感染有向深部扩散征象的创面。②慢性静脉功能不全的病人要慎用。③开放性创伤,肌腱和骨组织暴露但血液运行差的创面。④有耐甲氧西林金黄色葡萄球菌和人类免疫缺陷病毒感染的创面。⑤非典型性溃疡但不能排除动脉炎和基底细胞癌的创面。

4. 超声清创性能特点

（1）操作安全方便:利用超声波的空化效应,有针对性地对坏死组织进行空化爆破,而对正常组织和新生组织没有影响。相比传统方式清创更彻底,保护了正常组织,减少了创口大小,有助于创口的愈合,更加安全,降低了清创手术的难度。

（2）无痛清创:超声清创有效针对性的清创,保护了神经血管,可以进行无痛清创,对于需要多次清创的慢性溃疡、糖尿病难愈创面、压疮外伤性溃疡、感染较严重的伤口,大大降低了病人的痛楚。

（3）深层清创:各类超声清创机械的手柄采用优化设计技术,可促进清创喷头处超声波的空化作用,增强冲洗液的雾化效果;结合多种道具,可以有效地应对复杂部位、创口较深、感染较严重或溃疡式的伤口。

（4）独特的液体浓度控制器:通过设置液体浓度发生器,在进行不同部位的清创手术时控制冲洗液的浓度和流量的大小,为不同程度创口的清创手术提供方便。

5. 超声清创与传统清创对比　伤口超声清创机作为一种低频超声清创术的新方式,与传统的清创术（外科清创术、机械性清创、化学性清创、生物性清创）相比具有创伤小、基本不损伤正常组织、失血少、基本没有疼痛的感觉,同时具有超强的杀菌作用等优点,现已经广泛地运用于临床。

［附录］　超声清创仪器的使用说明

一、操作步骤

步骤一:开机。将超声液路的无菌软管放入仪器蠕动泵内,一端连接到输液袋（建议使用生理盐水）,另一端连接至超声清创手柄后端接口;插上电源线,打开仪器电源开关;屏幕点亮,表明仪器开机。

步骤二:开始清创。

（1）超声清创操作

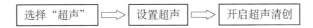

（2）高压冲洗操作（图7－1）

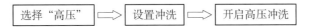

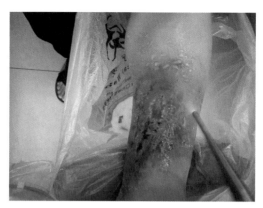

图 7 - 1　超声清创操作

友情提示：启动"超声清创"或"高压冲洗"前必须将管路注满液体（操作方法详见步骤三）。

步骤三：系统维护。通过清洗和排空功能，可分别对超声管道、高压管道和负压管道进行清洗和排空，或者给超声液路和高压液路进行填充注水。

二、注意事项

启动超声清创或高压冲洗前必须将管路注满液体，液体填充需要少量时间（一般少于 20 秒），首次使用时请耐心等待；使用后，请排空已使用的液路，以手柄刀头处不再出水为准；如果超声清创清洗液用完须及时更换输液袋，超声手柄不可在无水情况下工作。

三、建议治疗方案

1. 超声清创　根据创面的大小，可适当调整超声的功率和流量大小（对较大的创面，建议选择功率为最大第 3 档，流量为 4 档或以上进行清洗）；超声清创刀头轻触创面，刀头在创面上来回移动，在一个点上停留的时间不宜超过 2 秒；单人单次治疗时间建议每次使用以创面清洗干净为宜，通常不超过 30 分钟，具体由相关创面处理专业人员视创面的复杂程度来决定；单人治疗次数建议 2～3 天一次，相关创面处理专业人员可根据创面情况确定使用次数；超声清创的圆柱形刀头适用于创面深层异物的清洗。

2. 高压冲洗　适用于面积较大、污染较严重的创面，以及髋关节置换、膝关节置换等手术的术中创面冲洗。

3. 负压吸引　清除手术过程中的废液，与超声清创或者高压冲洗搭配使用。

综上所述，不同的伤口清创方法各有其优缺点和适应证，选择合适的清创方法对促进伤口愈合具有重要的作用。因此，应根据病人全身情况、伤口坏死组织情况和局部血液循环等情况，灵活选择一种或两种清创方式协同进行，优劣互补，以加快清创速度，取得良好治疗效果。如果病人身体条件差、不宜接受外科清创时，可采用保守的外科清创或机械性清创，再选择水凝胶敷料进行自溶性清创,既可达到快速清创的目的,又能保证彻底清创的效果。在选择清创方式时还需考虑以下因素:伤口的原因,坏死组织的性质、范围及累及的组织,感染的程度,疼痛程度,伤口渗出液的性质、量等;病人全身情况和意向;医院的条件及可利用的技术;可利用的资源,如伤口敷料的种类、成本费用、病人经济能力等。

第八章　敷料的选择

第一节　湿性愈合理论的发展

1962年,英国皇家医学会 Winter 博士证实:伤口在适度湿润的环境下,细胞再生能力及游移速度较快,其复原速度比完全干燥的环境下快1倍以上。从而提出"伤口湿性愈合学说",奠定了新型敷料处理创面的理论基础,使得医用创面敷料快速创新发展。近年来的研究表明,在湿润的环境中伤口愈合得更快。在"湿润伤口愈合"理论的指导下,随着材料学及工业学的进步,伤口敷料也发生了革命性的变化。从传统纱布敷料,到合成敷料和生物敷料,再到新型医用生物合成敷料的应运而生,它也被称为活性敷料或革命性敷料。

湿性愈合定义:通过在伤口处覆盖封闭、半封闭或在伤口表面形成凝胶,从而使创面保持湿润状态下达到快速愈合。

第二节　敷料的特性及运用

一、敷料的特性

1. 新型(湿性)敷料的特点

(1) 控制伤口渗液及产生的气味。

(2) 物理屏障,控制伤口上的细菌和微生物。

(3) 填充、止血作用,减少瘢痕形成,加快伤口的愈合速度。

(4) 有利于坏死组织和纤维蛋白的溶解。

(5) 促进多种生长因子释放,促进创面的愈合过程。

(6) 保持创面恒温恒湿,利于组织生长,无结痂形成,避免新生肉芽组织在换药时再次机械性损伤和延缓创面愈合。

(7) 保护创面神经末梢,减轻疼痛。

(8) 低黏合性,减少因粘连而造成的二次损伤。

2. 敷料选择要点 根据伤口大小选择敷料尺寸;根据伤口深度选择填充敷料种类;根据伤口局部情况是否减压引流或加压包扎;根据伤口周围皮肤情况选择敷料的黏性强度;还应考虑渗出量多少,伤口的解剖部位,坏死组织的多少,伤口有无感染,有无死腔或者窦道。

(1) 满足生物学需要:湿润环境、吸收渗液、保持温度、维持适量血运和氧分、保护组织、防止感染。

(2) 满足病人需要:加速愈合、换药无痛、缓解疼痛、减少换药次数、无异味、可洗澡、无明显异物感、不影响外观、价廉。

(3) 满足医务人员及管理人员需要:减少换药工作量、操作简便、易清创、有利于愈合、易于观察、容易储存、安全性好。

第三节 新型敷料的种类

一、半渗透薄膜敷料

1. 成分 由聚乙烯、聚氨酯(PU)、甲酸乙酯或聚乙烯构成。

2. 优点 ①气体和水蒸气能够通过,使伤口和周围皮肤呼吸;②细菌及水分不能通过,起到屏障作用,预防细菌入侵,减少感染风险;③保持伤口湿润,促进自溶性清创;④具有自黏性,透明,易于观察;⑤减轻疼痛和对伤口的摩擦;⑥可塑性好,适用于身体任何外形部位,不限制身体活动;⑦不需要二级敷料。

3. 缺点 ①吸收渗液能力差;②不能用于死腔或深部腔洞伤口;③有黏性,移除时可能损伤周围脆弱及新生皮肤;④感染伤口不能使用。

4. 用途 ①保护已接近愈合或已经干爽的伤口;②固定留置针、导管等;③与水凝胶配合使用于黑痂或黄色腐肉清创的创面;④作为二级敷料固定各种伤口敷料。

5. 适应证 ①表浅伤口及渗液少或无渗液的创面;②急性皮肤损伤;③无菌手术切口;④深静脉穿刺等。

6. 代表产品 安舒妥(Opsite)示格胶贴、施乐辉透明敷贴、3M 透明敷贴等。

二、水胶体敷料

1. 主要成分 由亲水胶态颗粒的羧甲基纤维素钠(CMC)、果胶、明胶、合成弹性体、医用黏合剂、合成增塑剂、表层 PU 半透膜构成。

2. 优点 ①片状敷料使伤口处于密闭状态,防止细菌入侵;②吸收少量到中量的渗液;③提供湿性愈合环境,溶解坏死组织;④促进肉芽组织及上皮组织的生长,减少瘢痕形成;⑤与伤口接触后形成凝胶,保护新生组织不受损伤,不易造成疼痛;⑥可整片移除,不易留残余;⑦糊状、粉状可填充较浅的窦道、潜行;⑧接近肤色,呈透明或半透明,易于观察,质地柔软,可沐浴;⑨规格多,片状可裁剪,方便使用。

3. 缺点 ①不适用于渗液多及深部潜行伤口;②周围皮肤脆弱或感染伤口不能使用;③不适用于 4 期压疮、骨肌腱外露伤口。

4. 适应证及用途 ①表浅和部分皮层损伤的伤口；②2～3 期的压疮；③少量到中量的渗液伤口；④Wagner Ⅰ～Ⅲ级糖尿病足溃疡；⑤黄色腐肉和黑色坏死伤口；⑥可作为外敷料使用。

5. 代表产品 康惠尔溃疡贴、溃疡粉、溃疡糊,康乐保敷料,多爱肤标准型敷料,康维德水胶体敷料等。

三、水凝胶敷料

1. 成分 由水和不溶于水的聚合物组成。

2. 优点 ①水化伤口,提供湿性、微酸的愈合环境；②溶解黑痂及坏死组织,有自溶性清创作用；③保护创面,舒缓作用,减轻伤口疼痛；④不黏伤口,容易清除,不损伤伤口；⑤利于肉芽组织生长及上皮移行；⑥填充窦道及腔隙类伤口；⑦保护外露骨膜、肌腱、内脏器官等,防止坏死。

3. 缺点 ①涂抹过多容易造成伤口浸渍；②不能涂抹在正常皮肤上；③不适用于中量到大量渗液的伤口；④不适用于感染伤口,需要二级敷料固定。

4. 适应证及用途 ①部分皮层或全皮层损伤伤口；②有黄色腐肉或黑痂的伤口；③少量到中量渗液的伤口；④烧伤和电疗引起的损伤；⑤保护暴露跟腱、肌腱。

5. 代表产品

（1）片状:德湿舒(Hydrosorb)、保赫曼等。

（2）胶水状:美清佳(墨尼克)、清得佳(施乐辉)、清创胶(康乐保)等。

四、藻酸盐类敷料

1. 成分 是从天然海藻植物里提炼的天然纤维敷料。

2. 优点 ①吸收渗液后形成凝胶,保持湿润,不黏伤口,减轻疼痛；②支持自溶性清创,溶解坏死组织；③促进肉芽组织生长；④含钙离子的藻酸盐在伤口表面形成一层稳定的网状凝胶,起到止血作用；⑤吸收渗液量是自身重量 17～20 倍；⑥可填充腔隙、瘘管、窦道等。

3. 缺点 ①不能用于干痂伤口及少量渗液伤口；②需要二级敷料固定；③形成凝胶,易与感染混淆。

4. 适应证及用途 ①表浅到全皮层损伤的伤口,有中量到大量的渗液的伤口；②感染性伤口；③窦道和潜行；④轻度出血的伤口。

5. 代表产品 优赛(Urgosorb)、优格、液超妥、康维德、康惠尔、康乐保等。

五、泡沫(海绵)类敷料

1. 成分 由聚氨酯、聚乙烯醇构成。

2. 优点 ①具有高吸收性能,快速吸收大量渗液；②通透性低,保持创面湿润,避免更换时造成机械性损伤；③保护创面,减轻伤口疼痛；③促进肉芽组织生长,防止肉芽水肿、增生；④柔软轻便,顺应性好,可贴于身体各个部位。

3. **缺点**　①无黏性产品需要二级敷料固定；②因不透明，不方便观察伤口。

4. **适应证及用途**　①部分皮层或全皮层损伤的伤口；②中量到大量渗液的伤口；③肉芽水肿和增生伤口；④压疮的预防。

5. **代表产品**　爱立肤、渗液吸收贴（康乐保）、皮康（墨尼克）等。

六、亲水性纤维

1. **成分**　为羧甲基纤维素钠纤维制成的柔软纤维。

2. **优点**　①高吸收性，形成胶状保持伤口湿润，促进自体溶解清创；②具有垂直吸收的特性，避免伤口周围皮肤浸润，剥脱时不损伤伤口；③形成凝胶可附着在各种形状的创面上，避免形成死腔，减少细菌生长，防止伤口粘连，避免更换敷料时伤口疼痛。

3. **缺点**　①需要外敷料；②不主张用于干的黑色焦痂上。

4. **适应证及用途**　适用于中量到大量渗液的伤口、裂开伤口、部分皮层烧伤的伤口、窦道。

5. **代表产品**　爱康肤、康维德等。

七、生物活性敷料

1. **特性**　自身具有活性或能促进活性物质释放的敷料，使创面愈合的速度加快。

2. **优点**　①不仅覆盖创面，还主动参与创面愈合的主要过程；②舒适，病人使用无痛苦，无毒性和不良反应；③抵御细菌的入侵，防止感染；④透湿、透气、使创面处于湿润又没有积液的环境；⑤有良好的生物相容性。

3. **缺点**　①有些产品薄而易碎，在深度创面上很难存活，创面愈合后瘢痕挛缩明显，易破溃，抗感染能力差；②活性真皮替代物，培养需要大量成纤维细胞，培养条件要求严格，移植效果只能达真皮重建；③复合皮肤替代物，其细胞培养期较长，难以大量生产，并且成本昂贵。

4. **代表产品**　FGF 生物蛋白海绵、壳聚糖类敷料、胶原敷料、生长因子类创面修复敷料、多糖敷料等。

八、交互式湿疗伤口敷料——聚丙烯酸酯垫

1. **成分**　由聚丙烯酸酯（tender wet）构成。

2. **特性**　为具有强水合作用的超级吸收敷料，它需要适量的林格液激活，林格液持续流入伤口，保持伤口湿润，软化分解坏死组织。而与敷料垫所含林格液相比，敷料垫对含蛋白质的伤口渗液亲和力更强。因此，敷料垫中林格液和伤口渗液相互交换，同时吸收细菌、碎片和毒素。

3. **优点**　①具有交互式清洁创面的作用；②持续清创加速坏死组织脱落；③控制感染，促进创面愈合；④防止感染，移除时不损伤伤口。

4. **缺点**　①需要林格液激活；②需要外敷料固定；③不能裁剪；④更换频率有限制。

5. 适应证及用途　①难愈合的慢性伤口；②感染伤口或有感染倾向的伤口，如3～4期压疮，各种糖尿病足，深Ⅱ度、小面积Ⅲ度烧伤创面，植皮前创面准备等。

6. 代表产品　德湿威(TenderWet)、保赫曼。

九、高渗盐敷料

1. 成分　由吸收性聚酯纤维和28%氯化钠组成。

2. 优点　①提供高渗环境，有利于吸收渗液及吸附细菌和坏死组织；②降低水肿，促进愈合；③顺应伤口轮廓。

3. 缺点　①不能用于正常肉芽组织；②不能用于干性焦痂伤口。

4. 适应证及用途　①中量到大量渗出伤口；②黄色腐肉的清创；③化脓或恶臭的感染伤口及深层腔隙伤口。

5. 代表产品　美盐(Mesalt)、墨尼克等。

十、银离子敷料

1. 特性　为广谱抗菌敷料，持续释放银离子，抑制微生物增长，促进伤口愈合，杀菌效力可保持3～7天。

2. 优点　①高效持久的抗菌性能，对各种病原微生物有效；②提供湿性愈合环境；③保护创面，减轻伤口疼痛；④促进肉芽组织生长；⑤溶解坏死组织；⑥快速大量吸收渗液。

3. 缺点　①银过敏者禁用；②可抑制角质细胞活性；③不能用于良好生长的肉芽伤口上；④建议使用时间不超过2个月；⑤会有轻微伤口着色现象；⑥肝肾功能不良及婴幼儿慎用。

4. 适应证及用途　严重污染、感染伤口、糖尿病足溃疡。

5. 代表产品　爱康肤银、康惠尔银离子抗菌敷料(康乐保)、德湿银、磺胺嘧啶银油纱等。

十一、含碘敷料(iodine-containing-dressing)

1. 特性　由加碘无纱布形成，当敷料接触到伤口床时就会自动释放碘离子，起到杀菌作用。

2. 适应证　①有腐肉或坏死组织的伤口；②感染性伤口，如肛周脓肿清创后的填塞。

3. 优点　①可以控制异味；②能杀菌；③可以裁剪，可直接放入伤口床以及窦道瘘管。

4. 缺点　①一般不用在孕妇、哺乳期妇女、婴幼儿及甲状腺功能紊乱病人；②碘过敏者禁用；③需要第二层敷料。

十二、含碳敷料(吸收异味敷料)

1. 特性　这类敷料的内层是活性炭，外层为无纺布或其他吸收性材料交合而成。

2. 适应证　①具有异味的癌性伤口；②各类臀部溃疡,伴异味或感染伤口；③部分坏疽伤口。

3. 优点　①无毒、无残留,可直接用于创面；②吸收渗液的同时能吸收部分细菌；③吸收异味。

4. 缺点　①需要第二层敷料；②不能裁剪；③吸收渗液后活性炭一般失去作用,需及时更换。

十三、含胶原蛋白敷料

1. 特性　该产品是由90%胶原蛋白及10%藻酸钙复合而成。当该敷料在吸收渗液的同时释放胶原蛋白,而形成胶原层。

2. 适应证　中量到大量的渗液伤口、肉芽生长的伤口。

3. 优点　①吸收渗液,减少浸渍；②换药时不损伤伤口。

4. 缺点　①需要第二层敷料；②不能用于感染伤口。

没有一种敷料具备所有理想敷料的特点,没有一种敷料适用于一个创面的各个阶段,应根据具体的伤口状况选择合适的敷料。

第九章 营养支持

病人伤口在门诊就医时通常会问："我应该吃点什么""我需要忌口吗"，这些看似很简单的日常生活问题，但要正确回答，涉及创面修复过程中营养代谢以及营养治疗学相关的知识与概念。同时，医师需要了解病人的营养状况，对病人的营养状态进行全面评估。通过营养评定，可判断病人的营养代谢状态，估计各种营养素的需要量，并用一种"说得清楚、听得明白"的语言告知病人在创面治疗过程中如何选择合理的饮食。

第一节 营养评估

伤口的愈合与机体的营养状况密切相关。良好的营养状况可以改善病人对创伤的耐受能力，促进伤口愈合，减少创伤或并发症。营养评估又称营养评定，即对病人营养状态进行全面的估价，找出营养不良或有营养不良危险的个体，确定营养支持治疗方案，监测营养状况的变化，充分发挥营养干预治疗对伤口愈合的作用和效果。

一、营养状况评价

营养状况评价是指对病人的营养调查结果进行综合分析并做出判断的过程。营养状况评价包括膳食调查、人体测量、临床检查和实验室检查。

1. **膳食调查** 膳食调查内容主要包括调查期间被调查者每日摄入食物的品种、数量；分析其摄入营养素的数量、来源，比例是否合理；能量是否充足，供能营养素比例是否合理；饮食结构和餐次分配是否合理等。此项调查一般由临床营养师完成。

2. **人体测量** 人体测量是评价人体营养状况的主要方法之一，可以反映病人的营养状况，发现营养不良，尤其是对评价蛋白质-能量营养不良病人及其营养治疗效果具有重要价值。人体测量指标包括体重、三头肌皮褶厚度、上臂肌围等。

（1）体重：体重是评价营养状况的一项重要指标。当 1 个月体重损失率＞5%、3 个月体重损失率＞7.5%、6 个月内体重损失率＞10% 或实际体重低于理想体重的 90% 时，均可能存在蛋白质-能量营养不良。临床上多数采用占理想体重百分率来判断：占理想体重百分率（%）＝ 实际体重（kg）/理想体重（kg）×100%。短期内出现的体重变化，可受水、钠潴留和脱水的影响,最好根据病前 3～6 个月的体重变化或实际体重占理想体重百分率来判断。

(2) 三头肌皮褶厚度:是一项间接判断体内脂肪储存量的指标。用三头肌皮褶厚度测量计钳夹上臂背侧(肩峰与尺骨鹰嘴连线中点)的皮下组织,连续测量 3 次,取其平均值,并计算实测值占正常参考值百分率。低于正常参考值的 90% 时,需考虑存在营养不良。正常参考值:男性 11.3～13.7 cm,女性 14.9～18.1 cm。

(3) 上臂肌围:用于判断骨骼肌或体内瘦体组织群。先测量上臂中点周长,再根据上臂肌围(cm)=[上臂中点周长(cm)-3.14]×三头肌皮褶厚度(cm)。正常参考值为:男性 22.8～27.8 cm,女性 20.9～25.5 cm。实测值低于正常参考值的 90% 时,需考虑存在营养不良。

3. 临床检查 临床检查包括询问病史、主诉症状及询问与营养状况改变有关的体征。检查时通常要注意头发、面色、眼、唇、舌、齿、龈、面(水肿)、皮肤、指甲,以及心血管、消化、神经系统等。营养不良的常见临床表现见表 9-1。

表 9-1 营养不良的临床表现

部位	临床表现	营养素缺乏
全身	消瘦、发育不良	能量、蛋白质、维生素、锌
	贫血	蛋白质、铁、叶酸、维生素 B12、维生素 B6、维生素 C
头发	易脱、脆、干燥	蛋白质(能量营养不良)
	稀疏、色素少	生物素、蛋白质(能量营养不良)
	头发竖立	蛋白质
皮肤	干燥	维生素 A、必需氨基酸
	毛囊角化过度	维生素 A、必需氨基酸
	毛囊周围淤血	维生素 C、维生素 K
	皮炎	烟酸
	鼻唇沟皮脂溢出	烟酸、维生素 B2、维生素 B6
眼	干眼、毕脱斑	维生素 A
	夜盲	维生素 A
	眼睑炎	维生素 B2
唇	干裂	维生素 B6、维生素 B2、烟酸
	口角炎	维生素 B6、维生素 B2、铁
牙龈	出血、肿胀	维生素 C
舌	品红色舌	维生素 B2
	乳头萎缩	铁、烟酸、叶酸、维生素 B6
	舌炎	铁、烟酸、叶酸、维生素 B6、维生素 B12

续表

部位	临床表现	营养素缺乏
指甲	反甲	铁
皮下组织	水肿	蛋白质(能量营养不良)、维生素 B1
肌肉骨骼	肌肉消耗	蛋白质(能量营养不良)
	弓形腿	维生素 D、钙
	肋骨串珠	维生素 D、蛋白质(能量营养不良)
循环系统	水肿	维生素 B1、蛋白质
	右心肥大、舒张压下降	维生素 B1
其他	甲状腺肿	碘
	肥胖、高脂血症	各种营养失调
	动脉粥样硬化	
	糖尿病、饥饿	

4. 实验室检查　实验室检查一般包括营养指标检查和免疫学检查。

(1) 肌酐身高指数(%):肌酐是蛋白质的代谢产物,尿液中肌酐排泄量与体内骨骼肌群基本成正比,可用于判断体内骨骼肌含量。计算公式:男性肌酐身高指数(%)=尿肌酐排泄量(mg/24 h)÷[(H−100)×23]×100%;女性肌酐身高指数(%)=尿肌酐排泄量(mg/24 h)÷[(H−100)×18]×100%。式中 H 为身高(cm)。

(2) 氮平衡:用于初步评判体内蛋白质合成与代谢状况。一般采用 24 小时氮摄入量除以 24 小时氮排出量。当氮摄入量大于排出量时,称为正氮平衡,反之称为负氮平衡。其中 24 小时氮排出量是指检查 24 小时尿液的尿素氮,另外粪氮、汗液中分泌的氮及尿中的其他含氮物质也应一并考虑。

(3) 免疫学指标:机体免疫系统包括细胞免疫和体液免疫两大部分,营养不良时多以细胞免疫受损为主。

二、营养不良的诊断与分类

1. 营养不良的诊断　根据上述人体测量和实验室检测的结果做出综合性评价后,可判断病人是否存在营养不良及其程度,表 9-2 为营养不良的评价指标。

表 9-2　营养不良评价指标

评价指标	正常范围	营养不良(低于正常参考值百分率)		
		轻度	中度	重度
体重	≥理想体重90%	80~90	60~80	<60

续表

（3）年龄	分数
年龄≥70 岁	1 分
（4）营养风险筛查总分	

第二节　营养素

如果营养筛查发现病人有营养风险,应该由多学科团队对病人进行全面的营养评估,以便提供营养支持方案。营养不良是导致伤口延迟愈合的重要因素,其中蛋白质是机体组织修补所必需的物质,维生素可促进伤口的愈合,应根据病人的营养状况有针对性地进行营养供给,如高蛋白、高热量、高维生素膳食,防止负氮平衡和脱水,以增加机体抵抗力和组织修复能力。

营养素(nutrient)是指食物中可给人体提供能量、机体构成成分和组织修复以及生理调节功能的化学成分。凡是能维持人体健康以及提供生长、发育和劳动所需要的各种物质称为营养素。人体所必需的营养素有蛋白质、脂类、碳水化合物、矿物质、维生素、水等 6 类。下面介绍主要营养素及其功能。

一、蛋白质

（一）蛋白质的生理功能

蛋白质参与体内的一切代谢活动,是机体所需氮的唯一来源,没有蛋白质,就没有生命。蛋白质是人体组织细胞的重要构成成分,也是组织细胞更新的重要成分;是合成生理活性物质如胰岛素、肾上腺素、甲状腺素等的重要底物;可维持血浆渗透压,调节体液和维持酸碱平衡;更是合成体内各种免疫活性物质的必需原料;此外,蛋白质还参与体内能量的提供,人体总能量的 11%～14%由蛋白质提供。

（二）氨基酸

食物中的蛋白质必须经过肠胃道消化、分解成氨基酸或短肽才能被人体吸收利用。

1. **必需氨基酸和非必需氨基酸**

（1）必需氨基酸:是指人体不能合成或者合成速度不能满足机体需要,必须从食物中直接获得的氨基酸。构成人体蛋白质的氨基酸有 20 种,其中 9 种氨基酸为必需氨基酸,即异亮氨酸、亮氨酸、赖氨酸、甲硫氨酸、苯丙氨酸、苏氨酸、色氨酸、缬氨酸和组氨酸。

（2）非必需氨基酸:并不是说人体不需要这些氨基酸,而是说人体可以自身合成或由其他氨基酸转化而得到,不一定从食物直接摄取不可。这类氨基酸包括谷氨酸、丙氨酸、甘氨酸、天冬氨酸、胱氨酸、脯氨酸、丝氨酸和酪氨酸等 12 种。有些非必需氨基酸如胱氨酸和酪氨酸,如果供给充裕还可以节省必需氨基酸中甲硫氨酸和苯丙氨酸的需要量。

2. 氨基酸模式和限制氨基酸

(1) 氨基酸模式:是指蛋白质中各种必需氨基酸的构成比例。其计算方法是将该种蛋白质中的色氨酸含量定为1,分别计算其他必需氨基酸的相应比值。

(2) 限制氨基酸:是食物蛋白质中一种或几种必需氨基酸相对含量较低,导致其他必需氨基酸在体内不能被充分利用而浪费,造成其蛋白质营养价值降低。这些含量相对较低的必需氨基酸被称为限制氨基酸。如大米和面粉蛋白质中赖氨酸的含量最少。

(3) 蛋白质互补作用:为了提高植物性蛋质的营养价值,往往将两种或两种以上的食物混合食用,从而达到以多补少的目的,提高膳食蛋白质的营养价值。这种不同食物间相互补充其必需氨基酸不足的作用称作蛋白质互补作用,如肉类和大豆蛋白可弥补米面蛋白质中赖氨酸的不足。

(三) 必要氮损失

机体每天由于皮肤、毛发、黏膜脱落、经期失血及肠道菌体死亡排出而损失的氮量,成人平均为53 mg/kg,相当于每人每天丢失20 g蛋白质。此种氮损失是不可避免的。因此,补充必要氮损失的蛋白质量是人体最低生理需要量。

氮平衡,是反映机体摄入氮和排出氮的关系。氮平衡的关系式:B=I-(U+F+S)。其中,B为氮平衡;I为摄入氮;U为尿氮;F为粪氮;S为皮肤等氮损失。

当氮平衡为零时,称为零氮平衡。正常成年人的氮平衡为零氮平衡,表示为B=0。当氮平衡大于零时称正氮平衡。通常儿童、青少年、孕妇、疾病恢复期等为正氮平衡,表示为B>0;当氮平衡小于零时称负氮平衡。通常在年老、饥饿、疾病等状态下为负氮平衡,表示为B<0。

(四) 蛋白质参考摄入量及食物来源

1. 蛋白质参考摄入量 按中国营养学会提出的蛋白质推荐参考摄入量,拟按成年人每天蛋白质1.16 g/kg计算摄入量(表9-5)。

表9-5 蛋白质推荐参考摄入量(单位:g/d)

成人(18~60岁)	男	女
轻体力活动	75	65
中体力活动	90	80
重体力活动	90	80

2. 蛋白质的食物来源 蛋白质广泛存在于动物性食物(畜、禽、鱼、蛋、奶等)和植物性食物(豆类、谷类等)中。动物性蛋白质质量好,在人体内利用率高,但同时富含脂肪酸和胆固醇。植物性蛋白质利用率较低,但大豆蛋白质量好,利用率也高。我国膳食以谷类蛋白为主。在制定营养方案时应注意膳食中蛋白质的互补作用。

(五) 蛋白质与创面疾病

创伤后蛋白质代谢主要表现为机体的蛋白质分解增加,尿氮排出量增多,蛋白质丢失,出现明显的负氮平衡,主要是由创伤后全身组织处于分解状态所致,并可持续一个相当长的时间,造成机体蛋白质缺乏。蛋白质缺乏可减慢新生血管形成、成纤维细胞增殖和胶原合成,也可影响免疫细胞的功能,使创面不易修复。摄入适当的蛋白质会促进伤口的愈合及维持机体的氮平衡。通常推荐优质蛋白质的摄入,而蛋白质的优劣是根据蛋白质组成成分中氨基酸的种类和含量决定的。一般说来,食物中的蛋白质含必需氨基酸丰富且种类齐全、比例适当,容易被人体消化吸收并且吸收后利用高,我们就称之为优质蛋白。通常,动物性食物(如奶、蛋、鱼、禽畜类肉等)中优质蛋白含量丰富;植物性食物中只有大豆含优质蛋白。优质蛋白中的一些氨基酸对于伤口愈合有着积极的作用,比如精氨酸。精氨酸作为条件氨基酸,参与体内能量代谢,改善负氮平衡;还具有刺激胰岛素分泌、促进肌肉组织生长和增强机体免疫力的作用。在日常生活中,富含精氨酸的食物有海产品、瘦肉、禽肉、奶类及其制品、巧克力及坚果等。

二、脂类

脂类是人体重要的营养物质,包括脂肪和类脂两大类。脂肪又名三酰甘油或中性脂肪,是由 1 个分子的甘油和 3 个分子的脂肪酸组成的化合物;类脂包括磷脂、糖脂、固醇类等。

(一) 脂类的生理功能

脂类是构成人体组织的重要成分,广泛存在于人体内。脂肪主要分布在皮下结缔组织、腹腔大网膜及肠系膜等处,常以大块脂肪组织的形式存在,一般可达体重的 10%～20%。类脂是细胞的构成原料,与蛋白质结合成为细胞膜及各种细胞器膜的脂蛋白,广泛分布于血液、淋巴、脑髓、脏器、肾上腺皮质、胆囊、皮脂腺等。脂肪可储存能量并在机体需要时提供能量;还为机体提供必需脂肪酸,同时是脂溶性维生素的重要来源;由于脂肪组织柔软,可保护机体免受损伤;脂肪层不易传热,可维持体温恒定,还有抵御寒冷的作用。

(二) 必需脂肪酸

脂肪酸是构成脂肪、磷脂及糖脂的基本物质,多数脂肪酸在人体内均能合成。必需脂肪酸是指机体内不能合成,但又是生命活动所必需的,一定由膳食供给的一些多不饱和脂肪酸,如 n－6 系列的亚油酸、花生四烯酸、n－3 系列中的亚麻酸、二十碳五烯酸(EPA)和二十二碳六烯酸(DHA)等。必需脂肪酸是组织细胞的组成成分,尤其对线粒体和细胞膜的结构特别重要。必需脂肪酸还参与重要的脂质代谢活动,是生命活动的重要成分。

(三) 脂类的膳食来源及参考摄入量

1. **脂类的膳食来源**　无论是动物性或是植物性食物都含有脂肪,但含量多少不尽相同。谷类食物脂肪含量比较少,为 0.3%～3.2%,但玉米和小米可达 4%,而且大部分的脂肪集中在谷胚中。如小麦粒的脂肪含量约为 1.5%,而小麦的谷胚中则为 14%。一些油料植物种子、硬果及黄豆的脂肪含量很丰富,常用的食用植物油如椰子油、豆油、花生油、菜籽油、芝麻油、棉籽油、茶籽油、葵花籽油、米糠油及玉米油等,除椰子油外,其他植物油的饱和脂肪酸含量少,多不饱和脂肪酸含量高。动物性食物中含脂肪最多的是肥肉和骨髓,高达90%,其次是肾和心脏周围的脂肪组织、肠系膜等。这些动物性脂肪如猪油、牛油、羊油、禽油等亦常被用来烹调或食用。一些海产鱼油中含有高含量的二十碳五烯酸和二十二碳六烯酸,这两种脂肪酸具有扩张血管、降低血脂、抑制血小板聚集、改善免疫功能等作用。所有的动物均含有卵磷脂,但富含于脑、心、肾、骨髓、肝、卵黄、大豆中。脑磷脂和卵磷脂并存于各组织中,尤其神经组织的含量较高。

2. 脂肪的参考摄入量　脂肪的摄入量采用占膳食总能量比例计算,中国营养学会推荐参考摄入量中,成年人脂肪的参考摄入量占总能量为 20%～30%。其中,饱和脂肪酸、单不饱和脂肪酸、多不饱和脂肪酸之比为 1∶1∶1,胆固醇的参考摄入量不超过 300 mg/d。

三、碳水化合物

碳水化合物是绿色植物通过光合作用合成的一类多羟基醛或多羟基酮的有机化合物。从化学角度可分为糖类、寡糖和多糖类。据碳水化合物是否提供能量分两大类:一是可利用碳水化合物,是能被机体分解吸收和提供能量的糖类,包括单糖、双糖、多糖中的淀粉、糖原、糊精等;二是不可利用碳水化合物,是不能被机体吸收利用供给能量,称为膳食纤维。碳水化合物是人类获取能量最经济和最主要的来源。它在体内消化后,主要是以葡萄糖的形式被吸收,葡萄糖可被所有的组织利用,大脑每日需要消耗 100 g 以上葡萄糖,正常血糖水平对维持心脏、神经系统的功能非常重要,血糖太低会出现昏迷。碳水化合物还参与体内重要的代谢活动,如糖蛋白是酶、抗体、激素等的重要活性物质。碳水化合物主要存在植物食品中,米面、杂粮、根茎、果实、蜂蜜等食物中糖的含量都很丰富,特别是谷类中淀粉占 70%,根茎类和豆类含量 20%～30%,是人体碳水化合物的主要来源。某些硬果类(板栗)及水果蔬菜(香蕉、葡萄、草莓、猕猴桃)含糖分稍高。

四、矿物质

矿物质是人体内无机物的总称,是地壳中自然存在的化合物或天然元素。矿物质和维生素一样,是人体必需的元素,矿物质是无法自身产生合成的,每天矿物质的摄取量也是基本确定的,但随年龄、性别、身体状况、环境、工作状况等因素有所不同。人体必需的矿物质有钙、磷、镁、钾、钠、硫、氯 7 种,其含量占人体 0.01% 以上或膳食摄入量＞100 mg/d,被称为常量元素。微量元素是指其含量占人体 0.01% 以下或膳食摄入量＜100 mg/d 的矿物质。铁、锌、铜、钴、钼、硒、碘、铬 8 种为必需微量元素,锰、硅、镍、硼和钒 5 种被列为可能必需微量元素。此外,还有一些微量元素有潜在毒性,一旦摄入过量可能对人体造成病变或损伤,但在低剂量下对人体又是可能的必需微量元素,如氟、铅、汞、铝、砷、锡、锂和镉等。但无论哪种元素,和人体所需的三大营养素——碳水化合物、脂类和蛋白质相比,都是非常少量的。

五、维生素

维生素是人和动物为维持正常的生理功能而必须从食物中获得的一类微量有机物质,在人体生长、代谢、发育过程中发挥着重要作用。它与碳水化合物、脂肪和蛋白质不同,在天然食物中仅占极少比例,但又为人体所必需。目前所知的维生素可分为脂溶性和水溶性两大类。人体不断地进行着各种生化反应,其反应与酶的催化作用有密切关系。酶要产生活性,必须有辅酶参加。已知许多维生素是酶的辅酶或者是辅酶的组成成分。因此,维生素是维持和调节机体正常代谢的重要物质。

第三节 创面疾病的营养治疗

伤口病人对能量和各种营养素的需要量明显增大,主要是以下原因导致营养素的大量消耗:创伤引发的应激反应,使机体能量消耗和物质分解代谢增强;创面的存在可使含氮物质以渗液的形式大量丢失;创伤导致的出血和病人呕吐、出汗、胃肠减压、引流等丢失了大量含氮体液;创面病人的损伤组织感染会引起体温升高,增加能量消耗;术后并发症造成的额外消耗。面积较大的创面或慢性创面病人如不加强合理的营养治疗,会因大量蛋白质及能量的丢失导致多种并发症,影响预后。

一、营养治疗的途径

1. 肠内营养 口服营养(通过正常进食和其他喂食的方法)是营养的首选途径,并应尽可能采用此方法,因为口服营养补充剂的价值已得到肯定。对于不能使用口服营养者可使用鼻饲管注入给予肠内营养。

2. 肠外营养 根据病人的情况和营养支持目标,当经口进食不便或者管饲不能应用时,肠外营养是必要的。一般用于肠功能衰竭、肠瘘、胰腺炎等创伤的最初几天。当感染得到有效控制,病人肠道功能耐受能力增强,应及时改为肠内营养。

3. 混合营养 根据病人情况,必要时可选择肠外营养和肠内营养综合应用。

二、急性创面病人的营养治疗

病人的营养补充要依据病情而定,原则上是通过不同途径供给高能量、高蛋白、高维生素膳食。以肠内营养为主,膳食多从要素营养制剂开始,经流质、半流质、软食,逐渐过渡至普食,通常采用少食多餐的供给方式,必要时可由静脉补充部分营养素。

(一)急性创伤后的代谢特点

1. 急性创伤的超高代谢 急性创伤后可引起一种特征性的超高代谢。基础代谢水平增高与创伤严重程度有关。如择期手术增高 5%～10%,创伤后增高 10%～30%,创伤伴发感染时增高 30%～50%,严重烧伤时增高可达 100%。必须供给充足的能量以减少机体组织消耗,满足创伤修复的需要。

2. 创伤后蛋白质代谢的改变 创伤状态下分解代谢增加,肌肉组织结构蛋白分解增加,氨基酸积极转移至重要器官组织,如大脑、肝脏、心肌、脾,以保证重要器官的生理需求。创伤状态下尿氮排出增加,尿液中的氮丢失可达 28～45 g/d,机体可呈现负氮平衡,可持续数日至数周。负氮平衡不利于创伤愈合恢复,应对创面病人供给高蛋白膳食。

3. 脂肪代谢改变　创伤时体脂分解动员增加,血液中游离脂肪酸和酮体水平增加,同时组织利用脂肪酸也增多,此时机体依靠脂肪酸供能可达创伤后能量消耗的 75%～95%。若病人长时间依靠营养支持,尤其是肠外营养支持,应保证必需脂肪酸的供给。

4. 糖代谢改变　创伤时糖原分解增加、糖异生作用增强,表现为血糖水平升高。机体参与组织修复的各类细胞均以葡萄糖作为能量的主要来源。给予充足的碳水化合物,可发挥既补充热卡又节约蛋白质的作用,有助于机体的正氮平衡。

(二)急性创伤后的营养支持

创伤时糖原分解增加、糖异生作用增强,表现为血糖水平升高。机体参与组织修复的各类细胞,均以葡萄糖作为能量的主要来源。给予充足的碳水化合物,可发挥既补充热卡又节约蛋白质的作用,加速机体转向正氮平衡。急性创面病人如伴有经口进食困难或障碍时,可考虑流质饮食或静脉营养。胃肠道营养和静脉营养这两种不同的营养补给方式所给予的热量是不同的,所以临床上应综合考虑 24 小时热量摄入及蛋白质的需要量。可使用以下方法计算病人每日所需摄入的热量。

1. 基础热量消耗　基础热量消耗(BEE)的计算方法如下(单位为 kcal)。

男性:$BEE = 66.47 + 13.75W + 5H + 6.76A$。

女性:$BEE = 65.10 + 9.56W + 1.85H - 4.6A$。

式中 W 为体重(kg),H 为身高(cm),A 为年龄。

2. 全天热量消耗的计算　计算方法如下(单位为 kcal)。

$$全天热量消耗 = BEE \times 活动系数 \times 应激指数$$

式中,活动系数:卧床为 1.2,轻度活动为 1.3。应激指数可参见表 9-6。

表 9-6　各种手术及创伤的应激指数

手术	应激指数	创作	应激指数
外科小手术	1.0～1.1	复合性损伤	1.6
外科大手术	1.1～1.2		
感染(轻度)	1.0～1.2	烧伤<20%	1.00～1.50
感染(中度)	1.2～1.4	烧伤20%～39%	1.50～1.85
感染(重度)	1.4～1.8	烧伤>40%	1.85～2.00
		骨折	1.20～1.35
		脑外伤(用激素治疗)	1.85～2.00
		挤压伤	1.15～1.35

3. 口服进食和静脉营养支持所给予的热量　当病人完全不能口服进食时可单纯给予静脉营养支持,热量(kcal)为 $1.75 \times BBE$(基础热量消耗);口服进食的热量(kcal)为 $(1.2～1.5) \times BBE$(基础热量消耗)。

4. 创面病人营养支持的三大营养素比例　低脂高蛋白的摄入有利于伤后的蛋白质合成、免疫功能改善和创面愈合,对烧伤后的创面转归有积极的作用。在急性创面病人的低脂高蛋白饮食方案中,如能强化精氨酸、谷氨酰胺和 n−3 多不饱和脂肪酸,则能进一步改善营养状况、提高细胞免疫功能和促进创面愈合。制定方案时要求在计算总热量后,配以占总热量 24% 的蛋白以及占非氮热量 15% 的脂肪,其余部分为碳水化合物;同时要求精氨酸和谷氨酰胺作为蛋白质组分应各占总热量的 1%～2%;n−3 多不饱和脂肪酸作为脂肪组分应该与 n−6 多不饱和脂肪酸形成 1:1 的比例。该营养方案是一个适合于创伤应激的营养素配伍,对烧伤后代谢紊乱的纠正以及创面的修复有积极作用。该营养方案也同样适合于急性创伤及创面的修复。

5. 维生素　营养状况良好的创面病人无须供给太多的脂溶性维生素,但需要给予足量的水溶性维生素。维生素 C 是合成胶原蛋白、促进创伤愈合所必需的物质,术后每天可给予 500～1 000 mg。B 族维生素与能量代谢有密切关系,也影响伤口愈合与机体对失血的耐受力,应该予以重视。

6. 矿物质　急性创伤病人因失血和渗出液体等原因而大量丢失钾、钠、镁、锌、铁等矿物质,应根据实验室检查结果及时补充。

三、慢性创面病人的营养支持

(一) 慢性创面病人营养支持的原则

除局部创面处理不妥导致慢性创面外,病人通常伴有慢性疾病或长期消耗性疾病,呈现不同程度的营养不良。因此,慢性创面病人的营养支持应包括纠正营养不良和补充氮丢失两个方面,其原则如下。

(1) 宜采用高蛋白膳食,此类膳食的能量及蛋白质含量均高于正常人膳食标准。成年人每日能量摄入量应＞2 000 kcal;蛋白质每日不应小于 1.5 g/kg,为 100～120 g;推荐能量与氮之比为 100:1～200:1,其中优质蛋白质要占 50% 以上,否则治疗效果不良。因蛋白质摄入过低易导致负氮平衡,如能量摄入不足,即可能将所摄入的蛋白质用于能量需要而被消耗。

(2) 在蛋白质热量摄入中,精氨酸应占总热量的 1%～2%。如遇长期胃肠道饮食不佳或禁食的病人,应该给予静脉补充或胃管注入谷氨酰胺,亦占总热量的 1%～2%。

(3) 应尽量降低膳食中胆固醇及脂类的摄入量,饱和与不饱和脂肪酸的比例为 1:1;n−3 多不饱和脂肪酸作为脂肪组分应该与 n−6 多不饱和脂肪酸形成 1:1 的比例。

(4) 长期采用高蛋白膳食,维生素 A 和钙的需要量也随之增多,故应增加膳食中维生素 A、胡萝卜素和钙的含量。

(5) 为保证摄入量,可采用增加餐次的方法,少量多餐可提高治疗效果。摄入量增加应循序渐进,不可一次性大量给予,以免造成胃肠道功能紊乱。

(二) 慢性创面病人的饮食建议

随着营养药理学概念的深入,人们逐渐意识到通过营养素的摄入可以起到调节生理功能的作用。充分了解食物中各类营养素的含量并合理搭配可起到食疗的作用。饮食搭配时应该注重主副食搭配、荤素搭配、粗细搭配、多样搭配、水陆搭配等。

1. 促进伤口愈合的营养素

(1) 葡萄糖:糖是人体主要的供能者,供给充足的热量是伤口愈合不可缺少的。在伤口愈合期可多吃含糖丰富的水果,既增加糖分,又能摄取足量的维生素。

(2) 蛋白质:在提供能量的营养成分中只有蛋白质含有氮,这种营养素对组织的修复和生长起着极为重要的作用,所以蛋白质能促进伤口愈合,减少感染机会。有研究表明,中断摄入蛋白质和热量 24 小时,胶原合成即受严重影响。

(3) 精氨酸:精氨酸具有较明确的促进创面愈合的药理作用,但目前尚无富含精氨酸的药品或保健品问世。精氨酸可以从任何含有蛋白质的食物中摄取,如肉类、家禽、奶酪产品、鱼类等,而含有大量精氨酸的食物有巧克力、花生及核桃等。

(4) 谷氨酰胺:谷氨酰胺具有促进蛋白质合成,尤其是促进骨骼肌蛋白的合成作用;参与体内多种代谢过程;具有保护肠道屏障功能的作用。谷氨酰胺已有保健品和药品面世,有应用价值。

(5) 锌:增加创伤组织的再生能力。锌是 DNA 聚合酶、RNA 聚合酶呈现活性所必需,参与调节细胞内 RNA 和 DNA 的转录、翻译过程和蛋白质的合成,加速细胞分裂和生长,增强能量代谢、组织呼吸过程和细胞膜的稳定性,以促进创伤组织再生,从而促使伤口愈合;锌还可以提高免疫活性细胞的增殖能力,刺激抗体反应,提高免疫功能。富含锌的食物有玉米、黄豆、萝卜、蘑菇、坚果、动物肝脏、木耳、海带、海鲜、蛋、肉类、全谷类、坚果类。

(6) 维生素 A:实验研究已证明,维生素 A 能有效地拮抗类皮质激素对伤口愈合的抑制作用,并能促进胶原蛋白的合成和上皮细胞的生长,增强伤口和吻合口愈合的张力,同时还可改善由手术创伤造成的免疫功能的抑制。富含维生素 A 的食物有胡萝卜、杏子、芦笋、花菜、芥菜、香菜、莴苣、菠菜、青萝卜、甜菜叶、红辣椒、红薯、西红柿等。

(7) 维生素 C:是形成胶原蛋白的重要成分,维生素 C 与蛋白质、钙共同形成胶原蛋白,为人体组织细胞、肌肉、血管、牙齿、骨骼以及生长、修补、紧密结合的重要物质。富含维生素 C 的食物有新鲜山楂、西红柿、橘子、橙、柠檬、猕猴桃等。

(8) 维生素 E:维生素 E 可维持动物生殖功能,促进伤口愈合。维生素 E 及维生素 C 合并使用,两者相辅相成。富含维生素 E 的食物有植物油、发芽的种子、麦胚、蛋黄、坚果类、肉及乳制品等。

2. 促进伤口愈合的食材

(1) 黑鱼:黑鱼肉中含蛋白质、脂肪、18 种氨基酸等,还含有人体必需的钙、磷、铁及多种维生素,适用于身体虚弱,低蛋白血症、脾胃气虚、营养不良、贫血者食用。

(2) 花胶:是鱼鳔的干制品,富含胶质,故名花胶。其主要成分为胶原蛋白、多种维生素以及钙、锌、铁、硒等多种微量元素。其蛋白质含量高达 84.2%,脂肪仅为 0.2%,是理想的高蛋白低脂肪食品。食疗滋阴,固肾培精,可促进创面修复。

(3) 猪蹄:含有丰富的锌、胶原蛋白。补充锌可增强成纤维细胞的功能,补充胶原蛋白能促进伤口愈合。

(4) 黑豆:是各种豆类中蛋白质含量最高的,比猪腿肉多一倍有余。其中人体需要的必需脂肪酸占 50%,尚有丰富的磷脂、大豆黄酮、生物素等。中医认为,黑豆性平味甘,有润肠补血的功能。术后体虚缺血的病人食用,可加速伤口恢复。

(5) 黑木耳:黑木耳富含铁等矿物元素,每 100 g 黑木耳中含铁高达 185 mg,比绿叶蔬菜中含铁量最高的芹菜高出 20 倍,同时含有丰富的锌,所以它是一种天然的微量元素食材,能促进伤口愈合。

(6) 西红柿:番茄籽周围的黄色胶状物质可以抑制血液中血小板的凝结,防止血栓形成,有利于阻断创面的进行性加深。此外,还富含维生素 C、番茄红素、胡萝卜素等抗氧化成分,对伤口愈合有利。

(7) 蜂蜜:公元前 3 000 年,埃及人就用蜂蜜直接外敷皮肤伤口,西方国家已将蜂蜜制成创面用药沿用至今,具有消炎、止痛、止血、减轻水肿、促进伤口愈合的作用。民间也有服用蜂蜜促进伤口愈合的记载。

3. 慢性伤口病人 1 周食谱建议　根据慢性伤口病人存在持续氮丢失的特点,应考虑循序渐进地增加热量及蛋白质补充,同时给予高维生素。在创面修复阶段,更应该保证每日蛋白质及热量的供给,改善负氮平衡,促进创面组织的修复,确保供皮区再生及植皮成活率。膳食中应强调补给优质蛋白质,注重不饱和脂肪酸与饱和脂肪酸的比例,且主食应柔软、易消化。

慢性创面病人常与其他慢性疾病同时存在,因此,在制定慢性创面病人营养方案时通常要结合其慢性疾病,如糖尿病、肾功能不全等,根据其他慢性疾病的代谢特点合理调整营养支持方案。

四、慢性伤口伴有其他疾病病人饮食建议

(一) 糖尿病伴有慢性伤口的营养治疗

研究发现糖尿病病人皮肤组织在没有遭受外源性损伤或自发性溃疡形成前已经发生了组织学和细胞功能学的变化,称为糖尿病皮肤组织的"隐性损害"。一旦创面形成时,其创面愈合过程有一个异常的起点,是后续创面愈合延迟的基础。研究证实,血糖控制不佳的糖尿病病人其伤口愈合明显延迟。若血糖控制良好,配合糖尿病膳食指导,伤口愈合情况可获明显改善。

1. 糖尿病伴有慢性创面病人的饮食设计　控制血糖是糖尿病伴有慢性创面治疗的重要环节之一,而饮食控制是糖尿病治疗中密不可分的一部分。因此,严格执行糖尿病膳食至关重要。

(1) 每日需要热量的估算:每日热量摄入应该以标准体重进行计算。每日总热量的供给原则是帮助创面组织修复的前提下维持标准体重,故以标准体重而不是按病人实际体重来计算。对于创面情况良好、超重或者肥胖的病人,根据标准体重计算的热量应再加限制;而对于创面面积较大、渗出较多或者消瘦的病人要适当地放宽限制,其目的是使病人在饮食治疗过程中尽可能接近或者达到正常体重,帮助创面修复。

根据不同的体力劳动强度确定每日每千克的标准体重所需热量,详见表 9-7。

表 9-7 能量系数(kcal/kg)

体型	卧床休息	轻体力劳动	中体力劳动	重体力劳动
正常	15～20	30	35	40
消瘦	20～25	35	40	40～60
肥胖	15	20～25	30	35

注:消瘦表示低于正常体重 20%;肥胖表示超过正常体重 20%。

2. 糖尿病膳食中三大营养素的比例

(1) 蛋白质每日不应少于 1.5 g/kg,为 100～120 g,推荐热量与氮之比为 100∶1～200∶1,其中优质蛋白质占 50%以上,否则治疗效果不良。

(2) 在蛋白质热量摄入中,精氨酸应占总热量的 1%～2%。如遇长期胃肠道饮食不佳或禁食的病人,应该给予静脉补充或胃管注入谷氨酰胺,亦占总热量的 1%～2%。

(3) 应尽量降低膳食中胆固醇及脂类的摄入量。脂肪摄入宜为非氮热量的 15%左右;饱和与不饱和脂肪酸的比例为 1∶1;n-3 多不饱和脂肪酸作为脂肪组分应该与 n-6 多不饱和脂肪酸形成 1∶1 的比例。

(4) 碳水化合物宜占总热量的 60%左右。为控制血糖的需要,建议尽量选择血糖生成指数低的食物,如荞麦面条、荞麦面馒头、大米饭、扁豆、绿豆等。膳食纤维的供给量每日不低于 20 g。

(5) 长期采用高蛋白膳食,维生素 A 和钙的需要量也随之增多,故应增加膳食中维生素 A、胡萝卜素和钙的含量。

3. 糖尿病伴有慢性创面病人的饮食计划

(1) 合理安排餐次:每日至少三餐,定时、定量。

(2) 三餐的分配比例:可参考饮食习惯、血糖、尿糖等情况,早、午、晚餐各占 1/3,或早餐 1/5,午、晚餐各占 2/5,亦可按照 2/7、2/7、2/7、1/7 分配。

(3) 注射胰岛素或口服降糖药时易出现低血糖,可在两餐中加点心或睡前加餐。

4. 糖尿病伴有慢性创面病人的参考食谱　根据糖尿病病人的代谢特点和饮食要求,并结合慢性创面病人存在持续氮丢失的特点,应考虑给予足够蛋白质摄入,尤其是优质蛋白的补充;同时还要严格控制摄入总热量,总热量的计算以标准体重而不是按病人实际体重来计算;同时应尽量降低膳食中胆固醇及脂肪的摄入量。

5. 注意事项

(1) 称重治疗饮食:一切食物包括主食、副食、蔬菜和烹调油均应去皮、根、骨等不能食用部分,洗净、控水、称重,然后再加工烹调。

(2) 膳食禁忌:烹调时不可加糖;葱、姜可适量。

(3) 禁食葡萄糖、蔗糖、麦芽糖、蜂蜜、甜点心等纯糖食品。

(4) 土豆、红薯、芋艿、粉丝、茨菇、荸荠等原则上不用,水果慎用。若需食用含碳水化合物高的食物,应减少主食,其量可与等量碳水化合物交换。

(5) 考虑到糖尿病病人食量较大,食谱设计中应注意食物的总体积。尽量选择低热量、大体积、高纤维的食材,使食物具有丰富的视觉感受和充分的体积,便于减轻饥饿感。

(二) 慢性伤口伴有肾功能不全的营养治疗

1. **慢性伤口伴有肾功能不全的代谢特点**　如果没有控制蛋白质的摄入量,含氮代谢物易在体内积蓄,出现氮质血症;由于长期蛋白质摄入不足,使创面不容易愈合;同时,长期蛋白尿引起血浆白蛋白(尤其是白蛋白)丢失过多,导致低蛋白血症。因此,对于慢性创面伴有肾功能不全的病人不能单纯地控制蛋白质的摄入,同时也要考虑病人创面的存在,正确判断其蛋白质及热量的摄入,在做到保护肾功能的前提下,尽可能地促进创面的愈合。

2. **慢性伤口伴有肾功能不全营养治疗的原则**

(1) 热量:肾脏病病人营养不良发生率较高,供给充足的热量才能保证蛋白质和其他营养素的充分利用。肾脏病病人由于易发生多种代谢紊乱,胃肠道消化吸收功能也受到影响。故肾脏病病人的热量供给应同时适合营养不良和保护肾功能的需要,一般按 $30\sim35$ kcal/$(kg \cdot d)$ 计算。

(2) 肾功能不全时,蛋白质代谢产物排泄障碍,尿素氮积聚。为了降低尿素氮的生成,减轻肾脏负担,宜采用低蛋白膳食;根据肾功能不全时蛋白质和氨基酸代谢的特点,血液中必需氨基酸浓度的下降,非必需氨基酸水平升高。所以,营养治疗时应尽量减少植物蛋白质,供给优质蛋白质如牛奶、鸡蛋、瘦肉、鱼、虾、鸡肉、大豆蛋白。在蛋白质热量摄入中,精氨酸、谷氨酰胺应分别占总热量的 2%。

(3) 肾功能不全的病人对脂肪的摄入没有很大的限制,一般按正常量供给。同时注意 $n-3$ 多不饱和脂肪酸作为脂肪组分应该与 $n-6$ 多不饱和脂肪酸形成 1:1 的比例。

(4) 水:肾脏通过对尿的浓缩功能来调整尿的渗透压,使代谢产物顺利排泄。当代谢产物在体内积聚时,必须强制性增加尿量才可以保持内环境的正常。正常人每天进水量是 $2\,000\sim2\,500$ ml,基本可排出同等量的尿液。但肾脏病病人排尿能力下降、不恰当使用利尿剂、强制性排尿,可造成低钠血症和酸碱平衡失调。肾脏病人的进水量应控制在前一日尿量加 $500\sim800$ ml,即为全天应摄入的水量。如发生多尿和夜尿增多,以及伴随其他症状,要警惕低钠血症和肾功能的进一步恶化。

(5) 钠:每天从肠道吸收的氯化钠约 $4\,400$ mg,从肾排泄 $2\,300\sim200$ mg,从粪便排出不足 10 mg。肾功能正常情况下,对钠摄入量的变化有较强的调节能力。血钠水平只反映血钠和水的比例,不能代表身体内钠的总量。当血钠 >150 mmol/L 时,称作高钠血症;<130 mmol/L 时,称作低钠血症;<120 mmol/L 可发生低渗透性昏迷。钠的供给量应根据肾功能、水肿程度、血压和血钠水平而定,一般控制在 $3\sim5$ g/d(含酱油、咸菜等),如伴有呕吐、腹泻、用利尿剂和透析病人,盐的摄入量应放宽。肾小球滤过率下降时,血压对氯化钠的敏感性增加,过多的钠可使血压升高,增加血容量,加重心肾负担,使肾功能恶化。极低的钠摄入量的危险性不亚于高钠。当每日钠摄入量 <50 mmol 时,可发生严重并发症,使心血管功能储备降低,无法弥补每天丢失的钠,还可激活肾素-血管紧张素系统,加速心肾功能的衰竭。所以,每天的氯化钠摄入量至少 1 g。

(6) 钾:成人每天从食物中摄入钾 $2\,400\sim4\,000$ mg,每天排出 $280\sim360$ mg,90%从肾排出,肾是维持血钾平衡的主要器官。当肾功能不全、肾小球滤过率下降时,则无法维持血钾的正常水平。同时,对摄入的钾量十分敏感,在少尿期如突然增加钾的摄入量,可因高钾血症死亡。高钾血症和少尿者,每日钾摄入量应低于 $1.5\sim2.3$ g,限食水果、果汁、蔬菜和菜汁类；低钾血症和多尿者，每日尿量＞1 000 ml 和用利尿剂者，钾的摄入量可正常(1.8～5.6 g/d)。每日尿量＞1 500 ml，应检测血钾，及时补充钾。高钾血症和低钾血症的症状相似，主要表现为无力、嗜睡、胃肠胀气、肠蠕动降低、心律失常、传导阻滞，严重时可死亡。无盐酱油含钾较高，对于长期低蛋白膳食、晚期肾功能衰竭和少尿期的病人应慎用，以防发生高血钾症，应严密监测血钾水平。

（7）钙、磷：肾小球疾病时由于滤过率的下降(＜50 ml/min)，磷的过滤和排泄减少，血磷升高，血钙下降，可诱发骨质疏松，应给予高钙低磷膳食。

（8）维生素：注意补充水溶性维生素。

3. **慢性伤口伴有肾功能不全病人的参考食谱**　根据肾功能不全病人的代谢特点和饮食要求，结合慢性创面病人存在持续氮丢失的特点，应考虑在蛋白质限制摄入的同时保证优质蛋白的补充；同时根据血、尿生化指标限钠、限钾；还应充分给予总热量的摄入，以保证蛋白质的充分利用。

4. **注意事项**　慢性伤口伴有肾功能不全病人在饮食中蛋白质与热量的供给上存在矛盾，在制定膳食方案时应注意以下问题。

（1）限制植物蛋白质的摄入：多采用小麦淀粉（或其他淀粉）作为主食，代替大米、面粉；在限制蛋白质摄入量范围内，选用牛奶、鸡蛋及水产肉类含高蛋白质的食物作为蛋白质的主要来源。在蛋白质限制下，可由下列蛋白质含量极低的食物提供热量：①淀粉类，如澄粉、太白粉、玉米粉、藕粉、凉粉、凉皮、粉圆、小麦淀粉等；②精制糖，如砂糖、果糖、冰糖、蜂蜜、糖果等；③油脂类，如橄榄油、山茶油、花生油等植物油。

（2）需限量的食物：普通大米、面粉，红豆、绿豆、豌豆仁、黑豆、花豆、面筋、面肠、烤麸，花生、瓜子、核桃、腰果、杏仁。

（3）用于代替部分主食的食品：包括土豆、白薯、藕、山药、芋头、南瓜、粉条、藕粉、团粉等。

（4）热量补充：病人食量较少时，可在饮食烹制中增加食糖及植物油类，以达到短期内摄入充足热量。

第十章 疼痛管理

疼痛是一种令人不快的感觉和情绪上的感受,伴有实际的或潜在的组织损伤。1979年,国际疼痛研究协会(International Association for the Study of Pain,JASP)和卫生保健研究与质量署(Agency for Healthcare Research and Quality,AHRQ)将疼痛定义为:一种不愉快的感觉和情感体验,伴有现存的或潜在的组织损伤或用术语描述的损伤。常用的疼痛定义是 McCaffery 等对疼痛的定义:"不管经历者所描述的内容和无论何时出现,一个人说感到痛,这就是痛。"该定义包含主观因素,并且承认病人对其承受的疼痛是最佳判断者。因为疼痛是一种主观的感受。2002 年,在第 10 届国际疼痛大会上,提出疼痛是继体温、呼吸、脉搏、血压之后的第五大生命体征。疼痛是病人的陈述,而非医务人员认为的。医务人员的职责就是准确地评估病人疼痛的程度和提供有效治疗,无须判断或怀疑病人描述的疼痛。研究显示,疼痛对许多病人来说是应优先诊治的症状,而对医务人员来说仅排在第三或第四位。疼痛领域的专家已经承认,病人对疼痛的主诉,包含疼痛的特征和强度,是最可靠的评估。"病人是他或她自己疼痛的最佳判断者,也是疼痛评估和管理的基础",这一理念得到了管理机构如健康保健组织联合委员会及美国疼痛协会(American Pain Society,APS)等专业组织的认可。

临床镇痛的根本目的是消除疼痛,解除病人的痛苦,提升病人的生存质量,促进病人的身心康复进程。有效的镇痛必须建立在明确诊断的基础之上,而疼痛评估是有效镇痛的第一步。因为疼痛不像其他 4 项生命体征,有客观地评估依据及数值,这就要求医务人员从病史的采集、体格检查及辅助检查等方面收集病人的全部临床资料进行分析,对疼痛的来源、程度、性质等要素做出综合判断。护士必须学习和了解相关知识,掌握基本的疼痛评估与记录方法,以保证及时正确地掌握疼痛的发生、加重与缓解情况,调整治疗方案,从而落实治疗护理措施,提高病人疼痛治疗和护理水平,提高病人的生活质量。而疼痛评估的金标准是病人的主诉。有专家研究显示,对疼痛的程度、性质、部位、诱发因素等的准确表达常是不容易的,作为观察者和倾听者,能够准确地了解病人的疼痛状况和疼痛所引起的痛苦状况,也常与实际存在差距。因此,对医护人员和病人家属强调,鼓励病人说出疼痛,要认真询问、耐心观察和了解病人的疼痛状况,为疼痛控制提供依据。

第一节　疼痛评估

疼痛是非常常见的护理诊断,对疼痛的评估是护理程序的重要步骤,要求依据病人的主观感受和对疼痛的耐受程度,并应注意病人的情绪和其他生命体征的变化。

一、疼痛的分类

(一) 根据神经系统反馈分类

在伤口相关性疼痛中,疼痛可以是伤害性疼痛、神经性疼痛,或两者常常同时存在。伤害性疼痛主要是完整的神经系统受到伤害性刺激后,主要传入神经元被持续激活而引起。神经性疼痛主要由神经系统的原发性损害或功能障碍激发引起。

1. 伤害性疼痛

(1) 躯体痛:主要是骨骼、皮肤、肌肉和连接组织的疼痛。躯体痛程度剧烈而持续,多为跳痛且通常比较局限。如压力性损伤相关疼痛是躯体痛。

(2) 内脏痛:通常发生在内脏,或是空腔脏器的梗阻,如小肠梗阻。内脏痛不容易局限,通常被描述为压榨样疼痛。

(3) 躯体痛和内脏痛对非阿片类镇痛药和阿片类镇痛药都比较敏感。

2. 神经性疼痛 主要是由周围神经和中枢神经系统的感觉传导功能异常造成的,疼痛的性质为烧灼样痛、刺痛、跳痛或电击样感觉。糖尿病神经性足部溃疡和带状疱疹是神经性疼痛的典型例子。神经性疼痛对辅助用药如三环类抗抑郁药和抗惊厥药比较敏感。

(二) 根据时间长短分类

疼痛根据时间的长短可分为急性疼痛或持续性疼痛(慢性疼痛)。急性疼痛的特点是有清楚的发病时间、明显的病因和持续时间短。急性疼痛通常与急性创伤伴随发生,当创伤愈合后疼痛消失。慢性疼痛是由慢性伤口或慢性疾病如癌症引起的。如果慢性疼痛持续时间超过 3 个月,病人常常伴随有其他器官的功能障碍或心理障碍,慢性疼痛的性质和强度也会变化。

美国老年协会倾向于用持续性疼痛替代慢性疼痛,以避免用"慢性"这个词带来的消极刻板印象。美国老年协会指出:"不幸的是,对于很多老年病人来说,慢性疼痛已经被贴上负面形象、长期精神问题、治疗无效、装病、求医问药行为等刻板印象的标签"。持续性疼痛有助于促进病人和医务人员选择有效治疗疼痛的方法。

持续性疼痛可分为 3 类:非周期性疼痛、周期性疼痛和慢性疼痛。非周期性的或伴随疼痛被定义为单次发作的疼痛,如可能发生于伤口清创后的疼痛。周期性疼痛或称反复发作性疼痛,是反复治疗引起的结果,如更换敷料、翻身或更换体位。慢性或持续性疼痛通常持续存在,不受病人主观意识或伤口的影响。如即使没有接受任何处理,病人仍会感到伤口搏动样疼痛(跳痛)。

(三) 根据病因分类

创伤性疼痛通常同时具有伤害性疼痛与神经性疼痛的特点。创伤性疼痛常常与炎症混合发生,炎症的产生主要是由于手术、感染、创伤或其他导致的局部组织损伤。炎症的特点是红、肿、热、痛,炎症常引起创伤部位对疼痛的敏感性增加。引起炎症的原因解除后,通常这种疼痛就会消失。缺血性改变也常常被认为是切口疼痛的病因。所有的疼痛都能造成器官功能的丧失或心理障碍,引起病人生活质量的改变,以及精神、社会、情绪和体力的下降。疼痛不仅能使病人衰弱,也使病人遭受精神痛苦。

二、疼痛和伤口类型

病人所经历的疼痛类型很大程度上取决于伤口的类型。疼痛可以发生于急性伤口病人和慢性伤口病人,与伤口原因可能相关或不相关。医务人员应该判断病人的疼痛是全身性的还是局部性的,是否与伤口直接相关。局部性疼痛常常与伤口原因有关,可能与局部伤口操作、治疗方法或感染有关。有专家认为加剧的伤口相关性疼痛是伤口感染的潜在症状。不同的伤口类型也伴随不同的疼痛类型。

1. **压力性损伤相关疼痛** 目前已经发表的压力性损伤相关疼痛的研究文献较少,但仍有压疮专家支持和临床医务人员报告压力性损伤部位的疼痛。美国压疮顾问小组在1989年提出:"压疮是引起可以想象的疼痛、痛苦、功能丧失,甚至死亡的严重伤口。"

压力性损伤评估中疼痛评估是不可缺少的一部分,而保湿敷料能降低压力性损伤引发的相关疼痛。压力性损相关疼痛的常见原因来自"损伤组织有毒化学物质的释放,组织浅部损伤伴随神经末梢的损害,伤害性神经末梢的增生、感染、敷料更换和清创。在Ⅲ期和Ⅳ期压力性损伤中,相关疼痛主要来自深部组织损伤或剪切力引起的缺血性坏死。浅表Ⅱ期压力性损伤的相关疼痛主要与潮湿、摩擦和剪切力引起皮肤表面疼痛有关"。

压力性损伤相关疼痛不仅与压疮的分期有关,还与评估疼痛时是否更换敷料有关。在治疗压力性损伤时,在更换敷料过程中病人往往承受剧痛,医务人员需要使用强效的镇痛药才能控制病人的持续性疼痛和长期疼痛。因此,医务人员需要合理选择能够减轻疼痛的方法,如适当的冲洗、清创和适合的敷料。

2. **动脉性溃疡相关疼痛** 与外周血管疾病有关的疼痛多数由间歇性跛行或进展性疾病伴发的静息痛所致,静息痛在夜间腿部抬高时更明显。

(1)间歇性跛行:通常由强体力活动或锻炼后组织缺血缺氧造成疼痛,疼痛性质为压榨样、灼烧性疼痛,主要是因为用力时组织血流量不足以满足组织代谢的需要。治疗间歇性跛行引起的疼痛,最重要的措施是戒烟、循序渐进的锻炼、减肥和控制血管危险因素。

(2)静息痛:静息痛为在间歇性跛行基础上出现的休息时仍然存在的肢体缺血性疼痛。疼痛部位多位于肢端,通常发生于前足或足趾。静息痛在夜间或平卧时明显,病人需将患足置于特定位置以改善症状,比如屈膝位或将患足垂于床边。

3. **静脉性溃疡相关疼痛** 导致静脉性溃疡相关疼痛的原因主要有:①毛细血管渗出过多造成的水肿;②组织纤维化后的感染,如急性或亚急性皮肤硬化症;③表层组织细菌数量增加;④深部和周围组织的蜂窝织炎;⑤深部或浅部静脉炎。

静脉性溃疡相关疼痛的范围比较广泛。病人可能主诉轻微的疼痛、隐隐作痛或深部肌肉的刺痛。继发于水肿后的疼痛比较剧烈,常常在站立、坐下或腿部交叉时加重。静脉性溃疡相关疼痛的原因常常是回心血流的减少或阻断造成的。功能受损的浅部静脉、交通支静脉和深部静脉引起血液回流不畅,血液淤积导致水肿和疼痛。为了减轻疼痛,应鼓励病人在坐位时抬高肢体和穿弹力袜。弹力袜的选择要根据个体化的测量结果而定。为了保证弹力袜的有效性,应在早晨穿弹力袜时将腿部抬高。其他预防静脉性溃疡相关水肿的措施包括避免久坐、减肥和戒烟。

深部血栓形成导致腿部肿胀、疼痛、感染或浅部静脉炎的发生。病人的大隐静脉和小隐静脉处发红和疼痛。浅部伤口床的细菌感染会导致伤口愈合延迟和局部疼痛。

如果静脉疾病已经存在一段时间,则静脉通透性增加,纤维蛋白会外渗到真皮层(纤维化)。如果是血红蛋白渗入组织就会引起组织着色,通常被称为含铁血红素和色素过度沉着。在纤维化的基础上可有急性或慢性感染,导致皮肤硬化症相关性疼痛。

4. 神经性溃疡相关疼痛　神经病变是糖尿病的常见并发症,疼痛的强度取决于神经病变的严重程度。神经性疼痛多是自发性的,病人可能抱怨疼痛影响了生活,特别是睡眠。入睡后,病人有如坐针毡样感觉。疼痛的性质为烧灼痛、针刺样和跳痛,通常伴随皮肤对无害性刺激和瘙痒的敏感性增加,只有应用镇痛药才能真正有效地达到止痛的目的。医务人员应仔细评估这类疼痛并实施有效的治疗措施。如果病人主诉在从未出现疼痛的神经病变的肢体上出现剧烈疼痛,极有可能伴随有感染或夏科关节病。

糖尿病病人通常在神经病变 10～15 年之后丧失保护性感觉。尽管腿部或足部有牵涉性痛,但保护性感觉的丧失使病人在不用镇痛药的情况下也能忍受手术清创。对于足部溃疡的病人来说,医务人员要注意是否有骨髓炎的存在。如果病人的足部柔软、肿胀、皮温高且没有溃疡,那么很有可能发生了夏科关节病,偶尔可见骨髓炎和夏科关节病同时存在的情况。

三、疼痛程度的评估

在临床实践中,衡量疼痛的程度在很大程度上是依赖于病人和医生或护士之间的语言交流。Jensen 于 1986 年提出,在选择评分量表时一般考虑 5 项标准,即易于管理和评分、错误应用的比例、灵敏性(合用的类型数目)、统计能力、与用其他量表所得结果的相互关系。Jenson 要求 75 例有慢性疼痛的病人应用 6 种量表记录当前最轻微、最严重的和平均的疼痛强度,发现所得结果相似。因此,应用什么量表是操作者的选择。但是,相对统一的标准有利于临床应用,有利于专业管理,有利于学术交流,有利于医护患的沟通。我们认为,WHO推荐的 0～10 数字疼痛量表具备以上条件,是目前国内临床上较常使用的并且比较简单准确的测量主观疼痛的方法。该量表容易被病人理解,可以口述,也可以记录。国内外较常采用的几种疼痛评价量表如下。

1. 0～5 级描述疼痛量表(VRS)　此方法是加拿大 McGill 疼痛量表的一部分,客观存在的每个分级都有对疼痛程度的描述,也容易被医务人员和病人接受。

0 级　无疼痛。

1 级　轻度疼痛:可忍受,能正常生活睡眠。

2 级　中度疼痛:适当干扰睡眠,需用镇痛药。

3 级　重度疼痛:干扰睡眠,需用麻醉镇痛药。

4 级　剧烈疼痛:干扰睡眠较重,伴有其他症状。

5 级　无法忍受:严重干扰睡眠,伴有其他症状或被动体位。

2. 0～10 数字疼痛量表(NRS)　从 0～10 共 11 个点,表示从无痛到最痛的感受(图 10-1)。

该量表便于医务人员掌握,也容易被病人理解,可以口述,可以视觉模拟,也可以记录。但此量表尺度难以掌握,个体随意性较大,尤其是在疼痛管理专业背景不强的环境中应用,有时会出现困难。

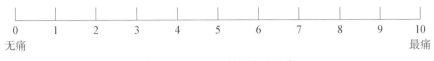

图 10 - 1　1~10 数字疼痛量表

3. **长海痛尺**　是将 NRS 的 0、2、4、6、8、10 疼痛评分对应 VRS 的 0、1、2、3、4、5 级疼痛描述进行配对使用(图 10 - 2),这样保留了两个疼痛量表的功能和优点,解决了单用 NRS 评估时的困难和随意性过大的突出问题,也解决了单用 VRS 评估时精度不够的问题。

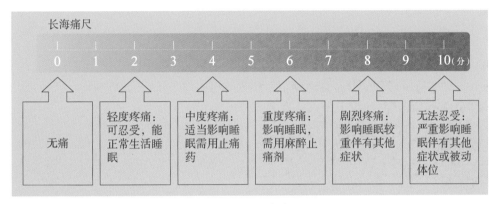

图 10 - 2　长海痛尺

4. **Prince-Henry 疼痛评分法**　主要用于胸腹部大手术后的病人、气管切开插管不能讲话者。注意,术前应训练病人用手势表达疼痛的程度。从 0~4 分为 5 级,评分方法如下。

0 分　咳嗽时无疼痛。

1 分　咳嗽时才有疼痛发生。

2 分　深度呼吸时即有疼痛发生,安静时无疼痛。

3 分　静息状态下即有疼痛,但较轻,可以忍受。

4 分　静息状态下即有剧烈疼痛,难以忍受。

5. **五指法**　与 Prince-Henry 疼痛评分法相似。评估时向病人展示 5 指,小指表示无痛,无名指为轻度痛,中指为中度痛,示指为重度痛,拇指为剧痛,让病人进行选择。

6. **0~100 疼痛评分量表(NRS - 101)**　此方法与 0~10 数字疼痛量表相似,0 为无痛,100 为最痛(图 10 - 3)。该量表对疼痛的表述更加精确,主要用于临床科研和镇痛药的研究领域。

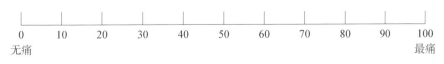

图 10 - 3　0~100 疼痛评分量表

7. 疼痛的面部表情量表　不同程度疼痛的面部表情(见图 10 - 4)。

面容 0　表示笑容全无疼痛。

面容 2　极轻微疼痛。

面容 4　疼痛稍明显。

面容 6　疼痛显著。

面容 8　重度疼痛。

面容 10　最剧烈疼痛。

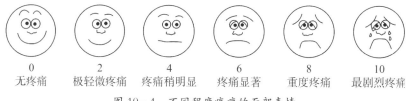

图 10 - 4　不同程度疼痛的面部表情

8. Johnson's 二成分量表　将人对疼痛的感受分成两部分,即感觉辨别成分和反应成分(图 10 - 5)。感觉辨别成分是指生理上所感觉的疼痛程度,反应成分是指由这种疼痛的感觉所带来的痛苦,即疼痛给病人带来了多大的困扰(bother)。

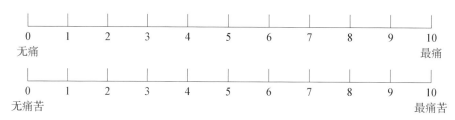

图 10 - 5　Johnson 二成分量表

四、伤口疼痛的部位

伤口相关性疼痛是困扰病人的重要难题,多为躯体性疼痛,并分为表浅疼痛和深部疼痛。表浅疼痛多源于皮肤或皮下组织的损伤,因富含疼痛感受器,疼痛的范围明确、固定,持续时间较短。深部疼痛多源于韧带、肌肉、血管和神经等深部组织的损伤,但这些部位的疼痛感受器含量不足,疼痛多为钝痛、位置不固定,持续时间较长。

五、伤口疼痛的性质

伤口疼痛的性质多为触痛、锐痛、烧灼样疼痛、胀痛、刺痛等,影响病人的生活质量。如动脉性溃疡的疼痛多为刺痛,而静脉性溃疡的疼痛表现为胀痛。

六、老年病人伤口疼痛的特点

1. **疼痛感受退化** 老年人的疼痛阈值较年轻人高,对低水平的疼痛刺激感受较弱。老年人下行性抑制纤维作用减弱,导致对严重疼痛的耐受性降低。

2. **疼痛表达能力下降** 随着年龄的增长,病人对疼痛的理解和表达能力及准确性均有下降趋势。如老年脑卒中后语言表达能力下降,可能会用特殊的肢体语言来表达疼痛的感受,如烦躁、摩擦不适部位、不合作等。

3. **机体代谢功能下降** 由于老年人肌肉组织减少、组织的脂肪沉淀增加、肾小球滤过率降低等原因,导致镇痛药物易蓄积体内。

第二节 疼痛处理

一、药物镇痛

药物治疗是疼痛治疗最基本、最常用的方法。镇痛药物的应用非常广泛,一般来说,镇痛的定义为:疼痛的缓解,不伴有意识丧失。镇痛药物通常分为麻醉性和非麻醉性两大类,或阿片类和非阿片类两大类。下文采用后一种分类方法。两者的主要区别在于阿片类镇痛药可产生耐受性和生理依赖性,镇痛效果比非阿片类镇痛药更好,在剂量足够的情况下可以缓解各种疼痛;而非阿片类镇痛药仅局限于缓解轻度到中度疼痛,如头痛、肌肉和关节疼痛等。

(一)阿片类镇痛药

阿片类镇痛药能提高病人的痛阈,从而减轻或消除疼痛,一般不产生意识障碍,但大剂量可产生睡眠或麻醉。常见的阿片类镇痛药有以下几种。

1. 吗啡(Morphine)

(1)特点:吗啡口服后易从胃肠道吸收,部分经肝脏代谢进入体血液循环,在肝细胞内与葡萄糖醛酸结合而失去药理作用,故口服生物利用度较低。皮下注射30分钟后60%被吸收,其中约1/3与血浆蛋白结合。血浆中游离的吗啡迅速分布全身组织,吗啡亲脂性很低,只有少量透过血-脑屏障,发挥药理作用。吗啡肌内注射吸收良好,15~30分钟即起效,45~90分钟产生最大效应,持续作用近4小时,而静脉注射约20分钟即产生最大效应,其血浆半衰期为2~4小时,代谢产物及少量吗啡(其中约1%以原型排出)24小时内大部分从尿中排出,7%~10%从胆汁、粪便排出。清除率为14.7~18 ml/(kg·min),老年人清除率减少1/2,所以老年人用量要减少。

(2)药理作用。

1)中枢神经系统作用:吗啡镇痛作用特别强,皮下注射5~10 mg,即可明显减轻或消除疼痛,可持续4~5小时。其机制是吗啡可作用于中枢神经系统的不同部位,如脊髓、延髓、丘脑、中脑等;对蓝斑和第四脑室底部所产生的抑制作用可消除恐怖、惊怕和焦虑等,产生良好的镇静作用;对延髓的极后区催吐化学感受区有兴奋作用而产生恶心、呕吐。

2)呼吸系统作用:吗啡对呼吸有抑制作用,其作用主要在延髓的呼吸中枢对二氧化碳的反应性降低,还可抑制桥脑呼吸调整中枢,降低颈动脉体和主动脉体化学感受器对缺氧的反应性。吗啡对呼吸的抑制呈剂量依赖性,其临床表现为呼吸频率减慢,每分钟通气量减少,潮气量增加、减少或无变化。由于吗啡具有释放组胺作用,可引起气管、支气管收缩,而诱发哮喘。同时,吗啡对延髓的咳嗽中枢也有较强的中枢性镇咳作用。

3)心血管系统作用:治疗剂量的吗啡对血容量正常者无明显影响,而对血容量不足的病人,由于吗啡对周围血管有明显的扩张和释放组胺的作用,可加重低血压,进而造成低血容量性休克。

4)消化系统作用:吗啡兴奋迷走神经并对平滑肌产生直接作用,从而增加胃肠道平滑肌和括约肌的张力,使消化道蠕动减慢,食糜停留于小肠内的时间延长,在大肠水分被大量吸收,而产生便秘;对胆道平滑肌可使其张力增加,奥狄括约肌收缩,导致胆道内压力增加。

5)泌尿系统作用:吗啡可作用于下丘脑-垂体系统而使抗利尿激素的分泌增加,因而肾小球滤过率减少,肾小管重吸收增加,尿量减少。它还增加输尿管平滑肌张力和收缩幅度而产生输尿管痉挛,膀胱括约肌收缩而导致尿潴留。

6)其他作用:吗啡可引起组胺释放而致皮肤血管扩张。吗啡兴奋交感神经中枢,促使肾上腺素释放,引起肝糖原分解增加,血糖升高。由于体温中枢受抑制,加上外周血管扩张,体温可下降。

(3)不良反应:①皮肤瘙痒、恶心、呕吐;②便秘、尿潴留;③呼吸抑制、血压下降;④胆道痉挛;⑤成瘾。

(4)禁忌证:①分娩镇痛及待产和哺乳期女性;②支气管哮喘及肺心病、上呼吸道梗阻病人;③血容量不足有休克表现病人;④肝功能障碍病人;⑤伴颅内高压的脑外伤及颅内占位病人;⑥1岁以内婴儿。

2. 芬太尼(Fentanyl)

(1)特点:是人工合成的苯基哌啶类药物,于1960年合成。化学名为1-苯乙基-4-(N-丙酰苯胺)哌啶。芬太尼脂溶性很高,故易于通过血-脑屏障而进入脑,也易于从脑重新分布到体内其他组织,尤其是脂肪和肌肉组织。芬太尼可以口服,经皮肤、黏膜吸收,静脉注射其药代学变化为开放式二室模式,即血药浓度立刻达峰值,半衰期很短约20分钟,但20~90分钟又出现第2个较低峰。肌内注射约15分钟起效,持续60~120分钟。反复注射可产生蓄积作用。芬太尼主要在肝内经广泛生物转化,去甲基、羟基化和酰胺基水解,形成多种无药理活性的代谢物,随尿和胆汁排出,不到8%以原型从尿中排出。

(2)药理作用。

1)中枢神经系统作用:芬太尼是纯阿片受体激动药,镇痛效果强,是吗啡80~100倍,但持续时间短,仅为30分钟。

2)呼吸系统作用:能引起呼吸抑制,肌肉僵硬,主要表现为呼吸频率减慢,注射后5~10分钟最明显,持续约10分钟。

3)心血管系统作用:芬太尼对心肌收缩力无抑制作用,不影响血压,但可引起心动过缓。

(3)不良反应:可引起恶心、呕吐、心动过缓及呼吸抑制。特别是快速静脉注射时,可引起胸壁和腹壁肌肉僵硬而影响通气。可产生依赖性,但较吗啡和哌替啶轻。

3. 舒芬太尼(Sufentanil) 苯基哌啶衍生物,于1974年合成。舒芬太尼的亲脂性约为芬太尼的2倍,与血浆蛋白结合率较芬太尼高。虽然其半衰期较短,但与阿片受体亲和力较强,故镇痛效价更大,作用持续时间也更长。在肝内经广泛生物转化,形成N-去羟基和O-去甲基代谢物,随尿液和胆汁排出。去甲舒芬太尼的药理活性约为舒芬太尼的10%。不到1%以原型从尿中排出。

舒芬太尼的镇痛效价为芬太尼的5~10倍,作用时间约为其2倍。对呼吸也有抑制作用,主要表现为呼吸频率减慢,对心血管影响很轻,主要引起心率减慢。与芬太尼一样,反复注射可在3~4小时后出现迟发性呼吸抑制。

4. 哌替啶(Pethidine, Meperidine)

(1) 特点:又称度冷丁。口服胃肠道吸收生物利用度仅为肌内注射的50%,1~2小时血浓度即达峰值。若皮下或肌内注射则吸收更快,20%~40%的药物与血浆蛋白结合,其余迅速分布至全身各部位。主要在肝内代谢,代谢产物为哌替啶酸及去甲哌替啶,再以结合型或游离型从尿中排出,半衰期为3.7~4.4小时。镇痛强度约为吗啡的1/10,其作用时间为吗啡的1/2~3/4。

(2) 药理作用:镇静作用较吗啡稍弱,也可产生轻度欣快感,反复使用也容易产生依赖性。对呼吸有明显的抑制作用,其程度与剂量相关。哌替啶有奎尼丁样作用,降低心肌应激性。还可引起呕吐、抑制胃肠蠕动、增加胆道内压力等。

(3) 不良反应:有类似阿托品中毒,表现为口干、心动过速、兴奋、瞳孔扩大,进而出现谵妄、幻觉、失去定向力。少数病人发生恶心、呕吐、头晕、头痛、荨麻疹等,尿潴留少见。

5. 酸羟考酮控释片

(1) 特点:有效药物成分为羟考酮(Oxycodone),是从生物碱蒂巴因提取合成的半合成阿片类药。口服用药吸收较充分,吸收几乎不受食物种类及胃肠道pH值的影响和干扰。口服生物利用度60%~87%。主要的代谢物有去甲羟考酮、羟氢吗啡酮和3-葡萄糖醛酸苷,因量极低,无实际临床意义。清除半衰期较短,口服用药后清除半衰期约4.5小时。代谢物主要经肾脏排泄。羟考酮与吗啡的实际转换剂量比例为1:(1.5~2.3),吸收达峰值时间明显早于吗啡控释片,吸收率稳定性也优于吗啡控释片。

(2) 药理作用:主要作用于μ受体,中枢神经系统是其主要作用部位,其次是平滑肌。

(3) 不良反应:有便秘、恶心、呕吐、头痛、口干、出汗、虚弱和嗜睡等,随着用药时间的延长及剂量增加,不良反应会逐渐减轻。

(二) 非阿片类镇痛药

非阿片类镇痛药包括水杨酸类、丙酸类、乙酸类、灭酸类、昔康类和吡唑酮类,主要是非甾体抗炎类药(NSAIDs)、中枢性镇痛药和其他类型的镇痛药等。为了提高非阿片类药物的疗效,可增加剂量,但超过极限不能产生额外镇痛作用。

1. 阿司匹林(Aspirin)

(1) 特点:又名乙酰水杨酸,为白色结晶或粉末状,难溶于水,易溶于乙醇、乙醚和氯仿。口服后小部分在胃、大部分在小肠迅速吸收,0.5~2小时血药浓度达高峰,吸收率受药物分解和溶解率、胃内pH值和食物,以及胃排空的影响。吸收后,迅速被胃肠道黏膜、血浆、红细胞及肝中的酯酶水解成水杨酸。因此,阿司匹林血浆浓度低,血浆半衰期约 15 分钟。水解后生成的水杨酸以盐的形式迅速分布到全身组织,也能进入关节腔及脑脊液,并可能通过胎盘。

（2）不良反应:①胃肠道反应,最为常见,小剂量引起上腹区不适、恶心,大剂量引起胃溃疡及不易察觉的胃出血。②呼吸系统,引起明显通气频率和深度增加,出现呼吸性碱中毒。③中枢神经系统,可出现头痛、耳鸣、恶心和呕吐,甚至出现可逆性失明、幻觉、抽搐。④心血管系统,毒性剂量引起循环和血管运动中枢抑制。⑤出血倾向,抑制合成前列腺环素内过氧化物酶的环氧酶,特别是伴有肝肾功能异常、凝血障碍、贫血、胃肠道溃疡者应避免使用。⑥支气管哮喘者禁用。

2. 对乙酰氨基酚(Acetminophen, Paracetamol)

（1）特点:又名扑热息痛、醋氨酚,是苯胺衍生物。口服可使血药浓度在 0.5～1 小时达高峰;在肝内代谢,60% 对乙酰氨基酚与葡萄糖糖醛酸结合,35% 与硫酸结合失效后经肾脏排泄,有极少部分对乙酰氨基酚可进一步代谢为对肝脏有毒性的羟化物。

（2）不良反应:患慢性酒精中毒和肝病的病人使用常规剂量就能够发生严重肝中毒,包括黄疸。过量也可产生高铁血红蛋白血症、溶血性贫血。

3. 吲哚美辛(Indomethacin, indocin)

（1）特点:又名消炎痛,属吲哚衍生物,为类白色或黄色结晶性粉末。不溶于水,微溶于苯和乙醇,略溶于乙醚和氯仿,可溶于碱性溶液,易溶于丙酮。口服迅速吸收完全,生物利用度高为 98%,1～4 小时后血药浓度达峰值。与蛋白结合率为 90%,广泛分布于组织液中,仅小量进入脑脊液,约 50% 经肝去甲基代谢,部分与葡萄糖醛酸结合或经脱酰化。半衰期为 2 小时,50% 48 小时内从尿液中排出,部分从胆汁和粪中排出,有肝肠循环。

（2）不良反应:不良反应较多,发生率高达 35%～50%。主要是消化道反应较多,如食欲减退、上腹区不适、恶心、腹泻、胃溃疡、胃穿孔。另外,中枢神经系统症状也多见,如头痛、头晕、幻觉、精神错乱等。同时对肝、造血系统也有损害。

4. 布洛芬

（1）特点:又称异丁苯丙酸(Ibuprofen),是苯丙酸的衍生物。呈白色结晶粉末,不溶于水,易溶于乙醇、乙醚、氯仿、丙酮及碱性溶液。该药口服吸收迅速,生物利用度为 80%,1～2 小时血药浓度达峰值。与血浆白蛋白结合率可达 99%,半衰期为 2 小时。主要经肝代谢,代谢物主要经尿排出。

（2）不良反应:偶有消化道不适、皮疹、变态反应等,严重者也可以引起消化道溃疡、出血和穿孔。

5. 曲马朵(Tramadol)

（1）特点:是人工合成的中枢性镇痛药,易溶于水。口服吸收良好,生物利用度为 64%±16%,显著高于吗啡、哌替啶等阿片类药物。与血浆蛋白结合率很低,约为 4%。口服后 20～30 分钟起效,2 小时达血药浓度高峰,作用持续 4～8 小时。在肝脏代谢,所有其他代谢产物均丧失药理活性。80% 的原型药物和代谢产物在 72 小时内由尿排出。其分布半衰期为(0.78±0.68)小时,消除半衰期为(6.0±0.8)小时。

（2）不良反应:可引起恶心、呕吐、口干、头晕及镇静嗜睡等。当用量显著超过规定剂量时可能有呼吸抑制。不宜与单胺氧化酶抑制药合用。与等效镇痛量的阿片类药物相比,曲马朵的呼吸抑制作用和便秘要少得多。

(三)局部麻醉药

局部麻醉药(简称"局麻药")是一种能暂时、完全和可逆地阻断神经传导功能的药物。在临床麻醉和疼痛治疗时应用极为广泛,自首次应用局麻药至今已有百余年历史,种类已达10余种之多。目前主要有 2 种分类方法:①按化学结构分为酯类局麻药和酰胺类局麻药,前者如普鲁卡因,后者如利多卡因。②按作用时效的长短分为短效局麻药(如普鲁卡因和氯普鲁卡因)、中效局麻药(如利多卡因、甲哌卡因和丙胺卡因)、长效局麻药(如丁哌卡因、丁卡因和依替卡因和罗哌卡因)。

(四)抗焦虑药物

如苯二氮䓬类药物,用药后可减轻焦虑情绪,明显增强镇痛药的疗效,减少镇痛药的用量和副作用。

(五)镇静剂

在大面积清创前,如果评估病人可能会出现严重疼痛,考虑在麻醉中使用镇静剂,如丙泊酚等。

(六)治疗途径

1. **口服给药** 一般认为对中、重度急性疼痛的病人不宜采用口服镇痛药物镇痛。口服给药难以确定给药剂量,且起效慢,作用时间长,并且需要病人胃肠道功能正常才能起效。习惯上对住院急性疼痛期病人(伤口换药时或清创时)一般都采用全身给药,然后酌情经口服追加。非阿片类和阿片类镇痛药都可以采用单独口服,或采用口服和全身联合用药方式。虽然新的给药途径(如经皮肤或口腔黏膜给药)已经逐步应用于临床,但口服途径给药仍不失为术后镇痛的主要方法之一。

2. **肌内注射** 与口服给药相比,肌内注射镇痛药物起效快、易于迅速产生峰浓度,许多阿片类镇痛药物可以通过肌内注射给药。肌内注射的缺点:①药物剂量难以个体化,病人对镇痛药物的需要量可能相差 10 倍以上;②受限制,病人需要镇痛时必须依赖医护人员的处方和给药;③不及时,病人疼痛时必须等待护士按处方准备药物,肌内注射药物后,药物尚需要一定的时间达到有效的血药浓度,并扩散到中枢的作用位点才能产生镇痛作用;④注射部位疼痛,注射引起的疼痛会使病人对肌内注射给药产生恐惧,因而影响镇痛治疗的及时性;⑤血药浓度不稳定,血药浓度的波动可能引起病人的呼吸抑制,并可影响临床镇痛效果。如肌内注射吗啡或哌替啶之后,病人血药浓度的差别可达 3～5 倍之多,药物的峰作用时间亦需 4～108 分钟,这些因素可导致病人镇痛不全或出现并发症。⑥药物吸收不恒定,药物吸收取决于药物的脂溶性以及注射部位局部血流情况。

3. **静脉注射** 单次间断静脉注射镇痛药物时,血浆药物浓度易于维持恒定,起效迅速。然而,由于药物在体内快速重新分布,单次静脉注射作用时间较短,需反复给药。连续静脉输注则节约人力,血药浓度也很少波动。为使血药浓度尽快达到有效水平,连续静脉输注之前往往需要注射一定负荷剂量的药物。

二、物理镇痛

应用自然界和人工的各种物理因素作用于机体，以达到治疗和预防疾病的方法称为物理疗法或理学疗法。常用的人工理疗有电疗法(红外线疗法、紫外线疗法、激光疗法)、温热疗法、超声波疗法、运动疗法、按摩疗法等。物理疗法是利用各种物理能量作用于机体，机体即受到刺激，首先接受刺激的是兴奋阈最低的各种感受器，其次作用于某些致痛因子，通过神经反射作用和体液系统的调节作用，使致痛的化学介质迅速排出，因此减轻或消除疼痛。

经皮电神经刺激疗法(transcutaneous electric nerve stimulation，TENS)在国内外被广泛用于各种急性疼痛的治疗，其镇痛机制：①闸门控制学说。TENS 所产生的刺激作为一种疼痛冲动，通过粗纤维传入脊髓前角 T 细胞，同时也使脊髓后角的胶质细胞兴奋，增强胶质细胞对传入纤维末梢的抑制作用而关闭闸门，不再传递另一个疼痛冲动的刺激信息，使疼痛缓解。②内源性镇痛物质的释放。TENS 可不同程度激活内源性阿片肽而镇痛，如高频刺激可使中枢强啡肽的释放增加。

三、心理疗法

疼痛不仅是一个生理过程，同时也是一个复杂的心理表现过程。因此，近年来临床学者愈来愈重视心理治疗在镇痛中的作用。心理治疗旨在提高病人对疼痛治疗的认识和理解，分散病人对疼痛的注意力。使用分散注意力方法减轻疼痛时，注意力越集中于所从事的活动，对减轻疼痛越有效。心理疗法的方法多种多样的，简单的措施包括使病人熟悉周围的环境，提高对疼痛和治疗方案的认识，以减轻恐惧和焦虑情绪。

心理治疗的具体方法：①呼吸镇痛法：疼痛时深吸一口气，然后慢慢呼出，而后慢吸慢呼，呼吸时双目闭合，想象新鲜空气缓慢进入肺内。②松弛镇痛法：松弛肌肉如叹气、打哈欠、深呼吸、闭目冥思等方法能减轻或阻断疼痛反应，起到镇痛作用。③音乐镇痛法：通过欣赏自己喜欢的音乐缓解疼痛，可以边听边唱，也可以闭目静听，并伴手足节拍轻动，既可分散注意力，又可缓解紧张情绪。④转移镇痛法：可通过多种形式分散病人的注意力，起到减轻疼痛的作用，如看电视、讲故事、创造欢乐的气氛，与亲近的家属、朋友相互交谈等。

四、疼痛的护理措施

1. 伤口换药疼痛的护理措施

(1) 清洗：伤口清洗液温度应接近人体温度，可减轻换药时的疼痛感受。病人疼痛明显或伤口面积较大时，可以选择冲洗、淋浴或涡流式冲洗的方法清洗伤口。

(2) 清创：清创前应先进行疼痛评估，注意倾听病人主诉，准确评估记录疼痛性质和程度，疼痛明显者可根据创面情况选择自溶性清创。如果必须行机械清创时，可征求医生意见，采用超前镇痛，换药前提前使用镇痛药物，降低病人清创换药后疼痛的发生率，减少止痛药物的使用。

(3) 选择合适的敷料：尽量使用能够避免引起疼痛的敷料或不需要经常更换的敷料，如水胶体敷料、水凝胶敷料、藻酸盐敷料、薄膜敷料、泡沫敷料、软聚硅酮敷料以及布洛芬敷料。

（4）镇痛药的使用：病人感觉伤口疼痛明显，应遵医嘱局部使用镇痛药可缓解疼痛，局部镇痛较全身使用镇痛药效果更佳。病人应该定期、规范地接受疼痛评估和个体化的疼痛管理计划。使用镇痛药物时应注意药物的不良反应，密切观察病人生命体征的变化。

（5）动态观察伤口疼痛变化及转归情况：评估伤口时应同时评估病人的疼痛，记录单应明确疼痛的位置、强度、发作时间、持续时间、缓解及恶化的影响因素和疼痛缓解方式。

（6）做好疼痛的健康宣教：疼痛的主观性和多因素性决定了在疼痛管理中必须有病人自身参与，因此应加强疼痛健康教育，使病人了解疼痛相关知识，弥补医护人员与病人对疼痛理解的不一致性，使其主动参与并配合治疗和护理。向病人讲述疼痛对机体可能产生的不利影响，说明何时表达疼痛反应及如何表达，疼痛反应包括疼痛强度、性质、持续时间和部位，并说明这些主诉将成为疼痛治疗的依据，护士将根据主诉所反映的疼痛特点采取必要的护理措施。

2. 非周期性伤口疼痛的护理措施

（1）针对有潜在性疼痛的操作时，要制定和形成一套治疗疼痛的计划措施。

（2）可以使用局部止痛药物或者使用局部麻醉剂。

（3）对于较大和（或）较深的溃疡，应考虑在手术室的全身麻醉下进行清创。

（4）在操作前和操作后应使用阿片类的镇痛药或非固醇类抗炎药。

（5）在操作前、操作中、操作后均要评估和再评估病人的疼痛情况，并及时给予相应的措施。

（6）应避免使用由湿到干的敷料。

（7）必要时应考虑替代手术或锐器清创的方法，如使用透明敷料、水凝胶敷料、水胶体敷料、高渗盐水溶液或酶溶解剂等。

3. 周期性伤口疼痛的护理措施

（1）应每天在病人疲劳感不明显的时候实施干预措施。

（2）在更换敷料或涡流清洗伤口前30～60分钟应使用麻醉剂或镇痛剂，进行超前镇痛，减少病人的疼痛，减少麻醉剂和镇痛药物使用剂量。

（3）在更换敷料前、更换敷料中和更换敷料后都要评估病人的疼痛状况，以及时进行疼痛的干预。

（4）如果病人的敷料已经干燥，在去除敷料前要使用生理盐水彻底地浸湿敷料，特别是边缘部位。不可使用暴力去除敷料，增加病人的疼痛及痛苦。

（5）密切观察伤口是否有局部感染的迹象。

（6）轻柔并彻底地清洗或冲洗伤口以去除异物，防止感染，感染将会增加伤口部位的炎症反应和疼痛。

（7）避免使用细胞毒性的局部抑制剂。

（8）避免用力包扎伤口（在填充敷料时松松地填充敷料，而不是将敷料填塞充实）。

（9）保持伤口床及伤口边缘的湿润，应用密封剂、药膏和湿性保护膜保护伤口周围的皮肤。

（10）合理使用敷料，减少每天更换敷料的次数。

（11）选择减轻疼痛敷料包括湿度平衡敷料，避免使用强黏性敷料。

（12）避免在脆弱的皮肤上使用胶带。

（13）必要时可使用夹板固定伤口或限制伤口区域的移动。

（14）在床上或轮椅上应使用减压装置。

（15）必要时可以使用镇痛剂，减少病人在变换体位或移动、转运的情况下而造成的疼痛。

（16）在转运、协助翻身或抬起病人时要避免剪切力和皮肤撕裂，从而对脆弱皮肤造成创伤。

4. 持续性(慢性)伤口疼痛的护理措施

（1）采用前文所列出的所有周期性或非周期性伤口疼痛的护理措施。

（2）控制伤口组织的水肿。

（3）控制伤口及周围的感染。

（4）在病人休息时监测伤口疼痛状况(应选择未更换敷料的时间)。

（5）有效地控制疼痛，有利于伤口愈合和病人的体位改变。

（6）根据疼痛的程度和强度有规律按时间给予止痛剂，包括阿片类镇痛药的使用，也可采用自控系统控制药物使用和外用药，如2%利多卡因凝胶。

5. 注意非伤口相关性疼痛

（1）联合发病的疼痛综合征，如痉挛和糖尿病。

（2）医源性设备植入，如中心静脉导管、静脉穿刺点、导尿管、喂食管，或其他器械或操作。

第三节 腕踝针技术

一、腕踝针的特点和优点

腕踝针，又称腕踝针疗法，是一种只在腕踝部特定的针刺点沿着肢体纵轴方向用针灸针行皮下浅刺治病的特色针刺疗法。

1. **腕踝针的特点** 身体两侧各分为6个纵区(或称区)，由前向后排列，用数字1~6编号，用于疾病的症状定位(图10-6)。

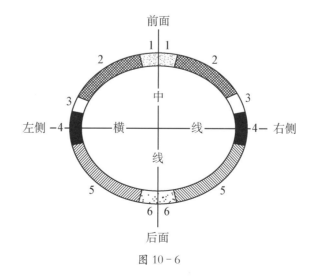

图 10-6

在腕部和踝部 6 个纵区内各定 1 个针刺点（或称点），也用数字 1～6 编号，与区的编号相同。操作时按疾病症状所在区选取编号相同的针刺点。

2. 腕踝针的优点

（1）应用面广：腕踝针的针刺部位虽只限在腕和踝，治疗范围却包括全身的多种病症，对疼痛的疗效尤为显著。

（2）安全方便：在腕和踝部行皮下浅刺，治疗时不需脱衣服，只要露出腕、踝部即可，因此不受时间、环境和季节的限制。这些部位没有重要组织和器官，只需避开皮下明显的血管，一般不会发生针刺意外，甚至儿童也能忍受。

（3）简明易学：腕踝针的方法有 3 个步骤，即症状按区定位、按区选点及皮下针刺。三者简明、易懂易识，也易掌握。

二、针刺点及主治病症

腕部和踝部各有 6 个针刺点，在腕、踝部各区的中央，以肌腱和骨缘作为定位标志，以数字 1～6 编号，与区同名。每个针刺点治疗名称相同区的病症（图 10 - 7、表 10 - 1），如针刺点上 1 主治上 1 区的病症，针刺点上 2 主治上 2 区的病症，等等。

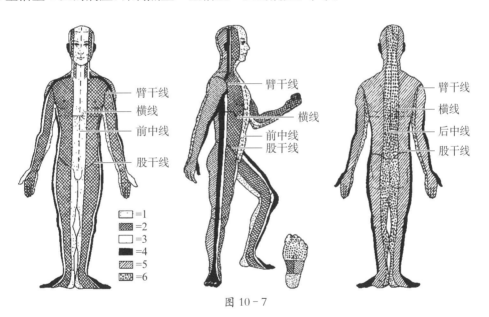

图 10 - 7

表 10 - 1　按身体分区归纳的针刺点及主治病症

身体各区和针刺点	主 治 病 症
上 1	眼睑肌痉挛、结膜炎、球结膜下出血、视力障视、鼻塞、流涕、三叉神经痛、面瘫、前牙痛、舌痛、流涎、明痛、扁桃体失、感、胸前闷、频咳、心悸、恶心、呕吐、呃逆、厌食、食欲减退、失语、胸肋关节痛等。全身或不能定位病症：偏侧或双侧感觉麻木、全身皮肤瘙痒、寒战、潮热、多汗或少汗、睡眠障碍、精神障碍

身体各区和针刺点	主 治 病 症
上 2	颞前痛、后牙痛、颌下淋巴结痛、乳房痛、胸痛、哮喘、手心痛、掌侧指端麻痛等

续表

身体各区和针刺点	主 治 病 症
上 3	耳前痛、腮腺肿痛、胸前侧壁痛等
上 4	头顶痛、耳痛、耳鸣、幻听、颞下颌关节痛、府关节前侧痛、胸侧壁痛、肘关节痛、拇指关节痛等
上 5	头昏、头痛、眩晕、晕厥、颈背痛、肩部酸痛、上肢感觉与运动障碍、腕关节痛、手背及指关节痛等
上 6	后部头痛，颈椎、胸椎及椎旁痛，肩关节后侧痛，小指关节痛，小指侧手背冻疮等
下 1	胃区痛、胆囊部痛、脐周痛、下腹痛、遗尿、尿频、尿潴留、尿失禁、痛经、白带多、阴痒、膝窝内侧痛、腓肠肌痉挛、足跟痛等
下 2	肝区痛、侧腺痛、腹股沟淋巴结痛、大腿内侧肌痛、膝内侧痛、内踝关节痛等
下 3	髌骨内侧痛、内侧楔骨突痛等
下 4	侧腰痛、大腿前侧肌酸痛、膝关节痛、下肢感觉及运动障碍、足背痛、足趾关节痛等
下 5	腰背痛、臀中点痛、腿外侧痛、外踝关节痛等
下 6	腰椎及椎旁痛、坐骨神经痛、尾骶部痛、痔痛、便秘、足前掌痛等

针刺点(以下有时称"点")即腕踝针的进针点。因针刺进皮下要达到一定长度,故此点并非治疗作用点。一般情况下位于腕踝部的针刺点位置是不变的。但若要避开血管、伤口或瘢痕等,或朝向指(趾)端进针时,针刺点的位置应适当上移。有时与原来针刺点位置可相距甚远,只要不偏离点的纵轴,不向旁移位,并不影响疗效。故腕踝针的针刺点位置是"不变中可变",不像传统针刺法中的"穴位"那样有固定位置。为了避免与传统针灸学的腧穴概念混淆,腕踝针的针刺点不能称作"穴位"。

三、腕踝针的操作方法

腕踝针采用皮下针刺法。要求针刺尽可能表浅,恰好在真皮下。病人没有酸、麻、胀、重、痛等感觉,即不要求"得气"。

1. **器具准备**

(1)针灸针(不锈钢毫针):一般采用长 25 mm、直径 0.25 mm 的一次性不锈钢针灸针,也可以使用长 5 mm、直径 0.22 mm 麦粒形皮内针。

(2)安尔碘或 75% 乙醇:用于针刺点处皮肤消毒。

(3)消毒棉签或干棉球:用于针刺点处皮肤消毒,或拔针后按压针刺点以防止出血。

(4)医用胶带:最好是透气的纸胶带,也可以使用输液贴,用于针刺后留针期间将针柄固定在皮肤上,防止针灸针因肢体活动而滑出。

2. **病人与术者体位** 针刺时的体位视病人情况及病情而异,一般情况针刺腕部时可取坐位,针踝部时可取坐位、跪位或卧位(仰卧、侧卧或俯卧),以卧位为佳。治疗肢体要伸向正前方,正对术者,肢体肌肉尽量放松。术者位置与针刺肢体保持正直方向,以便观察针刺进入皮下时是否偏斜。有时术者体位也可随针刺方向而改变。

3. 进针点的位置和针刺方向　进针点的位置一般按针刺点的定位确定。由于针刺入皮下要达到一定长度,进针点的位置有时需要根据针刺局部情况及针刺方向做适当调整,并不要求绝对固定。

针刺方向应该朝向症状端。也就是说,针刺方向一般朝上,即朝向近心端。如果病症位于四肢末端即针刺点位置之下(如在手部或足部),则针刺方向朝下,即朝向手或足。

4. 皮肤消毒　皮肤消毒可用75%乙醇,或0.2%安尔碘,或碘附,范围宜稍大,避免针体卧倒贴近皮肤表面时受污染。

5. 针刺步骤　对初次接受腕踝针治疗的病人,针刺前应向其说明本疗法的特点,告知这是一种皮下针刺法,与传统针刺法不同,除针尖刺入皮肤时可能出现轻微刺痛外,针刺时要求不会有酸、麻、胀、痛等感觉。如有出现这些感觉应立即提出,以便纠正。

针刺步骤有进针、调针、留针和出针。

(1)进针:进针是关键,要求针尖刺过皮层后尽可能在皮下表浅进针,且不引起酸、麻、胀、沉、痛等感觉,不刺伤血管。针刺入后尽可能要求原有疼痛部位的疼痛及压痛点完全消失。针刺前,病人尽量放松肢体。医生左手拇指轻轻用力,按在针刺点下方的皮肤上,略拉紧针刺点处皮肤。

(2)调针:腕踝针疗法不使用补泻手法,但在针刺过程中常常需要调针。调针主要用于以下两种情况:一是针刺方向不正,需要将针退出一部分,重新进针。二是针刺入过深或过浅,局部出现胀、痛感觉时,需要将针退出,使针尖到达真皮下,重新沿真皮下刺入,以病人不会感觉酸胀和疼痛为度。调针后,若疼痛和针感仍未能消除,则可以沿纵向适当移动进针点位置,重新进针。

调针是腕踝针针刺法的重要步骤,常常是针刺治疗成败的关键,但此步骤并非对每个病例都是必要的。对当时无法判断疗效的运动症状、睡眠障碍、精神症状等,则无须调针。

(3)留针:腕踝针止痛虽然取效迅速,但若随即出针,疼痛可能复发。有些病症如顽固性疼痛、头昏、肢体麻木、哮喘、精神症状等,在针刺入后的留针过程中会缓慢显现疗效,故针刺入后不论显效快或慢都需留针,以便使针的刺激作用得以持续。通常留针30分钟,也可视病情需要,适当延长留针时间,但一般不宜超过48小时。留针期间,不做提插或捻转等行针手法,以减少针刺对组织的损伤。留针时,若因肢体活动而出现针刺部位不适感觉,可行调针。调针后若不适感消失,可继续留针。

(4)出针:出针时,一手用无菌干棉球轻压进针点,另一手将针拔出。拔针要迅速。出针后,用消毒干棉球适当按压针刺部位,以防皮下出血,在确定无出血后才让病人离去。

四、腕踝针的临床应用

(一)适应证与禁忌证

腕踝针是一种皮下针刺疗法,针刺部位只局限在腕部和踝部,用以治疗全身疾病。

（1）腕踝针的适应证：①各种急性疼痛和慢性疼痛，如急性扭伤引起的疼痛、手术后疼痛、换药疼痛、慢性腰痛、癌症疼痛等。腕踝针止痛效果确切，起效迅速。②某些神经精神疾病，如失眠、焦虑、抑郁、应激反应、创伤后应激障碍等。③内科、外科、妇科、耳鼻喉科、眼科、皮肤科等各科某些病症。

（2）腕踝针无绝对禁忌证：进针部位皮肤有瘢痕、伤口、溃疡及肿物者，不宜针刺。女性正常月经期、妊娠期在3个月以内者不宜针两侧下1。

（二）临床应用的步骤

腕踝针是根据疾病的症状和体征所在的部位，在腕踝部选取针刺点，用不锈钢毫针行皮下浅刺的治病方法。因此，腕踝针的临床应用分3个步骤：①症状和体征的定位；②针刺点的选择；③皮下针刺的施术。

1. 症状和体征的定位

（1）能定位的症状和体征：能明确定出症状和体征所在的部位，如关节痛、神经痛、眼痛、咽痛、哮喘、遗尿、肢瘫、肢颤、压痛点等，此类最多见。

（2）不能定位的症状和体征：①有症状和体征，遍及全身，不能定出局部位置，如发热、盗汗、寒战、全身感觉麻木等。②有症状而无体征，如睡眠障碍、精神症状等。

2. 针刺点的选择　　正确选择针刺点是临床应用腕踝针治疗成功的关键。选择针刺点要有针对性，每选一个点都要考虑其依据，选点尽可能少。针刺点的选择遵循以下几条原则。①按疾病的症状和体征所在区的编号，选择编号相同的针刺点，如右侧颞下颌关节痛，病症在右侧上2区，治疗时针刺右侧腕部的上2针刺点。②以前后中线为界，针刺点选在病症的同一侧。③以躯干横线为界，病症在横线以上的针刺腕部，在横线以下的针刺踝部。④如果病症恰好位于中线，不能确定哪一侧时，则针刺两侧。⑤病症虽位于中线，还有其他症状可确定哪一侧时，可先针刺一侧，视疗效决定是否再针刺另一侧。⑥一侧肢体感觉或运动障碍如麻木、震颤、瘫痪等，发生在上肢针刺上5，在下肢则针刺下4。⑦不能定位的病症或全身性症状如失眠、盗汗、全身瘙痒等，针刺两侧上1。⑧当有多种症状同时存在时，要分析症状主次，根据主要症状的定位选择针刺点。如果有疼痛，则以疼痛为主要症状，尽可能找出压痛点，根据压痛点所在区选取针刺点。

3. 皮下针刺的技术　　针刺的操作是治疗步骤中的关键，病症定位准确，针刺点选择到位，是针刺获得疗效的前提。若皮下针刺的操作不合要求也就不能达到最佳疗效。腕踝针在操作时，针刺入的深浅要恰当，既不能刺入皮内，也不能刺入肌层。针灸针的针身刺入规定的长度后，必须保证针身部分在真皮下与肌膜外的空隙（此空隙为疏松结缔组织）。

（三）压痛点的应用

在腕踝针的临床应用中，针刺点的选择是首要关键，关系到治疗的成败。确切的选点取决于两个方面：一是病症的发展和表现部位；二是压痛（酸）。实际应用中，根据病情，无压痛点时仅顾其一，有压痛点时两者兼顾。

最常见的压痛点有枕部的天柱穴与肩部的肩井穴（图10-8），这是为方便起见借用传统针刺穴位的名称。天柱是足太阳膀胱经穴位，位于第2颈椎棘突与同侧耳垂的中间点、靠枕部斜方肌外缘、后发际处的凹陷中，是枕大神经出口处，属颈部上 5 区，是上半身疾病最多见的压痛点。

压痛点不一定位于病症所在的部位，可以同时选取与压痛点所在区对应的针刺点，以及与病症所在区对应的针刺点。

实际应用腕踝针时，对疾病的治疗应首先从压痛点入手。在操作过程中，针刺入皮下是否正确也以能否使压痛点消失为准。对疗效的判断除症状好转或消失外，压痛点的消失也是重要指标之一。压痛强度的变化有助于对病情的估计，病情加重时压痛反应强，好转时则减轻，痊愈时消失。

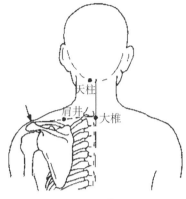

图 10-8　枕肩部常见压痛点天柱、肩井

五、腕踝针的疗程与疗效

（一）治疗次数与疗程

腕踝针的疗程视病情而定。腕踝针操作时采用皮下针刺法，虽然刺激轻微，但针刺对局部组织的损伤仍会引起无菌性炎症、水肿和疼痛，即使每次针刺时可以沿纵轴上下适当变动进针点位置，但多次连日针刺，必会加重损伤而增加局部肿痛。需较长时间治疗的病人，以 10 次为 1 个疗程，可先每日针刺 1 次，针刺 3 次后改为隔日针刺 1 次。进展缓慢的病例，酌情增加疗程，疗程之间不必间隔。

（二）疗效表现方式

腕踝针的疗效与疾病性质有关，与病程不一定有关。腕踝针的疗效存在个体差异，即使同类病症，不同病人疗效也不一样。疗效常见表现方式有：①经一次治疗后疼痛或症状即消失。②经数次治疗后，症状逐次减轻至消失。③每次针刺时疼痛或症状减轻或消失，但出针后不久又出现或恢复如针刺前，继续治疗期间症状波动，逐渐减轻至消失。④最初几次针刺时症状减轻，以后反而加重，继续治疗后才逐渐好转。⑤针刺时有暂时的疗效，出针后疼痛或症状如旧，虽多次治疗，仍无明显变化。

对腕踝针疗效的判断，因每位病人所患疾病及就诊时病情起点有所不同，没有制定统一标准。所列病例个案的疗效，大致划分如下。

（1）痊愈：症状和体征完全消失，经短期观察或随访情况良好。

（2）显效：症状和体征大部分消退，其中尚有部分恢复不足。

（3）减轻：症状或体征有部分恢复，但大部分无改变或仅有不同程度好转。

（4）无效：症状和体征均无变化，或在治疗初期虽有减轻，但在继续治疗的过程中症状又回复如旧。

以上疗效的分级，显效与减轻尚易区别，但与痊愈有时易混淆，临床应用时有将痊愈归入显效，也有将显效归入痊愈，因此，只能作相对理解。

（三）意外情况的处理

1. 皮下出血　腕和踝是活动较多的部位，又处于四肢末端，动静脉交错，血液供应丰富，皮下静脉网多，血管分布因人而异，皮下脂肪层薄者较粗静脉血管尚能看清，针刺时可避免，但脂肪层较厚者皮下血管不易辨认，针刺难免伤及血管而出现皮下出血。

为了预防皮下出血，进针时尽量避免伤及可见较粗的静脉，进针要缓慢。如果在进针过程中病人感觉进针处疼痛，可能为针尖触及血管壁，必须将针略微退出一点，尝试更表浅地刺入；若发现针尖部皮肤缓慢隆起，表示已有皮下出血，要立即拔出针灸针，并压迫止血。如已有皮下出血，应向病人说明以消除其顾虑。

2. 晕针　腕踝针的刺激虽然很轻微，但偶尔也会有病人出现晕针。故要注意防范，及时处理。

晕针易发生于个别敏感病人，以青年女性居多，也可发生于男性，多在刺入腕部针刺点时出现。可发生在初次治疗时，也可发生于多次治疗之后；可发生于针刺当时，或多次调针后，或留针期间。

晕针发生时，病人先感觉恶心、乏力、头昏，或有耳鸣、视力模糊，或感觉眼前发黑、面色变苍白、出冷汗，继之呼吸表浅、口唇发绀、意识不清、不能站立，倒地，呈休克状态。此过程约1分钟，在针刺治疗时要特别注意观察。

一旦出现晕针现象，必须立即停止针刺，拔出针灸针，让病人立即平卧；解开病人衣领，保持呼吸通畅，注意血压变化，或给病人喝温开水或糖水，必要时给予吸氧，一般数分发钟之内可以恢复正常。以往有过晕针的病人，做腕踝针治疗时不一定发生晕针，但也应慎重为宜，可卧床针刺。

六、应用腕踝针时的注意事项

进针方向以朝向病端为原则，针刺方向一般向上。如果病症在手足部位时，针刺方向朝下（手足方向）。针刺上1、下1或上6、下6针刺点时，针体应与腕部或踝部的边缘平行。针刺时，以医者感到针下松软、病人无任何特殊感觉为宜。若针刺入有阻力或病人出现酸、麻、胀、沉、痛等感觉，则表示针刺太深。应将针退出，使针尖达皮下，重新刺入更表浅的部位。注意不要刺伤血管，避免皮下出血。针身通过的皮下若有较粗的血管或针尖刺入皮肤处有显著疼痛时，进针点要沿纵线方向适当移位。留针时，不做提插或捻转等行针手法。注意晕针的发生，应防止针刺部位感染，精神疾病病人不宜长时间留针，孕妇慎用。

第十一章　心理护理

第一节　心理护理概述

心理护理真正作为一种护理方式,是伴随着"以病人为中心"的现代护理观念和新型护理模式的建立而在临床护理中明确提出并广泛应用的。心理护理是整体护理的核心内容,心理护理质量的高低决定着护理质量的高低。

一、心理护理的概念

心理护理(psychological nursing)是指护理全过程中,护士通过各种方式和途径(包括主动运用心理学的理论和技能),积极地影响病人的心理活动,帮助病人获得最适宜的身心状态。

心理护理的概念,有广义与狭义之分。前者指护士不拘泥具体形式,可积极影响病人心理活动的一切言谈举止;后者指护士主动运用心理学的理论和技能,按照程序、运用技巧,帮助病人达成最适宜身心状态的过程。

心理护理的概念,强调运用心理学的理论和方法,要求实施者紧密结合临床护理实践,致力于解决病人心理问题,为其营造良好的身心健康氛围。但目前仍有人对心理护理的内涵理解有误,将其等同于心理治疗,认为护士均需接受心理治疗与咨询等系统培训;有人将其混同于思想工作;有人强调工作忙、时间紧,无暇顾及心理护理。这些理解是阻碍临床心理护理深入发展的主要症结之一。

心理护理不能与心理治疗等同,两者虽有共同的实施对象,但各自侧重点不同。心理治疗侧重于神经症、人格障碍等精神异常病人的治疗,运用心理学的理论和技术协同精神医学专业治疗有精神障碍的病人;心理护理则侧重于精神健康人群的心理维护,强调对心身疾病、躯体疾病而无明显精神障碍的病人及健康人提供心理健康的指导和干预。根据心理护理的定义,可将其概括为3个"不":不同于心理治疗,不同于思想工作,不限于护患交谈。

二、心理护理的基本要素

（一）心理护理的基本要素

1. 护士需具备一定的心理学知识与技能　在护理实践中，如果护士缺乏系统的心理护理知识和一定的心理干预技能，则不能正确识别病人的心理问题，仅通过良好的服务态度和简单的安慰劝告达不到心理护理的目标，也不是心理护理。

2. 需按护理程序有步骤有计划地实施　心理护理应以护理程序为基本工作方法，即按评估、护理诊断、计划、实施和评价5个步骤开展。实施过程融入心理学技术和方法。除了以病人为主体外，还包括其家属、病友、医生、护士等人员对其心理状态的影响的护理，心理护理应贯穿于病人护理的全程。

3. 需综合使用各种心理学理论和技术　基于纷繁复杂的心理活动及行为表现，不同的心理学理论体系，对其发生发展机制等都有着各自不同的理论解释。护士应根据病人不同的心理状态，选择简便易行、行之有效的相关心理学理论与技术。

（二）心理护理基本要素的作用

1. 心理学理论、技术是科学实施心理护理的指南　大量临床实践表明，只有系统地掌握心理护理的专门知识和操作技能，才能准确把握病人心理反应的一般规律，深入分析病人心理失衡的个体原因，科学评估病人心理问题的主要性质、反应强度及危害程度，恰当选择针对性强的心理护理对策。

2. 准确评估病人的心理问题是优选心理护理对策的前提　评估病人的心理问题，主要把握3个环节：①确定病人主要心理反应的性质；②确定病人主要心理反应的强度；③确定导致病人负性心理反应的主要原因。

3. 良好的护患关系是有效实施心理护理的基础　心理护理的实施能否获得明显疗效，很大程度上取决于病人能否主动积极地配合。护士须赢得病人信任，还应注重病人的个性特征，尽可能采用其较易接受的实施方式。做到：①必须维护病人的个人尊严及隐私权；②尊重病人的主观意愿和个人习惯，包括考虑病人原有的社会角色、选择较适当场合、采用较适宜方式（少用命令式、说教式，多用协商式、建议式）为病人实施心理干预。

4. 护士积极的职业心态是优化心理护理氛围的关键　护士积极的职业心态，是指护士能始终如一地保持较稳定、健康的身心状态，较主动、富于同情心地关心病人的病痛，注重凡事多替病人想，擅长把心理护理的效应渗透到护理过程的每个环节。积极的职业心态具体体现为：护士的职业微笑、对病人病痛的真诚关切，甚至为病人忍辱负重等。

护士积极的职业心态，为"最本质、最基础的心理护理"，对形成良好护患氛围具有决定性影响。积极的职业心态，还可促使护士努力掌握心理学知识、深入研究病人心理问题、主动探索心理护理对策、持之以恒地为病人提供心理支持。

三、心理护理的目标

心理护理的目标可分为阶段性目标和最终目标。阶段性目标是护士和病人建立良好的护患关系，实现有效沟通，使病人在认知方面、情感方面和行为方面逐步发生有益的改变。而心理护理期望达到的最终目标是促进病人的发展，包括病人的自我接受、提高自信心与完善个人水平、建立和谐人际关系和满足其需要、适应现实环境。心理护理的具体目标如下所述。

1. 提供良好的心理氛围　为病人提供适宜的医疗环境，建立良好的护患关系。护士应热情接待病人、态度和蔼可亲、尊重病人、平等相待；对病人的诉说应认真倾听，让病人占"主导"地位，使病人觉得亲切，容易接受，从而使病人和家属产生一种安全感及信任感，以利于病人康复，良好的心理氛围是做好各项护理的必要前提。

2. 满足病人的合理需要　需要是人心理活动的源泉，了解和分析病人的不同需要是心理护理的基本要求。当护士及时、恰当地了解到病人的需要并帮助其满足时，病人会感到舒适，减轻病痛。

3. 消除病人的不良情绪　早期识别病人的不良情绪，及早采取有效措施以减轻或消除负性情绪是心理护理的关键。心理护理的措施开展得越早，效果越好。

4. 提高病人的适应能力　心理护理的最终目标是提高病人的适应能力。有效的心理护理，能够调动病人战胜疾病的主观能动性，维护和促进健康行为。

四、心理护理的原则

1. 服务原则　心理护理是护理工作中很重要的一部分，同护理工作一样具有服务性。护士是在救死扶伤原则和人道主义的指导下，为病人提供健康服务。因此，护士应以病人及其家属的满意为最高工作目标，积极主动地投入工作，及时发现病人的痛苦和不适，并为满足他们的各项合理需要提供服务。

2. 平等原则　在护理过程中，护患关系的好坏，心理护理是否成功，在一定程度上取决于护士能否与病人保持平等的关系。护士不能把自己视为高高在上的施舍者，而需秉承真诚、平等、友善的态度对待病人，做到一视同仁、公平对待。

3. 尊重原则　无论病人是何种社会角色，来自哪个行业，都仅仅是社会分工的不同，无高低贵贱之分。因此，护士在提供心理护理时，不论病人的性别、年龄、职业、文化程度、经济水平、社会地位、容貌如何，都需尊重病人的人格，真诚热情，措辞得当，语气温和，诚恳而有礼貌，使病人感到受尊重。切忌持轻慢、漠然、嘲讽、讥笑的态度，伤害病人的自尊心。

4. 针对性的原则　心理护理无统一模式，应根据每个病人在疾病的不同阶段所出现的不同心理状态，有针对性地采取不同的护理措施。

5. 启发自我护理原则　要不断地用心理学的知识向病人做宣传解释，给病人以启迪，消除病人对疾病的错误观念和错误认识，使病人对待疾病和治疗的态度由被动转为主动。突出病人在疾病预防、诊治及康复过程中的主体作用，强调健康的恢复首先是病人自我努力的结果，从而满足病人自我实现的需要。良好的自我护理是心理健康的表现，包括维持健康、自我诊断、自我用药、自我治疗、预防疾病和参加保健工作等。

6. 保密原则　由于心理护理过程常涉及病人的隐私和秘密,如生理缺陷、性病等,病人一般是在充分信任护理人员的前提下才会与其诉说和讨论;倾听病人诉说、与病人充分讨论有利于护理人员收集资料,正确判断,并进行有效的干预。因此,尊重病人的隐私,为病人保守秘密,既体现了对病人的尊重,又是有效进行心理护理的前提。

第二节　心理护理在伤口病人护理中的应用

一、心理护理在伤口病人护理中的重要性

现代医学模式已逐渐转入生物-心理-社会医学的新模式,重视病人的心理护理也是现代护理模式的必然要求。在现代护理工作中,不仅要治疗病人的疾病,更要重视病人的心理状况。心理护理是一个重要环节,关系到战胜疾病的信心,护士要热情耐心,鼓励病人树立信心,用自己的言行去影响病人,使之产生信任和安全感。实践证明,心理因素对病人的心身健康有明显的影响。护理人员不但要熟悉病人的生理、心理特征,而且应了解和分析他们之间的个体差异,根据不同类型,因人而异,对症下"药",实行人性化护理,帮助病人对疾病采取相应防御机制,从而更好地为他们服务、为社会服务。

许多伤口病人特别是慢性伤口如下肢动静脉溃疡、糖尿病足等,由于病程长、病痛等原因,病人常有多种顾虑、害怕、担忧等低落情绪,而这些心理活动往往与疾病的发展及转归有着十分密切的关系。因此护士不仅是处理伤口,还要了解掌握病人的心理状态,针对性进行心理护理,以帮助病人能积极配合,促进早日创面愈合。

二、伤口病人常见的心理问题

1. 恐惧心理　常见原因有疼痛、环境改变、缺乏对疾病的认知。这种心理状态以女性病人较为多见,甚至有些出现暂时性休克。如甲沟炎病人普遍存在怕疼痛,特别是怕影响工作,更担心做不成家务;慢性伤口在清创时需要辅以器械,因而心理压力大,产生忧郁和恐惧。

2. 焦虑心理　常见原因有担心形象受损,以外伤男性较多见。病人情绪不稳定、焦虑,担心肢体功能的恢复,更担心是否能回原工作岗位。另外,部分病人因需多次或长期换药可能会产生一定的经济负担,因而会产生焦虑心理。

3. 悲观及跳跃式心态　长期换药的病人如皮肤溃疡病人,由于疾病病因复杂及换药疗程长,久治不愈,常使病人失去信心、顾虑重重。

4. 择优心理　调查结果显示,病人在治疗过程中有一种择优心理。主要表现在两方面:一是护理技术水平,二是良好的服务态度。因为高超的技术水平和良好的服务态度是病人安全需求的重要保证。

三、伤口病人心理护理对策

(一) 一般护理措施

1. **语言** 开展护理行为人性化服务,不仅把病人看作是生物、心理、社会的人,更重要的是为病人提供情感服务。首先在接诊评估时用亲切的语言了解病人的病情和心理,在操作前通过语言沟通可以获取病人身心反映的信息,同时也应通过科学积极的语言鼓励病人,使病人的心理得到安慰和调整。这是获得良好护理的先决条件,因为文明语言会给人亲切感,良好的语言,能唤起病人的主观能动性,使之感到温暖和增强战胜疾病的信心。

2. **尊重与理解** 尊重病人是护理服务理念的最高境界。护士应把尊重病人意识自觉地融入日常护理工作中,如护士为病人进行治疗护理操作时,拉上遮挡帘保护其隐私。病人及家属接受的不仅是疾病诊疗护理,更重要的还应听取病人的意见,回答他们想要了解的问题,以取得他们的支持、配合及理解。

3. **信任与鼓励** 在伤口护理工作中,对于那些治疗效果差的慢性伤口病人,因他们常感到治愈无望,担心疾病的预后,因此需要心理支持,应注意护理活动中融入信任和鼓励。护士应针对性地适时提供心理慰藉与支持、消除其紧张焦虑情绪、减轻负性心理、帮助病人树立战胜疾病的信心。

4. **环境** 医院是一个病人流动性较大的场所,布局设置合理的候诊和治疗环境也是保持病人良好心理状态的基本要求。通风明亮、配套设施齐全、诊疗分区明确的舒适环境会让病人感到心情舒畅、镇静、安定,对治疗也会产生相应的信任感。

(二) 心理护理具体措施

1. **稳定调节病人情绪、建立良好心理状态** 各种疾病导致的疼痛都会影响病人的情绪,从而可能产生紧张、焦虑、恐惧等不良心态。护士应主动热情地接近病人,以和蔼的态度和温馨的语言与病人交谈,说明伤口处理的重要性和作用,并以同情心鼓励病人予以配合。通过心理疏导、安慰等心理护理可使病人心理上得到平衡,尽快解除各种心理负担,树立战胜疾病的信心。

2. **提高技术水平、加强心理支持** 由于病人在治疗过程中有一种择优心理,认为护理服务中技术水平非常重要,因此高超的技术水平是病人安全需求的重要保证之一。良好的技术可以缩短换药时间、可以预防治疗的不良反应、可以减轻病人的痛苦,有利于增强病人战胜疾病的信心。例如,某院伤口护理中心的护士长获得了造口治疗师资质,通过对中心全体护士的培训,使大家对伤口的评估、处理、病人及照顾者的教育、各类敷料的特性及使用都有了操作规范,提高了技术水平,使就诊病人不断增加,通过对住院病人疑难伤口的处理也获得了院内医生、护士及病人的信任。

3. **进行医学知识的教育** 在换药过程中,应针对不同的病人传授相应的健康卫生知识,让病人对疾病和治疗有所了解和认识,对愈后是有益的。第一,应向病人说明操作中会有一定的痛苦这是必然的,让病人有个心理准备,同时要相信护士精湛的技术和熟练的操作,将会把疼痛降到最低限度。第二,要理解和正确对待病人,帮助鼓励病人树立信心,使其放松肌肉,从而增强对疼痛的耐受力,提高疼痛阈值,以助顺利渡过难关。第三,治疗中向病人讲解药物疗效、可能出现的不良反应及处理方法,减轻病人的焦虑和不安,满足病人较高层次的需求。第四,主动向病人介绍换药后的注意事项及自身应掌握的简单护理,提高病人自我监护的能力,确保治疗顺利进行。如糖尿病足、压力性损伤(压疮)等病人及照顾者的健康指导就显得尤为重要。

(三) 针对伤口疼痛的心理护理(参见疼痛章节)

多数伤口病人在接受治疗前都存在着一定的心理问题,即焦虑、恐惧、悲观及跳跃式心态,通过对病人正确的心理评估,及时提供针对性心理护理并尽量为病人创造一个洁净、安全、舒适的换药环境,对病人态度和蔼、语言亲切,想方设法减少病人精神和肉体的痛苦,运用精湛的伤口护理技术,取得较好的护理效果。

第三篇 分 论

DI SAN PIAN FEN LUN

第十二章　急性伤口的护理

急性伤口是指愈合过程符合经典的创伤修复时间,能自愈能快速正常愈合的伤口,主要是手术切口、外伤伤口和咬伤伤口。

第一节　手术切口

手术切口的护理是手术后护理的重要组成部分,包括切口护理、并发症观察、预防及处理。切口并发症不仅延长病人的住院时间,增加其经济负担,同时也增加医患矛盾,甚至可导致医疗纠纷。了解手术切口相关知识和掌握预防手术切口并发症的技能,有助于尽早发现并发症,积极处理和缩短切口愈合时间。

一、手术切口的分类

(1) 清洁切口无炎症:手术不涉及消化道、呼吸道和泌尿生殖道;完全缝合的切口,或只于需要时才放置闭合性引流的切口;非穿刺性切口(图 12-1)。

(2) 清洁污染切口:手术涉及消化道、呼吸道和泌尿生殖道,但无内容物溢出的手术切口;无感染性的胆道、阑尾、阴道、口咽等部位的手术切口;手术过程没有明显污染的切口(图 12-2)。

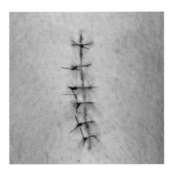

图 12-1　清洁切口

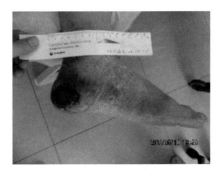

图 12-2　清洁污染切口

（3）污染切口：开放性、新形成的意外切口；手术时无菌技术有明显缺陷（如开胸心脏按压）；手术过程中有空腔器官内容物溢出污染；手术时病人为急性炎症期但无脓性分泌物（图12-3）。

（4）感染切口：有坏死组织的陈旧外伤切口；内脏穿破或已有化脓性病灶的手术切口；手术部位于手术前就存在感染（图12-4）。

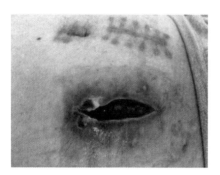
图12-3 污染开放切口

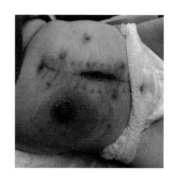
图12-4 感染切口

二、手术切口的愈合类型

手术切口闭合般分为一期、二期和三期愈合。

（1）一期愈合：为最简单的伤口愈合方式。常见于组织损伤少、伤口边缘整齐、无感染和异物，且皮肤组织层能严密对合的伤口。愈合过程中肉芽组织形成较少，完全愈合后仅留下一条线状瘢痕，可能有少量色素，但不会导致明显的功能障碍，愈合时间一般在5～12天。

（2）二期愈合：由于感染、严重创伤、组织缺损和组织不能准确对合等不能顺利一期愈合时，伤口呈开放状态，愈合从切口深部向表面逐步进行，通过肉芽增生闭合伤口。过程缓慢，形成的肉芽和瘢痕量多。

（3）三期愈合：这是对预期转归为二期愈合，伴有大面积组织缺损或者感染，或是火器伤等严重污染的伤口通过积极外科处理达到的"延期一期愈合"。即伤口被污染/感染，或者有异物，需要彻底清创。由于伤口组织丢失量不多，经过4～6天的伤口开放性局部处理，最后手术缝合，使愈合达到类似于一期愈合的结果。

三、手术切口愈合级别

（1）甲级愈合：指愈合优良，无不良反应。

（2）乙级愈合：指愈合处有炎症反应，如红肿、硬结、血肿、积液等，但未化脓。

（3）丙级愈合：指切口化脓，需要做切开引流等处理。

四、手术切口缝线的拆除

根据切口部位有无水肿、切口对合是否良好、局部张力大小和有无裂开或评估裂开的风险后决定缝线拆除的时间。头、面、颈部手术切口正常情况下于手术后 4～5 天拆除,下腹部、会阴部切口于手术后 6～7 天拆除,胸部、上腹部、背部及臀部切口于手术后 7～9 天拆除,四肢切口于手术后 10～12 天拆除,减张缝线切口及活动关节部位的切口于手术后 14 天拆除。年老、营养不良病人的拆线时间酌情延长或采用间断分次拆线,分 2～3 次将剩余缝线拆除,预防拆线后切口裂开。

五、手术切口的护理

(1) 观察是否出现出血、渗出液、积液及红肿热痛等表现,发现问题及时处理。

(2) 手术后常规使用无菌纱布或岛状敷料覆盖切口部位,清洁切口手术后 48 小时不建议更换敷料,以免影响切口的正常愈合(除特殊情况如出血或渗出过多)。48 小时后采用无菌技术更换敷料,并密切观察切口部位是否持续存在红肿热痛或裂开等切口并发症。研究表明,手术切口感染一般发生在手术后 7～14 天内。

(3) 如果手术切口部位出现敷料被渗出液浸透、切口部位有出血迹象、病人感知到突然发生的切口部位疼痛、闻到切口部位有异味等异常情况,应即刻报告医生,并全面评估切口,选择适合的敷料更换,并做好记录。

(4) 手术切口通常在手术后 3～4 天,缝合部位会由红色转变为较淡的粉红色,手术后 5～10 天缝线周围 1 cm 内形成有弹性的硬组织,称为愈合嵴(healing ridge),其长度与缝合长度等长。代表伤口从炎症期转为增生期,可拆除缝合线或钉皮针。为避免伤口过度牵拉造成切口裂开或肉芽组织过多增生,拆线后可以使用免缝合胶带数周,可减轻局部张力和预防过度牵拉。

六、切口并发症与护理

(一) 出血、切口内积血或血凝块

(1) 切口出血:往往表现为血液从缝线内渗出,手术切口深部组织出血表现为引流管内引出大量血性渗出液。一旦发现切口出血,应即刻给予无菌纱布、止血海绵或藻酸盐类敷料按压止血。如果按压 20 分钟仍出血不止,需要报告外科医生处理止血,必要时全身应用止血剂或返回手术室电凝或结扎止血。

(2) 切口内血肿或血凝块:表现为病人自觉切口不适感,切口肿胀变色或缝线处溢血。不及时处理将增加切口感染的风险。处理方法为:及时开放切口,清除积血及血凝块,活动性出血应适当给予结扎止血。

(二) 血清肿

与手术范围广、创伤大有关,如甲状腺癌和乳腺癌根治手术后,因局部引流不畅可造成大量淡黄色血清样渗出液积聚。表现为无炎性肿胀包块,有明显波动感,注射器穿刺可抽出血清样液体。血清肿可使切口延期愈合或裂开,增加感染的风险。护理时应密切观察血清肿的积液量及感染情况;注射器抽吸积液后局部加压包扎;如果血清肿持续存在需通知医

生,在手术室充分开放切口、引流和根除渗液的原因。需注意血管手术后腹股沟的血清肿不建议用抽吸方法,因为腹股沟股三角内有动脉、静脉、淋巴管和神经通过,穿刺容易伤及这些解剖结构,造成严重不良后果。

(三) 切口裂开

分为部分切口裂开和全层切口裂开,容易出现在手术后6~8天。部分切口裂开直达皮下组织层,全层切口裂开可见到暴露的肠管。无论出现何种裂开,均需即刻用无菌生理盐水纱布湿敷裂开部分,通知医生,协助医生分析裂开原因,根据具体情况进行急诊手术缝合或负压伤口治疗。感染引起的切口裂开则按照感染伤口原则进行护理。

(四) 切口脂肪液化

随着医疗技术的提高和抗生素的应用,切口感染发生率已降到较低水平。但近年来,随着肥胖人群的增加和高频电刀的广泛应用,切口脂肪液化的发生率有增多的趋势。手术切口的脂肪液化实质是切口处脂肪细胞无菌性变性坏死过程中细胞破裂后脂滴流出。脂滴的主要成分为三酰甘油,因含有不饱和脂肪酸较多,熔点较低且流动性大,呈液态,造成皮下积液,常伴有巨细胞反应,为无菌性炎症,先有细胞坏死,后有液化。

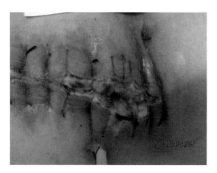

图 12-5　切口脂肪液化

切口脂肪液化是腹部手术创口愈合过程中较为常见的并发症(图 12-5),如处理不当,切口脂肪液化可转化为切口感染,使切口愈合困难,愈合时间延长,增加病人的痛苦,加重病人的经济负担。因此,需根据病人的具体情况做好预防工作,减少切口脂肪液化的发生,及时发现及处理切口脂肪液化,促进病人顺利康复。

1. **原因与病理机制**　切口脂肪液化一般多见于肥胖病人,其病理生理机制尚不明确,属于切口愈合不良有关的并发症,严格来说属于是切口感染范畴。其原因可能由于人体脂肪组织血液供应差,手术时损伤破坏大量的脂肪组织及毛细血管,使其血运更加减少,术后大量脂肪组织发生无菌坏死,导致脂肪液化。

通常认为脂肪液化常与下列因素有关:①术中使用高频电刀切割皮下脂肪组织,高温可以烧伤皮下组织层,使脂肪发生变性,以及微小血管的凝固及栓塞,使本身血运差的脂肪组织血液供应进一步减少;③对于剖宫产产妇,因为妊娠期腹部组织水肿,切口部位脂肪组织受到严重压迫而损伤,血液循环受阻,脂肪细胞受损液化;④术中反复大块地钳夹组织、结扎大量脂肪组织等机械暴力挤压因素,长时间暴露手术切口的脂肪组织容易受刺激,发生氧化分解反应及无菌性炎症反应;⑤术中使用乙醇,乙醇可进入切口内,导致脂肪组织变性和坏死;⑥术中操作不当,脂肪层与肌鞘层过度分离、缝合过紧或缝线切割脂肪组织过多,影响脂肪组织的血供,导致脂肪液化;⑦病人自身因素如年迈体虚、自身免疫力低下、合并糖尿病、贫血、低蛋白血症等,使血运较差的脂肪组织血供进一步减少;⑧术后病人长时间腹胀、频繁咳嗽,以及缝线切割切口,可导致脂肪液化。

2. 切口脂肪液化的影响因素

（1）病人自身因素。

1）基础疾病：合并低蛋白血症、贫血、营养不良的病人，由于局部供血不足、营养缺乏而增加脂肪液化发生率。

2）肥胖：肥胖是腹部手术后切口脂肪液化的首要原因，较厚皮下脂肪以及切断的血管和电刀的高温灼烧加重了局部供血和营养不足。

3）年龄：组织修复能力随着年龄的增长而降低，基础疾病会延长伤口愈合。

（2）手术相关因素。

1）高频电刀的应用：使用高频电刀较未使用高频电刀者脂肪液化发生率高。人体温度＞45℃时，脂肪组织则出现细胞变性坏死，增加了脂肪液化。

2）缝合方法和缝合技术：术中过多切割脂肪、缝线结扎过紧，以及术中止血不彻底引起血肿，均可造成组织缺血和坏死，导致脂肪液化。

3）手术切口保护欠妥：暴露切口过长和操作不当等使得脂肪组织进一步出现血供障碍，甚至坏死，最终引发脂肪液化。

4）切口冲洗：有研究发现关腹膜后使用0.9%氯化钠溶液冲洗切口部位，能明显降低炎性因子的刺激，进而降低脂肪液化的发生率。

3. 诊断　目前尚无统一的术后切口出现脂肪液化的诊断标准。一般认为具有以下表现应诊断为切口脂肪液化：①术后5～7天出现切口渗液，大部分病人无其他自觉症状，少数有切口处疼痛，切口敷料有黄色渗液，按压时皮下渗液增多；②切口愈合不良，皮下组织游离，渗液中可见漂浮的脂肪滴。③切口边缘皮下组织无坏死现象，无脓性分泌物，切口无红肿压痛，临床无炎症反应；④渗液涂片检查可见大量脂肪滴，连续3次培养无细菌生长。

4. 治疗方法

（1）中医治疗：根据切口液化部位渗出的多少其治疗方法也存在一定的区别。

1）一般渗出液量少、切口局部愈合不良者：拆除1～2针缝线，即在患处周围皮肤以碘附或者乙醇常规消毒，再用6～8层无菌纺纱敷盖。将已经碾碎成粉末状的芒硝50 g和大黄100 g放进无菌的棉布袋内，充分混合，再将其置于患处无菌纱布上外敷治疗，并用胶布固定好；或者用配置好的无菌生肌玉红膏用纱布置于创口上方外敷，换药时严格按无菌操作，患处切口充分清除液化脂肪，引流通畅。外敷治疗每日换药1次，直至切口完全愈合。

2）渗出液量多、皮下组织游离、全层不愈合者：拆除所有缝线，用过氧化氢液及生理盐水反复清洗，予切口清创，清除切口内坏死组织，充分引流渗液；以50%葡萄糖倒入切口，通过高糖使液化切口周围组织细胞处于高渗状态，减少切口渗出；换药时将无菌生肌玉红膏药用纺纱置于液化切口内，填塞松紧要适度，不能过紧，否则影响切口内液化、坏死组织的引流以及肉芽组织生长，再将无菌生肌玉红膏药用纱布覆盖切口上方，要达到切口边缘2～3 cm，最后覆盖上无菌纺纱及棉垫后用胶布固定。坚持每天换药1次，等到切口内腐肉去除、新鲜肉芽组织形成后再行二期缝合。同时加强营养支持，使用抗生素预防感染。

（2）传统换药方法。

1）对于未裂开的切口：无需将缝线拆除，对切口渗液进行适度挤压之后，用0.5%碘附进行消毒，并将敷料更换之后包扎。注意保持切口干燥，应每2天换1次药，直到切口中无渗液为止。

2) 切口裂开程度较小且渗液较多：需将 1～2 条缝线剪断并用 0.5% 碘附进行消毒，将盐水纱条放入切口进行引流，经多次换药可愈合，无需将切口敞开。

3) 切口裂开较大：需将缝线拆除并将切口敞开，将盐水纱条放入切口进行引流并加以固定，每日换药 1 次。

（3）湿性愈合换药方法：外国学者 George 于 1964 年提出使用湿润创伤疗法，其敷料主要为聚乙烯膜，在当前的湿性敷料中藻酸盐敷料是使用较多的一种，其作用及创面愈合机制如下。

1) 有效吸附，创造优良微环境：藻酸盐敷料中含有藻朊活性成分，可被生物降解，与凝胶类似且亲水性极高，可与氯化钙反应后形成细纤维，主要为蚕丝状，而后遵从一定顺序开展交织排列，经加压后制作而成，厚度为 2 mm。藻酸盐主要提炼于棕藻中，其属于藻蛋白酸，为不溶解多糖，与纤维素类似，属于天然高分子材料，不会对人体产生毒性作用，故而安全性高。该敷料吸附性很强，可吸收切口渗液体积是自身体积的 20 倍，相较于纱布则高出 5～7 倍。藻酸盐医用膜与伤口渗液接触后经由离子交换，促使藻酸钙由不溶转变为可溶，并释放钙离子，形成凝血酶原激活物，加快有效止血，在术后使用该敷料填塞创口可有效止血引流。同时，还会与切口渗液中含有的钠盐产生反应生成凝胶物质，黏稠且柔软，可确保创面清洁与湿润，还能使伤口与外界隔离，形成密闭环境。在保湿环境下表皮细胞与纤维细胞的移行，为组织生长创造良好微环境，由于湿润度适宜、低氧或者无氧、微酸等，促进新生血管增长，增强表皮细胞的再生，有利于切口愈合。

2) 避免二次污染：泡沫类敷料可吸收渗液，促进肉芽增长，透气且防水，可防止二次污染。敷料颜色也会出现改变，医护人员可根据颜色变化更换敷料。

3) 隔绝伤口，抑制细菌繁殖：湿性敷料可紧密贴合于切口周边皮肤，使伤口与外界细菌隔绝；同时，在纤维内部抑制有害细菌，降低创面感染概率。还会形成局部湿润、微酸以及低氧环境，促使中性粒细胞作用得到充分发挥，对毛细血管的形成产生刺激作用并释放更多内源性胶原酶，充分溶解创面坏死组织，有效清创。

4) 容易剥离：湿性敷料表面会生成水凝胶体，可保护神经末梢，不会刺激创面，也不会造成二次损伤。

5. 预防

（1）术前治疗原发病，如糖尿病病人应控制血糖；高血压、冠心病病人控制血压、纠正心肌缺血，并改善局部微循环，增强组织的抵抗力；对于低蛋白血症和营养不良的病人，术前应予纠正，术后加强营养支持治疗。

（2）慎用电刀。对于肥胖病人需用电刀时，应将电刀的强度调到恰好能切割组织为佳，切勿图快以高强度电流切割组织。同时，应尽量缩短电刀和脂肪组织接触的时间并避免反复切割组织，以免造成大量脂肪组织破坏。

（3）正确使用电刀，将电刀调到合适的电流强度，避免电刀长时间停留或反复切割，拉钩动作轻柔，避免使用暴力和反复移动拉钩，尽可能减少对组织的压榨伤。

（4）缝合切口前用大量 0.9% 生理盐水冲洗，尽可能清除坏死脂肪和彻底止血。忌反复搓擦脂肪组织，缝合时不留无效腔。

（5）缝合、打结时动作轻柔，不宜结扎过紧，减少对脂肪组织的切割伤。

（6）对皮下脂肪过厚、估计有脂肪液化可能的病人，应于皮下放置胶片引流，术后 24～

48 小时拔除。

（7）积极治疗并发症。糖尿病病人术前应积极调整血糖水平,待血糖控制在接近正常水平时再手术;术中及术后严密监测血糖水平,及时有效地控制血糖。全麻病人术后第 1 天常规予甘草合剂口服,预防术后咳嗽。合并上呼吸道感染者积极对症治疗,若已出现咳嗽,则嘱其于咳嗽前将两手平放于伤口两侧稍加压力,使伤口压力减轻。

（8）手术后的第 1 天,应用 0.9% 生理盐水彻底清洗切口的血迹。对肥胖者术后用红外线照射切口,保持切口干燥,可预防切口脂肪液化。

（9）指导病人合理进餐,多进食高蛋白、高维生素、高热量等营养丰富的食物,可保证机体充足的营养,增强机体抵抗力和组织修复能力,促进切口愈合。

（10）特殊人群的预防:①肥胖型病人,如果有存在脂肪液化的可能,应在缝合后于皮下留置胶片引流条,留置 1～2 天拔除;术后红外线照射理疗,保持切口清洁干燥;注意观察切口,早期发现早期处理。②孕产妇,加强宣教工作,合理安排饮食,注意膳食平衡,多吃新鲜蔬菜和水果,适当运动,避免孕期过度肥胖。鼓励自然分娩,降低剖宫产率,减少腹部手术切口脂肪液化的发生。需要剖宫产者,应注意术中无菌及规范操作。

6. 护理

（1）及早处理和充分引流是治疗的关键。因为液化的脂肪堆积在切口内不易局限,可向周围脂肪组织扩散并加速液化。通畅的引流可防止脂肪液化的加重并促进肉芽组织生长。

1) 渗液较少时,按需要拆去 1～2 针缝线,或从两针缝线之间撑开,排出液化的脂肪,放置胶片引流,或应用新型伤口敷料填塞引流(如优拓或美盐引流条),根据切口渗液情况每天或隔天换药 1 次。通过切口换药,一般可以一期愈合,不必敞开全部切口,否则会使切口愈合时间延长。

2) 如渗液较多,应及时在渗液最明显处拆除部分或全部缝线以充分引流。彻底清除切口内失活的脂肪组织和异物,并应用吸收性较强的伤口敷料如藻酸盐敷料、亲水性纤维填塞引流,可起到吸收及引流渗出液的作用,使切口保持适宜的湿度,促进肉芽组织尽快生长以填充创腔,使切口快速愈合。评估渗液的多少,外加纱布、棉垫或泡沫敷料作为二级伤口敷料,根据切口的渗液情况决定更换敷料次数,必要时更换二级伤口敷料。

3) 当切口渗液减少、基底 100% 红色、肉芽生长时,可根据切口的情况给予免缝拉力胶带拉合切口或行切口二期缝合,以缩短愈合时间。

（2）对切口液化范围大、渗出液多者,按医嘱合理使用抗生素预防切口感染。随着生活水平的提高,肥胖手术病人的增多,腹部切口脂肪液化在临床上也越来越多见,其发生主要原因与脂肪厚、血供差、组织受损坏死、渗液引流不畅等有关。提高手术技能、通畅引流可以有效预防切口脂肪液化的发生。切口脂肪液化发生后,应根据具体情况采取针对性处理措施,促进切口愈合。

7. 注意事项　在临床治疗中,对于腹部切口脂肪液化的病人重点是要将伤口液体引流出来,保证伤口对合紧密,增强伤口恢复的效果。另外,注意切口清洁卫生,防止病人组织坏死及渗液增多,也能够提高治疗的有效率。需要注意以下几个方面:第一,严格控制临床治疗中使用电刀的频率,禁忌以高强度的电流切割组织;第二,注意观察切口渗出的颜色、剂量等;第三,在缝合切口前以及拆除缝线后都要进行切口抗菌处理;第四,尽量缩短病人切口暴露的时间;第五,减少抗生素的使用量。总之,引流对病人伤口愈合影响较大,抗感染处理也是极其关键的。当病人切口感染严重时,可以配合使用抗生素处理;缝合切口前清理细菌要彻底,避免细菌扩散;在缝线拆除后也需进行上述处理。

(五) 切口感染

1. 定义　美国感染控制与流行病学专业协会、美国医院流行病学学会和外科感染协会联合修订切口感染(surgical site infection,SSI)的定义,指病人手术后一定时间内发生于切口及器官腔隙的感染,是医院感染的重要组成部分。手术切口感染是外科病人最常见的医院感染之一,占外科医院感染的 13%~40%。切口感染可导致伤口延迟愈合、切口裂开等,住院时间延长,影响疾病的康复,增加病人的痛苦,同时增加医疗费用,加重病人负担,严重者可引起全身感染、器官功能障碍,甚至死亡。术后切口的顺利恢复可增强病人术后康复的信心,促进其术后生活自理和尽早回归社会。因此,有必要预防术后切口感染,出现切口感染时及早采取适当的处理措施,控制切口感染,根据切口的不同愈合时期应用不同的伤口敷料,创造一个利于切口愈合的环境,促进切口尽早康复。2010 年,医院感染防控指南将切口感染定义为:手术后 30 天内发生的浅表切口、深层切口、器官或腔隙性感染,以及有植入物滞留体内的手术后 1 年内发生的与手术有关并涉及深层切口和器官或腔隙的感染。

2. 分类

(1) 切口浅部感染:指手术后 30 天内发生、仅累及皮肤及皮下组织的感染,并至少具备下述情况之一者:切口浅层有脓性分泌物;切口浅层分泌物培养出细菌;具有疼痛或压痛、肿胀、红热,因而医师将切口开放者(如培养阴性则不算感染);由外科医师诊断为切口浅部感染。

(2) 切口深部感染:指手术后 30 天内(如有人工植入物则术后 1 年内)发生、累及切口深部筋膜及肌层的感染,并至少具备下述情况之一者:从切口深部流出脓液;局部疼痛或压痛;切口深部自行裂开或由医师主动打开;体温>38℃;临床或经手术或病理组织学或影像学诊断发现切口深部有脓肿;外科医师诊断为切口深部感染。

(3) 器官/腔隙感染:指手术后 30 天内(如有人工植入物则术后 1 年内)发生在手术部位的器官或腔隙的感染,通过手术打开或其他手术处理,并至少具备以下情况之一者:放置于器官/腔隙的引流管有脓性引流物;器官/腔隙的液体或组织培养有致病菌;经手术形成病理组织学或影像学诊断器官/腔腺有脓肿;外科医师诊断为器官/腔隙感染。

3. 切口感染的细菌来源、传播途径及侵害程度分级

(1) 切口感染细菌的来源:可分为内源性和外源性。内源性微生物指来自病人的皮肤、鼻腔、胃肠道、阴道的细菌感染,一般为条件致病菌,在发生部位迁移(从正常寄生部位迁徙至切口)或机体抵抗力下降时造成感染;外源性微生物来源于病人身体之外,如手术室人员、环境、医生、仪器、设备、材料等,此类细菌多为致病菌。

引起切口感染的微生物多种多样,最常见的是金黄色葡萄球菌、白色葡萄球菌、链球菌、革兰阴性杆菌、大肠杆菌、铜绿假单胞菌等。此外,厌氧菌已成为手术切口感染的主要致病菌。

(2) 切口感染的细菌传播途径:细菌传播途径包括直接接触传染、空气传染和自体传染。直接接触传染包括手术人员和病人皮肤上的细菌通过潮湿的衣物直接或间接传入手术

区域,使用未经彻底灭菌或术中被污染的器械、敷料及用品,手术时空腔脏器的内容物溢出或经手术者的手、器械等污染手术野。虽然目前没有证据指出,细菌最常经由何种途径进入切口,但术前和术后医护人员及切口护理人员的刷手和洗手是减少切口感染的重要因素。

(3) 细菌切口侵袭的分期。

1) 污染:切口内存在微生物,但没有复制。此阶段处于宿主控制阶段,人体通过自身防御机制可以完全抑制细菌数量和毒力。

2) 定植:切口内存在着可复制的细菌黏附切口床上,但不会对宿主细胞造成损害。这一阶段仍处于宿主控制中,细菌数量明确,菌群平衡。

3) 严重定植:切口中的微生物数量明确,菌群失衡,对宿主的细胞损伤增加,引发局部免疫反应,但不是全身反应,没有临床典型的感染体征。此阶段宿主抵抗力已减弱,如不加以治疗和干预,将很快进入感染阶段。

4) 感染:细菌大量复制,引发机体全身和局部的免疫反应,可出现各种临床表现,严重者可引起毒血症或败血症,导致生命危险。此阶段为细菌控制阶段,必须给予全身和局部的抗菌治疗。

4. 导致切口感染的因素

(1) 切口感染的主要因素:一是切口局部原因,即细菌的沾染和繁殖,并发展为感染;二是机体的全身状况,即抗感染的能力和易感染因素之间的平衡关系。致病菌的数量、细菌数量的多少和被污染的组织是否发生感染有直接关系。此外,细菌和新鲜组织接触的时间越长,定植和繁殖的细菌数量越多,感染的机会就越大。

1) 环境因素:切口的异物、失活和坏死的组织、血凝块等均为细菌的滋生创造良好条件。存留在体内的异物可使切口感染,长时间不愈,即使切口已愈合,异物存留的局部仍可有细菌存在,可能在某种条件下重新发生感染。另外,手术室和病房环境因素不可忽视,包括手术器械、物品的无菌控制,环境的卫生管理,严格合格的洗手制度,特殊感染病人的管理等,管理不善容易出现切口感染。

2) 人体的防御机制:机体的免疫防御机制包括天然免疫和获得性免疫,两者互相协调,密切配合,共同完成复杂的免疫防御功能。人体的免疫防御机制减弱无疑会增加感染的机会。

(2) 切口感染的相关因素。

1) 病人因素:①老年人与儿童容易发生切口感染。高龄病人组织和器官功能退行性改变,免疫功能减退,常伴有多系统的慢性疾病,手术时间相对延长等增加切口感染机会;儿童自身免疫力功能不完善,增加切口感染的可能性。②营养不良,低蛋白血症影响免疫细胞的生成和功能。③肥胖者除容易患糖尿病及心血管疾病外,由于脂肪肥厚、脂肪组织血循环不良,容易坏死和液化;同时影响手术操作,使手术时间延长,感染机会明显增加。④精神压力,如紧张、焦虑、抑郁等不良心理可刺激交感神经引起血管收缩,导致切口局部缺血、缺氧,使切口愈合困难。⑤术前全身或局部存在感染性病灶如没能控制,可增加术后切口感染的机会。⑥住院时间与切口感染呈正相关,住院时间长,存在交叉感染的可能,增加切口感染的机会。⑦术前没有做好手术区域皮肤清洁,特殊是脐部清洗,备皮导致局部皮肤微小损伤甚至肉眼可见的划痕,破坏皮肤的解剖屏障,细菌容易入侵。⑧肠道准备情况,涉及胃肠道的手术如没做好肠道清洁,可大大增加术后切口感染的概率。

2) 术者因素:如手术人员无菌观念不强、切口保护不力,切口易受到污染;手术操作不熟练,使用电刀电凝时间过长及面积过大、止血不彻底形成血肿,游离脂肪颗粒未消除,液化后形成切口内积液;术中冲洗不彻底,引流不通畅,切口缝合技术欠缺等因素都会影响切口的愈合,增加术后切口感染的机会。

3) 其他因素:①手术时间延长1小时,感染率可增加1倍,主要原因是切口暴露时间长,增加了感染机会。此外,长时间的操作、出血量增多,且麻醉时间也相应延长,也导致机体抵抗力下降,感染机会增多。②引流不畅,创腔积血、积液未能及时排出,伤口敷料沾湿或污染没有及时更换,切口脂肪液化未能及时正确处理等均可导致切口感染的发生。③对切口感染的高风险病人如涉及消化道、呼吸道等污染手术、开放性创伤手术,以及糖尿病、营养不良、免疫功能低下者等未预防性应用抗生素。

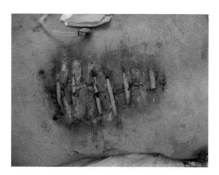

图12-6 腹部切口感染

5. 切口感染的临床表现

(1)局部表现:典型的局部表现为切口红、肿、热、痛,有脓性分泌物(图12-6)。慢性切口感染表现为切口裂开,疼痛增加,切口渗液增加、有脓性分泌物、渗液有臭味,肉芽组织变色、脆弱、易出血,周围皮肤有湿疹,切口延迟愈合或不愈合,或切口扩大。准确地判断方法是切口分泌物细菌培养结果细菌>10^5/高倍镜。

(2)全身症状:感染严重或合并全身感染时,可出现发热、不适、乏力等全身症状,可伴有外周血白细胞数增多、核左移等。

6. 切口感染的诊断标准 根据《医院感染诊断标准》,具备下列条件之一即可诊断:①切口有红、肿、热、痛或有脓性分泌物;深部切口引流出脓液或穿刺抽出脓液;自然裂开或由外科医师打开的切口有脓性分泌物或伴有发热≥38℃,局部有压痛;再次手术探查、组织病理学发现涉及切口脓肿或其他感染证据。②在临床诊断基础上,伴有病原学诊断依据,即分泌物细菌培养阳性。③排除标准:切口脂肪液化,液体清亮;调查的资料不全者。

7. 切口感染的预防

(1)术前预防:①进行术前评估及充分的准备,控制基础疾病,改善全身情况,增强机体抵抗力以降低切口感染。在围手术期加强病人的营养,饮食多样合理,保证蛋白质、矿物质和维生素的供给。按照其食欲情况,鼓励少量多餐。如果不能进食,可静脉给予营养,如输血、白蛋白、脂肪乳等以纠正病人营养不良。②缩短病人术前住院时间。有资料表明术前住院时间越长,病人切口感染率越高,它是切口感染的联合致病因素之一。可在门诊做好术前各项检查和准备工作,既可加快病床周转及使用率,减少切口外源性感染,也可减轻病人经济负担。③做好全身清洁及手术部位皮肤的准备。毛发并不比皮肤含有更多的细菌,因此在毛发稀少的部位或颈部、胸部、上腹部等无须常规剃毛,在毛发浓集的部位如阴部、腋窝等最好以剪刀代替剃毛,避免皮肤的微小损伤,即把备皮的重点放在皮肤清洁上。确需备皮者,备皮时间离手术时间愈近愈好。④胃肠道手术病人做好术前肠道准备工作,降低肠腔细菌密度,减少术中肠道内容物污染手术野造成切口感染的概率。⑤对择期手术者如病情允许,尽量选择在温度适宜的季节。

(2)术中预防:①术中操作轻柔熟练,减轻手术的创伤程度;对脂肪层较厚者尽量不用电刀,或应用电刀时调好电刀的电流强度,缩短电刀皮下组织接触时间;切开腹壁时止血要彻底;缝合时使切口对齐,不留死腔;缝合间隔适当,缝线松紧适度,必要时行减张缝合。②注意严格执行无菌操作和加强手术室环境管理,如加强手术室手术人员、手术器械、物品及环境等管理,注意病室的通风换气及温、湿度调节,定期清洗空调及空气净化机的滤网。③参与手术人员分工明确,与手术者密切配合,使手术有序进行,缩短手术时间,确保手术质量。④手术中用大量的生理盐水及抗生素冲洗创腔,并注意彻底吸引干净,正确选用及放置引流管。

(3)术后预防:① 对于肥胖及手术时间较长有液化倾向者,术后要注意观察,必要时切口撑开检查。②术后保持引流管的通畅、固定,避免脱落,注意无菌操作,防止感染。③伤口敷料有浸湿、污染时应及时更换,换药时严格执行无菌操作。④根据切口分泌物或引流液培养及药敏结果,合理使用抗生素,预防和控制局部及全身感染。⑤术后根据病人情况补充能量、白蛋白、维生素,保持水电解质平衡,尽量缩短住院时间。⑥术后早期下床活动能促进全身血液循环,增加局部血流量,利于切口积血渗液及腹腔渗液的吸收;同时能增加切口局部白细胞数量,提高抗菌能力。锻炼能促进肠道功能早期恢复,早期进食,增加机体能量,增强机体抵抗力。

8. 切口感染的护理 早期发现和处理切口感染是加速切口愈合的前提。因此,术后应密切观察切口情况,如出现轻度发热,切口跳痛不适,局部红肿、渗出时应及时处理,以减轻感染造成的局部损害,缩短愈合时间。

(1)切口评估:评估切口的部位、大小、深度、潜行,渗出液的性质和量,基底组织情况和周围组织情况。若感染时伤口局部表现为红、肿、热、痛、脓性分泌物等,必要时行伤口分泌物细菌培养。

(2)局部切口处理:积极的局部处理是加速感染切口愈合的关键。

1)局部清洗:可降低细菌浓度,有效控制切口感染。

① 清洗液的选择:切口周围皮肤用安尔碘或乙醇消毒,切口一般用0.9%生理盐水清洗即可。但当切口有异味或脓性分泌物较多时,可用过氧化氢、呋喃西林等消毒溶液清洗,需再予0.9%生理盐水冲洗干净,以减少消毒液的毒性作用及对组织产生不良影响。

② 清洗方法:临床常用的清洗方法有棉球擦洗、冲洗等。对外口较大、基底充分暴露的切口可用棉球擦洗的方法进行局部清洗;但对于外口小、基底较深或潜行较深的切口,用棉球擦洗的方法较难清洗深部组织,并容易导致棉纤维残留于切口内,影响切口的愈合,故主张用冲洗的方法进行切口清洗:采用30～50 ml注射器连接18～22号针头进行冲洗,产生的压力为8～15 Pa,可将切口表面的坏死组织与细菌代谢废物清除,并不损伤新生的肉芽组织。如切口外口较小者,建议使用30～50 ml注射器连接吸痰管或去针头的头皮针软管进行冲洗,注意避免压力过高,避免引起正常组织的损伤,增加病人疼痛;也可能将切口内的细菌冲入组织内,影响切口愈合。冲洗后可用手轻轻按压切口周围组织,使冲洗液流出,或将连接冲洗管的注射器边退出边回抽冲洗液,直至冲洗液澄清为止。

2)彻底清创:清除积脓、积血、坏死组织、异物和死腔,消除细菌繁殖的场所,将活性组织暴露于创面,有利于感染的控制和切口的愈合。常用的清创方法有外科清创、机械性清创和自溶性清创。应根据切口坏死组织的性质、数量、与基底组织粘连情况、病人的具体情况,灵活选择一种或两种清创方式协同进行。

① 如坏死组织与基底组织粘连疏松,可通过外科清创方法如手术剪除或搔刮快速清除坏死组织。

② 如切口无渗液或少量渗液、坏死组织量多且与基底组织粘连紧密,可用保湿敷料行自溶性清创。即切口上涂抹水凝胶,再用湿润的生理盐水纱布覆盖切口,外层贴上透明薄膜敷料以软化坏死组织,便于手术清创。一般1天更换1次。

③ 如切口渗出液多且有坏死组织时,可用吸收性较强的敷料如藻酸盐敷料或亲水性纤维敷料或美盐敷料填塞切口,以尽快清除坏死组织,外层可用泡沫敷料或棉垫类敷料。根据伤口敷料的渗液情况决定更换敷料的次数,一般1~2天更换1次。

④ 当病人身体条件差、不宜接受外科清创时,可采用保守的外科清创或机械性清创,再选择水凝胶敷料进行自溶性清创,既可达到快速清创的目的,又能保证彻底清创的效果。

3) 充分引流:切口感染时应开放切口并充分引流,可留置引流条或引流管,使切口局部减压,促进切口愈合。

① 引流物放置原则:引流条应放置于切口的低位,便于充分引流。注意填塞时松紧适宜,过松容易使切口外口缩小,不利于切口换药处理;过紧会导致引流不畅,并使切口内组织受压,局部血液供应受阻,影响切口愈合。放置引流条时注意引流条的尾端应留在切口外,便于取出,并注意清点和记录放置引流条的数量,保证安全。

② 引流物的选择:传统常用的引流物包括胶片、胶管、油纱或碘方纱等,传统引物只有引流的作用,但不具有控制切口感染、吸收渗出液、促进肉芽生长等作用。随着湿性愈合理论的推广应用,许多新型伤口敷料可作为切口引流物用于切口处理,既能充分引流渗出液,又能促进切口愈合,如切口感染期可应用银离子敷料、美盐敷料等作切口引流;在肉芽生长期但切口渗液较多时可用藻酸盐填充条、亲水性纤维敷料、优拓敷料等填塞引流;有些新型伤口敷料吸收渗液后可形成凝胶不易取出而残留于切口内,因此,对于外口狭小的切口宜用剪裁后无碎屑且吸收渗液后不残留于切口的伤口敷料作引流物,如美盐、优拓、爱银康等。

4) 选择合适的敷料

① 感染期:首选抗菌敷料如银离子敷料(如优拓、爱银康、爱康肤银等)或局部使用高渗盐敷料(如美盐),也可根据切口情况选用磺胺嘧啶银、聚维酮碘软膏等局部抗菌药物,二级敷料为纱布和棉垫;根据切口外层敷料的浸湿情况决定更换次数,每日或隔日更换1次,视渗液情况更换二级敷料。局部抗菌敷料的使用时间视切口情况而定,切口感染控制后应停止应用,改用其他新型伤口敷料。有报道提出,某些特殊切口可在切口处理时使用磺胺、庆大霉素,但极易产生耐药性,目前已不提倡在切口局部使用抗生素。

② 增生期:当切口感染情况得到控制后可改用常规方法(如使用藻酸盐、亲水性纤维等新型保湿敷料)进行换药;如肉芽组织生长但切口渗液多,使用既能吸收较多渗液又能保持局部切口湿润的敷料,如藻酸盐、亲水性纤维等,以控制切口渗液,防止肉芽水肿,刺激血管再生,促进肉芽组织生长。根据切口外层敷料的浸湿情况决定更换次数,每日或隔日更换一次。应做好切口周围皮肤的保护,防止皮肤浸渍,可使用皮肤保护粉或创口保护膜。当肉芽组织生长且切口渗液减少时,选用保持切口湿润、促进肉芽组织生长的敷料,如凹陷切口可局部涂抹水胶体糊剂,外层可用片状水胶体敷料或泡沫敷料,3~5天更换1次;如肉芽组织长满或接近长满切口,可直接粘贴水胶体敷料或泡沫敷料,5~7天更换1次;为缩短切口愈合时间,当肉芽组织生长、基底100%红色且渗出液减少时,可用免缝胶布或蝶形胶布将切口

拉合或行二期缝合。对于经久不愈的创面,肉芽组织常过度增生或老化、纤维化,可刮除过度增生、老化的肉芽组织。

③ 塑形期:目的是保护新生的上皮组织,促进上皮爬行。可用水胶体薄膜敷料覆盖切口,5~7 天更换 1 次。

(3) 全身应用抗生素:一般轻度切口感染无需全身应用抗生素;若严重感染或为防止感染扩散,或当切口出现临床感染体征(如切口周围红肿、蜂窝织炎、疼痛、肉芽水肿、颜色改变等),应遵医嘱全身使用抗生素。使用之前必须进行切口分泌物或引流液的细菌培养。但以下情况需特别注意:①溶血性链球菌感染,一定要进行全身治疗。②协同感染,联合应用抗生素治疗。③骨骼和肌腱暴露时,感染的危险性增加,可预防性全身使用抗生素,直到肉芽组织生长,完全覆盖骨骼和肌腱。④去除易感染的诱因或治疗相关疾病,如控制血糖、纠正低蛋白血症等,改善局部血液循环。

综上所述,对感染性切口应正确评估全身及切口局部情况,选择有效、安全的清洗液或清洗方法;彻底清除创腔坏死组织,为切口创造良好的愈合环境;充分引流切口分泌物,根据切口不同情况、不同的愈合时期选用不同的伤口新型敷料;根据切口分泌物细菌培养和药敏结果选择抗生素控制感染,提供全身系统支持,以促进切口愈合。

9. 护理对策

(1) 心理护理:心理紧张可降低人体的抗感染能力,也可影响人体免疫系统的功能,导致伤口愈合延迟。因此,护士应与病人建立良好的关系,营造适于交谈的环境,了解病人的心理需求,消除其不安及担忧,缓解病人紧张情绪。

(2) 营养指导给予病人及家属专业性饮食指导,指导多食富含铁的食物如肉、谷物、菠菜等,进餐时应避免同时喝茶或咖啡,以免影响铁的吸收,并告知维生素 C 可增加铁的吸收,从而保证充足营养供给。

(3) 用药注意:医护人员要为病人考虑药物的不良反应,还要考虑到病人的年龄、肝肾功能、病情、食物中蛋白低等影响药效的相关因素。对吞咽困难或胃肠功能紊乱者,给予管饲时应避免在营养配方中直接加药,尤其是对药物的配伍、吸收不清楚时更应注意。有些药物不能在进食时服用,如苯妥英钠会与肠内营养配方中的蛋白质结合造成血药浓度降低,增加发病的危险性;有些药物如氯化钾或对乙酰氨基酚(扑热息痛)配剂的渗透压高可导致渗透性腹泻或恶心,需要稀释后缓慢注入。

(4) 综合护理干预措施:腹外科手术切口感染是各医院普通外科手术后常见的并发症之一,尤其是消化道手术切口多属于清洁污染切口和污染切口,切口感染率很高,可达10%~20%。因此需做好综合护理干预措施。①备皮应在手术当日或术前 30 分钟准备,如手术区毛发不影响手术操作则无需剔除,因为刮毛比剪毛的感染率要高,且备皮距手术时间越长,感染率越高。②手术操作掌握无菌原则。③减少组织损伤,而切口的数量和大小、手术技巧、手术时间长短与切口发生感染密切相关,因此不得随意扩大手术操作范围,尽量避免不必要的肠道切开减压。④减少消化道开放时间,避免消化道内容物流出。⑤预防性使用抗生素,消化道手术切口感染主要病原菌是变形杆菌、产气杆菌等肠道杆菌科细菌,下消化道还有拟杆菌属等厌氧菌,术前应用抗生素,在手术开始、伤口暴露时使用抗生素并达到有效的药物浓度,更好地发挥药物的抗菌作用。⑥手术室清洁无菌,加强手术室消毒是预防术后切口感染的关键。手术间配置高效能过滤器,使进入手术间的空气达到无菌无尘;同时做好手术台面的清洁管理,及时清理手术污染物,接台手术之间要对手术间彻底清洁,用含氯的消毒剂擦地和擦拭物体表面。

10. 引流管护理 分为封闭式引流管及开放式引流管护理,封闭式引流管又分为普通虹吸引流管及负压引流管。开放式引流管由于容易造成感染,故目前已很少使用,偶尔在深部切口内放置,用于支撑窦道和引流渗出液。

(1) 妥善固定引流管:引流管一般留置3~7天,24小时渗液<20 ml为拔管指征。引流期间建议采用高举平台法固定管道,既可避免管道压迫皮肤引起医疗器具相关性压力性损伤,又可避免非计划性拔管或管道脱出。

(2) 定期更换引流袋:一般24小时更换一个引流袋,需要注意无菌操作,引流袋要低于引流平面,预防逆行感染。

(3) 注意观察引流液量及性状:如出现引流液中有新鲜出血或引流管周围有消化液、粪便或尿液外漏情况,应及时通知医生,并做好局部皮肤保护。

(4) 做好引流管口护理:引流管周围使用碘附消毒,每日1次;引流管周围可包裹凡士林油纱,有红肿时可包裹碘附纱布。当引流管周围出现脓性渗出液时,进行细菌培养;若出现感染,则按照感染伤口处理。

(5) 拔管护理:拔管前后常规清洁皮肤,无菌纱布覆盖。一般引流管部位无需特殊处理,窦道1周内可自行愈合。若未愈合则需要按照慢性窦道进行护理。

第二节　外伤伤口

外伤是指机体遭遇各种创伤因素(机械、物理、化学或生物等)作用后,造成局部组织功能障碍及可能发生的全身反应。全球平均每天约有1.6万人死于外伤,造成的经济损失占全球疾病负担的16%。外伤致病具有以下特点:外伤致病多有明确的外伤史,包括挤压伤、切割伤、火器伤、手术创伤以及烧伤等;多发病急速,往往一伤即病;轻者仅伤及表面肌肤,重者可伤及内脏,甚至危及生命。近年来,随着社会生产力的发展、工业化水平的提高,交通伤、工伤等意外创伤明显增加,与此相对应的各类外伤伤口也增多。尽快解决这一临床问题、提高病人生活质量,已成为现代伤口护理的一项重要课题。

一、外伤的分类与特征

(一) 按致伤原因分类

1. 冷武(兵)器伤 是指锐器所致的损伤。

(1) 刺伤:多由金属、木质等尖刺所致,伤口小、基底深、长度不一,可能伤及深部器官或造成异物存留,易发生厌氧菌感染。

(2) 切割伤:多因锐器、切削器所致,切口长度、深度各不相同,创缘平整,出血情形较多,严重割伤会深入肌肉、肌腱、神经等,可能伴随严重出血,甚至发生休克。

(3) 穿入伤:指利器或投射物穿入体表后造成的损伤,可能仅限于皮下,也可伤及内脏。

（4）穿透伤：指致伤器经皮肤或黏膜穿过深层组织进入到体腔及器官，或穿通后由对侧穿出。此类伤口虽然较小，但常造成体腔内脏器的严重损伤，并致体腔开放、大出血、内脏器官穿孔或异物滞留。

2. 火器伤　多发生在战争时期，如子弹或弹片等所致。特点是致伤因子可经皮肤或黏膜穿过深层组织，到达体腔、内脏器官或穿通后由对侧穿出。此类伤口虽然较小，但常造成体腔内脏器官的严重损害，并可致体腔开放、大出血、内脏器官破裂、穿孔或异物滞留。

3. 烧伤　热力作用而引起的损伤。

4. 冻伤　因寒冷环境而造成的全身或局部损伤。

5. 冲击伤　在冲击波作用下人体所产生的损伤。

6. 化学伤　因化学武器或化学物品暴露而造成的损伤。

7. 放射性损伤　因接受不同辐射造成的放射性损伤。

8. 擦伤　浅层皮肤受伤，通常只是表皮、微血管受损，出血量不多，易有异物黏着，有被感染的危险。

9. 撕裂伤　伤口呈锯齿形或不规则性，不易愈合，出血快且严重，伤口深层组织易受感染。

10. 复合伤　由两种或两种以上致伤因子同时或相互作用于机体所造成的损伤。

（二）按受伤部位分类

1. 颅脑损伤　常见的有颅骨骨折、硬膜外和硬膜下出血、脑震荡、脑挫伤等。如颈伤及头部皮肤、皮下和肌肉等软组织而未伤及脑组织，则称为头部软组织伤。

2. 颌面颈部伤　指发生于颌面颈部的损伤，可不同程度的影响呼吸、语言、进食和内分泌功能，如发生颈部大血管破裂时便会引起大出血而危及生命。

3. 胸部伤　根据受伤程度的不同造成胸壁、心、肺及腹腔内许多实质脏器或空腔脏器的损伤。

4. 骨盆伤　包括外阴及会阴部的损伤，骨折时易引起脏器继发损伤。

5. 脊柱脊髓伤　可引起不同高度和范围的截瘫，甚至造成终身残疾。

6. 上下肢伤　可发生不同程度的挤压伤、骨折、断指或断肢，同时伴有神经、血管和肌肉损伤。

7. 多发伤　有两个或两个以上解剖部位出现的损伤，并且其中一处可危及生命。

（三）按皮肤完整性分类

1. 闭合性创伤　皮肤、黏膜保持完整者。

（1）挫伤：多为浅层软组织挫伤，表现为局部肿胀、触痛或皮肤红、青紫，系真皮与深筋膜间或浅层肌肉组织受损、微血管破裂出血，继而发生炎症反应所致。

（2）挤压伤：肌肉丰富的肢体或躯干在受到外部重物数小时的挤压或固定体位的受压后造成的组织及血管创伤，严重者甚至发生挤压综合征。

（3）扭伤：一侧关节受到过大的牵张力，使其相关的韧带超过正常活动范围而造成的损伤。

（4）震荡伤：头部受钝力打击所致的暂时性意识丧失，无明显或仅有轻微的脑组织形态变化。

（5）关节脱位和半脱位：关节部位受到不均匀暴力作用后所引起完全或不完全性脱位。

（6）闭合性损伤：多由暴力作用引起的脏器或骨骼损伤。

2. 开放性创伤　皮肤、黏膜有破损者。

（1）擦伤：伤及皮肤表层、表皮及部分真皮被不规则刮除。

（2）撕裂伤：由不同方向的力作用于组织而导致浅表和深部组织撕脱、断裂，伤口多不规则。

（3）切伤或砍伤：多因锐器、切削器所致，切口长度、深度各不相同，创缘平整，易造成血管、神经和肌腱等深部组织损伤。

（4）刺伤：多由金属、木质等尖刺所致，伤口小、基底深、长度不一，可能伤及深部器官或造成异物存留，易发生厌氧菌感染。

（四）按病情轻重分类

1. 轻度　伤及局部软组织，只需局部处理或小手术治疗，大部分不影响生活、工作和学习。

2. 中度　伤及广泛软组织损伤、四肢长骨骨折及一般腹腔脏器损伤等，暂时丧失劳动能力，需手术治疗，但一般无生命危险。

3. 重度　危及生命或治愈后有严重残疾者。

二、病理生理变化及组织修复方式

1. 炎症与免疫应答　由于局部血管的收缩，导致局部组织缺血，引起组胺和其他血管活性物质的释放，使创面局部的血管扩张；当机体发生炎症反应时，小动脉的扩张，伤口血流灌注增加，局部新陈代谢加强，使有害物质得以清除。同时，伤口使神经末梢暴露，大量炎症介质如缓激肽、肿瘤坏死因子、白细胞介质等的释放，作用于下丘脑体温调节中枢，引起局部疼痛、病人发热，一般3～5天后逐渐消退。

2. 神经内分泌反应　在疼痛、紧张、有效血容量不足等因素的作用下，下丘脑-垂体-肾上腺皮质轴和交感神经-肾上腺髓质轴分泌大量儿茶酚胺、肾上腺皮质激素、抗利尿激素、生长激素和胰高血糖素，同时肾素-血管紧张素-醛固酮系统也被激活，共同调节全身各器官功能和代谢，保证重要脏器的功能，同时也使得机体分解代谢增强，能量消耗增加。

3. 组织修复方式　主要愈合过程是通过细胞再生实现的，损伤所致的组织细胞丢失后的再生，称之为病理性再生（pathological regeneration）或修复性再生。

（1）当创面浅表、组织细胞丢失轻微，则可由同种组织细胞分裂增生来补充，使之具有同样的结构和功能，形成完全性病理性再生。

（2）当组织细胞缺失较多时，则机体修复时常由结缔组织来填补，使之失去原有组织的结构和功能，形成不完全性病理性再生。临床上绝大多数是这种类型的再生。

三、临床表现

创伤伤口一旦形成，机体就会迅速做出反应，启动愈合过程进行修复。然而，不同的伤口因致伤原因、部位、程度的不同,其临床表现也有所不同,导致愈合过程也有差异。

(一) 局部症状和体征

1. **疼痛**　一般在伤口 2～3 天后逐渐缓解,严重创伤并发休克时,伤员常不诉疼痛;内脏器官损伤所致的疼痛常定位不确切。若疼痛持续或加重,则可能并发感染。

2. **肿胀**　多因局部肿胀、出血和创伤性炎症反应所致。可伴有红、青紫、瘀斑或血肿,严重肿胀可致局部组织或远端肢体血供障碍。

3. **活动和功能障碍**　因解剖结构破坏、疼痛或炎症反应使神经或运动系统受损,导致病人活动和功能障碍。

4. **创伤伤口特点**　复发的创伤伤口常表现有以下特点:①创面较深,达深筋膜层以下,甚至深达骨质,或与腹腔脏器相通;②多合并潜在腔隙,且呈现出口小、底大的特征;③创面复杂,常伴有坏死变性组织残留;④创面感染重,分泌物多,多种细菌并存;⑤创面局部条件差,如创面基底无明显肉芽组织、创面周围上皮生长缓慢。

(二) 全身症状和体征

1. **生命体征不稳定**　重度损伤或伤及大血管者可发生大出血或休克,伤及重要脏器时可致呼吸、循环衰竭。

2. **发热**　中、重度创伤后导致出血、组织坏死分解及创伤产生的致热因子可使机体产生吸收热,一般不超过 38.5℃。但中枢性高热体温可达到 40℃,发热时伴有脉搏和呼吸频率增加。

3. **全身炎症反应综合征**　创伤后,由于大量儿茶酚胺及其他炎症介质的释放,以及疼痛、精神紧张和血容量减少等因素,引起体温、心血管、呼吸和化验指标等异常,主要表现为:①体温＞38℃ 或＜36℃;②心率＞90 次/分;③呼吸＞20 次/分或过度通气,$PaCO_2 <$ 32 mmHg;④白细胞计数＞$12×10^9$/L 或＜$4×10^9$/L,或未成熟红细胞＞0.1%。

4. **其他**　因失血、失液,病人可有口渴、尿少、食欲减退、疲倦、失眠,甚至月经异常。

四、创伤的评估

对创伤病人的评估,首先进行全身评估,了解生命体征、意识状况,其次评估伤口情况,根据病人的受伤原因给予辅助检查,同时还要评估病人的心理和社会支持情况。

1. **健康史**　了解病人受伤的原因、时间、地点、部位,及伤后表现,有无危及生命的损伤,以及现场救治和转运途中伤情变化等。病人伤前有无不良嗜好,是否合并高血压、糖尿病、营养不良等慢性疾病,是否长期使用皮质激素类、细胞毒性类药物,以及有无药物过敏史等。

2. **生命体征评估**　观察病人的精神状态,是否有意识障碍,语言对答或对疼痛刺激是否出现反应迟钝;观察病人呼吸脉搏、血压尿量等,有无休克及其他并发症,有无出血及出血量,有无并发症,如骨折及其他器官损伤等。

3. **伤口评估**　根据伤口情况进行实时评估,了解伤口的类型、性状、大小、深度、污染程度,是否有血肿或留有异物,是否出现青紫、瘀斑、肿胀、疼痛及功能障碍;对于有进行性出血、开放性气胸及腹部肠管脱出的开放性伤口应先行止血、堵塞和覆盖等紧急处理,待手术时再作评估。

4. 辅助检查

(1)实验室检查:血常规和血细胞比容是否降低或升高,辅助判断有无感染及失血过多;尿常规检查是否见红细胞,有无肾损伤;血或尿淀粉酶是否升高,判断有无胰腺损伤;血电解质和血气分析检查,判断有无电解质、酸碱平衡紊乱。

(2)诊断性穿刺和置管检查:怀疑有脏器损伤时可行诊断性穿刺,如胸腔穿刺有血胸或气胸,表明有肺和胸部损伤;腹腔穿刺有血液、胆汁、气体或污物表明有血管、胆道、肠管或其他脏器损伤;心包穿刺可查出心包积液或积血;怀疑膀胱或尿道损伤时可放置导尿管或灌洗;对于血容量和心脏功能的判断,可采用留置中心静脉导管监测中心静脉压。

(3)影像学检查:怀疑有骨折、关节脱位、异物存留、胸腹腔有积液积气等,可选择 X 线检查。对于一些实质性器官损伤或积液时可选择超声检查,过于肥胖、肠积气或腹壁有创伤时不宜选用。对于颅脑、脊髓、骨盆等处损伤时可选用 CT 和 MRI 进行诊断,但有金属异物存留时禁用。

5. 心理和社会支持情况 评估病人及家属对遭受打击的心理承受程度及心理变化,有无紧张、焦虑、恐惧等。同时了解病人对损伤的认知程度及对治疗的信心。

五、外伤的治疗

外伤伤口往往病情复杂,复合伤多,病程长,因此,在关注局部创面处理的同时,尚需顾及全身性治疗、炎症感染的控制、营养支持、内脏器官的保护、机体代谢的调控等。

1. 全身治疗 发生外伤后应首先保证病人的生命安全,给予呼吸和循环功能的支持,镇静止痛,预防感染和破伤风,加强营养。

(1)呼吸和循环功能的支持:保持呼吸道通畅,清理口鼻腔,给氧,必要时行气管插管,接呼吸机辅助通气等;及时建立静脉通路,恢复循环血量,调节电解质及酸碱平衡紊乱。

(2)镇静止痛:剧烈的疼痛可诱发或加重病情,因此在不影响病情观察的情况下,合理使用镇静止痛药物。同时正确的包扎、固定、抬高制动患肢,也可有效地缓解疼痛。

(3)预防感染:有开放性伤口者,根据伤口感染情况,在伤后 12 小时内注射破伤风抗毒素 1500 U,预防破伤风感染;感染严重者,除破伤风抗毒素剂量加倍外,还应针对性使用抗生素。

(4)体液调节:严重创伤后常因大量液体丢失、摄入量减少、组织低灌流等原因而发生水、电解质紊乱和酸碱失衡,根据病人情况给予及时补液治疗。

(5)营养支持:重度创伤后病人呈高代谢状态,极易造成负氮平衡,机体抵抗力降低,应根据病人的全身状况给予高蛋白、高能量、高维生素、清淡易消化饮食,少量多餐。经口摄入不足者,可经肠内或肠外补充营养,以保证机体需求。

2. 局部治疗

(1)闭合性创伤的治疗:对于单纯的闭合性损伤病人,给予局部抬高、制动;有软组织损伤及血肿形成的创伤可冷敷和加压包扎,减少组织的出血和肿胀,12 小时后改为热敷或红外线治疗,促进血肿和炎症的吸收;伴有骨折和脱位者,需由医生进行复位固定;合并重要脏器、组织损伤者行手术探查及修复。

(2) 开放性创伤的治疗:根据伤口情况选择合适的治疗方法。

1) 清洁伤口:指未受细菌感染,可直接缝合达一期愈合。

2) 污染伤口:指沾染了异物或细菌但创面未发生感染的伤口,采用清创术早期充分清除异物、血块、失活组织等,尽可能将已污染的伤口变为清洁伤口,争取为伤口早期愈合创造良好的局部条件。

3) 感染伤口:包括继发性感染的手术切口、损伤后时间较长已发生感染化脓的伤口,必须外科手术清创、清洁与敷料更换治疗,以充分引流、减轻感染,促进伤口肉芽组织生长,属于二期愈合。具体治疗方法如下:①全身情况较为稳定的病人,应以创面的局部清创为重点。清创不要求全面、彻底,主要是对伤口进行清洗、扩创、缝合等处理,将污染的伤口变为清洁伤口,为组织的愈合创造良好条件。②清创的时机应越早越好,最好选择在伤后6～8小时,以利于伤口达到一期愈合的效果。③对于污染较重或受伤时间超过8～12小时的伤口,应在清创后酌情放置合适的引流条并行延期缝合。④对于感染严重的伤口,在行清创手术前通过多次清洁与敷料更换,尽可能减轻创面的污染程度,减少创面分泌物。⑤对于清创后的创面基底,可采用负压封闭引流技术改善创面基底条件,清洁伤口,培育肉芽组织,为手术治疗创造良好的条件。2014年《创伤和矫形外科循证实践原则》指出,在创伤和矫形伤口中适时应用负压封闭引流治疗,可促进引流、减少细菌数量、增加血管化和组织增殖活性,促进伤口愈合。亦可采用开放伤口,清洁与敷料更换引流的方式。⑥针对一次无法清创彻底的创面,可在首次清创后5～7天进行第二次清创。

六、创伤的护理

(一) 急救护理

1. **基础生命支持**　发生创伤后应立即进行现场评估,一旦发现有心跳呼吸骤停、窒息、大出血、张力性气胸、休克等危及病人生命的危险信号,应及时给予相应的急救措施。①心肺复苏:心跳呼吸骤停者应立即给予胸外按压及口对口人工呼吸。②通气:立即解开衣领,清除呼吸道异物,防止舌后坠,置管通气,给氧等。③止血封闭伤口:根据出血情况采用指压止血、肢体加压包扎、加垫屈肢止血、止血带或器械迅速控制大血管止血等止血方法,立即封闭胸部开放性伤口。④恢复循环血容量:条件允许的情况下及时建立静脉通路,恢复循环血容量。⑤监测生命体征:进行现场抢救的过程中应时刻注意生命体征、意识的变化。

2. **包扎与固定**　目的是保护伤口,减少疼痛,防止污染与感染,保护血管、神经,有效止血。可选择绷带卷、三角巾、四头巾等,也可就地选择毛巾、衣服、手帕、布单等。

3. **搬运**　将伤员搬至安全地带,防止二次受伤,待生命体征平稳后将其后送至医院行进一步治疗。

(二) 伤口护理

1. **清创**　清创即清除创伤或感染的伤口内无生命或受污染组织,直至暴露周围健康组织,为伤口愈合营造一个良好的局部环境。在清创术的护理中应注意以下几点。

（1）清创前须全面评估、谨慎选择,有出血倾向、服用抗凝药物、组织灌注不足、免疫功能低下、全身情况差且伤口深(深达肌腱、肌肉及骨骼)的病人应慎行,或在无菌手术室进行。

（2）通常在伤后 6～8 小时内清创,可预防由无活性及受细菌感染组织导致的伤口或全身感染,可达一期缝合。但在污染轻,或局部血液循环丰富的情况下可延长至 12 小时,甚至24 小时进行清创。

（3）伤口较深、污染重或二期缝合的伤口清创后应酌情放置合适的引流物,如引流条、引流管等,并给予妥善固定,密切观察引流是否通畅有效。

（4）一次清创不彻底的伤口,需分多次进行清创,避免伤及正常组织或破坏血管导致出血。

（5）密切观察伤口有无出血,发现出血可采用直接压迫、抬高肢体、电凝或结扎的方法。

（6）疼痛也是清创常见的并发症,往往需要镇痛治疗。需要注意的是,感染可增加疼痛感。如果发生感染,需做好创面细菌培养,以及局部或全身应用合适的抗感染治疗。

2. 清洁与更换敷料　清洁与更换敷料是伤口处理的基本措施,目的是为了检查伤口情况,并对伤口进行消毒处理。在伤口清洁与更换敷料的护理中应注意以下几点。

（1）清洁与更换敷料的频次应根据感染情况确定。一期缝合的伤口在术后 2～3d 清洁与更换敷料 1 次,直至伤口拆线;分泌物不多、肉芽组织生长良好的伤口每日或隔日更换 1次,可以选择新型水胶体敷料,3～7d 清洁与更换敷料 1 次;感染重的伤口每天清洁与更换敷料 1 次或每天 2 次,甚至每天多次,可选择抗感染吸收渗液较好的含银敷料或藻酸盐敷料,以减少清洁与更换敷料次数,减轻病人不适。

（2）清洁与更换敷料的顺序应根据伤口清洁或污染程度确定,先换清洁伤口,再换污染伤口、感染伤口,最后换特异性感染伤口;特殊感染伤口如炭疽、气性坏疽、破伤风等应就地处置,严格隔离。

（3）密切观察创面愈合情况,以及分泌物的气味、颜色、性质和量等。如有脓性分泌物等异常情况,应及时报告医生,并做创面细菌培养。根据培养结果选择合适的消毒、抗菌清洗液,由外向内清洗,再用生理盐水清洗。选择合适的新型敷料或组织工程产品。迄今全球用于局部抗感染的敷料有含银敷料、抗菌蛋白酶敷料、医用蜂蜜敷料和聚六亚甲基双胍(PHMB)敷料等。

（三）并发症的观察与护理

1. 伤口出血　常发生于创伤后 48 小时之内或修复期的任何时间段,应密切观察伤口敷料情况,发现有大量血液渗出、病人表现异常时,应及时通知医生,做到有效止血,建立静脉通道,补充循环血容量。

2. 伤口感染　若发现开放性伤口出现红、肿、热、痛,病人体温升高、脉速及白细胞计数明显增高时,表明伤口发生感染,应给予物理或抗菌药物治疗,促进炎症吸收;如有脓肿形成者,应及时报告医生,做好脓肿切开引流的准备,并做细菌培养及药物敏感试验。伤口感染是创伤后最常出现、影响最大的严重问题,不但会引起脓毒血症、截肢等不良并发症,严重时会导致死亡。

3. 挤压综合征　肢体或躯干受到重物长时间挤压,导致肌肉组织缺血、缺氧,继而引起肌红蛋白血症、肌红蛋白尿、高血钾和急性肾衰竭为特征的全身性改变,称为挤压综合征,又称 Bywaters 综合征。当解除病人局部压力后,肢体会出现肿胀、压痛、主动活动或被动牵拉活动引起疼痛、皮温下降、感觉异常、弹性减退,并在 24 小时内出现茶色尿或血尿等,提示并发了挤压综合征,应及时报告医生并协助处理。首先在早期应禁止病人抬高、按摩及热敷;协助医生切开减压,清除坏死组织;遵医嘱给予碳酸氢钠及利尿剂,防止肌红蛋白阻塞肾小管,为腹膜透析或血液透析治疗的肾衰竭病人做好相应的护理。

(四) 心理护理

创伤后病人可出现不同程度的心理问题,如焦虑、恐惧,甚至发生创伤后压力综合征等,应随时观察病人的心理变化,耐心倾听病人的感受,给予真诚的安慰和劝导,取得病人信任;耐心解释病情和各项治疗的必要性和安全性,使病人了解病情及创面治疗的过程,消除顾虑,积极合作;可利用社会支持系统,鼓励病人树立战胜疾病的信心,减轻压力,促进康复。

七、健康教育

(1) 宣传安全知识,教育病人及社区人群日常生活中加强安全意识,避免发生意外损伤。

(2) 宣教创伤的相关知识及急救知识,以及各项治疗护理的必要性,一旦受伤,无论是开放性还是闭合性损伤,都要及时到医院就诊;对于开放性损伤者,应根据受伤情况,尽早接受伤口处理并注射破伤风抗毒素。

(3) 减少患肢或受伤部位的活动,如受伤为四肢者,抬高患肢可促进肢体静脉回流、减轻局部水肿,可缓解疼痛。

(4) 指导病人加强营养,积极配合治疗,以促进组织和器官功能的恢复。

(5) 指导并督促病人坚持功能锻炼,防止因制动引起关节僵硬、肌肉萎缩等并发症,以促使身体各部位的功能得到最大程度的康复。

第三节　咬伤伤口

一、概述

咬伤伤口中,以人、兽咬伤和蛇咬伤最常见,蜂蜇伤、蝎蜇伤、蜈蚣咬伤少见。本节将重点阐述蛇咬伤、蜂蜇伤、蝎蜇伤的治疗和护理方法。

(一) 人、兽咬伤

日常生活中人咬伤少见,兽咬伤则是一种常见的外伤。在农村尤以犬、猫、马、猪等家畜咬伤多见,而城市中,随着人们饲养的宠物增多,主要以犬咬伤为主,下面详细介绍狂犬病。

1. 病因和发病机制　人、兽口腔中有大量细菌,撕咬时细菌直接进入伤口,兽咬伤者则更严重,常有衣服、泥土、碎片等异物被带入伤口中,且可将动物的传染病(如狂犬病等)直接传播至人。狂犬病（rabies）是由狂犬病病毒感染引起的一种动物源性传染病。狂犬病病毒主要通过破损的皮肤或黏膜侵入人体，临床大多表现为特异性恐风、恐水、咽肌痉挛、进行性瘫痪等。近年来，狂犬病报告死亡数一直居我国法定报告传染病的前列，给人民群众生命健康带来严重威胁。暴露后处置是暴露后预防狂犬病的唯一有效手段。世界卫生组织认为，及时、科学和彻底地暴露后预防处置能够避免狂犬病的发生。

多数人间狂犬病病例是由于被患狂犬病的动物咬伤所致，少数是由于被抓挠或伤口、黏膜被污染所致，因移植狂犬病病人捐赠的器官或组织发病也偶有报道，但病毒不能侵入没有损伤的皮肤。嗜神经性是狂犬病病毒自然感染的主要特征，病毒的复制几乎只限于神经元内。病毒最初进入伤口时不进入血液循环（通常在血液中检测不到狂犬病病毒），而是在被咬伤的肌肉组织中复制，然后通过运动神经元的终板和轴突侵入外周神经系统、脊髓和整个中枢神经系统。人间狂犬病潜伏期5天至数年（通常2~3个月，极少超过1年）。潜伏期长短与病毒的毒力、侵入部位的神经分布等因素相关。目前，对狂犬病导致死亡的病理生理学尚未阐明。尽管脑、脊髓、脊神经根的炎症广泛分布，但并没有破坏神经组织结构。死因可能是由于控制循环和呼吸系统的中枢神经系统受累或功能障碍。

2. **临床表现**　狂犬病在临床上可表现为狂躁型（大约2/3的病例）或麻痹型。由犬传播的狂犬病一般表现为狂躁型，而吸血蝙蝠传播的狂犬病一般表现为麻痹型。狂躁型病人以意识模糊、恐惧痉挛及自主神经功能障碍（如瞳孔散大和唾液分泌过多等）为主要特点。麻痹型病人意识清楚，表现为吉兰-巴雷综合征（Guillain-Barre syndrome，GBS）相似的神经病变症状。GBS是脊神经和周围神经的脱髓鞘疾病，又称急性特发性多神经根炎或对称性多神经根炎，临床主要表现为进行性、上升性、对称性麻痹，四肢软瘫，以及不同程度的感觉障碍。与GBS不同的是，狂犬病病人一般伴有高热、叩诊肌群水肿（通常在胸部、三角肌和大腿）和尿失禁，而不伴有感觉功能受损。根据病程，狂犬病的临床表现可分为潜伏期、前驱期、急性神经症状期（兴奋期）、麻痹期、昏迷和死亡几个阶段。但实际上发病是一个连续的临床过程，而不是简单的可以独立分割的表现。

（1）潜伏期：从暴露到发病前无任何症状的时期，一般为1~3个月，极少数短至2周以内或长至1年以上，此期无任何诊断方法。

（2）前驱期：病人出现临床症状的早期，通常以不适、厌食、疲劳、头痛和发热等非典型症状开始，50%~80%的病人会在原暴露部位出现特异性神经性疼痛或感觉异常（如痒、麻及蚁行感等），可能是由于病毒在背根神经节复制或神经节神经炎所致。此时期还可能出现无端的恐惧、焦虑、激动、易怒、神经过敏、失眠或抑郁等症状。前驱期一般为2~10天（通常2~4天）。

（3）急性神经症状期：病人出现典型的狂犬病临床症状，即狂躁型与麻痹型。狂躁型病人出现发热并伴随明显的神经系统体征，包括功机能亢进、定向力障碍、幻觉、痉挛发作、行为古怪、颈项强直等。其突出表现为极度恐惧、恐水、怕风、发作性咽肌痉挛、呼吸困难、排尿排便困难及多汗流涎等。恐水、怕风是本病的特殊症状，典型病人见水、闻流水声、饮水或仅提及饮水时均可引起严重的咽喉肌痉挛。病人虽渴极而不敢饮，即使饮后也无法下咽，常伴声嘶及脱水。亮光、噪声、触动或气流也可能引发痉挛，严重发作时尚可出现全身疼痛性抽搐。由于常有呼吸肌痉挛，故可导致呼吸困难及发绀。病人的神志大多清楚，亢进期之间病人一般合作，并可以进行交流。急性神经症状期的其他异常表现包括肌束震颤（尤其是暴露部位附近)、换气过度、唾液分泌过多、局部或全身痉挛,以及一些较罕见的症状,包括阴茎异常勃起或性欲增强,这些体征都与自主神经功能障碍有关。本期一般持续 1～3 天。麻痹型病人无典型的兴奋期及恐水现象,而以高热、头痛、呕吐、咬伤处疼痛开始,继而出现肢体软弱、腹胀、共济失调、肌肉瘫痪、大小便失禁等,呈现横断性脊髓炎或上升性脊髓麻痹等类似GBS 表现。其病变仅局限于脊髓和延髓,而不累及脑干或更高部位的中枢神经系统。

(4)麻痹期:指的是病人在急性神经症状期过后,逐渐进入安静状态。此时痉挛停止,病人渐趋安静,出现弛缓性瘫痪,尤以肢体软瘫为多见。麻痹可能是对称性或非对称性的,以被咬肢体侧更为严重;或者呈上升性,类似 GBS。眼肌、颜面部肌肉及咀嚼肌也可受累,表现为斜视、眼球运动失调、下颌下坠、口不能闭、面部缺少表情等。进而病人的呼吸渐趋微弱或不规则,并可出现潮式呼吸;脉搏细数、血压下降、反射消失、瞳孔散大。临终前病人多进入昏迷状态,呼吸骤停一般在昏迷后不久即发生。本期持续 6～8 小时。狂犬病的整个自然病程一般不超过 5 天。死因通常为咽肌痉挛而窒息或呼吸循环衰竭。

本病在临床上需与破伤风、病毒性脑膜脑炎、脊髓灰质炎、GBS 等相鉴别。

3. 伤口的处理

(1)免疫预防处置:判定暴露级别后,应根据需要尽早进行伤口处理;在告知暴露者狂犬病危害及应当采取的处置措施并获得知情同意后,采取相应免疫预防处置(见表12－1)。

表 12－1　狂犬病暴露后免疫预防处置

暴露类型	接触方式	暴露程度	暴露后免疫预防处置
Ⅰ	符合以下情况之一者:接触或喂养动物[a,b];完整皮肤被舔舐;完好的皮肤接触狂犬病动物或人狂犬病病例的分泌物或排泄物	无	确认接触方式可靠则不需处置
Ⅱ	符合以下情况之一者:裸露的皮肤被轻咬;无出血的轻微抓伤或擦伤	轻度	处理伤口;接种狂犬病疫苗
Ⅲ	符合以下情况之一者:单处或多处贯穿皮肤的咬伤或抓伤[c];破损的皮肤被舔舐;开放性伤口或黏膜被唾液污染(如被舔舐);暴露于蝙蝠[d]	严重	处理伤口;注射狂犬病被动免疫制剂(抗狂犬病血清/狂犬病人免疫球蛋白);注射狂犬病疫苗[e]

注:a:暴露于啮齿类动物、家兔或野兔时通常无需接受狂犬病暴露后免疫预防。

b:禽类、鱼类、昆虫、蜥蜴、龟和蛇不会感染和传播狂犬病(美国 CDC 明确指出:所有的哺乳动物都可患狂犬病。禽类、鱼类、昆虫、蜥蜴、龟和蛇不属于哺乳动物,不会感染和传播狂犬病)。

c:发生在头、面、颈部、手部和外生殖器的咬伤属于Ⅲ级暴露(WHO 推荐:由于头、面、颈、手和外生殖器部位神经丰富,建议这些部位的暴露属于Ⅲ级暴露)。

d:暴露于蝙蝠属于Ⅲ级暴露。

e:暴露后预防处置应立即开始。如果伤人动物在 10 天观察期内保持健康,或经可靠的实验室使用恰当诊断技术证明该动物未患狂犬病,则可以终止免疫接种。

(2)伤口的外科处置:暴露后处置有 2 个主要目标,一是预防狂犬病的发生,二是预防伤口发生继发细菌感染,促进伤口愈合和功能恢复。对于Ⅱ级和Ⅲ级暴露,彻底的伤口处理对于预防狂犬病发生、避免继发细菌感染具有重要意义。

1) 伤口冲洗:用肥皂水(或其他弱碱性清洗剂)和一定压力的流动清水交替清洗咬伤和抓伤的每处伤口至少15分钟。如条件允许,建议使用狂犬病专业清洗设备和专用清洗剂对伤口内部进行冲洗。最后用生理盐水冲洗伤口,避免肥皂液或其他清洗剂残留。

2) 消毒处理:彻底冲洗后用稀释碘附(0.025%～0.05%)、苯扎氯铵(0.005%～0.01%)或其他具有病毒灭活效力的皮肤黏膜消毒剂涂擦或消毒伤口内部。

3) 外科处置:在伤口清洗、消毒,使用狂犬病被动免疫制剂至少2小时后,根据情况进行后续外科处置。外科处置要考虑致伤动物种类、部位、伤口类型、伤者基础健康状况等诸多因素。与普通创伤伤口相比,动物致伤伤口具有病情复杂、软组织损伤严重、并发症多、细菌感染率高等特点,目前尚无统一的外科处置规范。而且动物咬伤涉及骨科、耳鼻咽喉科、眼科、整形外科、普通外科、泌尿外科等多个临床专业,各专业在开放伤口处置上均有各自的原则或规范。因此,严重复杂的动物咬伤伤口的后续外科处置,最好由专科医生或在专科医生协助下完成。

① 外科清创术:所有严重的咬伤伤口(如撕裂伤、贯通伤、穿刺伤等)均需进行彻底的外科清创术,术前要根据伤口部位、手术大小及方式等选择合适的麻醉方式(如局部麻醉、区域麻醉、复合麻醉或全身麻醉),手术按照标准的外伤清创术原则进行。

② 组织修复:咬伤所导致的重要器官、组织(如神经、肌腱、骨、关节、血管等)损伤,应根据受损器官组织的具体情况(如受损程度、感染可能性、修复难度等)、相应专科的处置原则,选择进行Ⅰ期修复、Ⅱ期修复或延期修复。

③ 关闭伤口及使用抗生素:伤口是否进行Ⅰ期闭合,以及是否预防性使用抗生素要考虑众多因素,如就诊时间、伤口严重程度、伤口部位、致伤动物、伤口类型、伤者基础健康状况(如年龄、基础疾病、免疫功能受损、长期使用免疫抑制剂、激素等)以及医生对动物咬伤伤口处置的经验等,这些因素均可影响伤口继发细菌感染的风险。暴露于犬、啮齿类动物,以及位于头面部、口腔黏膜的浅表、清洁、新鲜伤口属于继发感染的低危因素;而暴露于猫、灵长类、猪等动物;位于手、足、胫前、关节部位的穿刺伤、贯通伤、大面积撕裂伤、大面积皮肤软组织缺损伤口;老年病人或合并糖尿病、外周血管病、应用激素及免疫抑制剂、免疫性疾病、营养不良、放化疗等基础疾病等均属继发细菌感染的高危因素。存在感染高危因素者尽量避免Ⅰ期缝合,可用透气性敷料覆盖创面,3～5天后根据伤口情况决定是否进行延期缝合或Ⅱ期缝合,必要时可以预防性使用抗生素。早期许多文献建议对伤者常规预防性使用抗生素。近些年的文献报道显示,预防伤口感染的关键在于尽早进行彻底的伤口清洗、清创及伤口闭合或覆盖,可显著降低咬伤伤口的感染率。文献研究提示,对于细菌感染低危者,在对伤口进行彻底清洗、消毒和清创后,与Ⅱ期、延期闭合伤口或伤口保持开放相比,Ⅰ期闭合伤口并不会增加伤口的感染率,且可缩短伤口愈合时间,愈合后瘢痕更小。也有许多研究显示,常规预防性使用抗生素并未令咬伤病人受益,不推荐对所有的Ⅲ级咬伤病例预防性使用抗生素。对存在感染高危因素或已出现伤口感染的病例可预防性或治疗性使用抗生素。抗生素最好根据伤口分泌物的细菌培养及药物敏感试验结果选择。

④ 引流:存在感染高风险因素者,伤口内应放置引流条或引流管,以利于伤口污染物及分泌物的排出。伤口较大时,为避免继发感染,可用透气性敷料覆盖创面。如必须缝合,应采取松散稀疏的缝合方式,以便于继续引流。如果就诊时伤口已缝合,原则上不主张拆除。若缝合前未浸润注射被动免疫制剂,仍应在伤口周围浸润注射被动免疫制剂。存在感染高

风险因素者,应根据伤口状况、伤者基础免疫情况(破伤风类毒素)、距离最后接种时间等,酌情进行抗破伤风免疫预防处置。

(二) 蛇咬伤

蛇咬伤好发于夏秋两季,分为无毒蛇咬伤和毒蛇咬伤。毒蛇咬伤作为急诊科常见急症,其起病急、病因复杂、病情变化快,如果救治不及时,可引起肺出血、急性呼吸衰竭、急性肾功能衰竭、弥散性血管内凝血、多脏器功能衰竭、肢体截肢等并发症,严重者甚至心跳呼吸骤停、死亡。有调查显示毒蛇咬伤病人以野外工作和从事农业的人群为主,该人群医学知识相对缺乏。

1. 病因和发病机制　咬伤后,毒素经毒牙进入人体。蛇毒为多肽复杂混合物,其中一些多肽毒性很强,有特定化学和生理受体部位。蛇毒中有磷脂酶A、腺苷三磷酸酯酶、透明质酸酶、5-核苷酸酶、二磷酸吡啶核苷酸酶等,可以促进毒液的毒性作用。另外,人体中毒后会释放血清素、组胺等具有自体药理作用的物质,使毒性作用更加复杂。

2. 临床表现　无毒蛇咬伤,有1排或2排细牙痕,以局部损伤和感染为主,无全身中毒症状。毒蛇咬伤,可有1对或1~4个大而深的牙痕,局部与全身中毒症状严重,可致病人死亡。临床上常将毒蛇分为3类。

(1) 神经毒:主要作用于延髓和脊神经节细胞,引起呼吸肌麻痹和肌瘫痪。对局部组织损伤较轻,但全身症状较重,常在伤后0.5~2小时出现,表现为头晕、恶心、嗜睡、乏力、呕吐、步态不稳、视物模糊、呼吸困难、语音不清、发绀,以致全身瘫痪、昏迷、惊厥、血压下降、心力衰竭、呼吸麻痹,甚至死亡。金环蛇、银环蛇、海蛇等属于此类毒蛇。

(2) 血液毒:有强烈溶血、溶组织、抗凝作用,可致组织坏死、感染。局部症状出现早且重,表现为伤处流血不止、剧痛、肿胀、皮肤发绀,并有皮下血性水疱、瘀斑,以及明显淋巴管炎和淋巴结炎表现,甚至严重化脓感染、组织坏死等。同时,血液毒对心、肾等重要器官具有严重破坏作用,引起心肾功能不全。此类毒蛇有蝰蛇、竹叶青蛇、五步蛇等。

(3) 混合毒:具有上述两种毒性作用,局部和全身症状表现均严重。

3. 治疗

(1) 局部处理:立即于伤口近端5~10 cm处采用结扎阻断静脉血和淋巴回流,防止毒素扩散。可就地取材,如手帕、绳子、止血带等。急救处理结束或服蛇药半小时后可松绑。将伤肢浸于冷水中(4~7℃为宜)3~4小时,然后再改用冰袋。不可将冰袋直接接触皮肤,注意防止冻伤。冷敷和冰敷均能降低毒素中酶的活性,缓解毒素吸收,以减轻疼痛。用3%过氧化氢溶液、1∶5 000高锰酸钾液、生理盐水反复冲洗伤口。以牙痕为中心切开伤口,挤出或吸出毒液。由于蛇毒吸收速度较快,切开或吸吮应及早进行,否则效果不明显。如伤口流血不止,切忌切开。以胰蛋白酶2 000 U加0.5%普鲁卡因10 ml在伤口周围做肌内浸润注射,破坏残留的蛇毒。必要时,12~24小时后可重复注射。

(2) 全身治疗:根据蛇毒种类或临床表现选用蛇药,如南通蛇药片(季德胜蛇药片)、广州蛇药(何晓生蛇药);注射单价或多价抗蛇毒血清,注射前需做马血清过敏试验;常规注射破伤风抗毒素,根据感染严重程度选择敏感抗生素;维持水、电解质、酸碱平衡,给予支持治疗,必要时输注红细胞、血浆;出现呼吸困难者,给予吸氧,必要时行气管切开或呼吸机辅助呼吸,同时密切监测全身重要脏器的功能。

(三) 蜂蜇伤

蜂蜇伤是一种生物性损伤,是蜂类尾针刺伤皮肤将毒囊液注入皮内所致。蜂蜇伤后的临床表现及预后与蜂种类、毒液排入人体的量、作用的靶细胞及个体体质相关。如蜇伤局部发红、肿胀、瘙痒、疼痛、过敏症状,以及溶血、出血、多脏器功能衰竭等,严重者如不及时救治可危及生命。常见的有蜜蜂蜇伤和黄蜂蜇伤。按蜂的数量又可分为单蜂蜇伤与群蜂蜇伤,尤以黄蜂蜇伤和群蜂蜇伤最为严重。

1. 病因和发病机制　蜂蜇人时,其尾刺刺入人体皮肤内,排出蜂毒,从而损害组织。蜜蜂蜂毒含有组胺、磷脂酶 A、卵磷脂酶、透明质酸,黄蜂蜂毒含 5 - 羟色胺、组胺、缓激肽及胆碱酯酶等。蜂毒主要可引起变态反应,对组织造成损害。

2. 临床表现　蜂蜇伤后以局部剧痒、肿痛为主要症状。半小时内出现过敏症状,表现为头晕、发热、恶心、胸闷、呕吐、四肢麻木、谵语及抽搐等全身中毒症状等;严重者出现脉搏细弱、面色苍白、过敏性休克等。本病起病急,症状重,对病人身心均可造成重大伤害。

3. 治疗

(1) 局部处理:用针头挑拨或胶布粘贴的方法取出蜂刺;注意勿挤压,以免毒腺囊内毒液进入皮内引发严重反应。蜜蜂蜂毒为酸性,可用弱碱性溶液(如 5% 碳酸氢钠液、3% 氨水等)湿敷中和毒素。黄蜂蜂毒为碱性,可用 0.1% 稀盐酸、醋酸中和。局部红肿处可外用炉甘石洗剂、蛇药、皮质类固醇制剂等药物。

(2) 全身治疗:全身反应者予以补液,用肾上腺皮质激素和抗组胺药物,如葡萄糖酸钙等。有低血压者,皮下注射 1∶1 000 肾上腺素 0.5 ml。有血红蛋白尿者,应碱化尿液,并适当增大输液量增加尿量,同时可采用 20% 甘露醇利尿。

(四) 蜈蚣咬伤

蜈蚣咬伤多发生于草地、花园和山野。

1. 病因和发病机制　蜈蚣咬人时,毒液从一对中空的"爪"排出并注入皮下。其毒液成分和黄蜂等昆虫相似,可引起局部组织损害和变态反应。

2. 临床表现　局部痛、痒、红肿,有红线自伤口上延,可有淋巴结肿痛。重者可出现发热、头痛、眩晕、恶心、昏迷、抽搐、呕吐等症状。蜈蚣越大,注入的毒液越多,症状越重。一般经数日后,症状多可消失,但儿童反应剧烈,重则可以致死,需提高警惕。

3. 治疗　同蜂蜇伤。

(五) 蝎蜇伤

蝎尾针刺入人体皮下所致的损伤。蝎尾内有毒腺,当蝎尾针刺入皮肤后,毒液立即注入体内,产生毒性反应。

1. 病因和发病机制　蝎毒液为酸性,含神经毒素和溶血毒素,对人的损害与毒蛇咬伤相似。

2. 临床表现　伤处剧痛,经数日后逐渐消退;重者可出现寒战、高热、呕吐,以及舌和肌肉强直、流涎、头晕、头痛、昏睡等全身症状,进而出现肺出血、肺水肿、胰腺炎、抽搐、胃肠道症状,严重者可因呼吸中枢麻痹、循环衰竭而死亡。儿童反应剧烈,需提高警惕。

3. 治疗　局部冷敷降温(4～7℃为宜)，使血管收缩，减少毒素吸收扩散。用 1∶5 000 高锰酸钾稀释液冲洗，挑出毒钩，挤出或吸出毒液。若四肢被蜇伤，需立即于伤口近端结扎，可用手帕、绳子、止血带等，每 30 分钟放松 1 次，局部用氯乙烷喷雾及蛇药外敷。剧痛者于伤口周围行局部封闭。严重者需补液、抗过敏治疗，遵医嘱对症给予解毒药及抗生素治疗。

二、护理措施

(一) 咬伤伤口的评估

1. 局部评估

(1) 记录伤口部位、大小、深浅、颜色。

(2) 探查伤口：探查伤口周围有无窦道、潜行，人、兽咬伤病人尤其要仔细检查。

(3) 观察伤口周围皮肤：与正常皮肤对照，观察伤口周围皮肤颜色是否有改变，蛇咬伤病人引起机体凝血功能障碍，周围皮肤可能呈青紫色。

(4) 观察出血性质：人、兽咬伤伴机体组织的撕脱，有可能损伤到血管，观察出血量和性质，然后选择正确的止血方法。

2. 全身评估

(1) 监测生命体征：查看病人是否有过敏及全身中毒症状。

(2) 疼痛：大部分人、兽咬伤的病人都会有组织撕脱且伤口较深，蜇咬伤时动物将毒素注入皮下，引起局部反应严重，所以蜇咬伤的病人主观感受均以疼痛为主。

(3) 外观容貌的改变：人、兽咬伤中，咬伤的创缘不规则，易形成瘢痕，影响美观。特别是儿童损伤部位以头面部为主，留下的瘢痕和心理阴影会影响儿童健康成长。

(4) 感染：人、兽口腔中有大量细菌，被咬之后细菌直接进入伤口，常有衣服泥土、碎片等异物被带入伤口，导致伤口感染风险增高。

(5) 心理因素：多数人、兽咬伤病人是被体形较大的动物所伤，精神受到强烈刺激，某些病人可能出现精神抑郁且易激怒，对动物产生恐惧感。

(二) 咬伤伤口的护理

1. 清洗伤口

(1) 清洗液的选择：清洗液可以有效减少细菌污染和去除碎屑，而且不影响伤口愈合所需的正常细胞活性。在咬伤伤口中，清洗液的主要作用除了将伤口彻底清洗干净、减少细菌污染外，还能效减少伤口中毒素的残留。首次处理伤口时，用碘溶液清洗伤口及伤口周围皮肤，也可以用碘溶液湿敷伤口 5～10 分钟，减少伤口中的菌落数量，而后用生理盐水洗净伤口，再用 3%过氧化氢溶液反复冲洗伤口。过氧化氢溶液对厌氧菌有很强的清除能力，咬伤时，人、兽口腔中有大量的厌氧菌附着于伤口上，因此首次清洗伤口使用 3%过氧化氢溶液十分有必要，最后用生理盐水彻底清洗伤口，减少消毒液对伤口的刺激。

(2) 清洗方法：选择擦拭法和冲洗法清洗伤口。擦拭法清洗伤口周围皮肤，将周围皮肤上污秽物洗净，便于检查除伤口以外的周围皮肤是否有缺失，以及周围皮肤的颜色是否正常。用 20～50 ml 注射器连接去针头的头皮针或 10～14 号吸痰管冲洗伤口。清洗时，为病人选择合适的体位,让清洗液从伤口的上端向下引流或从净侧向污染侧流动。齿痕较深的窦道或潜行,戴无菌手套用手指探查(或用无菌止血钳)伤口的深度及周围组织受损情况,将冲洗管送入其中,一手将冲洗液注入伤口中,另一只手轻轻按摩周围皮肤,将间隙内液体挤出,直至伤口流出的液体清澈视为洗净。

2. 敷料的选择

(1)炎症期:以止血、控制感染、清除坏死组织为主。人、兽咬伤伤口大而深,伤口渗血须及时处理,可用藻酸盐填塞止血或碘仿纱条填塞出血;如果效果不佳,可对伤口行加压包扎;如为喷射性出血则需手术结扎止血。咬伤伤口常伴有组织的撕裂或撕脱,可选用锐器清创、自溶性清创、手术清创等方法去除坏死组织。兽类牙齿锋利,咬伤后伤口会有窦道、潜行或开口小内腔大等情况,用磺胺嘧啶银脂质水胶体泡沫敷料、高渗盐敷料剪成条状放入伤口引流。有感染或感染倾向的伤口,可选择藻酸盐银、亲水纤维银、纳米晶体银填入伤口。此期伤口不应密闭,更换敷料频率为1~2d更换1次。

(2)增生期:此期以促进伤口肉芽生长为主要目的。选择藻酸盐、亲水纤维敷料管理伤口渗液,保持伤口湿度平衡;感染控制后可用泡沫敷料密封伤口,让伤口在恒温、低氧状态下快速生长。增生期偶尔可见肉芽水肿或过长情况,可用高渗盐敷料覆盖伤口,也可以用泡沫敷料直接覆盖伤口加压包扎;如效果不佳,可选择95%硝酸银烧灼或直接锐器清除。此期更换敷料频率为3~5d更换1次。

(3)成熟期:促进上皮生长,加快上皮移行缩小伤口。选择促进上皮新生的敷料,如脂质水胶体泡沫敷料,也可在伤口表面喷洒表皮生长因子,促进上皮爬行,外层用泡沫敷料或片状水胶体密封伤口。此期更换敷料频率为5~7d更换1次。

(三)健康宣教

(1)加强营养,食物尽量做到多样化,及时补充机体所需的各类蛋白质、脂肪、维生素等。

(2)做好心理疏导,一般咬伤病人会受到惊吓,情绪不稳定。特别是儿童被咬伤口,都会有心理阴影,颜面部受伤儿童更应尽早干预,消除自卑情绪。

(3)避免患肢或伤口部位的活动,以减轻疼痛。如伤口在四肢者,应抬高患肢促进肢体血液回流,减轻局部水肿,缓解疼痛。

(4)加强自我保护意识,日常生活远离大型宠物,避免咬伤,野外工作或劳作者做好自身防护,防止蜇伤、咬伤。

第十三章 慢性伤口的护理

第一节 慢性伤口概述

一、慢性伤口定义

皮肤和皮下组织的正常结构和功能受到破坏,即产生伤口。组织损伤后,机体的正常反应是恢复组织解剖与功能完整性,这是一个及时、有序的修复过程。

伤口愈合,是一个动态、有序而且复杂的过程。Mulholland 等研究发现伤口愈合大致可分为 4 个渐次发生而又相互重叠的过程,即止血期、炎症期、增殖期和重塑期。在各种系统或局部因素作用下,这种有序的过程受到干扰,愈合过程延长,最终导致解剖和功能上的缺陷,从而产生慢性伤口。

临床上根据愈合时间,将伤口分为急性伤口与慢性伤口,但确切的时间分界尚无定论。根据伤口部位、病因以及病人年龄和生理条件的不同,伤口愈合的时间也随之变化。

经典的急性伤口——外科术后伤口,通常在 2～4 周内完全愈合。根据这一规律,不同的学者和专业学会给予慢性伤口不同的时间定义。杨宗城将这个时间定义为 1 个月,即临床上由于各种原因形成的伤口,接受超过 1 个月的治疗未能愈合,也无愈合倾向者,为慢性伤口。欧洲标准中,慢性伤口是指经过正确诊断和规范治疗 8 周后,伤口面积缩小不足 50% 的创面疾病。另外,还有学者将超过 2 周,或者超过 3 个月未愈合的伤口定义为慢性伤口。因此慢性伤口的定义目前尚未达成共识。

目前临床上对慢性伤口最广泛的定义是:由于伤口感染、异物残留等因素导致伤口愈合过程受阻,愈合时间超过 2 周的伤口称为慢性伤口,主要是指无法通过正常有序而及时修复过程达到解剖和功能上完整状态的创面。

二、常见的慢性伤口

常见的慢性伤口有压力性损伤、糖尿病性溃疡、静脉性溃疡、外伤所形成的肉芽创面损伤、Ⅲ度烧伤或烫伤创面等。此类创面损伤程度重、范围大、坏死组织多且常伴感染,此类伤口愈合多以纤维组织修复为主,结构和功能恢复受到影响。

三、慢性伤口相关检测

1. **慢性伤口常规的检测项目** 包括细菌量、细菌种类、细菌包膜,伤口释放的细胞因子、DNA(如比较容易引起伤口感染或者不容易愈合的某些基因)、生长因子和激素(血小板衍生生长因子、甲状腺激素等)、酶(如基质金属蛋白酶)、炎症介质(白细胞介素)、免疫组化因子(整联蛋白、趋化因子)、一氧化氮、营养性因素(维生素、锌、谷氨酸盐)、渗出液 pH 值、伤口床活性氧浓度、伤口周围皮肤温度、伤口周围皮肤失水程度等指标的检测。近几年,也开始了特定感染指标的研究,如绿脓素、尿酸、磷脂酶 A2 和 α-溶血素、中性粒细胞蛋白酶、大肠杆菌、铜绿假单胞菌和金黄色葡萄球菌,压力性损伤的皮肤温度、愈合指标(pH 值和氧分压、基质金属蛋白酶和锌、湿度、血红蛋白氧含量以及伤口面积)等。

2. **慢性伤口感染检测方法** 慢性伤口感染难以愈合的主要原因,第一个是伤口感染,第二个就是伤口缺血。确定伤口是否感染最常用的是细菌培养,根据细菌种类及量确定感染程度。但是,这种方法培养时间长、假阳性率高。有学者研究计算铜绿假单胞菌在伤口中的浓度,能够早期发现伤口是否感染此种细菌,并有很高的准确度。尿酸或者尿酸盐水平,是另一个是否感染金黄色葡萄球菌和铜绿假单胞菌的指标,因为尿酸或者尿酸盐是细菌合成自身增殖需要的物质。

3. **慢性伤口缺血检测方法** 利用不同的分光度,检测伤口的血供情况。正常的伤口愈合后,会经历小血管的降解和再吸收,局部血流量在经历增加后会逐渐降为正常。但是慢性伤口不同,会显示较高的血流量,因为慢性伤口表面愈合的内部仍然有大量的血管内生,已经临床愈合的慢性伤口,在近红外线光谱仪显示下仍然有很高的氧浓度。

四、慢性伤口延迟愈合的原因

(一) 局部因素

1. **坏死组织** 伤口渗液和坏死组织不仅充当细菌良好的培养基,构成细菌逃避宿主免疫反应的屏障,增加感染机会,同时释放蛋白酶类和毒素降解生长因子,侵害相邻正常组织,形成阻止参与创面修复细胞移行和再上皮化的物理屏障。伤口内遗留的坏死物质(主要包括纤维蛋白、变性的胶原和弹性蛋白),也可以通过形成纤维蛋白网对生长因子产生滞留作用,使伤口愈合延缓。细菌定植和感染延长炎症反应,增加坏死组织。

2. **异物** 木屑、玻璃、金属等异物残留在体内,造成组织的炎症排异反应。通过 X 线检查明确部位和深度,清除异物及周围坏死组织,伤口才能愈合。

3. **感染** 感染是影响慢性伤口愈合最常见的原因,由于多种细菌混合感染、耐药性产生、生物膜的形成使其成为治疗难题。有研究认为,能够引起感染的细菌量是 10^5 CFU/mm^3,如大于该值,伤口的闭合率很低约 19%,小于此值闭合率则为 94%。有研究证明,仅仅出现大量的多种细菌未必能影响创伤愈合,这是因为细菌的浓度、毒力、生长特性固然重要,但宿主的抵抗力也不可忽视。Cooper 等提出慢性伤口定植的细菌在 4 种及以上时更难治愈。

对于长期慢性不愈合的伤口,应考虑特殊细菌的感染,如快速生长的分枝杆菌、结核菌、放线菌等。这些细菌的检出对于培养技术有较高的要求。但简单的分泌物或组织涂片、抗酸染色能够早期对致病菌进行分类,指导进一步治疗。深部组织的感染,应警惕厌氧菌感染。

慢性伤口内如能探及骨质,应考虑骨髓炎的诊断。骨外露和溃疡面积超过 $2~cm^2$,骨髓炎的可能性增高。平片诊断骨髓炎敏感性的主要限制是皮层外观变化延迟,影像学异常落后于临床疾病高达 1 个月。MRI 和核素显像的敏感度和特异性更高。骨髓炎诊断的标准是获取可靠的骨样本(采用尽量避免污染的措施),培养发现菌株,同时病理检查发现炎症细胞和坏死。

4. 局部组织缺氧 氧在创伤修复中起着重要的作用。生理范围内的氧张力有利于组织的成纤维细胞增殖,组织缺氧严重影响愈合。下肢经皮氧分压<30 mmHg,伤口将无法愈合。动物实验中,兔耳组织局部氧分压从 $40\sim45~mmHg$ 降到 $28\sim30~mmHg$,做成缺氧模型,导致伤口愈合率下降,7 天愈合率只有 80%。但缺血和组织缺氧并不一定完全同步。很多慢性伤口并未出现可测量的缺血,但组织内已出现缺氧情况,如贫血、水肿等。

5. 组织灌注不良 组织灌注不良在慢性伤口形成中的作用已得到广泛认同,包括其引发的缺血缺氧、代谢产物堆积以及缺氧诱发的中性粒细胞功能低下,这些都能造成伤口愈合延迟。

(1)外周动脉疾病(PAD):严重的 PAD,导致动脉多节段阻塞,动脉血流减少,组织氧气和营养供给减少,代谢产物无法移除,肢体严重缺血,最终发展为无法满足静息状态下的代谢需要,伴有极度疼痛,伤口无法愈合。

(2)镰状细胞疾病:红细胞镰状变形,不易通过毛细血管而使毛细血管内血流减慢,引起组织缺氧。血流缓慢又引起微血栓,导致不同部位的剧烈疼痛。镰状细胞疾病者的伤口类似缺血性静脉性溃疡,外周血涂片有助于诊断。镰状细胞疾病者的伤口愈合缓慢,且极易复发。

(3)其他引起血管炎、微血管血栓或栓塞的疾病:包括胆固醇栓塞、血管炎、坏疽性脓皮病、结节性多动脉炎、硬皮病、冷球蛋白血症、韦格纳肉芽肿、血管闭塞性脉管炎、华法林相关坏死、肝素诱导性血小板减少症、蛋白 C 缺乏、蛋白 S 缺乏、抗磷脂抗体综合征等。

6. 缺血-再灌注损伤及氧化应激反应 缺血-再灌注损伤是一系列复杂的分子、细胞学事件,在慢性伤口中有独特的作用。在组织缺血基础上反复发生的缺血-再灌注损伤也是影响慢性伤口形成的重要因素之一。缺血-再灌注损伤的生物化学和细胞学特性是:激活白细胞和补体、氧化应激和微血管功能异常引起广泛的细胞损伤。

例如下肢静脉性溃疡病人,小腿下垂时局部组织缺血,抬高时再灌注,造成局部组织反复损伤,最终造成组织不可逆性坏死。压力性损伤病人也存在类似的缺血-再灌注损伤,由于重病或偏瘫病人定期翻身,皮肤组织受压时缺血,变换体位后血供恢复,反复的缺血-再灌注损伤比单独长时间缺血的损伤可能更大,这一假说已在动物实验中获得证实。

氧化应激是机体氧化与抗氧化的稳态失衡,自由基增多,造成机体或组织抗氧化能力下降的一种状态。过度的氧化应激可导致组织损害。慢性伤口有过多或持续的活性氧产生,受活性氧毒性作用时间过长,对于伤口的愈合是不利的,这可能是慢性伤口难愈的原因之一。

7. pH 值 大多数与人体相关的致病菌在 pH>6 时生长良好,而低 pH 值时生长受到抑制。保持皮肤正常的酸性环境,可以有效地减少身体表面的生物负荷。在慢性伤口中,伤口床 pH 值持续呈弱碱性,而弹性蛋白酶、纤溶酶和 MMP-2 最佳 pH 是 8.0,导致分解代谢占主导地位,不利于伤口愈合。当伤口的 pH 值降至 6.0,这些酶的活性下降 40%~90%。如何打破慢性伤口的这种相对"稳定"状态,对于促进伤口愈合非常重要。

8. 压力 由于长时间无法移动,特别是脊髓疾病、重症病人,慢性伤口的风险增加。压迫性溃疡常发生于骨突部位,如骶尾部、膝部、踝部和足跟。在无压力存在的情况下,可能促进这类伤口愈合,如采用全接触石膏治疗糖尿病足溃疡。

9. 瘘管 感染、自身免疫性疾病、创伤、医源性损伤等原因导致的空腔脏器与皮肤之间形成的瘘管,包括肠瘘、肛瘘、尿瘘、胆瘘、胰瘘等。由于空腔脏器内液体持续分泌,造成瘘管周围组织及瘘口周围正常皮肤损伤,甚至坏死,形成慢性伤口。

(二) 全身因素

1. 高龄 老龄病人的皮肤神经及血管的养分供应减少,皮肤变薄,胶原分泌减少,降解增加。这些生理改变必然导致老龄病人容易出现皮肤破损,溃疡愈合缓慢。细胞衰老不仅包括机体正常老化的细胞,还包括持续暴露于慢性伤口渗液中的衰老细胞。衰老细胞不但对正常的愈合刺激反应低下,并且占据了有限的创面空间,影响伤口正常愈合过程。

2. 营养不良 创伤后机体对于营养和能量的需求增加,若同时伴有血管疾病、低血容量或组织水肿引起的组织灌注不良,则出现蛋白质、能量和各种微量营养元素的绝对和(或)相对缺乏,导致伤口延迟愈合或经久不愈。营养不良及蛋白缺乏等导致免疫功能低下,感染机会增加,而且可能导致急性伤口变为慢性。没有充足的证据表明单纯补充营养补充剂能促进伤口愈合,但充足的营养对于预防感染、伤口愈合十分必要。

3. 糖尿病 神经病变、血管病变和免疫功能低下导致糖尿病病人的伤口难以愈合。糖尿病病人的神经病变造成皮肤干裂、感觉异常,易产生伤口;动脉粥样硬化引起下肢血管狭窄、闭塞,导致下肢缺血性病变;糖基化对于血细胞的影响十分显著,血红蛋白的变形能力下降,造成毛细血管阻塞,同时降低了白细胞的趋化性和吞噬功能,免疫反应能力下降,容易发生感染。糖尿病病人晚期糖基化终末产物使炎症反应持续、成纤维细胞胶原沉积减少、生长因子活性降低等,导致伤口经久不愈。

4. 慢性静脉功能不全 静脉性溃疡的发病机制与静脉瓣膜功能不全、静脉淤滞导致缺血有关。反复的缺血-再灌注循环,炎症反应中白细胞激活、活性氧造成组织损伤,造成伤口不愈合。

5. 免疫功能低下 可能由于原发疾病或药物治疗所致,在长期免疫抑制的过程中,伤口愈合的炎症反应同样被抑制,例如移植病人、艾滋病病人和服用糖皮质激素的病人(如风湿性关节炎、系统性红斑狼疮和克罗恩病等),造成伤口愈合停滞于炎症期,形成慢性伤口。系统性使用免疫抑制剂,抑制外周伤口愈合。但局部应用糖皮质激素,可以在一定程度上抑制炎症反应,促进伤口愈合。

6. 肿瘤治疗

(1) 化疗:化疗药物对伤口愈合有明显的影响,尤其影响血管内皮生长因子(VEGF)发挥正常作用。愈合早期 VEGF 促使新生血管生成,但恶性肿瘤治疗过程中,新型靶向药物将 VEGF 作为靶点，予以抑制，造成伤口无法愈合。常规化疗药物的作用，与免疫抑制剂对病人的作用类似，增加形成慢性伤口和伤口感染的风险。在伤口治疗过程中一定要把握主次关系，伤口治疗作为肿瘤治疗的一部分，应服从肿瘤的整体治疗。除了新型靶向治疗药物外，应根据化疗方案制定相应的伤口治疗方案，不能因为伤口治疗影响病人的肿瘤治疗。

（2）放疗：虽然放疗技术不断进步，但放疗相关损伤依然会影响伤口愈合。对于正常组织，电离辐射的直接后果包括低剂量所致的细胞凋亡，高剂量所致的组织完全坏死。慢性期，照射区皮肤表现为菲薄、缺乏血管、剧烈疼痛、极易损伤或感染，放射性皮肤溃疡通常愈合缓慢，可能持续数年。

7. 吸烟　烟草的主要成分包括尼古丁、一氧化碳、焦油、氰化氢、氮氧化物、亚硝胺、甲醛、苯等。过去一直认为尼古丁是"罪魁祸首"，但其他成分的危害可能更大。吸烟对伤口愈合的影响是多方面的，包括血管收缩引起手术区组织相对缺血、炎症反应、损害杀菌能力、胶原代谢改变等，这些被认为可能影响伤口愈合，引起伤口裂开和切口疝。

8. 疼痛　慢性伤口疼痛可能触发下丘脑-垂体-肾上腺素轴，提高加压素和氢化可的松的浓度，可能抑制内皮细胞再生，延缓胶原蛋白合成。

9. 自身免疫性疾病　自身免疫性疾病是指机体免疫系统对自身抗原发生免疫应答，产生自身抗体和（或）自身致敏淋巴细胞，造成组织器官病理损伤和功能障碍的一组疾病。当机体免疫系统对自身组织细胞发生应答产生细胞破坏或组织损伤时，可能形成伤口。在这种免疫应答无法抑制的情况下，必然造成伤口无法愈合，转变为慢性伤口。

第二节　压力性损伤的护理

一、压力性损伤的概况

（一）压力性损伤定义的演变

近 20 年来，有关压力性损伤的研究较多，新观念及新理论不断涌现，尤其是随着循证护理的开展，压力性损伤相关指南也在不断更新，其名称也经历了从最初的"褥疮"（bedsore）演变为后来的"压疮"（pressure sore）和"压力性溃疡"（pressure ulcer），再到现在的"压力性损伤"（pressure injury）的过程。

1. **褥疮定义**　由于局部皮肤长期受压，血液循环发生障碍，皮肤及皮下组织持续缺血、缺氧、营养不良，以致局部组织失去正常功能而发生的组织溃烂和坏死。多发生在骨隆突处。

2. **压疮定义**　1989 年，美国国家压力性损伤咨询专家组（NPUAP）定义压疮是：由于身体局部组织长期受压，血液循环障碍，组织营养缺乏，致使皮肤失去正常功能而引起的组织破坏和坏死。

3. **压力性溃疡定义**　2007 年 2 月，美国 NPUAP 更新了压力性损伤定义，改称为压力性溃疡，认为压力性损伤是指身体局部，尤其是骨隆突部位，由于压力，或者由于压力、剪切力和（或）摩擦力的结合而导致骨隆突处皮肤和（或）皮下组织的局限性损伤。

2009 年,NPUAP 再次作了更新,压疮是一种皮肤和(或)皮下组织的局部损伤,通常出现在骨隆突部位,常因压力或压力与剪切力或摩擦力联合所致。

4. **压力性损伤定义** 2016 年 4 月,美国国家压力性损伤咨询委员会公布了一项术语更改声明,将压力性溃疡更名为压力性损伤,这一更改准确地描述了完整或溃疡皮肤处的压力性损伤。美国 NPUAP 对压力性损伤进行了最新的定义:压力性损伤是发生皮肤和(或)潜在皮下软组织的局限性损伤,通常发生在骨隆突处,或与医疗和其他医疗设备有关的损伤。该压力性损伤可表现为局部组织受损,但表皮完整或开放性溃疡,可能伴有疼痛。剧烈和(或)长期的压力或压力联合剪切力可导致压力性损伤;皮下软组织对压力和剪切力的耐受性受环境、营养、灌注、并发症和软组织的条件的影响。

(二) 压力性损伤的分期

除了术语的更改外,NPUAP 指南同时还更新了压力性损伤的分期系统。新的分期系统中,阿拉伯数字替代了罗马数字,即书写为 1 期、2 期、3 期、4 期压力性损伤;"可疑深部组织损伤"名称中去除了"可疑"二字。增加了"医疗器械相关性压力性损伤"以及"黏膜压力性损伤"两个定义。

1. **1 期压力性损伤** 局部皮肤完好,出现压之不变白的红斑;指压变白红斑,或者皮肤感觉、皮温、皮肤硬度的改变。此期皮肤颜色的改变不包括紫色或栗色变化,因为这些颜色变化提示可能存在深部组织损伤。

2. **2 期压力性损伤** 部分皮层缺失伴真皮层暴露。伤口床有活性组织,呈粉色或红色、湿润,也可表现为完整的或破损的浆液性水疱。脂肪及深部组织未暴露。无肉芽组织、腐肉、焦痂。该期损伤往往是由于骨盆皮肤微环境破坏和受到剪切力,以及足跟受到的剪切力导致。该分期不能用于描述潮湿相关性皮肤损伤,如失禁性皮炎、皱褶处皮炎,以及医疗黏胶相关性皮肤损伤或者创伤伤口(皮肤撕脱伤、烧伤、擦伤)。

3. **3 期压力性损伤** 全层皮肤缺失,常常可见脂肪、肉芽组织和边缘内卷,可见腐肉和(或)焦痂。不同解剖位置的组织损伤的深度存在差异。脂肪丰富的区域会发展为深部伤口,可能会出现潜行或窦道。但无筋膜、肌肉、肌腱、韧带、软骨和(或)骨暴露。如果腐肉或焦痂掩盖组织缺损的深度,则为不可分期压力性损伤。

4. **4 期压力性损伤** 全层皮肤和组织缺失,可见或可直接触及筋膜、肌肉、肌腱、韧带、软骨或骨,可见腐肉和(或)焦痂。常常会出现边缘内卷、窦道和(或)潜行。不同解剖位置的组织损伤的深度存在差异。如果腐肉或焦痂掩盖组织缺损的深度,则为不可分期压力性损伤。

5. **不可分期** 全层皮肤和组织缺失,损伤程度腐肉和(或)焦痂掩盖,不能确认组织缺失的程度。只有腐肉和(或)焦痂,才能判断损伤是 3 期或是 4 期。缺血肢端或足跟的稳定型焦痂(表现为干燥、紧密黏附、无红斑和波动感)不应去除。

6. **深部组织损伤** 完整或破损的局部皮肤出现持续的指压不变白,深红色、栗色或紫色,或表皮分离呈现黑色的伤口床或血性水疱。疼痛和温度变化通常先于颜色改变,深色皮肤的颜色表现可能不同。这种损伤是由于强烈和(或)长期的压力和剪切力作用于骨骼和肌肉交界面所致。该期伤口可迅速发展暴露组织缺失的实际程度,也可能溶解而不出现组织缺失。如果可见坏死组织、皮下组织、肉芽组织、筋膜、肌肉或其他深层结构,说明这是全皮层的压力性损伤(不可分期、3 期或 4 期)。该分期不可用于描述血管、创伤、神经性伤口或皮肤病。

7. 附加的压力性损伤

（1）医疗器械相关性压力性损伤：是指由于使用用于诊断或治疗的医疗器械而导致的压力性损伤，损伤部位性状通常与医疗器械性状一致。这类损伤可以根据上述分期系统进行分期。

（2）黏膜压力性损伤：由于使用医疗器械导致相应部位黏膜出现的压力性损伤。由于这些损伤组织的解剖特点，这类损伤无法进行分期。

（三）压力性损伤的好发部位

压力性损伤多发生于身体长期卧床部位，尤其是缺乏脂肪组织保护、无肌肉包裹或肌层较薄的骨隆突处，并与卧位有密切的关系。

（1）仰卧位时：枕骨粗隆、肩胛部、肘部、脊椎体隆突处、骶尾部及足跟处，尤其好发骶尾部。

（2）侧卧位时：耳廓、肩峰、肘部、髋部、膝关节的内外侧及内外踝处。

（3）俯卧位时：颊部、耳廓、肩峰、女性乳房、男性生殖器、髂嵴、膝部和足趾等处。

（4）坐位时：好发于坐骨结节。

（四）压力性损伤的危险因素

压力性损伤是多种因素作用的复杂病理过程，主要包括内在因素、外在因素和诱导因素。1987 年，Braden 和 Bergstrom 将"组织耐受性"引入新理论模式框架，提出压力作用与组织耐受性改变是压力性损伤发生的重要因素。压力是影响压力性损伤重要的外部因素，运动能力、活动能力及感知觉影响着压力作用；机体内部因素（如营养、年龄等）、诱导因素（如吸烟、大小便失禁、合并其他疾病等），以及摩擦力、剪切力、温度和潮湿等则影响局部组织耐受性。

1. 压力

（1）压力及作用特点：压力即物体垂直作用在单位面积上的力，是引起压力性损伤最重要的原因。当局部组织持续受压，如长期卧床或长期坐轮椅等，由于肢体移动受限、身体活动受限及感知觉障碍等原因，局部组织会因长时间承受高压力而导致微循环障碍，影响血液流动，引起软组织局部缺血、缺氧、代谢障碍；若进一步受压，可导致组织细胞变性、坏死而发生压力性损伤。有研究认为，这种压力作用是经皮肤由浅入深扩散，呈圆锥形分布，通过皮肤累及所有间质，传向内部骨骼，并指出最大压力可能出现在骨突处的周围，随着力的传导，周围组织受损情况将逐渐发展。因此，提出了压力性损伤深部组织损伤的概念。

（2）局部压力在压力性损伤发生中的作用：持续压力作用是压力性损伤发生的首要因素，且发生部位以骨隆突处最为常见。压力性损伤发生与压力作用的持续时间长短有关，皮肤毛细血管最大承受压力为 16～32mmHg，又称毛细血管关闭压。最长承受时间为 2～4 小时，超过毛细血管关闭压持续 2～4 小时以上会造成皮肤缺血性损害。

1）压力和受压时间与皮肤损害的对应关系：压力作用与持续时间的关系在压力性损伤形成机制中有重要意义。研究发现，压力性损伤早期损害发生在附着于骨隆突部位的肌肉组织，随着压力增加和时间延长，由深部向浅层组织发展。根据压力与受压时间对皮肤、软组织的损害显示,低压长时间的压迫与高压短时间的压迫对组织所造成的危害同样严重,即在压力性损伤形成过程中可承受的压力与压力持续时间成反比,压力越大,软组织能耐受压力的时间越短。由此可见,压力性损伤的防治中压力和受压时间决定着损伤的程度,是重要的影响因素。护理过程中,我们应尽可能通过扩大受压面积和减少受压时间来达到预防压力性损伤的目的。

2) 组织细胞对压力的耐受性:相较于皮肤组织,肌肉及脂肪对缺血、缺氧更为敏感,也最易出现变性、坏死。同时,萎缩的组织(如瘫痪、长期卧床所致的失用性萎缩)、瘢痕化组织及感染组织对压力的敏感性会增加,更容易发生压力性损伤,这或许是脊髓损伤截瘫病人压力性损伤发生率高于非脊髓损伤截瘫病人的一个重要原因。

3) 老年人受压特点:老年人由于皮肤感觉反应迟钝、皮肤弹性下降和皮下脂肪萎缩变薄等因素,皮肤会更易受损。因此,老年人在同等压力及受压时间作用下,比年轻人更易发生压力性损伤。

(3) 压力评估要点:持续压力作用为压力性损伤发生最主要特点,因此护士在估计局部受压情况时需询问病人的卧位方式及持续时间、翻身间隔时间及翻身所使用的工具和手法,并查看翻身记录、病人的活动能力,检查肢体活动度、皮肤痛温觉,以及骨隆突部位皮肤的颜色、温度、弹性、完整性,再结合病人的意识状态(清醒/嗜睡/昏睡/浅昏迷/深昏迷)、年龄、体型(肥胖/消瘦/正常)、卧床时间(以天为计算单位)、原发病、瘫痪类型(偏瘫/截瘫/全身瘫),做出综合性评估分析。

2. 组织耐受性改变

(1) 外部因素。

1) 剪切力:剪切力是指作用于皮肤深层组织,施加于相邻物体的表面,引起相反方向的进行性平行滑动的力量。剪切力是横切方向上的机械力,是摩擦力的反作用力,可引起组织相对移位,能阻断局部的血流。剪切力因两层组织相邻表面间的滑行而形成,与体位有密切关系,常发生在病人取半坐卧位或坐轮椅时。病人因体力虚弱或病情严重导致体力不支,身体受重力作用下滑,而摩擦力会使皮肤表面仍保持原位,从而导致皮肤与深部组织错位,如此便产生了剪切力。这种剪切力发生在深部组织中,可引起组织间相对移动,引起软组织在横切方向上的变形,血管被拉伸、扭曲和撕拉,导致局部血液循环障碍,造成皮肤组织严重损伤。相关报道显示,剪切力可显著增加垂直压力的危害,扭曲的血管在较小压力下即可发生血流阻断。

剪切力产生的条件及部位:当病人仰卧位抬高床头>30°或采取半坐卧位时间>30分钟时容易导致身体下滑,与髋骨紧邻的组织将跟着骨骼移动。由于皮肤和床单间的摩擦力作用,使皮肤和皮下组织无法移动,而产生剪切力,使组织拉开、扭曲,造成皮肤组织损伤。坐轮椅病人如身体有前移和下滑倾向时,在骶尾及坐骨结节部会产生较大的剪切力。有研究表明,剪切力与深部组织的损伤有关,临床特点是:压力性损伤好发生于尾骶部、坐骨结节处、口小底大、深部组织有广泛损伤,损伤组织参差不齐,可暴露肌腱或骨骼伴有潜行或窦道,因而剪切力的出现会加速组织局部缺血或坏死。在正常条件下,压力并不足以使血管严重堵塞而造成组织局部严重缺血,只有当压力与剪切力、摩擦力等协同作用于组织时才会导致血管闭塞,严重影响血液循环与灌注。

剪切力的危害:剪切力是引起严重压力性损伤的重要原因,主要作用于深层组织。由于剪切力能引起组织间的相对移位、切断较大区域的血液供应,导致组织氧张力下降,因此,它比垂直方向的压力更具危害性。当有剪切力存在时,即使压力很小,压迫时间较短,亦会造成皮肤、软组织的缺血性损害。

剪切力评估要点:对于高危人群如老年人、体质虚弱者、瘫痪者等,需详细询问其半卧位或坐位的时间及频度(次/天),并检查其身体下滑或前移的程度,以及尾骶部及坐骨结节部位皮肤的颜色,有无压力性损伤,压力性损伤分期、组织类型、累及组织范围、潜行或窦道的深度等,以估计剪切力对组织的损害。同时指导病人或家属如何预防剪切力,指导正确的卧位和坐位及时间和频度。

剪切力危害预防:根据指南推荐,指导半卧位或坐位时间每次不超过 30 分钟,床头抬高不宜超过 30°。

2) 摩擦力:摩擦力指皮肤与衣服、被褥、坐垫等之间因相互移动而产生的力,是由两层相互接触的表面发生相对移动而产生的力,其方向与剪切力相反。

摩擦力产生条件:摩擦力产生于搬动病人时的拖、拉动作或床铺不平整、有皱褶或床面有渣屑等状态。摩擦力产生常见于:搬动病人时的不正确动作,如拖、拉、拽、推动作;床单位不平整,床单皱褶或有皮肤代谢物或碎屑物;坐轮椅时,皮肤受到床单和轮椅表面的逆行阻力而产生较大的摩擦力。摩擦力的大小随皮肤的潮湿程度而改变,少量出汗的皮肤摩擦力大于干燥皮肤,而大量出汗则可降低摩擦力。当发生皮肤组织浸润时,组织耐受性和抵抗力下降。

摩擦力危害作用:摩擦力主要作用于皮肤表面,易损害皮肤的角质层,也会增加压力性损伤的发生。

摩擦力评估要点:主要询问翻身次数、动作和有无滑行或拖拉的因素和潜在因素,检查病人瘫痪类型和瘫痪程度(肌力分级),床铺是否平整、清洁,病人皮肤的清洁度及表面的潮湿程度等。

摩擦力危害预防:在护理多汗的卧床病人时如果使用爽身粉,其结果是粉剂吸收汗液后,细微的粉末变成粗大的颗粒,增加了皮肤表面的摩擦力,同时还堵塞毛孔,影响皮肤呼吸,使皮肤更易受到压力及摩擦力所伤,因此不主张使用爽身粉。

3) 皮肤潮湿:潮湿是引起压力性损伤的另一重要因素。过度潮湿可造成皮肤破溃,诱发压力性损伤发生和增加感染的机会。皮肤持续暴露在过度潮湿的环境下,会引起皮肤和结缔组织浸润,皮肤的拉伸强度下降,造成皮肤松软,弹性和光泽度下降,削弱皮肤角质层的屏障功能,皮肤易受摩擦力等外力所伤。尿液等的刺激是导致皮肤保护层破坏的主要因素。正常情况下,人体皮肤呈偏酸性,尿和粪便中的酶类分解其蛋白质产生氨,氨为碱性物质,可提升皮肤的 pH 值,使皮肤更易受到外因的伤害,导致皮肤角质层的保护能力下降,使皮肤表面容易腐蚀,并增加细菌增殖和组织发炎的可能。此外,美国健康保健政策研究署制定的指南提出,大小便失禁病人使用肥皂水或清水擦洗次数过于频繁,亦可引起局部皮肤的过多刺激和摩擦,引发可能的皮肤损伤。

过度潮湿产生条件:当病人皮肤处于尿液、汗液、引流液、渗出液等物质的刺激下时,即形成过度潮湿的环境,引起皮肤组织浸润。有研究证实潮湿皮肤组织产生压力性损伤的危险性比干燥皮肤更高。老年人及急危重症者,大多存在大小便失禁情况,易形成会阴及臀部的潮湿环境,因而更易发生压力性损伤。

过度潮湿评估:易造成病人皮肤过度潮湿的因素有大小便失禁、每日出汗量大(注:汗湿一身棉质内衣裤相当于 1 000 ml)、伤口大量渗液(主要看敷料及床单的渗出浸润情况)。由于排泄物含有更多细菌、毒素及酶类,因此对皮肤的危害性更大,更易导致皮肤问题。

(2) 内在因素。

1) 营养状况:营养状况在压力性损伤的发生发展过程中具有重要意义。目前,行业内用于评价压力性损伤危险因素的营养状况指标主要包括体格检查指标及实验室检查指标。

体格检查指标:营养状况的体格检查包括体重、BMI、肱三头肌皮褶厚度、上臂肌围等,主要反映病人营养障碍状态。当营养摄入不足时,体内蛋白质合成减少,脂肪分解增加,机体处于负氮平衡状态,出现皮下脂肪减少,甚至肌肉萎缩等现象。长期卧床病人,尤其是骨突处皮肤长期承受外界压力者,易导致压力性损伤的发生。同时,因皮下组织在缺乏营养的条件下耐受性会下降,从而减少纤维细胞的增殖,阻碍胶原蛋白的合成,使得肌肉组织弹性降低,延缓组织修复,增加压力性损伤的发生概率。

实验室检查指标:血清蛋白水平,包括总蛋白和白蛋白水平,它是反映长期营养状况的重要指标。血清白蛋白是影响压力性损伤发生发展常用的参数指标。根据美国健康保健政策研究署指南,血清白蛋白≤35 g/L 和>35 g/L 者压力性损伤的发生率分别为 21.4%、7.7%,血清白蛋白≤35 g/L 者发生压力性损伤的可能性是>35 g/L 的 5 倍。主要是因为白蛋白水平降低时,可导致血浆渗透压下降、组织间质水肿增加;同时由于间质水肿,使得组织液增多,增加了氧气弥散入血的距离,也增强了毛细血管压力。当病人营养不良时,由于局部组织长期受压,受压处组织缺乏脂肪保护,易发生血液循环受阻,加上组织间质水肿,更加剧了压力性损伤发生的危险性。

营养不良对压力性损伤发生发展的影响:营养不良是导致压力性损伤发生的内因,同时也是直接影响病人伤口愈合的重要因素。近年来营养不良问题对压力性损伤的影响已成为国内外学者研究的热点。营养不良可导致组织器官功能减弱(尤其是免疫系统、骨骼肌和呼吸肌),对调节应激期代谢变化能力也相应减弱。因此,评估营养状况对防治压力性损伤具有重要意义。营养评估及干预常见于严重创伤、烧伤、感染性休克及大手术后的病人。

2) 年龄:老年人是压力性损伤发生最常见的高危人群,伴随年龄增长压力性损伤发生的危险系数也显著增加。研究数据表明,压力性损伤的发生与年龄相关,40 岁以上人群的压力性损伤发生率是 40 岁以下人群的 6~7 倍,发生压力性损伤的年龄预警值约为>54.44岁,压力性损伤好发于 60 岁以上的老年人,并且以 3、4 期为主,平均年龄为 64.21 岁。大量研究显示,随着年龄增长老年人运动以及认知功能减退,血管功能及血液循环功能下降,可导致皮肤组织微循环状态的改变,局部受压后难以有效快速恢复血流灌注等,这些变化增加了老年人发生压力性损伤的易感性。同时老年人皮肤感觉反应迟钝、皮肤弹性下降、皮下脂肪萎缩变薄等可以增加其易损性,容易发生压力性损伤。

3) 应激反应:当机体受到创伤、失血休克等时,会发生一系列的应激反应,引起机体的代谢改变和功能变化,包括糖代谢紊乱,激素分泌增加;免疫系统调动外周血中性粒细胞数量、分布和比例发生变化,细胞因子、趋化因子等释放增多等;同时,持续强烈的应激将导致细胞内稳态遭破坏,组织的抗压能力降低,由此引起一系列的病理变化是压力性损伤发生的基础。

手术是临床上常见创伤和应激反应原。由于手术时间长,局部受压部位易发生组织缺血性损伤,国内研究数据显示:压力性损伤发生率与手术类型和体位有关,分别为心脏直视手术(17.27%)、肝移植手术(15.1%)及其他手术(9.5%);截石位和俯卧位手术也是常见的压力性损伤原因。压力性损伤与手术主要相关因素有:①术前因素,术前病人的营养状况、电解质及酸碱平衡、禁食时间等。②术中因素,手术类型、手术时间、体位、定位器、牵引器、手术床垫、术中室温、皮肤潮湿、术中用药、血流动力学改变等。有研究发现手术时间超过2.5小时是压力性损伤发生的危险因素。另外与术中麻醉、应激等也密切相关。③术后因素,年龄、体型、营养状态、意识状态、心率、呼吸频率、平均动脉压、动脉氧分压、红细胞比容、血管活性药物等因素与术后急性压力性损伤的发生密切相关。同时近半数压力性损伤发生在术后48小时内,以1期和2期压力性损伤为主。

(3)其他因素。

1)精神压力:心理应激状态下的心理反应,特别是较严重的消极反应如心理压抑、情绪打击等,可引起机体的应激反应,诱发或加重现有疾病,造成病人脆弱易感。严重创伤不仅给病人身体造成强烈的应激反应,同时亦会影响病人的心理活动,进而造成病人免疫系统抵抗力下降,为压力性损伤的发生提供了机会。精神抑郁病人因忽视对皮肤的护理易发生压力性损伤。压力性损伤既损害了局部皮肤功能结构,也影响了病人心理活动,使病人产生悲观、失望、恐惧等不良情绪,进而增加了压力性损伤发生的危险性。

压力性损伤难愈也是一个心理应激原,尤其是3期、4期压力性损伤。因愈合时间长,容易导致病人及其家属产生心理应激反应,如紧张、焦虑、恐惧、忧虑,甚至抑郁等,这些负性心理会影响病人对治疗护理措施的依从性,也会影响病人的食欲、睡眠、生活方式和免疫功能,最终影响伤口愈合。

2)全身性因素:如心肺功能异常、外周血管性疾病、贫血、糖尿病合并其他疾病等可造成组织灌注不足,增加压力性损伤的危险性或影响压力性损伤的愈合。

3)辅助或矫形器使用不当:应用石膏固定和牵引时病人活动受到限制,特别是当夹板衬垫放置不当、石膏不平整、矫形器固定过紧等情况出现时,容易使病人肢体血液循环受阻,从而导致压力性损伤的发生。

(五) 压力性损伤发生机制

压力性损伤是由多种因素共同作用引起的一系列复杂的病理生理变化过程,其病理过程是一种损伤性应急反应,为物理学、病理学、组织学、形态学等多学科共同的关注焦点。目前已被广泛接受的压力性损伤发生机制是持续外力作用(含界面压力和剪切力)导致的缺血缺氧性损伤。压力、剪切力等是压力性损伤产生的最主要原因,缺血缺氧及再灌注损伤是压力性损伤发展的重要机制。

1. 压力性损伤的物理学作用

(1)压力:压力是压力性损伤发生的最直接原因和压力性损伤形成的最重要外部因素。国外学者早在20世纪40年代就开始了有关压力以及压迫时间对压力性损伤产生的实验研究,应用压力作用建立压力性损伤动物模型,进行压力性损伤病因学及病理学研究。在20世纪50年代,研究者以犬做实验,描述了压力与作用时间的关系,即高压力(500 mmHg,4小时)引起压力性损伤比低压长期(100 mmHg,10小时)引起压力性损伤所需的时间短。随着压力的增加,受压局部的皮肤小血管收缩,血流减少,证明了压迫导致的损伤主要引起局部组织小血管的收缩,从而导致局部组织微循环灌注障碍,提出压力大小与作用时间呈现抛物曲线关系,即较大的压力产生的压力性损伤所需时间比较小的压力所需的时间短,得出了压力-时间的抛物线关系;并且皮肤组织长时间受压有一定的适应性,肯定了压力的重要作用。

(2) 剪切力:剪切力比垂直压力的作用更为严重。有研究报道,100 g/cm 的剪切力可导致局部血管闭塞。剪切力会显著增加垂直压力的危害,局部受压外加剪切力造成的扭曲变形血管即可发生血流阻断。研究表明,表面剪切力比相同大小正常的压力更能引起血流减少,发现垂直压力和剪切力会减慢皮肤的血流速度,并且解除垂直压力后,血流会较快恢复到原先的水平;而解除剪切力,血流则较难恢复到原来的水平。由此推测,在压力性损伤的发生机制中,剪切力比压力的危害更大,更不可逆转。剪切力的大小和病人体位密切相关,床头抬高角度超过 45°时更易产生剪切力伤害,因此临床上除了病人病情的特殊需要外,相关指南建议床头抬高的角度不能超过 30°,尽量减小在压力的基础上由剪切力带来的损害,避免加重组织的损伤程度。这可能是临床中严重创伤病人由于病情的原因需长期卧床或保持被动卧位,受到多种力学因素的共同作用,压力性损伤发生率较高的重要原因。

(3) 摩擦力:摩擦力引起压力性损伤的机制如下。

1) 去除了皮肤外层的保护性角化层,增加了皮肤对压力的敏感性,继而将表皮的浅层细胞从基底细胞层中分离,皮肤发生充血、水肿、变性、出血、炎性细胞聚集及真皮坏死。

2) 摩擦力造成表皮的机械性损伤,皮肤屏障作用受损,易受病原微生物入侵。发生组织感染,因此对摩擦力的预防需引起足够的重视。

3) 摩擦力作用于皮肤,还可使局部皮肤温度升高,在持续压迫引起组织缺氧的情况下,皮肤温度的变化会影响压力对组织损伤的速度和程度。机体温度每升高 1℃,组织的新陈代谢速率和耗氧量增加 10%,代谢增加会加剧营养物质及氧气需求量,同时局部组织持续受压造成的皮肤血供不足使得营养物质及氧气供给难以保证,增加了压力性损伤发生的危险性和易感性。

2. 压力性损伤的缺血性损伤机制 微循环障碍、缺血性损伤是导致压力性损伤的主要机制,压力性损伤的实质是组织受压后毛细血管血流被阻断,导致局部缺血缺氧。压力性损伤早期表现为反应性充血,是局部血管的扩张、对缺血缺氧产生的自然代偿反应。由于局部持续受压,组织细胞缺血缺氧,早期表现为微小血管的充血和淤血、炎性浸润等。其形态学改变如同炎症的早期,这种损伤初期为可逆性损伤。但是,若这种损伤进一步持续存在,则出现炎性反应加剧、血液浓缩、血黏度增加、微血栓大量形成,导致微循环障碍,组织缺血缺氧进一步加剧,并可出现不可逆损伤,组织细胞变性坏死。该机制认为,压力性损伤的实质是组织受压变形后毛细血管血流被阻断导致局部缺血。一般认为,毛细血管承受超过 32 mmHg(4.27 kPa)的持续压力,即能引起局部受压,局部组织因缺血缺氧发生细胞代谢紊乱,内皮细胞损伤及血小板聚集,会影响组织血液供应,出现组织损伤和细胞坏死。

近年来认为,组织受压后肌肉的缺血性损伤几乎与皮肤缺血性损伤同时发生。由于肌肉血管比皮肤血管更为丰富,因此肌肉对缺血缺氧更为敏感,提出了压力性损伤发生可能是皮肤、肌肉的同时损伤,甚至肌肉组织损伤先于皮肤损伤的理论。这种理论基于:受压局部力的加大和(或)受压时间的逐步延长,由于表皮没有血管,对缺氧有一定的耐受性,而肌肉组织对缺血缺氧更为敏感,肌肉组织损伤则进一步发展,因此,提出可以用肌肉损伤的敏感生化指标血清肌酸磷酸激酶(CPK)作为压力性损伤肌肉组织损伤的检测指标。CPK 主要存在于骨骼肌细胞内,是组织器官特异性酶,是一种二聚体酶,催化肌酸转变为磷酸肌酸,作为调节细胞能量代谢的重要酶类,正常人血清 CPK 含量主要是 CPK－MM 型,约占总活性的 95%,具有重要的监测价值。

3. **压力性损伤缺血再灌注损伤机制** 缺血再灌注损伤是近年来研究比较多的机制,也被认为是压力性损伤发生非常重要的机制。缺血再灌注损伤是指组织器官缺血一段时间,当血液重新恢复后,反而导致组织器官损伤进一步加重的现象。缺血再灌注损伤涉及多方面的病理生理和生物化学因素,如氧自由基大量产生、中性粒细胞聚集、能量缺乏、钙超载等。可引起一连串逐级放大的组织损伤反应,产生大量活性氧物质 ROS,利用其高度的活性和细胞毒性导致内皮细胞损伤,血流减慢,过氧化氢增加,还原型谷胱甘肽和总谷胱甘肽减少,并通过脂质过氧化作用引起细胞损伤,导致细胞内蛋白质和核酸碎裂、聚合及构象改变,最终造成细胞不可逆损伤。缺血再灌注损伤被认为是压力性损伤深部组织损伤最重要的机制。

由此,2007 年美国压力性损伤咨询专家组(NPUAP)更新了压疮分期:在原来经典的 4 期压疮基础上增加了疑似深部组织损伤和不可分期,指出压疮发生并非完全是由皮肤浅层到深部组织损伤,组织受压后肌肉的缺血性损伤可同时甚至早于皮肤组织损伤,这对于进一步更好认识压力性损伤具有重要意义。

4. **压力性损伤的细胞变形机制** 压力性损伤发生主要原因来自外部因素,即压力和剪切力等,同时皮肤的表皮层无血管分布,能适应无氧环境,因此仅依据微循环缺血缺氧机制难以解释压力性损伤的发生。近年来细胞持续变形对组织损害的作用机制渐成焦点。

研究表明,细胞变形可能启动了组织损伤,而缺血加速损伤进程,可见细胞变形是压力性损伤发生过程中的重要因素。压力性损伤因外力持续作用造成细胞变形,使细胞膜通透性增加,导致钙离子内流增多;细胞为了适应钙离子的大量内流,启动相关离子泵将细胞内钙离子泵出或者将钙离子转运到肌质网;但是由于缺血缺氧持续存在,ATP 生成持续减少,在能量持续缺乏后相关离子泵不能正常转运细胞内外的离子,促使钙离子内流增多,出现钙超载及代谢障碍等。

5. **淋巴回流障碍及组织液流动机制** 病理生理研究发现,毛细血管受压后血管完全或部分闭塞,血流灌注状态发生改变,使组织的氧和营养供应不足,水和大分子物质的输入输出平衡遭破坏。血浆胶体渗透压和组织液的流体静水压改变,最终导致细胞损伤。同时,局部缺血缺氧本身损坏淋巴结微管,使淋巴回流受阻,阻碍了组织间液和淋巴液的流动,废物在受伤区域堆积,导致组织中毒,最终坏死,出现压力性损伤。因此更新的压力性损伤预防和处理指南中提出了淋巴回流障碍及组织液流动机制在压力性损伤的发生发展中发挥了重要作用,但确切的机制尚需进一步研究阐明。

二、压力性损伤风险评估

(一)风险评估的意义

压力性损伤作为一种严重的并发症,不仅对病人的生活质量有严重的影响,而且在整个治疗过程中医疗资源花费非常大,甚至会危及生命。发生压力性损伤的老年人与没有压力性损伤的老年人相比较,病死率高出 4 倍,因此压力性损伤的预防尤为重要。目前我国现有的压力性损伤预防指南一致推荐:压力性损伤危险因素的准确评估是制定有效预防和治疗策略中最关键步骤。压力性损伤风险评估的意义在于能够将高危人群筛选出来,对其危险因素进行有效评估,再判断发生危险的程度,对危险因素采取相应的预防措施,运用资源有效提高压力性损伤预防,从而提高护理质量。

(二) 风险评估现状

目前仍有很多人对压力性损伤的认识不足,这是目前预防压力性损伤的主要障碍。也有部分护理措施的应用在一定程度上减少了压力性损伤的发生,但是不合理的使用也会造成医疗资源的浪费。因此基于医疗现状,我们必须认识到,只有医务人员能认真清楚地掌握压力性损伤的危险因素并灵活运用预防措施,才能有效降低压力性损伤的发生。

应用风险评估量表对压力性损伤进行评估,给予相应的预防措施,能有效地使压力性损伤发生率降低 60%,同时损伤的严重度及治疗和护理费用也有所下降和减低。运用风险评估量表,对病人进行完善评估是预防压力性损伤的第一步,也是关键的一步。量表对病人的风险因素从定量、定性进行了一系列综合分析,对高危病人着重进行护理措施,使有限的医疗资源得到了很好的分配和利用。因此早期进行风险评估是预防压力性损伤的基础,选择一个适合、有效、简便的评估工具,是实现预防压力性损伤十分重要而且有效的办法。

(三) 风险评估的重要性

风险评估量表已经成为预防压力性损伤的重要组成部分,主要是用来评价病人发生压力性损伤的风险、筛选高危人群的一种重要工具。作为一个预测性工具,可以让护士对病人住院的各个阶段进行早期识别,也为护士提供参考依据,能早期、准确判断压力性损伤的发生,针对不同危险程度的病人,给予制定相应、合适、有效的护理措施,减少压力性损伤的发生,也保证了医疗资源的合理应用。

(四) 风险评估的要求与原则

(1) 确定纳入压力性损伤风险评估的病人范围。对有发生压力性损伤发生风险的人群如老年(特别是活动能力受限)、瘫痪、坐轮椅、强迫体位、意识障碍、神经麻痹、贫血、痴呆、营养不良、病情危重等病人,出现皮肤循环不良、水肿、脱水、大小便失禁或皮肤长期处于潮湿状态的,置管较多(胃管、通气导管等),必须使用医疗器械(如颈托、石膏托等)并长期接触皮肤的病人以及高危科室病人(手术室、重症病房、急诊、血透室等)必须做好风险评估,并有效落实预防措施。

(2) 根据不同情况,选择适合的时机和频次给予准确评估。病人入院 2 小时内进行初次评估,临界时根据不同的风险系数进行相应的评估,长期护理每周评估一次,病情变化及时评估。手术病人手术前、手术中、手术后按相应时间进行评估。

(3) 根据不同情况选择合适的评估量表,需要注意的是风险评估不用于医疗器械相关性压力性损伤。

(4) 对高危部位着重评估,如骨隆突处、潮湿、受压部位。

(五) 风险评估内容与流程

1. 风险评估内容 2012 年泛太平洋压力性损伤预防与管理指南中也明确说明,完整的压力性损伤风险评估内容如下(图 13-1)。

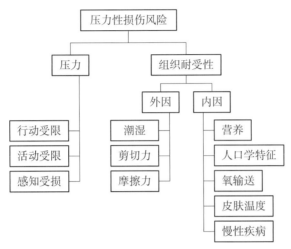

图 13-1 压力性损伤风险评估内容

(1) 压力接触增加:皮肤压力接触增加与行动、活动受限或感知受损有关,所有这些风险因素都降低了病人通过改变体位来减少压力的能力。常见的因素有脊髓损伤(SCI)、脑卒中、多发性硬化、外伤(如骨折)、肥胖、糖尿病、认知缺损、药物的使用(镇静剂、催眠药和止痛药)、手术等。

(2)组织耐受性降低:组织耐受性是指皮肤及其支撑结构耐受压力影响的能力,在皮肤表面到骨骼之间起到缓冲和转移压力负荷的作用。在有压力作用的情况下,内因和外因都会对组织耐受性产生影响。

1) 外因:剪切力、摩擦力和潮湿等都会影响皮肤耐受压力的能力。剪切力是一种当身体下滑时在皮肤和接触面之间产生的阻止滑行的平行(切向)负荷,是一种机械力。当深筋膜和骨骼一起移动时皮肤外层(表皮和真皮)保持不动,使真皮和深筋膜之间的血管和淋巴系统发生扭曲变形,导致血栓和毛细血管阻塞。摩擦力是发生在两个互相来回移动表面之间的机械力,在皮肤和其接触面之间产生的阻力可导致剪切力。潮湿引起的皮肤浸润改变了上皮对外部压力的回弹力,尤其是处于长期浸泡状态皮肤,暴露于细菌和消化酶中使其pH 值提高,从而增加了发生压力性损伤的风险。

2) 内因:是通过影响皮肤的支撑结构、血管系统和淋巴系统来降低其耐受性。年龄是增加压力性损伤风险最有关的人口学特征。65 岁以上病人发生压力性损伤的风险增加,75岁以上风险更大。影响到组织灌注、淋巴系统和感觉的慢性疾病也会增加压力性损伤的风险。此外,影响组织氧气运输的一些疾病和情况也会增加压力性损伤的风险。对于那些处于脊髓损伤慢性期的病人,既往的深静脉血栓、下肢骨折和肺炎病史都是发生压力性损伤的高危因素。影响氧气运输、组织灌注、感觉和(或)淋巴功能的慢性疾病和情况都会增加压力性损伤发生的风险。常见的原因包括糖尿病、恶性肿瘤、周围动脉疾病、心肺疾病、淋巴水肿、肾功能损伤或衰竭、低血压、循环异常、贫血、吸烟等。

（3）皮肤温度升高也会增加压力性损伤发生的风险，尽管其机理还未明确，但可能与受压组织对氧需求量的增加有关。营养不良和脱水都是增加压力性损伤风险的内因，包括近期体重减轻、营养不良和蛋白质或能量摄入不足。营养不良和缺水也与皮肤干燥和肿胀有关，这些也增加压力性损伤的风险。

2. 风险评估流程及技巧　可以是开放式的询问、观察和检查并按顺序完成。

（1）询问：原发病的时间、饮食量及饮食结构、大小便的状况。

（2）观察：活动能力及方式，包括床与椅之间的活动、床上活动的能力、对痛觉的感受。

（3）检查皮肤流程。

1）头面部：面颊部→颞耳区→顶枕部（口诀：一面颊二颞耳三顶枕）。

2）躯干部：胸部→腹部→双腋区→肩胛区→脊柱区→腰部（口诀：一胸二腹三腋四肩五脊六腰）。

3）上肢：上臂前臂→肘关节→腕关节→手掌背→手指（口诀：一臂二肘三腕四掌五指）。

4）臀部：髂前上棘→耻骨联合→腹股沟→会阴→股骨大转子→尾骶部→坐骨结节（口诀：一髂前二耻骨三腹股四会阴五股骨六尾骶七坐骨）。

5）下肢：大腿小腿→膝关节→踝关节→足跟→足背底→足趾（口诀：一腿二膝三踝四跟五掌六趾）。

（4）使用评分表对病人进行逐项评分。

（5）及时记录评分结果，根据评分结果给予相适应的合适的预防措施。介于临界值应加强巡视及观察。一旦发生压力性损伤，按要求逐级上报，并做好交接班。

（6）对带入或已发生的压力性损伤做好治疗及护理。

（7）识别发生压力性损伤的高危病人。

1）存在上述风险因素的病人发生压力性损伤的风险增加，这些因素并不是独立存在的，常是多个风险因素共同作用的结果，识别风险因素对于制定一个压力性损伤的综合性预防计划是非常重要的。

2）评估应该由经验丰富的专业卫生人员来执行和记录。应该包括既往临床和社会心理史，重点对影响愈合因素进行生理评估、营养评估。

3）全面的风险评估应包括临床病史、压力性损伤风险评估量表、皮肤评估、移动度与活动度的评估、营养评估、失禁评估、认知评估、外在风险因素的评估。

3. 评估注意事项

（1）外因评估包括环境因素对压力、剪切力和微环境影响（如局部高温、空调和电热毯等）。

（2）综合性评估的结果应用于压力性损伤预防计划的制定。

（3）风险评估应在住院后 8 小时内完成，在病人情况出现变化或手术后应再次进行评估。

（4）发生肢端压力性损伤的病人（特别是下肢）应进行血管评估以判断有无并发症，包括多普勒超声测量踝肱压力指数（ABPI）、趾肱压力指数（TBPI）、脉搏血氧饱和度。

（5）以下病人考虑有发生压力性损伤的风险：行动能力或活动度下降，减轻压力的独立活动或体位改变受限，如有脊髓损伤或脑血管意外，皮肤完整性改变、新生儿或幼儿（特别容易发生于枕部)、使用和皮肤紧密接触的设备或仪器(如矫形器、石膏、静脉注射装置、持续气道正压通气设备)、65 岁以上老人(特别是行动受限者)。

(六) 风险评估工具

压力性损伤一旦发生,治疗费用高昂,会给病人及家属带来身心两方面的痛苦。压力性损伤的评估是预防压力性损伤的第一步,应用压力性损伤风险评估量表可以提高压力性损伤的预防措施的强度,做到有效性,从而降低压力性损伤的发生风险。使用风险评估工具时,认识风险因素,重视临床结果,但又不可以仅仅依赖评估结果,因此选择一个恰当的评估工具尤为重要。

1. Braden 量表 1987 年,由美国的 Braden 和 Bergstrom 两位博士制定的 Braden 量表是目前世界上运用最广泛的预测压力性损伤的风险评估量表。特点是简便、操作性强、经济等特点。评估内容包括感觉、潮湿度、活动度、移动能力、营养摄入、摩擦力和剪切力 6 个部分,每项 1～4 分(剪切力 1～3 分),总分为 23 分,得分越低,风险越高。通常适用于内外科病人。临界值是 16 分,老人提高到 18 分。15～18 分为轻度危险,13～14 分为中度危险,10～12 分为高度危险,≤9 分为极度危险。Braden 量表对每个分值都有文字的描述,能够保证量表评定者间的较高信度(表 13 - 1,表 13 - 2)。

表 13 - 1　Braden 压力性损伤评估表

评估内容	评　　分			
	1分	2分	3分	4分
感觉	完全丧失	严重丧失	轻度丧失	未受损
潮湿	持续潮湿	经常潮湿	偶尔潮湿	很少潮湿
活动度	卧床不起	局限于轮椅	偶尔行走	经常行走
移动能力	完全受限	严重受限	轻微受限	不受限
营养摄入	摄入缺乏	可能缺乏	摄入适当	摄入良好
摩擦力/剪切力	有	潜在危险	无	无

表 13 - 2　Braden 量表使用指南

评估内容		分值
感觉 (对压力引起的不适感的反应能力)	完全丧失:知觉减退或服用镇静剂后,对疼痛刺激无反应(没有呻吟、退缩或抓握动作),或身体绝大部分无法感觉疼痛,感觉能力受限	1
	严重丧失:仅对疼痛刺激有反应,只通过呻吟或躁动不安来表达不适,或身体 1/2 以上的部分感觉疼痛或不适	2
	轻度丧失:对语言指挥有反应,但不能总是表达不适或翻身的需要,或对疼痛的反应能力受限,或一两个肢体感觉不适	3
	未受损:对语言指挥有反应,无感觉障碍,感觉或表达疼痛或不适能力没有受限	4

续表

评 估 内 容		分值
潮湿 (皮肤暴露于潮湿环境的程度)	持续潮湿:皮肤暴露于汗液、尿液等潮湿环境中,使得皮肤一直处于潮湿状态,每次移动病人或给病人翻身时皮肤都是潮湿的	1
	经常潮湿:皮肤时常但不是总是处于潮湿状态,每班至少更换床单1次	2
	偶尔潮湿:皮肤偶尔潮湿,每天需要额外更换床单1次	3
	很少潮湿:皮肤通常是干燥的,只需要按常规换床单即可	4
活动 (躯体活动能力)	卧床不起:限制卧床	1
	局限于轮椅:行走能力严重受限或不能行走,不能承受自己的体重,或必须依赖轮椅或椅子	2
	偶尔行走:白天在帮助或无需帮助情况下可偶尔行走,但距离较短,每天大部分时间是在床上或轮椅上度过的,在床上或椅子上移动需耗费大半力气	3
	经常行走:醒着的时候每天至少可以在室外行走两次,室内至少每2小时活动1次	4
移动 (改变/控制躯体位置的能力)	完全受限:没有帮助时,身体或远端肢体不能做任何轻微移动	1
	严重受限:可以偶尔轻微改变身体或肢体位置,但不能独立频繁移动或做明显躯体位置改变	2
	轻微受限:可以经常、独立、轻微地使四肢或身体移动,但幅度不大	3
	不受限:独立完成经常性大幅度体位改变	4
营养 (日常进食方式)	摄入缺乏:从来不能吃完一餐,很少能摄入所给食物量的1/3,每天蛋白质的摄入缺乏,3餐蛋白质中仅能进食两餐或少量蛋白质(肉或奶制品);摄入体液量少,没有摄入每天规定量以外的液体,或者禁食和(或)进清流质或静脉输液大于5天	1
	可能缺乏:很少吃完一餐,通常只能摄入所给食物量的1/2,蛋白质摄入仅3餐中的肉或奶制品,偶尔能进行每日规定量以外的额外补充,偶尔能摄入规定食物量,可摄入略低于理想量的流质或管饲	2
	摄入适当:可摄入供给量的一半以上,每天吃4餐含肉或蛋白质的食物,偶尔会拒绝1餐,通常会吃掉补充食物,管饲或TPN能达到绝大部分营养所需	3
	摄入良好:每餐能摄入绝大部分食物,从来不拒绝食物,通常吃4份蛋白质或更多。两餐间偶尔进食,不需要其他食物补充	4
摩擦/剪切力	有:活动时需要中到大部分帮助;不借助床单摩擦不能完全抬起身体的某个部分;经常滑下床或椅,需要有人帮助才能复位;痉挛/挛缩和振动导致持续的摩擦	1
	潜在危险:自主移动微弱或需要小部分帮助;移动时皮肤可能与床单位/座椅/约束带等摩擦;大部分时间能在床上或椅子上保持良好体位,只是偶尔滑下来	2
	无:可以独立在床上或椅子上移动,力量足以抬起身体,任何时候都能在床上或椅子上保持良好姿势	3

2003 年香港理工大学学者以 Braden 为基础,修订了中文评估量表,删除"营养状况"项目,增加了"体型/身高""皮肤类型"两个项目,修订后诊断界值为 19 分(见表 13-3)。

表 13-3 Braden 中文评估量表

评估内容	评 分			
	1 分	2 分	3 分	4 分
感觉	完全丧失	严重丧失	轻度丧失	未受损
潮湿	持续潮湿	经常潮湿	偶尔潮湿	很少潮湿
活动度	卧床不起	局限于轮椅	偶尔行走	经常行走
移动能力	完全受限	严重受限	轻微受限	不受限
摩擦力/剪切力	有	潜在危险	无	无
体型/身高	肥胖(超过标准体重的 30% 或更多)	消瘦(低于标准体重的 20%)	偏瘦/偏胖(标准体重的 10%~20%)	标准
皮肤类型	水肿(皮下有过多的液体积聚)	皮肤增厚变粗糙(表皮水分丢失增加,角质增多)	干燥(皮肤缺乏水分或油脂,有明显皱褶、皮屑或瘙痒)	正常

2. Norton 量表 由 Norton 量表于 1979 年公开发表,适用于评估老年病人压力性损伤风险评估,也是美国健康保健政策研究署(AHCPR)推荐使用的风险评估工具。评估内容包括身体状况、精神状况、活动能力、移动能力和失禁情况 5 个部分,每项 1~4 分,总分 20 分,得分越低,风险越高。适用于老年压力性损伤病人。临界值为 14 分,12~14 分中度危险,<12 分高度危险。此表欠缺对营养状况的评估,使用时需要增加对病人营养状况的评估(表 13-4、表 13-5)。

表 13-4 Norton 量表

评估内容	评 分			
	4 分	3 分	2 分	1 分
身体状况	良好	尚好	虚弱	非常差
精神状况	清醒	冷漠	混淆	木僵
活动能力	可走动	行走需协助	依赖轮椅	卧床
移动能力	完全自主	轻微受限	严重受限	完全受限
失禁情况	无失禁	偶尔失禁	经常失禁	完全失禁

表 13－5　Norton 量表使用指南

评 估 内 容		分值
身体状况：包括目前的身体状况和体格健康	良好：身体状况稳定,看起来健康,营养状态很好	4
	尚好：身体状况大致稳定,看起来健康尚好	3
	虚弱：身体状况不稳定,看起来健康尚可	2
	非常差：身体状况很危险,急性病面容	1
精神状况：指意识状况和定向感	清醒：对人、事、地点认知非常清楚,对周围事物敏感	4
	冷漠：对人、事、地点认知只有 2～3 项清楚,反应迟钝被动	3
	混淆：对人、事、地点认知只有 1～2 项清楚,经常对答不切题	2
	木僵：常常不能对答,嗜睡	1
活动能力：个体可行动的程度	可走动：能独立走动,包括使用手杖或扶车	4
	行走需协助：无人协助则无法走动	3
	依赖轮椅：由于病情或医嘱限制,仅能以轮椅代步	2
	卧床：因病情或医嘱限制留在床上	1
移动能力：个体可以移动和控制四肢的能力	完全自主：可随心所欲独立移动,控制四肢	4
	轻微受限：可移动,控制四肢,但需要人稍微协助才能改变体位	3
	非常受限：无人协助下无法改变体位,移动时能稍微主动用力,肢体轻瘫挛缩	2
	完全受限：无能力移动,不能改变体位	1
失禁情况：个体控制大小便的能力	无失禁：指大小便完全失控或已留置导尿,无大便失禁者	4
	偶尔失禁：24 小时内出现 1～2 次尿或大便失禁(与轻泻剂或灌肠无关),使用尿袋,留置导尿,但大便尚可控制	3
	经常失禁：在过去 24 小时内有 3～6 次小便失禁或腹泻	2
	完全失禁：无法控制大小便,24 小时内有 7～10 次失禁发生	1

3. Waterlow 量表　1987 年由 Judy Waterlow 设计,是目前英国地区使用最广泛的压力性损伤风险评估量表。该量表的特点是评估内容较多,敏感度较高,适用于 ICU 危重症病人及手术病人的风险预测。评估内容包括身体一般情况比如身高/体型/体重、皮肤情况、失禁情况、移动情况、性别/年龄、营养状况、危险因素等 10 项评分。分值越高发生风险越高,10～14 分轻度危险,15～19 分高度危险,＞19 分极度危险。Waterlow 量表特异性27.4%,敏感性 82.4%,因此会有部分非"风险"的病人被误判为"压力性损伤风险",护理人员会给予预防措施,造成部分的护理及医疗资源浪费(表 13－6)。

表 13 - 6 Waterlow 量表

评 估 内 容		分值
体质指数(BMI) BMI = 体重/身高^2	中等(BMI = 20~24.9)	0
	超过中等(BMI = 25~29.9)	1
	肥胖(BMI>30)	2
	低于中等(BMI<20)	3
皮肤情况	健康	0
	菲薄	1
	干燥	1
	水肿	1
	潮湿/发热	1
	颜色异常(1 期压力性损伤)	2
	开裂/红斑(2~4 期压力性损伤)	3
失禁情况	完全控制/留置导管	0
	尿失禁	1
	大便失禁	2
	大小便失禁	3
移动情况	完全自主	0
	烦躁不安	1
	冷漠	2
	限制	3
	迟钝	4
	固定	5
性别/年龄	男	1
	女	2
	14~49 岁	1
	50~64 岁	2
	65~74 岁	3
	75~80 岁	4
	>80 岁	5
营养筛查(MST)总分>2 分 应给予营养评估/干预	是否存在体重减轻? 是 B 否 C 不确定 C	2
	B 体重减轻程度 0.5~5 kg	1
	5~10 kg	2
	10~15 kg	3
	>15 kg	4
	不确定	2
	C 是否进食很差或缺乏食欲 否	0
	是	1

评 估 内 容			分值
危险因素	组织营养不良	恶病质	8
		多器官衰竭	8
		单器官衰竭	5
		外周血管病	5
		贫血(Hb<80 g/L)	2
		吸烟	1
	神经功能障碍	糖尿病/脑卒中	4~6
		运动/感觉神经	4~6
		截瘫	4~6
	药物	大剂量类固醇/细胞毒性药/抗菌药	4
	手术时间	外科/腰以下/脊椎手术	5
		手术时间>2 小时	5
		手术时间>6 小时	8
总分			

4. Munro 量表 Munro 量表被用于围手术期病人压力性损伤的风险评估。评估和评分分为 3 个阶段:术前、术中及术后,每个评估阶段将产生低、中、高风险值。评估结果可以对整个围手术期压力性损伤的风险给予警示,并按分值变化给予相应的风险预防。

(1) 术前评估:包括活动度、营养状况(空腹时间)、BMI、体重降低(30~180 天)、年龄、健康不利因素;评估各项后得出①术前风险评估分值。5~6 分为低风险,7~14 分为中风险,≥15 分为高风险(表 13-7)。

表 13-7 术前评估

项目	具 体 情 况	分值
活动度	没有受限:可独立或使用手杖、扶车走动,可以自行翻身	1
	部分受限:需有人帮助坐轮椅行动,需要较多协助才能移动身体	2
	完全受限:活动完全限制在床上,无法自行身体移动,翻身完全依赖别人	3
营养状况(空腹时间)	≤12 小时	1
	12~24 小时	2
	>24 小时	3
BMI	<30	1
	30~35	2
	>35	3

续表

项 目	具 体 情 况	分值
体重降低（30～180天）	＜7.5%（包括不知晓）	1
	7.5%～9.9%	2
	≥10%	3
年龄	≤39 岁	1
	40～59 岁	2
	≥60 岁	3
健康不利因素（可多选）	吸烟（近期）	1
	高血压或血压＞120/80 mmHg	1
	血管/肾脏/心血管/周围血管疾病	1
	哮喘/肺部/呼吸系统疾病	1
	有过压力性损伤病史/目前有压力性损伤	1
	糖尿病	1
① 术前风险评估分值		

（2）术中评估：包括身体状态/麻醉分级（ASA 评分）、麻醉类型、体温、低血压、潮湿程度、支撑面/移动（体位改变）、体位；评估各项后得出③术中风险评估分值＝①术前风险评估分值＋②术中部分风险评估分值；＜13 分为低风险，14～24 分为中风险，≥25 分为高风险（表 13 - 8）。

表 13 - 8　术中评估

项 目	具 体 情 况	分值
身体状态/麻醉分级（ASA 评分）	健康病人；除局部病变，无系统疾病	1
	有轻微临床症状；中度或重度系统性疾病	2
	有较重临床症状；严重系统性疾病，有严重的功能受限，麻醉评分＞3 分	3
麻醉类型	监护局麻或局麻	1
	神经阻滞	2
	全麻	3
体温（计算麻醉后体温变化；耳温）	36.1～37.8℃　或体温保持恒温	1
	34.1～36.1℃　或 37.8～39.8℃　（高低起伏，±2℃）	2
	＜34.2℃　或＞39.9℃（高低起伏＞±2℃）	3
低血压（收缩压变化）	血压变化≤10%	1
	血压变化 11%～20%	2
	血压变化 21%～50%或持续变化	3

项 目	具 体 情 况	分值
潮湿程度（病人身下的皮肤）	干燥	1
	潮湿	2
	大量液体/浸渍	3
支撑面（辅助设备）/移动（体位改变）	没有/使用毯子/固定体位	1
	使用体位协助物	2
	剪压力/加压力/改变体位（手术时病人可以自行改变体位）	3
体位（手术时需要摆放体位）	膀胱截石位	1
	侧卧位	1
	平卧位/俯卧位	1
② 术中部分风险评估分值		
① 术前风险评估分值		
③ 术中风险评估分值（①＋②）		

（3）术后评估：包括手术时间、出血量；⑤术后风险评估分值＝③术中风险评估分值＋④术后部分评估表分值；＜15 分为低风险，16～28 分为中风险，≥29 分为高风险（表 13-9）。

表 13-9　术后评估

项　　目	具体情况	分值
手术时间（抵达手术室至离开复苏室的时间总和）	≤2 小时	1
	2～4 小时	2
	≥4 小时	3
出血量（手术期间和麻醉监护期间通过伤口、孔/漏）	≤200 ml	1
	201～400 ml	2
	＞400 ml	3
④ 术后部分风险评估分值		
③ 术中风险评估分值		
⑤ 术后风险评估分值（③＋④）		

5. OH 评估法　自 2014 年引入我国，日本大浦武彦教授以实际压力性损伤病例为中心，经过前后 1 个月病例收集与统计设计而成。此评估方法需要借助早期压力性损伤判定器（图 13-2），为方便记忆，大家习惯性称为"OH 尺"。

评估内容包括自主体位变换、尾骶骨隆突情况、水肿、关节挛缩 4 个部分，每项 1～3 分，分值越高，风险越高。0 分为无风险，1～3 分为轻度风险，4～6 分为中度风险，7～10 分为高度风险。

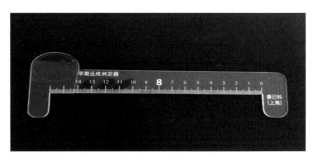

图 13 - 2　OH 尺

注:左上角的红色圆圈用于判定是否为 1 期压力性损伤。按压
后呈白色判定为正常,按压后红色不退判定为 1 期压力性损伤。

（1）具体分值:见表 13 - 10。

表 13 - 10　OH 评估分值表

自主变换体位	0 分	能
	1.5 分	需要依靠护理、借助工具完成体位改变
	3 分	不能
尾骶骨隆突情况 （使用 OH 尺）	0 分	无
	1.5 分	轻度～中度:落差 2 cm 以内
	3 分	重度:落差＞2 cm
水肿	0 分	无
	3 分	有
关节挛缩	0 分	无
	1 分	有

（2）评估方法:用 OH 尺(红圈处)按压皮肤发红部位,可从视窗处观察皮肤颜色,按压
后不褪色,即可判定为 1 期压力性损伤。

1）自主翻身能力的评估:见表 13 - 11。

表 13 - 11　自主翻身能力评分表

3 分	1.5 分	0 分
神志不清	两者之间	神志清
双侧肢体麻痹	一侧肢体麻痹	
双侧肢体均不能活动	一侧肢体不能活动	活动不受限
用药后完全不能自己翻身	使用药物后对翻身有影响	

注:有些老年病人虽然没有活动障碍,但自身没有活动意愿,比如坐在轮椅上、躺在床上看书、看报、看电视,也应记为 3 分。

2) 尾骶骨隆突情况的判断(借助 OH 尺完成):如果病人没有明显的尾骶骨突出,将 OH 尺垂直于脊椎,无刻度的一面朝向尾骶部并贴紧。如果看到 OH 尺和皮肤之间有空隙,就是正常,评分为 0 分(图 13-3)。与尾骶骨之间贴合得很好,OH 尺与皮肤表面几乎持平,表明存在风险,评分为 1.5 分(图 13-4)。如果病人有很明显的病理性尾骶骨突出,将 OH 尺垂直于脊椎,将数字 8 对准尾骶骨最突出处,观察 OH 尺状态。若 OH 尺正放架在脊椎上,呈现长椅状态,则说明尾骶骨突起<2 cm,为轻中度,判定为 1.5 分(图 13-5)。如果 OH 尺呈现跷跷板状态,单边脚悬空,则说明尾骶骨突起>2 cm,为重度,判定为 3 分(图 13-6)。

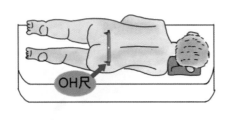

病人俯卧位   OH 尺倒置有空隙

图 13-3 尾骶骨隆突情况的判断

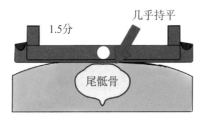

图 13-4 OH 尺与皮肤表面几乎持平

图 13-5 OH 尺正放呈现长椅状态

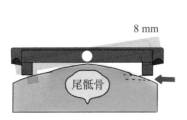

图 13-6 OH 尺呈现跷跷板状态

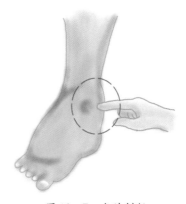

图 13-7 水肿判断

3) 水肿的判断:手指轻按 5 秒,手指离开后皮肤持续凹陷,可判定为水肿(图 13-7)。如果水肿病人正在使用利尿剂治疗,也应记为 3 分。

4) 关节挛缩的评估:只要有关节挛缩就判定为 1 分,仅仅是上肢的挛缩也记作 1 分(图 13-8)。

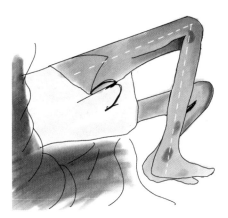

图 13-8 关节痉挛

6. 儿童压力性损伤风险评估量表 Braden Q 量表(表 13-12)是目前在国内应用比较广泛的儿童压力性损伤风险评估量表,源自 Braden 量表,包括 7 项危险因素的评估,除了 Braden 量表包含的 6 项之外,增加了组织灌注和氧合作用,可以更有效地识别儿童压力性损伤的风险人群。评估内容包括感觉、潮湿度、活动度、移动能力、营养摄入、摩擦力和剪切力、组织灌注和氧合 7 个项目,每项 1～4 分,总分为 28 分,得分越低,风险越高。临界值为 16 分,16～23 分为轻度危险,13～15 分为中度危险,10～12 分为高度危险,≤9 分为极度危险。Braden Q 量表对每个分值都有文字的描述(表 13-13),能够保证评定者间的较高信度。

其他用于儿童压力性损伤风险评估工具还有新生儿皮肤破损风险评估量表(NSRAS)、Waterlow 量表修改版、Starkid 皮肤量表及 Glamorgan 量表等。

表 13-12 Braden Q 量表

评估内容	评 分			
	1 分	2 分	3 分	4 分
感觉	完全丧失	严重丧失	轻度丧失	未受损
潮湿	持续潮湿	经常潮湿	偶尔潮湿	很少潮湿
活动度	卧床不起	局限于椅	偶尔行走	经常行走
移动能力	完全受限	非常受限	轻微受限	不受限
营养摄入	非常差	可能不足	摄入适当	摄入良好
摩擦力/剪切力	有重要问题	有此问题	有潜在问题	无明显问题
组织灌注和氧合作用	极度缺乏	缺乏	充足	非常好

表 13-13 Braden Q 量表使用指南

内　　容		分值
感觉 （对压力引起不适感的反应能力）	完全丧失：对疼痛刺激无反应（没有呻吟、退缩或抓握动作），或身体绝大部分对疼痛的感觉受限	1
	严重丧失：仅对疼痛刺激有反应，只能通过呻吟或躁动不安来表达不适，或身体1/2以上的部位对疼痛或不适感觉障碍	2
	轻度丧失：对其讲话有反应，但不是所有时间都能用语言表达不适感，或一两个肢体对疼痛或不适感觉受限	3
	无受损：对语言指挥有反应，无感觉障碍，感觉或表达疼痛或不适能力没有受限	4
潮湿 （皮肤暴露于潮湿环境的程度）	持续潮湿：皮肤由于暴露于汗液、尿液等潮湿环境中，使得皮肤一直处于潮湿状态，每次移动病人或给病人翻身时皮肤都是潮湿的	1
	经常潮湿：皮肤时常但不是总是处于潮湿状态，每班至少更换床单1次	2
	偶尔潮湿：皮肤偶尔潮湿，每天需要额外更换床单1次	3
	很少潮湿：皮肤通常是干燥的，只需要按常规更换床单即可	4
活动 （躯体活动能力）	卧床不起：限制卧床	1
	局限于轮椅：局限于轮椅，行走能力严重受限或不能行走，不能承受自己的体重，或必须依赖轮椅或椅子	2
	偶尔行走：白天在帮助下或无需帮助情况下可偶尔行走，但距离较短，每天大部分时间在床上或轮椅上度过，在床上或椅子上移动需耗费大半力气	3
	经常行走：醒着的时候每天至少可以在室外行走两次，室内至少每2小时活动1次	4
移动 （改变/控制躯体位置的能力）	完全受限：没有帮助时，身体或远端肢体不能做任何轻微移动	1
	严重受限：可以偶尔轻微改变身体或肢体位置，但不能独立频繁移动或做明显躯体位置改变	2
	轻微受限：可以经常、独立、轻微的使四肢或身体移动，但幅度不大	3
	不受限：独立完成经常性的大幅度体位改变	4
营养 （日常进食方式）	摄入缺乏：禁食和（或）进清流质或蛋白＜25 mg/L，或静脉输液＞5天	1
	可能缺乏：很少吃完一餐，通常只能摄入所给食物量的1/2。蛋白质摄入仅3餐中的肉或奶制品，偶尔能进行每日规定量以外的额外补充，偶尔能摄入规定食物量，可摄入略低于理想量的流质或管饲，蛋白＜30 mg/L	2
	摄入适当：管饲或 TPN 能达到绝大部分营养所需	3
	摄入良好：每餐能摄入绝大部分食物，从来不拒绝食物。通常吃4份蛋白质或更多。两餐间偶尔进食，不需要其他食物补充	4

内　　容		分值
摩擦/剪切力	有重要问题:痉挛/挛缩和振动导致持续的摩擦和扭动	1
	有问题:活动时需要大部分帮助;不借助床单摩擦不能完全抬起身体的某个部分;经常滑下床或椅,需要有人帮助才能复位;痉挛/挛缩和振动导致持续的摩擦	2
	潜在危险:自主移动微弱或需要小部分帮助;移动时皮肤可能与床单位/座椅/约束带等摩擦,大部分时间能在床上或椅子上保持良好体位,只是偶尔滑下来	3
	无:可以独立在床上或椅子上移动,力量足以抬起身体,任何时候都能在床上或椅子上保持良好姿势	4
组织灌注与氧合作用	极度缺乏:低血压($MAP<50\ mmHg$;新生儿 $MAP<40\ mmHg$),氧饱和度<95%,血红蛋白水平<100 mg/L,正常患儿无法耐受的体位变化	1
	缺乏:血压正常,氧饱和度<95%或血红蛋白水平<100 mg/L,或毛细血管回流时间>2秒,血清 pH<7.40	2
	充足:血压正常,氧饱和度<95%或血红蛋白水平<100 mg/L,或毛细血管回流时间>2秒,血清 pH 值正常	3
	非常好:血压正常,氧饱和度>95%,或血红蛋白水平正常,或毛细血管回流时间>2秒	4

三、压力性损伤的预防原则与方法

(一) 预防原则

压力性损伤作为大部分医疗机构普遍存在的护理问题,一旦发生,可引起疼痛、继发二次感染、功能受损等一系列并发症,严重影响到病人的生活质量。尽管不是所有的压力性损伤都可以避免,但是,认真评估和积极采取干预措施,可以预防部分压力性损伤的发生,也可以减轻已经发生压力性损伤的严重程度,使病人痛苦减轻、促进舒适,节约经费和医疗资源更具有现实意义。目前,预防原则包括筛选压力性损伤发生的风险人群、减轻局部和全身受压情况、避免摩擦和剪切力、管理失禁、控制潮湿、改善营养和对病人及家属的健康教育6个方面。具体方法包括使用经过信效度检验的压力性损伤风险评估工具判断目标人群的压力性损伤发生风险、体位变换、选择合适的减压装置、皮肤护理、必要的营养支持及健康宣教。预防原则及推荐措施的要点如下。

1. 筛选危险人群

(1)评估压力性损伤发生的风险。

1)所有皮肤完整性改变、自行变换体位的能力受损或卧床及限制于轮椅、使用医疗设备并与皮肤紧密接触、年龄超过65岁的病人纳入压力性损伤发生的危险人群。应该在入院2小时内完成压力性损伤发生风险的初次评估,检查包括从头到脚的皮肤,入院后根据不同的危险程度再确定后一次评估的间隔时间。

2)使用信效度高与病人年龄相符合、针对不同的评估时机的压力性损伤风险评估工具进行评估,确保对不同的压力性损伤风险因素进行系统性、针对性评估。常用的压力性损伤危险评估工具包括 Braden 量表、Norton 量表及 Waterlow 量表。

3) 在入院、转入、手术前后等对所有风险人群进行评估,根据不同医疗机构或不同科室规定的间隔时间进行再次评估,当病情发生改变时随时加评。各机构或科室可根据具体情况给予指导性意见,提供临床护士参考。

(2) 根据不同危险程度或不同医疗环境确定评估要求。

1) 不同危险程度的评估要求:①Braden 计分<12 分(高度危险)者 ICU 或危重病人每日评估记录 1 次,病情变化及时评估。②Braden 计分 12~14 分(中度危险)者每周评估记录 2 次,病情变化及时再评估。③Braden 计分 15~16 分(低度危险)者病情稳定时每周再评估记录 1 次,病情变化随时再评估。④Braden 计分>17 分(无风险)者病情稳定时至少每月再评估 1 次,或出院时再评估 1 次,病情变化随时再评估。

2) 不同医疗环境中的评估要求:①治疗性医院或病房,入院/转入时首次评估,之后至少每 24 小时复评 1 次,病情变化时随时评估。②长期护理机构或病房,首次接诊时评估,之后每次访视时复评 1 次;访视时间依据病情和治疗护理需要而定。

2. 识别危险因素:研究已经明确了部分压力性损伤危险因素,分为内源性和外源性因素,有很多相关因素与压力性损伤发生发展有关,但其所起的作用还有待于进一步研究探讨。

(1) 内源性因素:指病人的自身因素,如老年、意识减退、失禁、活动能力受损、不能移动、营养失调(低蛋白血症、贫血)等。

(2) 外源性因素:又称医源性因素,指与医护人员的治疗或操作有关的因素,如暴露于潮湿环境、使用医疗设备或器具、药物、压力、摩擦力和剪切力等。

3. 做好护理文书的记录　记录压力性损伤危险评估情况及评估的时间等。

4. 制定预防计划　根据不同危险程度,结合实际情况,尊重病人及其家属的主观愿望,给予相应的护理措施。特别注意,使用上述预防原则和方法时要根据我国国情、病人病情、住院时间等具体情况综合考虑,采取可行的方案。

5. 减轻局部和全身受压情况

(1) 体位变换:不舒适或不平衡的体位必然导致关节过度扭曲,造成关节及骨突起(如股骨的大转子结节)更突出于体表。这种骨突起可架起皮肤而直接接触床单,必然导致身体的重量集中于骨突起部位并承受更多的重压,于是导致骨突起部位严重的血运障碍。由此可见,舒适体位在压力性损伤发生中起重要的作用。根据力学原理,给病人翻身侧卧时,可通过改变人体与床接触的角度来减轻局部的压力;同时也可以使用软床垫,改变受力面积来减轻局部压强,从而达到预防压力性损伤的目的。

1) 体位变换的频度:对卧床病人,至少每 2 小时变换体位 1 次;坐轮椅的病人,至少每 1 小时变换体位 1 次。具体的变换频率,应根据病人的压力性损伤发生危险、皮肤耐受性、舒适情况、功能状态、病情及使用的减压装置效果综合考虑后确定。对于可自行变换体位的坐位病人,指导每 15 分钟变换体位 1 次,以改变受力点(重心)。

2) 放置体位的方式:为限制于轮椅或坐位病人放置体位时,应充分考虑病人身体重量的分布、身体平衡及受压部位压力的分布情况,采用最有利于减压,同时又能够使病人舒适的体位;侧卧位时,避免坐骨大转子处直接受压,建议采用 30°侧卧。

3) 制定合适的改善病人活动及移动能力的康复计划。

（2）减轻压力。

1）解除压迫：是预防压力性损伤的主要原则，又是治疗压力性损伤的先决条件。尽管各种坐垫、床垫及支具已不断改进，各种翻身床、气垫床或砂床的应用已取得较好的效果，但是最基本的、最简单有效的预防措施还是护理人员或家属给病人翻身，或是病人自己定时变换体位。翻身，表面上看是最简单而有效的压力解除法，但实质上是弥补机体对生理反射活动失调的主要措施。体位变换，可防止病人同一部位受到长时间的持续压力，一般交替地利用仰卧位、侧卧位。体位变换的间隔时间不应超过 2 小时，必须严格按要求去做。

2）护理工作做到：①在床头设明显标记，并贴好体位变化时间表，记录翻身时间、体位等。②翻身前后要对压力性损伤好发部位的皮肤认真检查并记录结果。③翻身时间要严格按时间表进行，不得随意更改。④翻身动作轻柔，不可拖曳。⑤翻身前后要注意整理床面，使之平整无杂物。⑥对排泄物污染的褥单要及时更换清洗，保持皮肤清洁干燥。⑦在骨突部位垫好软枕，避免压力过于集中。

3）选择合适的减压装置（又称支撑面）：对压力性损伤发生的高危人群，选择合适减压床垫或坐垫。骨突处如膝盖、踝部使用软枕或泡沫材质的楔形枕，避免局部受压。医疗设备接触处皮肤使用衬垫保护并常规进行皮肤检查。足跟下使用减压器具保护，对配合的病人，在小腿处垫枕头以使足跟腾空，不接触床面；长期卧床的病人，建议使用专门的足跟减压靴。避免使用气垫圈或圈状的装置用于局部减压。

对于水肿和肥胖者，气垫圈使局部血液循环受阻，造成静脉充血与水肿，同时妨碍汗液蒸发而刺激皮肤，不宜使用。

（3）避免摩擦力和剪切力：当床头抬高＞30°时就会发生剪力和骶部受压，因此尽可能避免使床头抬高超过这个高度；必须抬高时可在骶尾部垫棉垫，架空骶尾部，以臀部丰富的皮下脂肪代替骶骨承担身体体重。按摩无助于防止压力性损伤，因软组织受压变红是正常的保护性反应，解除压力后一般 30～40 分钟会褪色，不会形成压力性损伤，无需按摩。如持续发红，则表明软组织损伤，按摩必将加重损伤。

1）使用辅助设备如床单或吊架协助病人移动及改变体位时，避免拖、拉、拽等动作。

2）半坐位时，床头抬高不超过 30°，持续时间不超过 30 分钟。根据病人的病情，确定合适的抬高角度。可以在腿部放支撑垫，防止身体下滑产生摩擦力和剪切力。

3）坐轮椅病人足部或腿部垫支持物，或缩短坐轮椅时间，防止身体下滑。对于躁动病人，建议使用专门的足跟减压靴或适用于足跟部粘贴的泡沫敷料。

按摩对皮肤及软组织存在潜在危害，按摩部位的软组织可发生退变和撕裂，故禁忌按摩。

6. 保护皮肤　保持皮肤清洁干燥，可增强皮肤抵抗摩擦力。如果有尿失禁，要对病人作膀胱训练或其他减少失禁发生的行为疗法。如果有大便失禁，对病人皮肤的损害更大。除经常为病人更换床单外，必须确定及消除其原发病因。如果无法控制排便，每次被污染的皮肤应及时清洗，使用隔离剂或皮肤保护剂保护局部皮肤。选择大小、厚度合适的纸尿裤或尿垫,保持局部干爽。必要时,考虑选择粘贴造口袋或集便装置收集大便,以隔绝对皮肤的刺激。

根据具体情况,确定给病人皮肤清洁的频率。选择中性洗液,避免热水及用力擦拭,保持皮肤的清洁和干燥。皮肤清洁后可以使用合适的润肤露,干燥皮肤使用保湿剂,并最大程度降低各种导致皮肤干燥的环境因素造成的影响。每天最少一次检查全身皮肤,特别是压力性损伤好发部位(如骶尾骨、坐骨、大转子、足跟、肘部、后枕及医疗器具接触处的皮肤),急性期病人可由医生、护士、家属进行。慢性期病人可自己用手持小镜子检查,当发现皮肤有异常时应立即采取减压措施,防止病情发展。新型敷料的应用,如皮肤保护膜、薄的水胶体敷料贴于受压部位,可保护皮肤、减少摩擦以预防压力性损伤。骨突部位避免按摩,按摩将增高局部皮肤温度和增加组织耗氧,对预防压力性损伤无益有害。

 ①使用烤灯等可使皮肤干燥,因组织细胞代谢及需氧量增加而造成细胞缺血,甚至坏死。②涂抹凡士林、氧化锌膏等油性剂后,皮肤水分蒸发量降低,且不透气,可导致皮肤浸渍。

7. 加强营养 营养支持和代谢调理被广泛认同。良好的膳食是改善病人营养、促进全面愈合的重要条件,包括胃肠功能调理,给予高蛋白、高热量、高维生素,富含钙、锌等的饮食,精心调剂病人食欲。

(1) 及时纠正各种影响病人蛋白及热量摄入的因素。

(2) 临床医生联合营养师共同制定营养支持方案,对营养失衡病人提供营养补充。

(3) 对压力性损伤危险人群,根据营养指南给予合适的水分摄入,每日 0.24 ml/kJ,热量每日 125.5～146.4 kJ/kg,蛋白质每日 1.25～1.5 g/kg,提供高蛋白食物或管饲饮食以补充营养。

(4) 病情允许的前提下,每次协助病人变换体位后指导摄入水分和食物。

(5) 必要时可通过肠内途径(经鼻胃管、鼻腔肠管、胃造瘘管或空肠造瘘管)与肠外途径(经外周静脉和中心静脉)相结合补充营养。根据病人病情不同选择不同方法,尽快恢复内环境平衡。

(6) 监测和记录营养摄入量及其排泄情况,特别是排便次数、气味、性状,有无腹泻或便秘等。

(7) 必要时定期监测营养指标,每周监测体重 1 次,按医嘱监测总蛋白、血清白蛋白、转铁蛋白和血红蛋白等指标。

8. 心理支持和健康教育 为病人做细致的心理护理,进行心理支持、健康宣教、抚摸、功能按摩、社会关系支持,可使病人应激情绪的消极影响大大减弱。同时,向病人讲解如何减少压力、剪切力、摩擦力及其他发生压力性损伤的各种高危因素,对预防或减少压力性损伤的发生很关键。耐心教育病人采取多种方法来改变行为,普及压力性损伤预防知识,有计划地做好随访工作,可以减少压力性损伤的复发。具体内容如下:①压力性损伤发生的原因及风险因素。②压力性损伤风险评估工具及其使用方法。③减压装置选择依据及其使用。④示范正确的体位变换技巧,以避免皮肤损伤。⑤皮肤检查方法。⑥排便及排尿训练计划。⑦营养供给支持方法及监测。⑧制定及实施个体化的皮肤护理计划。⑨准确记录和定期接受专业人员的复诊指导。

(二) 预防方法

(1) 感知压力能力减弱的护理措施:见表 13－14。

表 13－14　感知压力能力减弱的护理措施

分值/项目	护 理 措 施
1 分（完全受限） 感知压力的能力：知觉减退或服用镇静剂后，对疼痛刺激无反应，身体绝大部分无法感觉疼痛，感觉能力受限	① 评估肢体的触觉、压迫、疼痛和温度知觉感受是否正常 ② 每天检查骨突处皮肤的完整性及颜色变化，有无压之不褪色的红斑 ③ 实施床上被动活动肢体和身体 ④ 康复科会诊实施被动运动训练 ⑤ 使用亲水性乳液保持皮肤柔润 ⑥ 侧卧角度＜30°，床头抬高＜30°，先摇高床尾，再摇高床头，避免身体下滑 ⑦ 卧床每 2 小时翻身 1 次，或改变体位 1 次 ⑧ 足部适当保暖及防止受压 ⑨ 告知移动/搬运的技巧 ⑩ 利用辅助工具翻身或移动，避免拖、拉、拽 ⑪ 床上使用气垫床、水垫等减压工具 ⑫ 关节挛缩处用毛巾或软枕支撑以减压，两腿之间用软枕，防止双膝或双足摩擦 ⑬ 手指、脚趾间用泡沫敷料减压，也可以用海绵垫减压
2 分（严重丧失） 只对疼痛刺激有呻吟、不安等反应，一半的身体无法感觉疼痛或不适	同上①～⑬
3 分（轻度丧失） 对语言指挥有反应，但不能总是表达不适或翻身的需要；或对疼痛的反应能力受限，或一两个肢体感觉不适	同上①～⑬ ⑭坐轮椅 15～30 分钟抬起臀部 1 次
4 分（无受损） 对语言指挥有反应，无感觉障碍，感觉或表达疼痛或不适能力没有受限	① 评估肢体的触觉、压迫、疼痛和温度知觉感受是否正常 ② 使用亲水性乳液保持皮肤柔润 ③ 坐轮椅 15～30 分钟抬起臀部 1 次

（2）改善皮肤潮湿度的护理措施：见表 13－15。

表 13－15　改善潮湿度的护理措施

分值/项目	护 理 措 施
1 分（持续潮湿） 皮肤由于暴露于汗液、尿液等潮湿环境中，使得皮肤一直处于潮湿状态，每次移动病人或给病人翻身时，皮肤都是潮湿的	① 穿着吸汗的衣服，优选棉质衣物 ② 用中性洗涤剂清洗皮肤，温水清洗肛门和会阴部，保持皮肤清洁，使用亲水护肤霜保护皮肤，防止失禁性皮炎 ③ 每天检查床铺是否平整、衣物是否干爽 ④ 检查会阴部及肛门部皮肤的湿度，每日 1 次 ⑤ 使用没有回渗的纸尿布 ⑥ 正常排便功能的病人可以穿纸尿裤 ⑦ 解便 3～4 次/日，或解稀便糊便者，每 2 小时检查尿布 1 次，肛门周围使用亲水护肤霜保护皮肤 ⑧ 检查 Foley 导尿管是否有漏尿 ⑨ 排水样便者使用造口袋或卫生棉条，以保护肛周皮肤，严重水泄者可以适当服用止泻药 ⑩ 皮肤有问题应及时请皮肤科会诊

分值/项目	护理措施
2分(常常潮湿) 皮肤时常但不是总是处于潮湿状态,每班至少更换床单1次	同上①~⑧、⑩
3分(偶尔潮湿) 皮肤偶尔潮湿,每天需要额外更换床单1次	同上①~⑧
4分(很少潮湿) 皮肤通常是干燥的,只需要按常规换床单即可	同上①~⑥

(3) 活动能力下降的护理措施:见表13-16。

表13-16 活动能力下降的护理措施

分值/项目	护理措施
1分(卧床不起) 限制卧床	① 评估身体活动能力及受限程度、翻身改变体位的能力 ② 做好防坠床的措施 ③ 每天监测骨隆突处皮肤的颜色 ④ 鼓励在床上主动或被动活动,增强肌力 ⑤ 坐位超过1小时应改变体位 ⑥ 保护骨隆突处,可以用泡沫敷料或软枕 ⑦ 康复科协助主动或被动运动 ⑧ 翻身疼痛可给予止痛剂或请疼痛科会诊 ⑨ 约束处用棉垫保护
2分(坐位) 局限于轮椅,行走能力严重受限或不能行走,不能承受自己的体重,或必须依赖轮椅或椅子	同上①~⑨
3分(偶尔行走) 白天在帮助下活动,无需帮助情况下可偶尔行走,但距离较短,每天大部分时间在床上或轮椅上度过,在床上或椅子上移动需耗费大半力气	同上①~⑦、⑨
4分(经常步行) 醒着的时候每天至少可以在室外行走两次,室内至少每2小时活动1次	同上①~④

(4) 移动能力受损的护理措施:见表13-17。

表 13 - 17　移动能力受损的护理措施

分值/项目	护 理 措 施
1 分(完全受限)　没有帮助时,身体或远端肢体不能做任何轻微移动	① 评估身体活动能力,帮助完成大关节活动度 ② 做好防跌倒护理 ③ 检查骨隆突处皮肤颜色 ④ 鼓励床上被动活动 ⑤ 康复科训练抗阻力活动 ⑥ 保持皮肤滋润 ⑦ 侧卧时角度<30°,床头抬高<30°,先摇床尾,再抬高床头 ⑧ 翻身疼痛可给予止痛剂或请疼痛科会诊 ⑨ 卧床>2 小时必须改变体位 ⑩ 身体约束处用棉垫保护 ⑪ 移动病人时不要拖、拉、拽,自行挪动可用泡沫敷料保护 ⑫ 鼓励床上主动活动或下床活动增加肌力 ⑬ 搬动时掌握技巧 ⑭ 利用工具帮助改变体位 ⑮ 可使用气垫床等减压工具
2 分(严重受限)　可以偶尔轻微改变身体或肢体位置,但不能独立频繁移动或做明显躯体位置改变	同上①～15
3 分(轻度受限)　可以经常、独立、轻微地使四肢或身体移动,但幅度不大	同上①～⑦ ⑧ 坐轮椅 30 分钟活动一下
4 分(不受限)　独立完成经常性的大幅度体位改变	① 评估身身体活动能力,帮助完成大关节活动度 ② 做好防跌倒护理

(5) 改善营养状况的护理措施:见表 13 - 18。

表 13 - 18　改善营养状况的护理措施

分值/项目	护理措施
1 分(摄入缺乏)　从来不能吃完一餐,很少能摄入所给食物量的 1/3,每天蛋白质的摄入缺乏,3 餐蛋白质中仅能进食两餐或少量蛋白质(肉或奶制品);摄入体液量少,没有摄入每天规定量以外的液体,或者禁食和(或)进清流质或静脉输液>5 天	① 评估咀嚼和吞咽能力,做好口腔清洁 ② 评估食物是否符合每日所需热量 ③ 评估进食技巧,防止管路堵塞 ④ 营养师制定合理餐食,评估营养状态 ⑤ 定期检测生化指标 ⑥ 评估肠蠕动及排便情况
2 分(可能缺乏)　很少吃完一餐,通常只能摄入所给食物量的 1/2,蛋白质摄入仅 3 餐中的肉或奶制品,偶尔能进行每日规定量以外的额外补充,偶尔能摄入规定食物量,可摄入略低于理想量的流质或管饲	同上①～⑥
3 分(摄入适当)　可摄入供给量的一半以上,每天吃 4 餐含肉或蛋白质的食物,偶尔会拒绝一餐,通常会吃掉补充食物,管饲或 TPN 能达到绝大部分营养所需	同上①～⑥

续表

分值/项目	护理措施
4分(摄入良好) 每餐能摄入绝大部分食物,从来不拒绝食物,通常吃4份蛋白质或更多,两餐间偶尔进食,不需要其他食物补充	① 评估咀嚼和吞咽能力,做好口腔清洁 ② 评估食物是否符合每日所需热量

(6)减轻摩擦力/剪切力的护理措施:见表13-19。

表 13-19　减轻摩擦力/剪切力的护理措施

分值/项目	护 理 措 施
1分(有问题) 活动时需要大部分帮助;不借助床单摩擦不能完全抬起身体的某个部分;经常滑下床或椅,需要人帮助才能复位;痉挛/挛缩和振动导致持续的摩擦	① 评估身体活动能力,帮助完成大关节活动度 ② 定时检查身体管路及胶带粘贴的防压措施是否正确 ③ 移动病人时不要拖、拉、拽,自行挪动可用泡沫敷料保护 ④ 鼓励床上主动活动,床下增强肌力 ⑤ 康复科抗阻力活动 ⑥ 便盆及椅子表面要平整,可以使用软垫或泡沫垫 ⑦ 侧卧时角度<30°,床头抬高<30°,先摇床尾,再抬高床头 ⑧ 使用没有回渗的纸尿布 ⑨ 防止皮肤干燥,不可以揉搓;皮肤干燥时可用液状石蜡涂抹
2分(潜在危险) 自主移动微弱或需要小部分帮助;移动时皮肤可能与床单位/座椅/约束带等摩擦;大部分时间能在床上或椅子上保持良好体位,只是偶尔滑下来	同上①~⑨
3分(无问题) 可以独立在床上或椅子上移动,力量足以抬起身体,任何时候都能在床上或椅子上保持良好姿势	同上①~③ ④ 腹部导管过多时可用多头带保护,保证管路不压迫皮肤

四、预防压力性损伤相关操作流程

1. 病人入院时评估压力性损伤危险程度的流程　见图13-9。

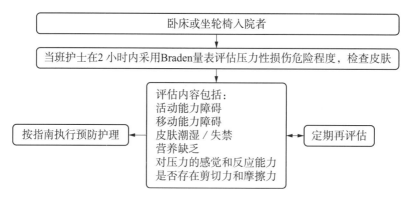

图 13-9　入院时评估压力性损伤危险程度的流程

评分≤16分表明处于危险状态,评分>17分表明未处于危险状态。

2. **预防压力性损伤的关键措施与流程** 见图13-10。

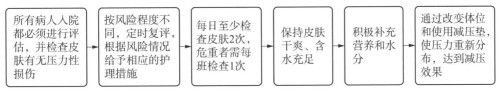

图13-10 预防压力性损伤的关键措施与流程

3. **预防危重病人足跟压力性损伤的5步措施** 见图13-11。

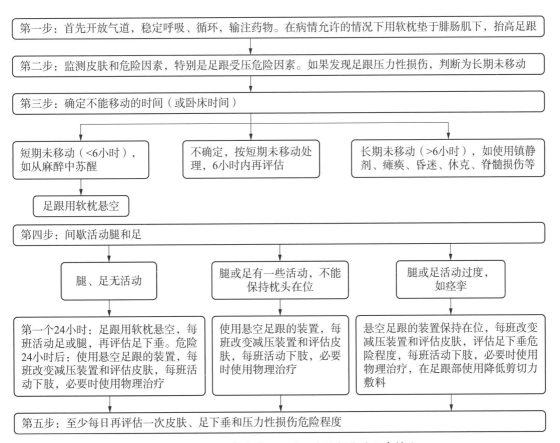

图13-11 预防危重病人足跟压力性损伤的5步措施

4. **减压装置或减压敷料的选择和使用** 见图13-12。

5. **使用减压床垫的操作流程** 见图13-13。

6. **局部使用减压敷料的操作流程** 见图13-14。

7. **减压敷料应用评价和更换流程** 见图13-15。

8. **术前和术中预防手术病人发生压力性损伤的护理流程** 见图13-16。

9. **术后预防病人发生压力性损伤的护理流程** 见图13-17。

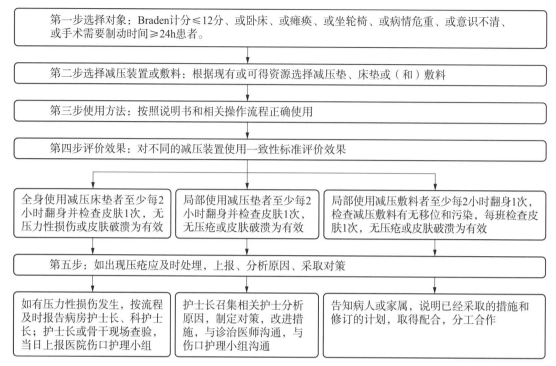

图 13－12　减压装置或减压敷料的选择和使用

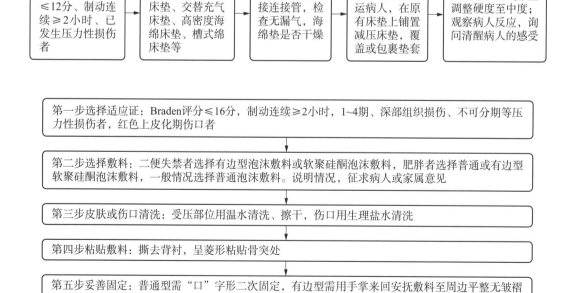

图 13－13　使用减压床垫的操作流程

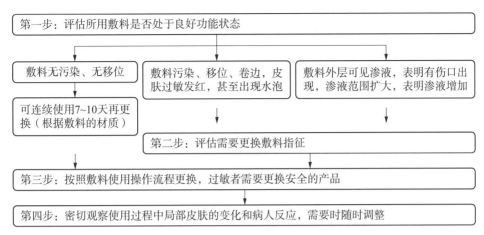

图 13 - 15 减压敷料应用评价和更换流程

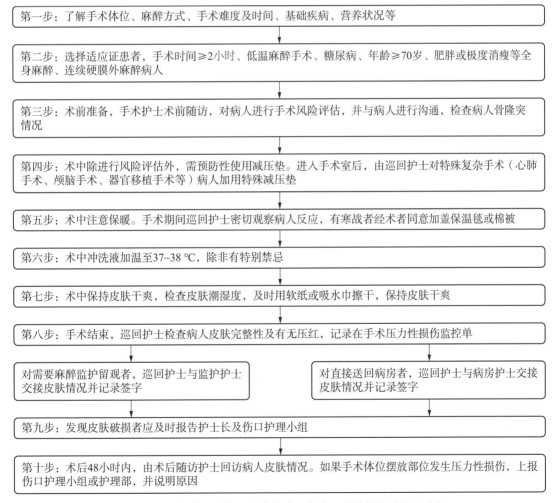

图 13 - 16 术前和术中预防手术病人发生压力性损伤的护理流程

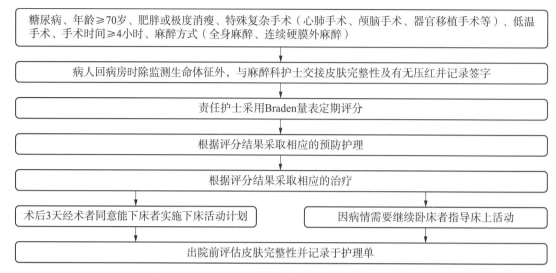

糖尿病、年龄≥70岁、肥胖或极度消瘦、特殊复杂手术（心肺手术、颅脑手术、器官移植手术等）、低温手术、手术时间≥4小时、麻醉方式（全身麻醉、连续硬膜外麻醉）

病人回病房时除监测生命体征外，与麻醉科护士交接皮肤完整性及有无压红并记录签字

责任护士采用Braden量表定期评分

根据评分结果采取相应的预防护理

根据评分结果采取相应的治疗

术后3天经术者同意能下床者实施下床活动计划　　　因病情需要继续卧床者指导床上活动

出院前评估皮肤完整性并记录于护理单

图 13 - 17　术后预防病人发生压力性损伤的护理流程

10. 预防呼吸机辅助呼吸病人发生压力性损伤的护理流程　见图 13 - 18。

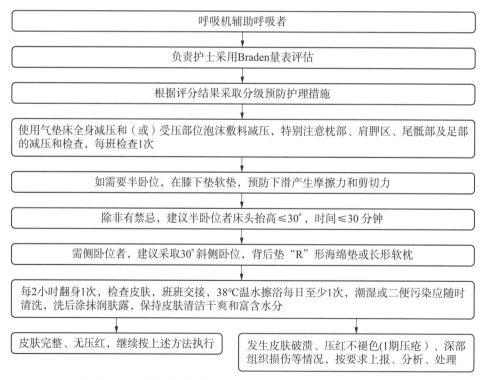

呼吸机辅助呼吸者

负责护士采用Braden量表评估

根据评分结果采取分级预防护理措施

使用气垫床全身减压和（或）受压部位泡沫敷料减压，特别注意枕部、肩胛区、尾骶部及足部的减压和检查，每班检查1次

如需要半卧位，在膝下垫软垫，预防下滑产生摩擦力和剪切力

除非有禁忌，建议半卧位者床头抬高≤30°，时间≤30 分钟

需侧卧位者，建议采取30°斜侧卧位，背后垫"R"形海绵垫或长形软枕

每2小时翻身1次，检查皮肤，班班交接，38℃温水擦浴每日至少1次，潮湿或二便污染应随时清洗，洗后涂抹润肤露，保持皮肤清洁干爽和富含水分

皮肤完整、无压红，继续按上述方法执行　　　发生皮肤破溃、压红不褪色(1期压疮)、深部组织损伤等情况，按要求上报、分析、处理

图 13 - 18　预防呼吸机辅助呼吸病人发生压力性损伤的护理流程

11. 单人协助病人 30°斜侧卧位翻身流程　见图 13 - 19。

第一步准备：向病人说明目的并取得配合；协助病人仰卧，两手放腹部，两腿屈膝

第二步移动上半身：护士将一手放于病人颈肩下，另一手放于病人臀下，将病人的上半身移向自己

第三步移动下半身：一手放于病人腘窝下，另一手放于病人双踝下，将病人下半身移向同侧床缘（体重较重者可分3次移动）

第四步协助侧翻：一手扶肩，另一手扶膝，轻轻将病人推向另一侧，使病人背向护士，在其背部摆放"R"形垫或长形软枕，使其背部平行斜靠在软枕上，其胸背平面与床面呈30°

第五步调整体位：病人双下肢屈曲稍错开，两膝间垫小软垫，按侧卧位法将背部和肢体垫好

图 13-19 单人协助病人 30°斜侧卧位翻身流程

五、相关会诊及转诊流程

1. 区域内护理会诊流程 见图 13-20。

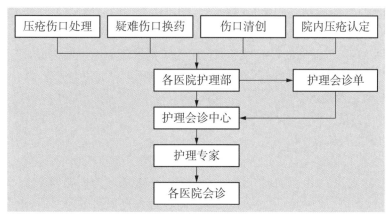

图 13-20 区域内护理会诊流程

2. 双向转诊 社区卫生服务中心缺乏诊治病人的能力,联系上级医院给予技术支持,必要时转诊至三级医院住院治疗,待病情稳定后,可继续转诊至社区医院。

3. 建立三级监控网

（1）一级监控:病区护士每班监控。

（2）二级监控:社区总护士长或病区护士长每周监控。

（3）三级监控:三级医院压疮小组成员每2周监控。

4. 延伸服务运行方案 见图 13-21。

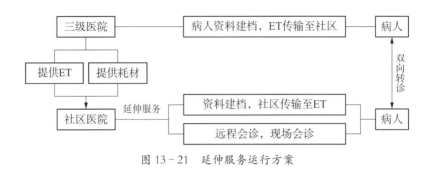

图 13-21　延伸服务运行方案

六、压力性损伤的治疗与护理

(一) 伤口的评估内容

1. 评估内容

(1) 一般资料:包括病人的住院号、姓名、性别、年龄、伤口类型(包括分期)、部位、伤口持续时间、初次就诊日期。一般资料在初诊评估时收集,复诊处理时不再重复评估。

(2) 全身评估:全身评估的目的是收集影响伤口愈合的相关因素,用于采取相应措施进行干预。全身评估内容包括基础疾病(高血压、糖尿病等)、用药情况(药物剂量、频次等)、辅助检查结果(多普勒检查报告、伤口渗液细菌培养结果等)、睡眠及心理状况。

(3) 局部评估:局部评估的目的是掌握目前伤口情况及周围皮肤情况,用于采取正确的措施提供依据。局部评估内容包括伤口面积、深度、创面基底颜色、气味、渗出量、渗出液的颜色、周围皮肤颜色及情况等。

2. 伤口评估方法

(1) 全身评估方法。

1) 询问:病人的基础疾病如心血管疾病、糖尿病、自身免疫性疾病、血管性疾病、肿瘤等基础疾病,这些病史及治疗过程和情况对压力性损伤发生发展有明显影响;了解病人营养供给情况,饮食量、喜好、结构等;大小便及睡眠状况;是否有长期服药习惯,近期使用过得药物的名称;近期的检血报告,包括白蛋白、血糖、血红蛋白、白细胞总数、血小板、出凝血时间等。

2) 测量:测量体重和身高,为计算体重指数(BMl)提供数据,怀疑有血糖异常的病人测量血糖,对血糖异常的病人检查糖化血红蛋白,了解病人血糖情况,并给予转诊。

3) 检查:对既往治疗记录仔细倾听,针对伤口情况开出诊断性检查,特别是对数月伤口情况无改变的慢性伤口病人,给予病理检测,排除或确诊是否有癌变或癌前期病变;对怀疑有多重耐药菌的病人可以做伤口分泌液细菌培养和药物敏感试验,为局部抗感染处理和医生全身用药提供依据。

4) 查看:主要查看病人的全身皮肤状况、活动能力、肢体功能状况和有无水肿或脱水,有无其他部位压力性损伤或破损或皮肤疾病等。

5) 记录:及时准确记录全身评估结果和压力性损伤处理影响因素,判断结果。

（2）局部评估方法。

1）看

压力性损伤颜色（包括皮肤及基底部）：黑色、黄色、红色、粉色或混合色。

渗出量：少量，24 小时渗出量≤5 ml，每天更换纱布不超过 1 块。

　　　　中量，24 小时渗出量 5～10 ml，每天至少更换 1 块纱布，不超过 3 块。

　　　　大量，24 小时渗出量＞10 ml，每天需要更换 3 块或更多的纱布。

渗液颜色：澄清，表明正常，注意葡萄球菌感染或来自泌尿道或淋巴道的感染。

　　　　　浑浊、黏稠，提示炎症反应或感染，渗液含有白细胞和细菌。

　　　　　粉红色或红色，提示毛细血管损伤。

　　　　　绿色，提示细菌感染，如铜绿假单胞菌。

　　　　　黄色或褐色，表明与伤口出现腐肉。

　　　　　蓝色或灰色，与应用银离子敷料有关。

性质：血清性、血性、脓血性、脓性。

组织类型：肉芽组织，小血管及结缔组织增生逐渐填满伤口。

　　　　　上皮组织，上皮细胞，呈粉红色。

　　　　　腐肉，松散，呈黄色，失去活性。

　　　　　坏死组织，棕色或黑色，失去活性。

外敷料情况：干燥、微湿、饱和与溢出。

渗液管理：皮肤正常、浸渍、皮炎或湿疹、溃烂。

周围皮肤：水肿、伤口表皮增生、周围组织硬度、愈合嵴、周围皮肤浸渍、过敏。

2）闻：主要指伤口气味，分为无异味、靠近伤口 5～10 cm 闻到气味、近距离能闻到异味、远距离能闻到异味。坏死感染严重的压力性损伤气味难闻，需要分泌物做细菌培养，明确致病菌。

3）触：为触诊压力性损伤周围皮肤有无水肿硬结及范围，水肿范围大小说明感染或炎性反应的严重程度。

4）量：主要测量伤口长度、宽度、深度、潜行或窦道、瘘管的方向。

长度：头坐标，纵轴为长（时钟 12 点钟和 6 点钟的连线距离）（图 13 - 22）。

宽度：头坐标，横轴为宽（时钟 3 点钟和 9 点钟的连线距离）（图 13 - 22）。

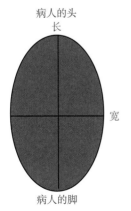
（a）规则伤口模型

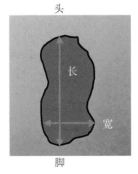
（b）不规则伤口模型

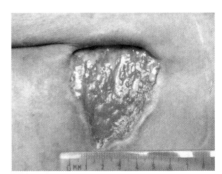
（c）不规则创面

图 13 - 22　测量伤口长度与宽度

深度:测量时采用探针垂直插入伤口基底最深处测量距离(cm)(图13-23)。

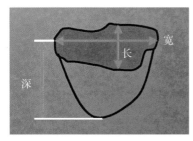

（a）测量模型

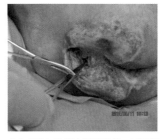
（b）用钝头器械探测伤口深度

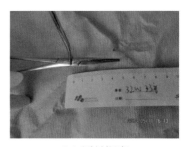
（c）测量深度

图13-23　测量伤口深度

潜行:用探针测量,顺时针记录,方向用钟表表示,与头部垂直方向为3点钟和9点钟,探针插入潜行最深处测量的距离为深度,起止为潜行范围,如6~9点钟3 cm。

窦道:用探针测量,顺时针记录,方向用钟表表示,与头部垂直方向为3点钟和9点钟,探针插入窦道最深处测量的距离为深度,如6点钟3 cm。

瘘管:探测时无盲端,伤口与脏器相通(图13-24)。

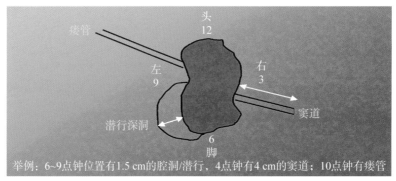
（a）测量模型

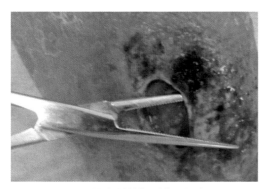
（b）用钝头器械探测伤口深度

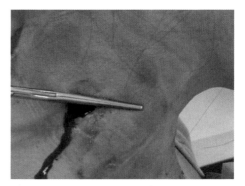
（c）测量尺寸

图13-24　测量瘘管、潜行及窦道的深度

5）拍:拍摄取伤口照片,注意使用伤口尺,标注日期、病人姓名、年龄等一般资料,将伤

口尺有刻度的一面朝上,置于伤口长和宽的位置,在同一方向、同一角度拍摄伤口照片。

6) 录:准确及时记录局部评估结果,分析判断伤口情况,与病人和家属做好有效的沟通,制定治疗方案。

7) 测量伤口使用的伤口尺可根据各单位要求,自行制定(图 13 - 25)。

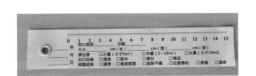
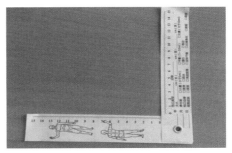

(a) 测量尺可填选项　　　　　　　　(b) 测量长宽

图 13 - 25　伤口测量尺

(二) 伤口的清洗

1. 清洗伤口的目的　除去异物、细菌或坏死组织,避免细菌感染,促进细胞增生。清洗伤口时,不应损害健康的组织。

2. 选择伤口清洗液时应遵守的原则　对预测的菌种有效,注意使用浓度,不要引起过敏和皮炎,短时间内出现消毒效果,不引起疼痛刺激,不延误愈合和不产生体内毒素。

3. 常用的伤口清洗溶液　详见第一篇　第五章。

4. 各类清洗溶液的选择

(1) 伤口周围皮肤消毒:一般以 2%碘酊棉球从内向外消毒 2 次,用 75%酒精棉球脱碘;或用 0.5%碘附棉球消毒 2 次。

(2) 根据伤口的特点选择:感染性伤口,可根据分泌物培养结果选择合适的消毒液;非感染性伤口,包括清洁伤口和急性污染性伤口均可使用生理盐水清洁伤口。

5. 伤口清洗方法

(1) 传统清洗方法:棉球和纱布擦洗伤口,缺点是纤维组织易遗留成为感染的核心,引起伤口异物反应而延迟伤口愈合;擦洗还易导致细菌沿线重新分布。

(2) 冲洗伤口:是最有效的伤口清洗方法,可使用注射器或冲淋设备,污染严重的伤口使用压力冲洗或脉冲式冲洗。有效冲洗,30 ml 注射器加头皮针,距离伤口 2.5 cm 处冲洗伤口。涡流式冲洗,新的证据显示,涡流治疗不伤害颗粒状伤口,并能用于清除坏死组织。

6. 压力性损伤护理指南对伤口清洗的推荐建议　2009 年美国压疮咨询专家组(NPUAP)和欧洲压疮咨询专家组(EPUAP)联合编写出版的《压疮处理快速参考指南》和2010 年美国伤口造口失禁护理协会(WOCNs)更新的《压疮预防和处理指南》,以及 2012 年澳大利亚伤口处理协会(Australian Wound Management Association)、新加坡伤口愈合协会(Singapore Wound Healing Society)、新西兰伤口处理协会(New Zealand Wound Care Society)和香港地区造口治疗师协会(Hong Kong Enterostomal Therapists Association)联合编写的《环太平洋地区压力性损伤预防和处理指南》中均对压力性损伤伤口清洗溶液和技术有相关的推荐建议,这些建议基于独立研究的证据级别,具体内容如下。

(1) 清洁伤口及周围皮肤。每次更换敷料时需要清洁压力性损伤和周围皮肤,可以减少伤口或伤口周围微生物计数(C 级推荐)。

(2) 使用合适的中性皮肤清洗液清洁伤口周围皮肤,以获得最佳伤口和伤口 pH 值(C 级推荐)。

(3) 避免使用碱性肥皂和清洁剂(C 级推荐)。

(4) 使用保湿剂保持皮肤健康。当渗液量大有浸渍皮肤危险时考虑使用皮肤保护屏障(保护膜或保护膏),阻隔渗出液刺激皮肤,保护伤口周围皮肤(C 级推荐)。

(5) 可以选用饮用水、蒸馏水、冷开水或盐水清洗压力性损伤(B 级推荐)。

(6) 避免在开放的伤口上使用消毒灭菌制剂和去除大便的清洁剂;也避免在清洁剂中加入杀菌剂(抗菌剂)用于清洗压力性损伤(C 级推荐)。

(7) 当伤口有严重渗出物或黏附物质并且需要清洁时,可以使用包含表面活性剂的伤口清洁剂,以帮助去除伤口污染物(C 级推荐)。

(8) 清洁技术,包括冲洗、擦洗、淋浴或涡流冲洗。清洁方法应当提供足够的压力以去除异物和组织水平,但不能损伤伤口床(C 级推荐)。

(9) 擦洗用品如海绵可以增加伤口清洗溶液的清洁效力,但用粗糙的海绵擦洗伤口比柔软的海绵擦洗更易增加伤口组织损伤和感染危险(C 级推荐)。

(10) 当出现坏死组织脱落或组织碎片时需要高压冲洗或脉冲式冲洗系统,冲洗的压力以足够清洁压力性损伤表面,但不会造成伤口床损伤为宜,一般为 $28 \sim 104 \, kPa/cm^2$,20 号针头和 50 ml 射器可以产生 $56 \, kPa/cm^2$ 的压力冲洗水流。在冲洗过程中应当遵循感染控制预防措施,如穿戴隔离衣、手套和护目镜等,防止液体飞溅污染,妥善盛装和处理用过的冲洗液,减少交叉污染(C 级推荐)。

(三) 伤口的清创

清创是压力性损伤伤口处理的重要环节,将失去活性的组织清除是伤口愈合过程中必需的。目的是将阻碍伤口愈合的腐肉、细菌从伤口床上去除,同时也能为压力性损伤的分期和范围的判断提供证据,进行有效及正确的评估;减少伤口上毒素与细菌的数量,有利于控制渗液,消除异味,促进肉芽组织生长。

1. 常用的清创方法

(1) 自溶性清创:运用湿性愈合理论,使用水活性敷料水化和溶解坏死组织或溶解失活组织的方法称为自溶性清创。适合用于黄色腐肉或黑色干痂坏死组织压力性损伤。

1) 优点:操作简单,无创清创,风险小。

2) 缺点:自溶过程产生较多渗液,容易使周围皮肤产生浸渍,清创时间长。可在门诊或病人床边进行,经过培训的护士可操作。

3) 方法:伤口清洗完毕后,把水凝胶涂抹在伤口床坏死组织区域,均匀涂抹,厚度 5 mm,用生理盐水纱布覆盖于上面,或用泡沫外用,保护创面周围皮肤不被浸渍。根据伤口渗液情况,决定间隔时间。

(2) 机械性清创:也叫物理清创,通过器械刮、水冲洗、结合湿(干)敷料使用的方法去除伤口中的组织碎片、腐肉、杂质、异物等,使伤口床清洁。适用于污秽物覆盖或腐肉和纤维组织老化、沉积、坏死组织黏附疏松,或水化和溶解的压力性损伤。

1) 优点:创伤小、微创清创,病人能够配合,可在家庭、医院或社区中使用。操作护士需要经过专业培训。

2) 缺点:过程比较长,与自溶性清创联合使用效果较好。

3) 方法:根据坏死组织溶解程度及水化情况采用水流冲或者干/湿敷料清创,等坏死组织变得稀松时,用刮匙去除。如果坏死组织仅软化,不容易被清除时,可加用水凝胶自溶,两者相结合效果更好。根据渗液情况确定更换敷料间隔时间,保护周围皮肤不被浸渍。

(3) 保守性锐器清创:是指用剪刀、手术刀、血管钳等无菌锐性器械,在无菌操作下分次清除坏死疏松的无血管组织的方法。一般仅有轻微疼痛和出血。操作者必须经过专业培训并进行实践考核后方可进行此操作。门诊和床旁都可进行。

1) 适应证:①全身评估有无凝血功能障碍或有无服用抗凝药物;②病情稳定、有很好的配合能力和耐受性;③积极治疗的主观愿望;④局部评估无活性组织和活性组织能清楚区分;⑤坏死组织周边未侵蚀血管;⑥没有出血和暴露血管的危险;⑦已经软化的干痂;⑧病理报告显示不是恶性肿瘤。

2) 禁忌证:①干硬痂覆盖的压力性损伤;②有血管暴露的深度压力性损伤;③有凝血功能障碍或最近1个月内使用抗凝药;④癌前病变或癌变;⑤继发骨髓炎的压力性损伤。

3) 方法:严格执行适应证及禁忌证,根据坏死组织黏附紧密程度及坏死组织软化情况决定清除与否。时刻注意病人的感受。区分是否需要去除组织的性质和数量,用血管钳钝性分离并提起后由外向内进行修剪,分次进行清除,做到无痛、无创、无出血。联合自溶清创、机械性清创更为安全。

(4) 酶学清创:使用含有蛋白溶解酶的产品促进自溶性清创。这是一种比较慢的清创方法,因此不推荐用于对感染组织的快速清除。

(5) 蛆虫清创:也叫生物清创,将无菌实验室培养的蛆虫幼虫封在伤口中,吞食腐肉和坏死组织的碎片,并在伤口上分泌抗菌酶,在清洁伤口的同时,创造了有利于伤口愈合的酸性环境。适合腐肉难以清除和坏死组织软化的压力性损伤伤口。有血管、骨骼、肌腱暴露的创面不可使用。

(6) 手术清创:由医生在手术室无菌条件下完成,需要麻醉监护,运用各种手术方式、手术器械彻底一次性地清除坏死组织,暴露新鲜创面。

这种方法创伤较大,但清除坏死组织彻底,特别是创面较深,深达肌肉和骨骼的压力性损伤。老人、虚弱、病情危重、无法耐受手术,以及麻醉药过敏、出血、疼痛等并发症较多、有出血倾向者禁忌进行手术清创。

2. 清创的要求

(1) 无菌操作,戴口罩、帽子,在无菌环境下使用无菌器械完成,有脓液飞溅时应该佩戴护目镜,穿防护隔离衣。

(2) 做好病人的隐私保护。

(3) 清创前清洁创面,降低表面细菌数,清创后减少从深部带出的细菌。

(4) 清创完毕后再次评估创面深度、面积、窦道或潜行和病人的反应,包扎好伤口,有渗血时加压包扎,并仔细观察。自溶和锐器联合清创后,先按自溶清创处理,视情况再结合保守锐器清创,分次去除坏死组织。每次清除完毕用水凝胶或生理盐水纱布覆盖创面。

（5）在首次清创前常规做分泌物细菌培养,确定细菌分类,更有利于伤口床的准备。

（四）不同分期压力性损伤的治疗原则

1. 1期压力性损伤

（1）临床表现(图13-26):①局部组织表皮完整,出现非苍白性发红(指压时红斑不会消失),深肤色人群可能会出现不同的表现。②局部呈现的红斑或感觉,温度或硬度变化的存在可能会先于视觉的变化。③颜色变化不包括紫色或褐红色变色,出现这些颜色可能表明深部组织损伤。

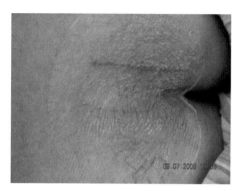

图13-26 1期压力性损伤

（2）处理原则:①解除局部作用力,改善局部血运,避免发红区持续受压与受潮造成皮肤浸润,监测皮肤变化状况。②持续进行压力性损伤风险评估,确定压力性损伤危险程度和其他部位发生压力性损伤的危险因素,积极采取干预措施,预防其他部位出现压力性损伤。

（3）处理要点。

1）提高早期识别1期压力性损伤的能力:①确诊皮肤非苍白性发红区。②局部的皮温、水肿以及皮肤变硬预示着可能发生压力性损伤。

2）使用压力性损伤风险评估量表对病人进行压力性损伤风险评估,确定压力性损伤危险部位和危险因素。

3）解除压迫:是预防和治疗压力性损伤的主要措施,也是治疗压力性损伤的先决条件。

① 正确的体位调整:间歇性解除压力是最为有效的措施,应根据病情定时协助病人进行翻身。帮助病人翻身时动作要轻柔,尽量避免拖、拉、拽、推等动作,以防擦伤皮肤,并应尽量避免独立搬运重症病人。

② 使用减压用具进行局部减压:①防压力性损伤气垫床的应用。理想的气垫床需要满足:能够尽量减少骨突部位的压力,可以分别调节各部位的压力;不影响床上身体移动;重量轻、价格低廉、耐用。②各种体位垫的应用。受压严重的局部可使用减压垫、软枕、海绵或者自制减压球等,使局部压力得到缓冲和减小。但是应注意,不建议应用圆形气垫圈做压力性损伤减压用具,特别是水肿和肥胖者不宜使用。

4）保持皮肤组织清洁完整:①潮湿,特别是失禁是促使压力性损伤发生的危险因素。尤其是大小便失禁的病人,除了潮湿,还有化学性刺激,更加重皮肤损伤。因此,不论大小便或流汗引起的皮肤潮湿,均应随时清洗洁净。②可选用对皮肤刺激性小的水胶体敷料、半通透性膜敷料(为便于观察局部皮肤的颜色变化尽量选择透明敷料)保护上皮组织,以减少局部组织的机械摩擦,防止皮肤破溃,避免压力性损伤向更深一步进展。

5）加强营养:营养不良既是导致压力性损伤发生的内因,又可影响压力性损伤的愈合。因此了解病人营养状况,注意增加高蛋白、高热量饮食,防止贫血和低蛋白血症,补充维生素和微量元素以促进伤口愈合。

6）健康教育:及早对病人及家属进行宣教,取得积极的配合,是预防压力性损伤成功的重要因素。制定个人压力性损伤预防方案,选择合适的支撑面,让病人和家属了解皮肤护理与压力性损伤的关系,以及压力性损伤的发生、发展和治疗护理的一般知识,让病人与家属变被动为主动,积极参与。

2. 2期压力性损伤

(1)临床表现(图13-27):①部分真皮层损失,基底面是粉红色或红色,潮湿,可能会呈现完整或破裂的血清性水疱。②但不会暴露脂肪层和更深的组织,不存在肉芽组织、腐肉和焦痂。③不良的环境使骨盆和足跟皮肤受剪切力的影响,通常会导致2期压力性损伤。④该期应与潮湿相关的皮肤损伤(MASD)如尿失禁性皮炎(IAD)、擦伤性皮炎(ITD)、医用胶黏剂相关的皮肤损伤(MARSI)或创伤性伤口(皮肤撕裂、烧伤、擦伤)区分。

图13-27 2期压力性损伤

(2)处理原则:在局部减压的基础上,应密切观察创面情况,防止水疱破裂,保护创面,预防伤口感染,促进伤口愈合。

(3)处理要点。

1)局部减压、减少摩擦至关重要。

2)水疱的处理重在保护疱皮。①小水疱的处理:对于直径<5 mm、疱内液体<0.5 ml的水疱,应使其自行吸收,不要破损局部小水疱。可选用半透膜敷料或水胶体类敷料。②大水疱的处理:对于直径>5 mm、疱内液体>0.5 ml的水疱,仍选用半透膜或水胶体类敷料,维持原有皮肤生理状况,但应抽吸疱内液体,保留疱皮,促进创面的愈合。③水疱已合并感染的处理:如果水疱内已经感染,最好去除水疱壁,再消毒和应用抗生素控制感染,但禁止使用密闭型敷料。

3)表皮破损或真皮层部分破损的创面处理。①创面特点:表皮水疱破溃,疱皮部分存在或已缺失,创面红润,真皮层创面有黄色渗出液,量多,感染后有脓液覆盖或形成溃疡。②处理方法:去除残留在伤口的表皮破损组织,根据伤口的渗液情况及基底情况选择适当的敷料。

4)积极治疗原发病,促进创面愈合。

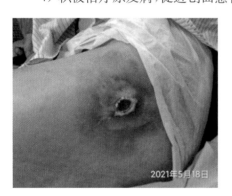

图13-28 3期压力性损伤

3. 3期压力性损伤

(1)临床表现(图13-28):①全层皮肤缺损,溃疡面呈现皮下脂肪组织和肉芽组织,伤口边缘会卷边(上皮内卷),腐肉和或焦痂可能存在。②深度因解剖位置而异,皮下脂肪较多的部位可能会呈现较深的创面。③也可能存在潜行和窦道,但不暴露筋膜、肌肉、肌腱、韧带、软骨和骨头。④如果腐肉或坏死组织掩盖了组织缺损,即出现不明确分期的压力性损伤。

(2)处理原则:3期压力性损伤是皮下组织的坏死,但尚未侵袭至筋膜层,可能有潜行和窦道。此时应做好局部伤口评估和整体身体状况评估。在做好伤口感染防控的基础上,根据创面分类特点做好创面床准备,促进压力性损伤的愈合。

(3)处理要点。

1)全面评估,去除危险因素:压力性损伤的治疗,如原发疾病,营养状况,伤口部位、大小、伤口基底部的颜色、渗出液的性状,有无坏死组织及感染,伤口周围皮肤情况等。

2)正确合理地选择敷料,注意更换敷料的间隔时间,建立最佳的伤口处理方案。

3)同时辅以全身营养支持,指导病人多食高蛋白、高热量、高维生素饮食。

4)适时改变体位,对不能自主翻身的病人可建立翻身卡,保持床铺的平整、干燥、无渣屑。

5)对病人及家属进行健康教育,讲解压力性损伤发生的原因、易发部位、危险因素及相应的预防措施;对卧床病人,教会家属正确的翻身方法。

4. 4期压力性损伤

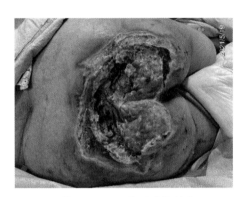

图 13-29　4期压力性损伤

(1)临床表现(图 13-29):①全层皮肤和组织的损失,溃疡面暴露筋膜、肌肉、肌腱、韧带、软骨或骨溃疡。通常存在瘘管和窦道,甚至溃疡深及肌肉和支持系统(如筋膜、肌腱、关节囊等)而并发骨髓炎。②伤口床可见腐肉或焦痂,经常可见上皮内卷、潜行、窦道。深度因解剖位置而异,如鼻子、耳朵、枕部、脚踝因为没有皮下组织,故这些部位的 4 期压力性损伤表浅;相反,脂肪肥厚的区域产生压力性损伤时往往发展为很深的溃疡。③如果腐肉或坏死组织掩盖了组织缺损,即出现不明确分期的压力性损伤。

(2)处理原则:做好局部伤口评估和整体身体状况评估。在做好防控伤口感染的基础上,根据创面分类特点做好创面床准备,促进压力性损伤的愈合。

(3)处理要点。

1)全身及伤口局部进行全面评估,如原发疾病,营养状况,伤口部位、大小、伤口基底部的颜色、渗出液的性状,有无坏死组织及感染,伤口周围皮肤情况等。

2)正确合理地选择敷料,注意更换敷料的间隔时间,建立最佳的伤口处理方案。

3)同时辅以全身营养支持,指导病人多食高蛋白、高热量、高维生素饮食。

4)积极治疗原发疾病,适时改变体位,对不能自主翻身的病人可建立翻身卡,保持床铺的平整、干燥、无渣屑。

5)对病人及家属进行健康教育,讲解压力性损伤发生的原因、易发部位、危险因素及相应的预防措施。教会家属正确的翻身方法。

(4)伤口处理。

1)去除焦痂(黑痂皮和黄痂皮),可以采用自溶清创或锐器清创等方法。

2)创面渗液多时,使用高吸收的敷料如藻酸盐敷料,间隔换药。

3)伤口合并感染的处理。使用银离子敷料,但不能长期使用。感染创面应定期采集分泌物做细菌培养及药敏试验,每周 1 次,结果及时报告医生,按检查结果用药。合并骨髓炎的伤口,应请骨科医生会诊处理。

4)对创面大且深的伤口经清创后,基底肉芽好的伤口可以请外科医生会诊,确定能否给予皮瓣移植修复术。

　　5）压力性损伤是全身、局部因素综合作用所引起的变性、坏死的病理过程。因此要积极预防，采取局部治疗为主、全身治疗为辅的综合防治措施。

　　5. 深部组织压力性损伤

　　（1）临床表现（图 13-30）：①持久性非苍白性发红、褐红色或紫色变色，或表皮分离后出现暗红色伤口床或充血性水泡。②在发生颜色改变前往往会有疼痛和温度变化。在深肤色人群中变色可能会有不同。③在骨隆突处强烈的压力或持续的压力和剪切力，伤口可能会迅速发展，未呈现真正的组织损伤或可能经过处理没有出现组织损伤。④如果出现坏死组织、皮下组织、肉芽组织、筋膜、肌肉或其他结构，表明全层组织损伤（不明确分期，3 期或 4 期压力性损伤）。

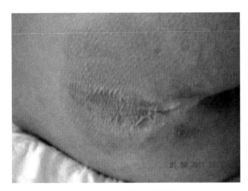
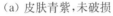
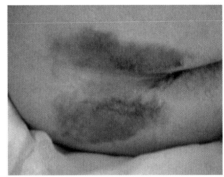

(a) 皮肤青紫，未破损　　　　　　　　(b) 皮肤青紫，已破损

图 13-30　深部组织压力性损伤

　　（2）处理原则：此期应密切观察创面变化，应综合考虑病人的整体情况。

　　（3）处理要点。

　　1）全面评估，局部避免再受压，同时减少局部摩擦力，密切观察局部皮肤的颜色变化，有无水泡、焦痂形成。

　　2）伤口处理：①皮肤完整者避免摩擦；如出现水疱，可按 2 期压力性损伤处理。②局部形成薄的焦痂，按焦痂伤口处理。③发生较多坏死组织时则进行伤口清创。

　　6. 不可分期压力性损伤

　　（1）表现（图 13-31）：①全层皮肤和组织的缺损，因腐肉或焦痂掩盖了组织损伤。②一旦腐肉和坏死组织去除后，将会呈现 3 期或 4 期压力性损伤。③在缺血性肢体或脚后跟存在稳定焦痂（即干的、附着贴壁、完整、无红斑或波动感）时不应将焦痂去除。

　　（2）处理原则。

　　应综合考虑病人的全身情况，在病情允许情况下实施外科清创，辅以湿性敷料对症换药。此期应密切观察病人的创面变化。

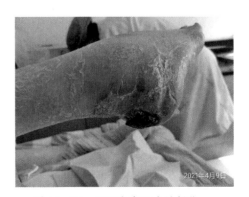

图 13-31　不可分期压力性损伤

（3）处理要点:由于覆盖焦痂或坏死组织无法界定,先清除伤口内焦痂和坏死组织,再定分期。

（4）伤口处理:去除焦痂及腐肉后,根据创面情况,重新判定压力性损伤的分期,根据分期做相应处理(处理完的压力性损伤多为 3 期或 4 期)。

（五）物理干预治疗

1. 红外线治疗仪

（1）作用机制:是应用于医疗上的远红外线仪器。红外线可以透过衣服和皮肤直接作用于局部,产生热效应机制,使血管扩张、血流加速、局部温度升高,代谢产物和炎性反应物质(如组织胺)被快速运走,起到消炎消肿止痛作用。

（2）适应证:适用于浅表压力性损伤(1 期、2 期)、创面较深的压力性损伤发展到红色肉芽组织增殖期和上皮化期。

（3）使用方法:伤口清洗、清创后,将红外线治疗仪预热 1 分钟,距离伤口 30～50 cm 进行照射,每次设定时间。

（4）注意事项:照射时,仪器距创面不能太近,经常询问病人感觉,适当调整距离,预防灼伤。

（5）禁忌证:高热、肿瘤、出血、开放性肺结核、体内有钢板和钢钉者等。

（6）临床应用价值:在照射过程中病人主诉照射部位有明显的温热感,测量局部温度在照射 5 分钟内会很快上升 1～4℃,随时间延长,温度将维持不再上升;移去光源 30 分钟后,皮温会降低 1～2℃。局部组织间隙会有渗液从伤口床渗出,疼痛也会随之减轻。操作方便,但距离太近容易灼伤。

2. 红光治疗仪

（1）特点:是一种新型的可以应用于医院、家庭的光疗设备。基本原理是:通过特殊的滤光片得到 600～700 nm 为主的红色可见光波段,该波段对人体穿透深,疗效更好。光斑面积为 80～200 cm² ,为治疗一些大面积的病症提供更好的治疗方法。光输出分为"强"和"弱"档,以适应不同体质的病人。整机采用可移动落地柜式设计,红光灯头也可以电动平稳升降,即市面上的手动红光和自动红光,极大地方便了医务工作者。

（2）作用机制:红光治疗仪的治疗机制是对生物体产生光化学作用,使之产生重要的生物效应及治疗效果。在红光照射后,线粒体的过氧化氢酶活性增加,这样可以增加细胞的新陈代谢;使糖原含量增加,蛋白合成增加和三磷酸腺苷分解增加,从而加强细胞的新生,加速对渗出物的吸收,减弱肌张力,具有消肿、消炎、镇痛、根除糜烂组织、加速伤口愈合的作用。

（3）适应证:用于各期压力性损伤,光波能穿透组织 2.5～5 cm,特别是创面较深、合并有窦道或潜行的压力性损伤。

（4）使用方法:伤口先清洗、清创后,将治疗仪的窗口对准伤口中央,距离创面 10～16 cm,每次照射 10～20 分钟,10 天为一疗程。

（5）注意事项:不能照射眼睛(眼睛不能直视光源)、性腺、妊娠妇女的腹部、带有心脏起搏器、新生儿、幼儿和医生认为不适宜照射的病人。照射时给病人佩戴护眼罩,操作护士戴专用墨镜。

（6）临床应用价值:不同波段范围的光都有临床应用的价值,国外多见综合波段的光疗仪器,国内则多见红外和蓝光的光疗仪器。红光治疗是理疗的一种,一般没有副作用。但不同的施治部位会出现一些暂时的不适应和其他反应,如眼部有异物感、长疙瘩等,属于正常现象。

临床对各类伤口治疗结果显示,红光治疗作用于局部,照射过程中病人没有温热感觉,也没有发现红肿现象。采用非接触式红外线测温仪测量伤口温度,在照射10分钟内可上升2～4℃,随着时间增加但温度不再上升,移去光源30分钟,伤口温度维持不降。照射时伤口床的渗出不明显,但治疗后,通常24～48小时后,可见敷料所吸收的渗液增加,疼痛和组织肿胀明显减轻。深部组织水肿的伤口使用红光治疗仪,能够减轻水肿,甚至消退,促进伤口愈合。红光治疗仪有定时装置,到达预设时间时,能够自动停止照射并发出报警声音;操作方便,安全可靠。

3. 红蓝光治疗仪

(1)作用机制:采用高纯度、高功率密度的红光、蓝光对皮肤进行照射,能改变细胞结构,杀死细菌,为新生细胞提供一个适合的环境,增强胶原蛋白生成,促进细胞生长。选用窄谱光源所发出的是一种冷光,不产生高热,不会灼伤皮肤,它将光能转为细胞内能量,是伤口治疗最安全而且效果显著的仪器。

(2)特点:①非接触、非侵入性治疗、见效快、疗程短、无副作用。②光源输出强度稳定、治疗剂量准确、光源寿命长。③不发热、不含紫外线、不会产生色素沉着。④可有效增强肌肤胶原细胞的活性。⑤操作简单方便,医护人员经过简单培训即可掌握。

(3)临床应用价值

1)红光:波长为(625±10)nm的红光具有纯度高、光源强、能量密度均匀的特点,在皮肤护理、保健治疗中效果显著,被称为生物活性光。红光能提高细胞的活性,促进细胞的新陈代谢,使皮肤大量分泌胶原蛋白与纤维组织来自身填充。具有加速血液循环、增加肌肤弹性的效果。

2)蓝光:波长为(470±10)nm的蓝光具有快速抑制炎症的功效,蓝光可以在对皮肤组织毫无损伤的情况下,高效地破坏细菌,在很短时间内使炎症明显改善,促进伤口愈合。

3)红蓝光一体式设计:一体式光源设计,无须拆装和更换光源,轻松点击屏幕即可实现红蓝光交替切换,极大提高设备使用效率。

4)极大的光功率密度:极大的红光、蓝光治疗光功率密度,保证了单位面积最大的光子能量吸收,且照射能量多级可调,满足不同病人治疗需求,达到卓越的治疗效果。

5)最大的治疗面积:红蓝光一体式光源设计,保证了拥有最大的治疗面积。而且光源模块可全方位升降和旋转,光源模块间弧度可调,极大提高了治疗部位照射的自由定位。

6)人性化的操作设计:液晶大屏幕操作界面设计,连续照射、脉冲照射模式任意可选,结合临床需求制定治疗参数,极大提高了操作的便捷性。

7)安全保护设计:特别的安全保护,很好的保护操作人员及病人的安全。

4. 负压治疗 国际上比较通用的叫法是负压创面治疗技术(negative pressure wound therapy,NPWT)、吸引创面闭合疗法(suction wound closure therapy,SWCT)、表浅负压疗法(topical negative pressure,TNP)、真空辅助闭合(vacuum assisted closure,VAC)、真空封闭引流(vacuum sealing drainage,VSD)。由于叫法多样,很多对该技术认识粗浅的医生以为技术不一样,其实基本上是完全一样的应用方法和技术。

(1)作用机制:负压吸引作用于细胞膜,使之扩张、扭曲,传导损伤的信息给细胞核,引起细胞分泌愈合生长因子如血管生长因子,刺激组织产生更多的新生血管。负压吸引从创面吸走渗出物,减轻水肿,清除坏死组织,减少创面细菌数量(因为细菌在负压下不易存活)。促进白细胞和成纤维细胞进入创面,其中白细胞能抵抗感染,产生生长因子,而成纤维细胞能产生胶原,用来填平和修复伤口。

（2）适应证:用于压力性损伤、外伤伤口、皮肤缺损、糖尿病足溃疡、静脉性溃疡伤口、愈合不佳的手术后伤口、植皮区或供皮区、烧伤,以及肠瘘、骨髓炎瘘等伤口周围潜行的窦道、整形再造伤口和感染伤口等,特别是深度压力性损伤更是负压治疗的首选。

（3）禁忌证:出血伤口、肿瘤伤口、未经治疗的骨髓炎、未探明的瘘管、大血管暴露或器官暴露禁忌做负压治疗。

（4）使用方法。

1）清创:彻底清除坏死组织、脓液、渗液异物。

2）评估负压治疗的适应证,对符合治疗条件的病人,签署知情同意书。

3）测量伤口面积、深度、pH 值等。

4）用物准备齐全,包括引流管、填充泡沫、封闭薄膜、智能泵等。

5）填充,覆盖创面:根据创面大小及形状剪裁润护敷料并填充覆盖在创面上;若创面较深或凸凹不平,应将敷料填塞底部,不要留有空隙或死腔,并放置引流管。

6）贴膜封闭:清洁创面皮肤,在润护敷料外覆盖粘贴生物半透明膜,封闭创面。

7）管道连接:确保各连接处紧密封闭。

8）连接负压源:调整负压为－125～450 mmHg,术后 48 小时内持续引流,然后每 48 小时间断引流。

9）吸引模式:吸引 5 分钟间停 2 分钟,监测压力波动、吸引模式和吸引效果。

（5）临床应用价值:创面新生血管大量的增加,肉芽组织增长迅速,这些都会加速创面愈合。NPWT 的综合治疗方法可以使创面愈合快 61%,费用降低 38%。相对于传统换药减少了换药次数,病人疼痛少,减少镇痛药依赖的可能性,也帮助医院减少治疗次数及手术治疗与住院时间,提高了医护人员的效率。因为创面愈合速度快、感染少,有些需要持续治疗的病人可以在家中治疗。

七、压力性损伤护理质量控制与链式管理

压力性损伤引起因素众多,其防治成为一大难题。有研究调查了我国 12 家医院横断面结果显示,住院病人压力性损伤发生率为 0.63%。压力性损伤管理作为衡量医院护理质量的一项主要指标。研究表明压力性损伤质量管理大部分出现在系统管理上,如何将现代管理理念运用于压力性损伤质量管理是近年来护理领域关注的热点。链式管理最高管理层通过主导工序对其相关的各工序实施间接管理的运行机制,目的是在企业中建立起环环相扣、相互监督的链式结构质量管理体系,每个员工对应自己的工序和岗位、承担相应的责任,把质量管理落到实处。研究表明,通过构建规范的压力性损伤链式管理体系,形成较完整的评估、监控、管理流程体系,可有效降低院内压力性损伤发生率。建立的管理链形成了无缝隙、连续有序管理结构,同时提升了专科护理水平。下面以上海市某医院的管理模式为例,介绍链式管理新模式在压力性损伤护理中的应用。

（一）方法

1. 构建压力性损伤护理人员管理体系链

（1）构建院内压力性损伤护理人员链：自 2012 年起选送与伤口造口相关科室的护理骨干分别在上海、湖南、南京、温州等多地进行培训，培养伤口造口师；2013 年由护理部牵头组建了伤口造口护理团队，包括造口师、科室联络员，核心成员由国际造口治疗师、伤口治疗师及重点科室的护士长担任，联络成员由经过院内专科培训的各个科室护理骨干组成，并做到全院覆盖。这样的院内人员管理链有助于将伤口造口护理知识无障碍地全院内传达，从而使得护理措施有效落实，同时更有利于制定各岗位人员的职责和分工。

（2）院内伤口造口团队护士的培养和管理链：①制定完善的院内"科室联络员-院专科护士-院高级专科护士"晋升及考评制度，对伤口造口团队成员每年进行定期的培训考核，对于符合条件的专科护士予以晋升。②制定伤口造口团队核心组成员 12 分积分考核制度，积分考核分别从培训、考核、案例搜集、会诊等方面进行基础分考核；科研项目加分项考核；每位核心组成员按照每年积分予以相应的奖惩机制。这样的管理考核机制，有助于激励团队的专科护士工作积极性，提高管理效率。

2. 构建伤口造口团队人员职责链

（1）专科团队职责管理链：①院内伤口造口团队下设 4 个亚专科团队：分别是动静脉溃疡、糖尿病足亚专科，造口、并发症、术后、感染伤口亚专科，淋巴水肿、压力治疗亚专科，压力性损伤治疗、失禁性皮炎亚专科负责人负责亚专科工作计划的制定、工作的开展以及亚专科会诊。②团队队长负责对照护理部计划，制定整个团队工作计划，督促亚专科团队培训、考核、科研、会诊、专项活动等落实，每月对亚专科负责人进行业绩考核，同时就团队运行情况及存在问题每月向护理部汇报。③护理部负责伤口造口团队人员调动、晋升、院外培训的审批，以及对团队工作方向以及存在问题的指导。这样的团队职责管理链式分工可以起到专科专业细化分工，责任到人，相互督促，提高效率。

（2）业务职责链：伤口造口团队分设临床实践组、教育科研组、质量控制组。

1）临床实践组：负责开展伤口造口门诊，对门急诊、内外科病区、监护室、手术室、血透室、儿科病房的疑难伤口进行会诊，指导解决皮肤复杂问题，以及敷料的正确使用；科室联络员负责本科室的培训以及护理措施的落实。

2）质量控制组：由亚专科负责人组成，协助护理部修订压力性损伤评估、上报制度和预案，对照护理部要求制定全院统一的压力性损伤质量评价标准（N-10）、细化规范，由质量控制组成员每月完成一次院内同质化的伤口造口护理质量检查，并及时反馈给病区护士长、科室联络员，督促科室及时进行原因分析和整改，为医院压力性损伤管理机制有效、高速运行创造了条件。

3）教育科研组，通过线上线下以及工作坊等形式，负责院内外伤口造口护理知识的培训；负责伤口造口团队现存护理问题的调研、干预方案指导、知识培训和学术交流；指导专科团队运用护理管理工具改进存在的问题，打造集专科技能、科研能力、创造能力于一体的优秀团队。

（3）伤口治疗专业职责链：①伤口治疗模式采用多团队协作模式，病人享受个体化综合治疗资源。多团队资源包括造口治疗师、专科医生、超声、检验、康复师、高压氧。根据病人的个体需求,由伤口造口师负责资源衔接,提供专业的护理措施。②医联体模式下的区域延伸服务链,由伤口造口治疗师对区域内护联体单位进行专家坐诊、专业讲课、现场点评、举办案例工作坊、现场指导,提供远程、现场会诊,同时建立了病人双向转诊机制。开展延伸服务,为社区护士提供专业支持,提高社区护士的压力性损伤护理水平,为社区疑难伤口的护理提供会诊和转诊。

(4) 压力性损伤标准化风险监控链:①借助信息化技术,建立院内压力性损伤监控和上报体系,将高危病人纳入风险监控系统,质量控制组全程跟踪科室对病人压力性损伤评估、预防、治疗与护理的进展情况。②建立急诊、病房、手术室、儿科的压力性损伤评估表,明确监测指标,进行科学高效管理。其中住院病人选择 Braden 压力性损伤风险评估量表,急诊留观病人选择 OH 压力性损伤评估量表,手术室病人选择 Munro 压力性损伤风险因素评估量表,儿科病房运用 Braden-Q 评估量表,出院病人愈合评估采用 PUSH 计分量表。

(二) 评价指标

(1) 链式管理前后:压力性损伤发生率、院内发生压力性损伤后的治愈率。

(2) 两组住院病人压力性损伤预防情况比较:住院病人风险评估率、住院病人风险评估正确率、高危风险病人上报率、预防措施落实率。

(3) 各病区护士满意度:采用自设问卷,对链式管理后涉及的压力性损伤护理进行问卷调查,问卷涉及 5 个条目,各个条目采用 Likert 5 级评分,非常不满意计 1 分,满意计 5 分。

(三) 管理效果

链式管理体系在提升压力性损伤护理管理效率、提升临床护理人员评估及预防压力性损伤的能力方面具有显著效果。压力性损伤链式管理,可使全院各科室无缝隙对接、环环相扣、互相监督,确保沟通顺利,从而达到高危压力性损伤病人的风险识别和预防效果,使得压力性损伤护理重点信息传达清晰,临床护士日常评估、干预方便及时,护理措施有利于临床应用。

六、典型案例分析

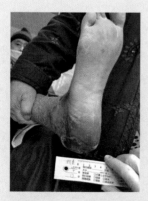

图 13-32 不可分期压力性损伤

案例 1

1. 病例摘要及评估　王某,男性,68 岁,长期卧床,无法自主翻身,导致压力性损伤,为不可分期,后来院就诊。此时伤口 100% 黑,无渗液,无异味,伤口周围皮肤干燥、红肿(图 13-31)。

2. 伤口治疗过程及措施　保守锐器清创,运用湿性愈合理论选择新型敷料(图 13-33～图 13-36)。

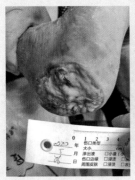　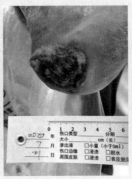　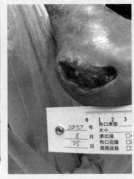　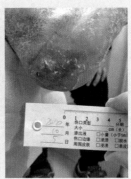

图 13-33　保守锐器清创　　图 13-34　自溶性清创　　图 13-35　肉芽生长期　　图 13-36　愈合

3. 案例治疗注意事项

（1）考虑到该创面是压力性损伤，为不可分期，100% 黑，周围皮肤红肿，其间使用保守锐器清创，并配合使用水凝胶敷料促进伤口自溶性清创，银离子敷料控制感染，泡沫敷料提供湿性愈合环境。

（2）嘱患者病人每 2 小时翻身 1 次，足部抬高离开床面，减少受压，促进伤口愈合。

案例2

1. 病例摘要及评估　徐某，女性，86 岁，长期卧床，无法自主翻身，背部 4 期压力性损伤，伤口 6 cm×7 cm，创面 25% 黑、50% 黄、25% 红，大量渗液，伤口周围皮肤无红肿（图 13-37）。

2. 伤口治疗过程及措施　保守锐器清创，运用湿性愈合理论选择新型敷料（图 13-38～图 13-40）。

3. 案例治疗注意事项

（1）考虑到该创面是 4 期压力性损伤，根据湿性愈合理论使用水凝胶敷料促进伤口自溶性清创，银离子敷料控制感染，泡沫敷料提供湿性愈合环境。

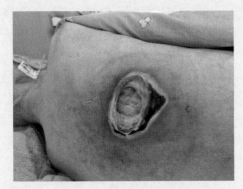　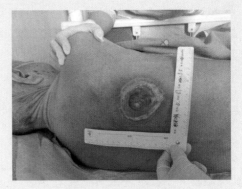

图 13-37　4 期压力性损伤　　　　　　　图 13-38　换药 2 周后

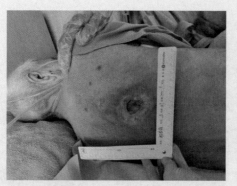
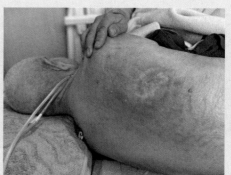

图 13-39　换药 1 个月后　　　　　　　图 13-40　伤口愈合

（2）待创面肉芽组织新鲜后，将银离子敷料更换成藻酸钙敷料促进肉芽组织生长。

（3）嘱病人每 2 小时翻身，避免创面受压。

第三节　糖尿病足溃疡

一、糖尿病足定义

糖尿病（diabetes mellitus，DM）是一种病因机制复杂的慢性疾病，主要是由于机体胰岛素分泌或利用障碍导致的糖、脂肪和蛋白质代谢异常，糖尿病足病是其严重并发症之一。糖尿病足病又称糖尿病足部溃疡（diabetic foot ulcer，DFU），其概念是由 Oakley 于 1956 年最先提出，1999 年世界卫生组织（WHO）的定义是：DFU 是由于糖尿病病人因下肢远端神经异常和不同程度的血管病变所导致的足部感染、溃疡和（或）深层组织破坏。随着人们对 DFU 认识的不断深入，发现 DFU 并不是单一症状，而是一组足部的综合征，至少应该具备以下要素：①糖尿病病人；②足部组织营养障碍（溃疡或坏死）；③下肢神经和（或）血管病变。三者缺一不可。

DFU 可以预防，预防的关键在于对 DFU 高危人群的及早筛查、及早干预。这里所说的高危人群是指 DM 病人未出现足部溃疡，但存在周围神经病变（不管是否存在足部畸形或周围动脉病变或足溃疡史或截肢史）。

二、DFU 的临床表现

早期仅出现足部皮肤瘙痒、干燥、无汗、色素沉着，因神经系统病变而发生肢端感觉异常、感觉迟钝、麻木等，行走时有踩棉花感，有时也可出现间歇性跛行、静息痛甚至刺痛。肢端肌肉因营养不良出现萎缩及关节变形，常见的有弓形足、锤状趾、夏科关节等。动脉粥样硬化可导致肢端动脉搏动减弱或消失，肢端皮肤皲裂并失去弹性。一旦合并感染，则局部形成红肿、水疱、血疱，较严重者出现皮肤糜烂、溃疡，也可见广泛蜂窝织炎波及全足；严重者则发生病变局部坏疽,以干性坏疽多见,全足坏疽,甚至可蔓延至小腿;足部皮肤、皮下组织、肌肉、肌腱和骨膜均有发生坏死、坏疽的可能。

三、DFU 病理生理特征与发病机制

(一) DFU 病理生理特征

持续性高血糖是糖尿病的基本生化特征,糖尿病病人皮肤容易受损,损伤后难以愈合,愈合后容易复发,创面炎症修复过渡障碍、肉芽形成不良而导致组织脆弱和上皮化迟滞等病理表现。神经、缺血和创伤是形成糖尿病创面难以愈合的三大要素。一般认为,神经、血管、免疫、代谢紊乱的改变是内源性因素,感染、创伤、压力是外源性因素,内外因素共同作用的结果构成了糖尿病创面复杂的病理生理机制。

1. 血管病变　糖尿病大血管病变以动脉粥样硬化为主要病理改变,其病理机制为:内皮细胞损伤→血小板黏附和聚集→平滑肌细胞增生→脂质沉着→斑块形成→血栓形成,主要累及双侧股动脉到足弓的浅层动脉。远端血管“铅管样”改变是发生环状血管中膜钙化的特征性影像学表现,病人多有下肢疼痛、感觉异常和间歇性跛行的临床表现;同时肢体皮肤由于血液供应不足,增加了溃疡和感染的风险性,严重时甚至会导致肢端坏疽。

糖尿病微血管病变病理机制为:微循环功能性改变→血管内皮细胞损伤→血管基膜增厚→血黏度增高→红细胞聚集、血小板黏附和聚集→微血栓形成和(或)微血管阻塞。前列腺特异抗原(PAS)阳性物质在血管内皮的蓄积是发生糖尿病微血管病变的起始事件,由于毛细血管基膜增厚,使血管的舒缩功能受限,同时削弱了局部组织最大血流灌注能力,从而影响组织与血液间的物质交换和氧气弥散。

2. 神经病变　糖尿病神经病变是导致 DFU 发生的常见因素,以周围神经病变最为常见,通常表现为对称性,下肢较上肢严重。神经病变包括神经的结构和功能两个方面的改变,其中神经结构的改变主要包括神经髓鞘、轴突、神经膜细胞的受损;神经功能的改变主要包括感觉、运动、自主神经功能受损和神经递质分泌异常。下肢感觉神经受损,呈袜套状分布的感觉异常,甚至感觉缺失,使下肢对外界刺激的保护性感知能力减退;下肢运动神经受损导致足部肌肉萎缩和足畸形;自主神经功能受损使血流调节障碍,导致动静脉短路、组织灌注率降低,同时脱发、皮脂腺和汗腺功能丧失等使皮肤干燥、脱屑和皲裂。

持续病理性高血糖状态使机体多种代谢机制发生紊乱,其中脂肪酸代谢异常造成代谢产物异常蓄积,引起神经细胞水肿及轴索变性,节段性脱髓鞘和轴突坏死破坏了神经细胞结构的完整性,并干扰神经组织的能量代谢。同时,神经生长因子(NGF)和神经营养因子(IGF-Ⅰ、IGF-Ⅱ)分泌减少导致神经损伤后修复障碍。因此,代谢紊乱不仅直接导致神经损伤,还可影响神经自身的修复能力。

3. 免疫障碍　免疫状态异常是糖尿病创面容易并发感染的重要基础,糖尿病并发免疫防御缺陷主要表现在细胞免疫反应、细胞水平和功能的下降。如糖代谢紊乱对中性粒细胞的移行、吞噬、胞内杀菌和趋化能力造成缺陷,阻碍单核细胞的免疫应答效应;血糖浓度升高明显损害细胞介导的免疫反应,使淋巴细胞转化率降低。当创面局部微环境的微生物负荷超过机体的免疫防御能力时则继发创面感染,表现为脓肿、蜂窝织炎、骨髓炎等。

4. 代谢异常　慢性高血糖主要通过 4 条途径引起全身代谢紊乱：①促进三酰甘油的形成和代谢→激活蛋白激酶 C→产生活性氧发挥后继效应，包括血管舒缩反应、通透性、基膜更新、内皮细胞生长与增殖、新生血管形成、血流动力学和凝血机制等发生异常。②多元醇通路过度激活→细胞内果糖和山梨醇堆积→细胞内环境和代谢紊乱，导致细胞易受氧化应激损伤。③促进糖类和蛋白质之间非酶促糖基化反应的终产物 AGE_s 的形成，影响细胞因子分泌、氧化应激过程和各种细胞效应（细胞分化、增殖等）。④激活己糖胺途径→细胞蛋白被修饰→细胞功能改变。

5. 自由基的损伤　慢性高血糖引起的各种代谢紊乱似乎均与过氧化物的过量产生有关。"氧化应激"是指机体在遭受各种有害刺激时，体内高活性分子（活性氧自由基、活性氮自由基）产生过多，氧化程度超出氧化物的清除能力，氧化系统与抗氧化系统失衡，导致组织损伤。氧自由基通过脂质过氧化作用破坏 DNA 结构、氧化蛋白质中的巯基基团、降解细胞外基质成分，以及破坏关键蛋白质、脂质及核酸成分，最终导致细胞凋亡。糖尿病并发症的氧化应激学说认为：高血糖状态下线粒体呼吸链中氧自由基产生过多是导致糖尿病慢性并发症的主要因素。由此便可以解释为什么历经长期高血糖水平的糖尿病病人在有效控制血糖后仍然难以避免并发 DFU 的原因。

（二）发病机制

糖尿病足是一种以慢性、进行性肢端缺血，手足麻木及溃烂为临床表现的疾病。主要病因是大、小、微血管病变，周围神经病变及机械性损伤合并感染。它的病理生理基础是代谢紊乱、高血糖、血脂异常、高糖蛋白及其他致病因子等多种因素共同作用所致。上述病因导致糖尿病病人周围神经损伤及动脉粥样硬化，血管腔狭窄或阻塞，毛细血管内皮细胞损伤与增生，基膜增厚可达正常人的 10 余倍。有研究表明，住院糖尿病足坏疽病人，胫前动脉、胫后动脉及足背动脉血管壁胶原纤维和弹性纤维明显增生，管壁增厚，粥样硬化斑导致股动脉下端血管腔阻塞约 80%，胫前、胫后及足背动脉完全阻塞。另有研究显示，在电镜下发现，微血管基膜增厚的超微结构有两种形式：一种是局部增厚，另一种是全层增厚。内皮下组织细胞增生呈驼峰状、乳头状突起增生或搭桥样增生横过血管腔，使微血管内膜粗糙不光滑，管腔狭窄或阻塞，检出率达 60%；并在内皮细胞损伤处可见到血小板黏附、红细胞聚集及微血管栓塞。另外，由于糖尿病坏疽致病因子作用，使微动脉痉挛性收缩，导致管腔缩小阻碍血流，加重微循环障碍。

由于糖尿病代谢紊乱、微血管病变及坏疽感染、炎症、细菌毒素等致病因子的作用，破坏了血浆胶体状态，致使纤维蛋白原增加，纤溶活性下降；红细胞聚集能力增强，变形能力下降；白细胞贴壁游出，血小板黏附及微小血栓形成，进一步加重内皮细胞损伤，血管管壁通透性增加、出血与渗出，造成肢端缺血、缺氧、水肿，细菌容易感染，创面不愈合。同时由于周围神经鞘膜、轴突及细胞变性，运动神经、感觉神经和自主神经损伤及功能障碍，导致肌肉萎缩，肌腱、韧带失去张力平衡，当身体姿势改变、重心移位、新的压力点时容易损伤，而产生足的变形及夏科关节。由于病人感觉丧失，对外界刺激损伤不敏感，导致严重的溃疡或足坏疽。通过大量临床观察发现，大血管病变、动脉粥样硬化、血栓形成、血管腔阻塞者多导致严重的缺血性干性坏疽或坏死；小血管病变、微循环障碍、周围神经病变合并感染者多导致湿性坏疽或神经溃疡。

四、发病因素与诱发因素

1. 全身因素

（1）代谢紊乱：血糖升高可使白细胞、吞噬细胞的功能下降，细菌在高血糖环境中容易繁殖生长，容易发生各种感染。

（2）年龄：衰老是导致坏疽创面延迟甚至不愈合的重要因素。

（3）性别：糖尿病足的发生与性别有一定关系。研究表明，男性糖尿病病人发生足溃疡的危险性是女性的1.6倍，发生截肢的危险性是女性的2.8～6.5倍。

（4）物理性损伤：任何足部的微小伤害都可引起糖尿病足溃疡或感染，有时甚至需要截肢。糖尿病足病人多数都有不同形式的组织损伤，如烫伤、冻伤、抓伤、擦伤、磨损伤、修脚伤、碰伤、修甲伤，损伤后感染无疑是导致糖尿病足不可忽视的危险因素。

（5）动脉粥样硬化及微循环障碍：组织的再生需要充足的血液供应和良好的代谢环境。由于血管病变、管腔狭窄或阻塞、肢端缺血缺氧，常导致缺血性坏死，细菌容易生长繁殖，肉芽组织不易再生，也导致创面不易愈合。

（6）神经内分泌和免疫功能对创面的影响：糖尿病坏疽作为一种致病因子，作用于机体达到一定时间和强度，均可激发全身非特异性反应或应激改变，通过对神经内分泌免疫功能的影响，导致创面不易愈合。

（7）营养状况对创面的影响：营养缺乏、严重贫血、低蛋白血症等使创面组织细胞生长障碍，肉芽组织形成不良。

（8）治疗时机掌握不当对创面的影响：在基础治疗阶段不成熟时，急于彻底清创，导致坏疽创面蔓延扩大；相反，基础治疗阶段已成熟，清创却不及时，影响肉芽组织生长，可延长创面愈合时间。因此，要根据糖尿病坏疽的特殊性，分级分阶段掌握好时机治疗非常重要。

（9）相关急慢性并发症对创面愈合的影响：糖尿病酮症酸中毒，非酮症高渗性昏迷，乳酸性酸中毒，以及心、脑、肾并发症及呼吸道感染等，都导致病人机体免疫功能和抵抗力下降，促使坏疽恶化，创面难以愈合。而坏疽又促使急慢性并发症的发生，并难以控制。两者互为因果，互相影响，出现恶性循环。因此，在基础治疗阶段必须控制相关急慢性并发症，创面才会愈合。

2. 局部因素

（1）局部细菌感染：关于糖尿病病人更容易发生感染早已明确，尤其是坏疽创面在治疗前，不可避免地受到各种细菌的污染。轻度感染对坏疽创面影响不大。但感染毒性较强的细菌，在伤口内繁殖生长过程中会分泌大量外毒素或内毒素，可导致全身毒血症及局部急性化脓性炎症等，导致肉芽组织生长缓慢，严重影响上皮细胞生长而使坏疽创面不易愈合。

（2）局部血液循环障碍：坏疽创面供血障碍，既有全身性因素，又有局部因素。在局部因素中，既有血管本身因素，也有血管外因素。①血管本身因素：主要是大小血管粥样硬化、微血管病变及微循环障碍，导致肢端缺血。②血管外因素：细菌感染后，坏疽周围组织急性炎症、红肿、热痛及脓肿形成，局部组织张力增加，直接压迫微血管血流，造成坏疽周围组织缺血、创面缺乏营养、代谢产物瘀滞，肉芽组织难以生长，创面不易愈合。

（3）坏疽深部存留异物：有些异物带有大量细菌造成局部感染，有些异物本身是毒性物质，造成周围组织损害；同时，异物在伤口内刺激其周围组织，加重急性炎症反应过程。

（4）坏疽窦道引流不畅或死腔：临床上经常发现糖尿病坏疽窦道不通畅而形成死腔，除增加感染外，直接或间接影响创面愈合。由于深部窦道或死腔是一种缺氧的环境，细菌容易繁殖生长，尤其是口小腔大脓肿或腱鞘内多发性脓肿，引流不畅，坏死组织及脓性分泌物不易清除，严重影响创面愈合。

（5）足底及足跟解剖结构特殊：由于生理解剖上的特点，足底皮肤浅筋膜，特别是足跟下面及跖骨头下面的皮肤厚而坚韧，浅筋膜附于脂肪，由纤维与脂肪混合成垫，其供血较少；足底深筋膜解剖结构颇为特殊，腱鞘和韧带较多，一旦感染多为鞘内或腱鞘间多发性脓肿，不易引流，影响创面愈合。鸡眼或胼胝处由于其角质层增厚，质地坚硬，几乎无供血而失去生机，影响溃疡及坏疽愈合。

（6）足畸形：如爪形趾、弓形足、拇指外翻、夏科足等，由于足的力学改变，血管神经、肌腱韧带及关节损伤，当病人行走活动，造成新的压力点反复受损，坏疽创面很难愈合。

（7）局部制动不严：糖尿病肢端坏疽常发现发生在手足关节处或附近，由于关节活动，局部炎症、水肿、渗出反应不易消除，而且影响血流供应，同时肉芽组织非常脆弱，当关节活动时影响成纤维细胞的分化和肉芽组织生长，创面不易愈合。

五、流行病学

糖尿病是全世界最主要的慢性非传染性疾病之一，对人民生活产生了巨大的影响，其血糖控制及并发症的诊治消耗了大量的社会、个人家庭及医疗资源。近年来，全世界的糖尿病发病率均呈上升趋势，而我国、印度等发展中国家的糖尿病发病率增长则更加迅猛。国际糖尿病联盟（IDF）数据显示，2013 年全球 20～79 岁糖尿病病人总数为 3.82 亿，占该年龄段人口总数的 8.3%，预计到 2035 年，上述两个数据将分别增至 5.92 亿和 10.1%，22 年间全球糖尿病病人将增加 2.1 亿。同期数据表明，2013 年全球 20～79 岁糖尿病病人死亡人数为 510 万，占该年龄段死亡总数的 8.4%，与 2011 年糖尿病死亡人数相比，增加了 11%。美国 1999～2002 年糖尿病患病率为 9.3%，而 2005～2006 年患病率和未确诊糖尿病占比分别增至 12.9% 和 40%。印度 1971～2000 年糖尿病患病率增长了 10 倍（1.2%～12%）。可见，糖尿病持续增长的流行病学趋势已经对人类构成了严重威胁。

我国是全球糖尿病病人人数最多的国家。2013 年 IDF 统计数据显示，我国 20～79 岁糖尿病病人为 0.98 亿，预计到 2035 年将增至 1.43 亿。国内研究表明，我国糖尿病及糖尿病前期病人人数正在迅速增加。2007 年 6 月至 2008 年 5 月大样本抽样调查显示，我国糖尿病及糖尿病前期病人人数分别为 0.92 亿和 1.48 亿，各占全国成人总数的 9.7% 和 15.5%。2010 年的流行病学调查显示分别增至 1.14 亿和 4.93 亿，成人占比也上升至 11.6% 和 50.1%。我国糖尿病患病率有明显的城乡和地域分布差异，城市患病率是农村的 1.5 倍，台湾和香港的患病率高于大陆（1.5 倍和 2.0 倍）。总体来说，地方经济越发达，糖尿病患病率就越高。从年龄分布来看，老年人糖尿病患病率一直居高不下，而年轻的糖尿病前期病人越来越多。

除了与日俱增的发病情况，糖尿病各类并发症的高发生率也是其增加病人及其家庭各类负担的主要原因。糖尿病并发症分为急性和慢性两大类,随着科学技术的发展,糖尿病诊断、治疗手段的提高,急性并发症导致的病人死亡率正在减少,但慢性并发症的高发生率目前却是其重大隐患。糖尿病慢性并发症包括大血管、微血管和神经病变三大类,其中微血管和神经病变有其特殊的病理改变、症状和体征,有其明确的诊断标准,是与糖尿病直接相关的并发症;而大血管病变则一般被视为糖尿病的伴发疾病或相关疾病。糖尿病和高血糖只是引起大血管并发症的原因之一。国外资料表明,糖尿病控制不佳,可使其冠心病、脑卒中增加 3 倍,下肢截肢增加 10 倍,尿毒症增加 17 倍,双目失明增加 25 倍。其中,糖尿病足的高发生率逐渐引起大家的重视。

　　糖尿病足作为糖尿病常见的并发症,在 1 型和 2 型糖尿病病人中均可出现。国外研究报道显示,发达国家 5%～10% 的糖尿病病人中曾发生或目前存在足溃疡,1% 进行过截肢手术。在美国,非创伤性下肢截肢手术的最常见原因是糖尿病,其发生率是非糖尿病人群的 15 倍。其中超过 80% 的截肢是由糖尿病足溃疡进展所致的,全球大约每 30 s 就有 1 例病人由于糖尿病足被截肢。英国一项大型社区研究显示,溃疡的年发生率为 2%,在出现糖尿病神经病变的病人中升至 7%,在有溃疡病史者中高达 50%。此外,糖尿病病人中,5 个足溃疡中有 4 个是因为外伤而诱发或恶化的。同时,随着糖尿病病程的进展,其发病风险逐年增加。国内有研究显示,糖尿病足的累积发病率从确诊糖尿病第一年的 27.3% 增加至确诊后第五年的 76.4%,而截肢率由 12.5% 增加到 47.1%。在我国糖尿病足患病率占糖尿病病人的 14%,其中老年人是糖尿病足的危险人群,多发生于糖尿病起病后 10 年。在我国,糖尿病足溃疡已成为慢性皮肤溃疡的主要原因之一,在男性占 31.3%,女性占 35.3%,最近的糖尿病足流行病学调查显示,非创伤性截肢病人中约有 1/3 合并有糖尿病。大约 85% 以上糖尿病截肢病人是因为足部严重感染、骨髓炎或肢体坏疽,最后不得不截肢。国内多中心资料显示 50 岁以上糖尿病人群下肢动脉血管病变的比例为 19.47%,60 岁以上糖尿病人群下肢动脉血管病变的比例为 35.36%,其中北京地区研究结果显示 2 型糖尿病下肢动脉血管病变发生率高达 90.8%,重度以上者占 43.3%,并且糖尿病病人的双下肢病变呈对称发展。糖尿病足致残率高,需行截肢手术者约占 5%～10%,占所有非创伤性截肢的 50% 以上,糖尿病足导致的截肢占我国住院截肢病人的 28.2%。截肢后三十天内死亡率约有 10%～14%,其生存期中位数为 22 个月,对病人危害极大。

　　糖尿病足是糖尿病一种严重的并发症,是糖尿病病人致残、甚至致死的重要原因之一,不但给病人造成痛苦,而且使其增添了巨大的经济负担。在美国,此项费用几乎相当于其余糖尿病并发症医疗费用的总和。美国每年糖尿病的医疗费用约为 1000 亿美元,其中糖尿病足的处置花费了 1/3。2010 年的我国多中心调查证实,我国三甲医院的糖尿病足截肢病人的平均住院费用为 3.4 万元。糖尿病足溃疡和截肢所带来的医疗耗费巨大。

六、糖尿病足危险因素评估

　　糖尿病足是糖尿病病人致残致死的主要原因之一,也是社会的沉重负担和公共卫生问题。糖尿病病人糖尿病足发病率 15%～25%。然而有糖尿病足病史的病人复发率更高,糖尿病足溃疡治愈病人第 1 年再发溃疡率为 30%～40%。在用于糖尿病的医疗费用中,至少有 1/3 是用于糖尿病足的治疗、康复、护理。预防糖尿病足的发生或复发可以减少糖尿病足病人人数,减少社会经济负担。

(一) 糖尿病足危险因素评估

1. 病史询问

(1) 全身情况:糖尿病持续时间,血糖的控制处理情况,营养状况,心血管、肾和眼部的病情评估,同时患有的其他疾病等。

(2) 个人史:吸烟、饮酒、药物使用情况、药物过敏史。

(3) 既往史:住院治疗史、手术史。

2. 糖尿病足下肢危险因素评估 包括日常活动与工作活动、足部保暖、足部神经病变、间歇性跛行及静息痛、足部畸形、既往足部感染、化学物质接触、胼胝体、足部手术史。

3. 下肢血管病变临床评估项目 触诊动脉搏动(股动脉、腘动脉、足背动脉、胫后动脉)、皮肤的改变(变薄、光滑、无毛发生长,不正常的皮肤褶皱,羊皮纸样外观,趾甲营养不良、皮肤温度及色泽)、静息痛(部位、性质、程度等)、间歇性跛行(距离、间隔)、溃疡和坏疽(部位、范围、程度、性质)、足趾动脉压(TSBP)、趾肱血压比值(TBI)、踝肱指数(ABI)、静脉充盈时间(VFT)、毛细血管再充盈时间(CRT)、多普勒节段性动脉压力测试和波形分析、CT血管造影(CTA)、经皮氧分压。

4. 肌肉骨骼系统评估

(1) 生物力学常:锤状趾、平足、足弓曲度过高、既往活动受限、小趾滑囊炎、姆趾骨性关节炎/僵踯、夏科畸形、手术造成的畸形(包括截肢术)、跟腱挛缩/马蹄足。

(2) 1-磷酸半乳糖苷酰转移酶(GALT)评价。

(3) 肌力测试:被动与主动运动、负重与不负重、足下垂、自发性肌萎缩。

(4) 足底压力评估:计算机系统、压力敏感性足垫、Harris 墨水垫。

(5) 鞋袜检查:鞋的类型(运动鞋、休闲鞋等)是否合适、鞋尖部深度、鞋的样式、鞋的内衬物、异物、鞋垫、矫形器。

(6) 风险分级:详见表 13 – 20。

表 13 – 20 糖尿病足风险分级

分级	标 准	随访
0级	正常	每年随访一次
1级	周围神经病变、保护性感觉神经病变(LOPS)	每半年随访一次
2级	神经病变、畸形、PAD	每季度随访一次
3级	既往有溃疡和截肢手术史	每月至每季随访一次

(二) 足溃疡危险因素评估

足溃疡是最为常见的糖尿病足的表现形式,但不是所有的糖尿病病人都会发生糖尿病足。已有很多研究表明,糖尿病足溃疡的发生是由多种因素相互作用的结果。

1. 糖尿病足溃疡的危险因素

（1）全身危险因素：包括年龄、吸烟、血糖控制不理想、糖尿病病程长、失明或视力下降、慢性肾脏疾病等。

（2）下肢局部因素：包括下肢神经病变（感觉、触觉减退或丧失）、关节活动受限、下肢血管病变（动脉闭塞或静脉曲张）、下肢畸形（踇趾外翻、纺锤趾、槌状趾、爪形趾、趾骨头突出、夏科关节、扁平足等）、足部角质增生病变（鸡眼、胼胝）、足趾甲病变（甲癣、嵌甲）、有溃疡截肢史、创伤及穿不合适的鞋等。

2. 糖尿病足高危病人　有过足部溃疡及截肢史者，对侧糖尿病足病的发病率增高，主要原因是健足承受身体重力加大；神经病变引起感觉运动功能受损，而增加意外伤害的机会；如鞋袜不合适、赤足走路、滑倒、意外事故、鞋内异物等，易引起足部外伤；关节活动受限制，以及骨刺（突出）、足畸形（骨关节病变而致弓形足、爪形趾等）和胼胝等部位垂直及水平力增加导致损伤；周围血管性病变造成双足血液循环不良，乃至局部组织缺血性坏死；因无法支付护理及治疗费用而放弃治疗与护理；对疾病知识缺乏，依从性差。尤其是糖尿病10年以上，男性，血糖控制不佳，抽烟，患有心脏血管、视网膜或肾病变、末梢神经病变、周围血管病变，曾有足部溃疡或截肢病史，压迫性变化，骨变形，严重趾甲病变等病人尤为注意。

（三）感染危险因素评估

感染是糖尿病足的严重并发症之一，分为浅表感染（未扩散到肌肉、肌腱、骨和关节的皮肤感染）、深部感染（脓肿、化脓性关节炎、化脓性腱鞘滑膜炎）、骨炎（感染位于骨而未涉及骨髓）、骨髓炎（感染到骨并涉及骨髓）。有资料表明住院糖尿病病人的感染率为 9.68% ～ 11.25%，是影响溃疡愈合的重要因素。主要原因是感染后中性粒细胞吞噬细菌，释放的蛋白酶和氧自由基可破坏组织，使胶原溶解与沉积失去平衡，引起创面延迟愈合；其次，细菌和炎症细胞增加了氧和其他养料的消耗；再次，感染后增多的渗出物增加了局部创面的张力，使伤口易裂开，同时大量内外毒素及蛋白水解酶致使组织水肿出血，脓性分泌物增多及蛋白水解，使肉芽组织生长变慢，或过度增生，均可影响创伤修复速度。糖尿病足感染是非创伤性下肢截肢的首要原因，在美国每年大约 66 000 人截肢，造成直接医疗费用 1 760 亿美元。因为该病发病率持续增长，控制糖尿病终末期并发症的努力一直没有中断。根据美国一项 1996～2010 年住院成人糖尿病病人中糖尿病足感染发生率的大型回顾性研究显示，高血糖（粒细胞消灭病菌能力受损、免疫应答机制受损）、糖尿病周围血管病变（缺氧、输送抗生素能力受损）、周围神经病变（不易及时发现感染）、男性、来自中西部地区、肾衰竭需要透析等为糖尿病足感染的主要独立危险因素。

1. 足解剖结构和功能　足是人类自由行走的器官，其特殊的解剖学结构是实现足的站立、行走和跳跃等功能的基础，故人类的足比其他动物更发达。足在解剖结构上有如下特点。

（1）足以骨骼为框架，共计 26 块骨，包括 7 块跗骨；5 块跖骨和 14 块趾骨；形成 3 个弓，即内侧、外侧纵弓和横弓；第 1、5 跖骨与跟骨为足的 3 个负重点，是人体最大的身体承重部位。

（2）足部是多关节部位，多达 30 余个关节；且存在数目众多的肌腱和肌肉，肌肉体积极小，是运动的动力肌，并维护足弓的正常结构；足部具有众多坚强复杂的韧带，纵横交错，加固诸关节,是维持足弓的要素之一。

(3) 足是距离人体心脏最远的部位,为这些部位提供血液供应的是小动脉如胫前动脉、胫后动脉、腓动脉及其分支以及微小动脉,也是糖尿病外周血管病变主要累及的小动脉及微小动脉,故最易影响足部血液循环,使其发生病变。

(4) 有严密的足底组织结构,纤维隔膜较多,足背部缺乏皮下组织,易受创伤,足底部皮肤厚实耐压、耐磨、不易移动,足部创伤常造成上述结构破坏和缺损,严重影响了足功能。

总之,足作为距离心脏最远的支撑部位,且为身体最大承重部位,存在数目众多的肌腱、关节、骨和肌肉,纤维隔膜较多,足背部缺乏皮下组织,上述众多特点决定了其为全身最易受伤部位,若合并周围神经病变,导致保护性功能缺陷,感染不易被发现,奠定了糖尿病足创伤后继发感染的基础。

2. 全身因素评估

(1) 高血糖状态。

① 高血糖可致神经、血管发生并发症,如周围血管病变、周围神经病变及糖尿病肾病,长期高血糖致糖化血红蛋白增加,还可引起微循环缺氧及血流灌注不足,使病人的血液处于高凝状态,造成神经、血管损害。糖尿病周围血管病变及周围神经病变与下肢溃疡、感染、截肢率增加有关,这两者均可导致下肢感觉功能缺陷,早期伤害不易被察觉,从而引起的继发性感染同样不易被察觉。缺血可以引起氧气及营养物质在体内运输及组织间交换发生障碍,使各种机体防御性因子在足部溃疡中含量降低,导致白细胞对溃疡面坏死组织清理能力降低,使溃疡难以愈合,在神经病变的基础上,溃疡及感染加重,顽固性不愈,最终形成坏死,无法挽救,只能截肢。作为糖尿病的另外一个常见的并发症,严重肾脏病变需要透析,导致长期制动,血糖控制不佳,再加上漫长的糖尿病病史,同样大大增加足部溃疡及感染的风险。因此,加强对糖尿病病人神经病变、血管病变及糖尿病肾病的筛查,对预防足溃疡继发感染的发生意义重大。

② 高血糖可导致粒细胞灭菌能力受损:高血糖使血浆渗透压升高,抑制白细胞的吞噬能力,导致机体抵抗力下降,感染不易控制。高血糖的改善可使吞噬细胞功能得到一定程度的恢复,其机制是这种细胞中含有大量的糖原,通过糖酵解产生大量的超氧离子及过氧化氢,作为细胞的代谢能源,为其提供充足的能量来吞噬、杀死细菌及病毒,所以糖尿病病人血糖未得到有效控制,可致吞噬细胞中的糖原合成与酵解能力降低,以致能量产生减少,吞噬细胞出现功能障碍,导致其灭菌能力受损。

③ 高血糖可致免疫应答功能受损:糖尿病病人宿主防御机制缺陷与机体的糖代谢紊乱相关。体内外实验证据提示糖尿病病人中性粒细胞趋化、吞噬和杀菌能力缺陷与高血糖有关。血糖浓度升高可明显损害细胞介导免疫反应。糖尿病病人在高血糖的状态下细胞免疫功能低下,是易发生感染的重要因素。机体的免疫状态异常是糖尿病创面易并发感染的重要基础。糖尿病并发免疫缺陷主要表现在细胞水平。有研究表明,高血糖致微环境渗透压增高,可能改变中性粒细胞游走性、趋化性以及对病原菌吞噬功能,进而影响白细胞防御作用,导致糖尿病足溃疡感染难以控制。糖尿病病人糖代谢紊乱易合并血脂代谢紊乱,高脂血症可影响巨噬细胞表型和功能,巨噬细胞数量和吞噬功能显著降低,可能是糖尿病创伤难愈并易发生感染的细胞与分子机制。也有证据表明,糖尿病病人细胞免疫反应和单核细胞功能下降有关。在神经血管病变、代谢紊乱、免疫缺陷等多重因素作用下,局部创面环境的微

生物负荷超过机体免疫防御能力则继发创面感染。

（2）机体防御功能减弱：糖尿病病人高血糖使机体处于消耗状态，尤其是伴糖尿病酮症酸中毒等并发症时，体内代谢紊乱严重，机体对微生物入侵防御功能缺陷，包括中和化学毒素、吞噬功能、细胞内杀菌作用、血清调理素和细胞免疫功能，从而使病人极易感染，且感染严重，已发生的溃疡也不易愈合。

（3）年龄因素：衰老是导致感染的另一主要全身因素。老年人由于各种组织细胞本身的修复与再生能力减弱，加之血管老化导致血供减少，溃疡难以愈合，且糖尿病病程较长，神经血管等并发症多且较严重，病人自身管理欠缺，因此，易发生感染。相比之下，儿童及青少年代谢旺盛，组织再生能力强，伤口愈合所需时间较老年人短，感染概率也随之下降。

（4）神经内分泌反应：任何致伤因子作用于机体达足够长的时间及足够的强度，均可引起神经内分泌及免疫功能的改变，如手术。手术是糖尿病病人易合并感染的危险因素之一。有文献报道，约有半数糖尿病病人一生至少有1次机会需外科手术治疗。糖尿病可产生或加重外科疾病，外科疾病又可使糖尿病加重，手术时病人处于应激状态、肾上腺皮质激素分泌增多，导致依赖胰岛素的组织糖利用障碍，蛋白质分解增强，且交感神经兴奋可明显抑制全身免疫反应。非致伤因子如社会因素及精神情绪焦虑，均可通过对神经内分泌免疫功能的影响，减缓创伤的愈合，增加感染的概率。

3. 局部因素评估

（1）皮肤损伤：人体皮肤是保护机体防御外界刺激和预防细菌微生物感染的天然屏障。由于各种原因出现的皮肤损伤，即使是微小损伤，也会使皮肤的屏障功能失去防御能力，给细菌侵入机体进而引发感染提供机会。糖尿病病人足部皮肤损伤溃疡面的存在，致使局部组织失去了皮肤的屏障保护作用，内环境失去了相对独立性，机体内外、血管内外、细胞内外相通，水、电解质、营养物质平衡被打破，内环境失衡进一步可引起机体营养障碍，免疫功能减退，从而导致感染难以控制，制约了创面的修复，由此形成的恶性循环，影响创面向愈合的转归。皮肤损伤的原因很多，如人们在生活劳动中的机械性创伤、物理化学性损伤、热力、光、电、烧伤等。由于病人出现糖尿病神经病变，肢端怕冷、发凉，麻木刺痛，常采用热水袋、火炉取暖、热水洗脚等而被烫伤，若合并保护性功能缺陷，则可能导致损伤及继发性感染不被及时发现，导致严重的溃疡及感染。另一个常见损伤原因为由于鞋袜不合、摩擦起疱感染，或足部局部压力升高形成鸡眼，修脚、剪趾甲损伤，各种刺伤、外伤及手术等均可造成皮肤损伤而被感染，使细菌侵入机体繁殖生长，并逐渐蔓延扩大发展为坏疽，最终不得不截肢。

（2）高危足：高危足容易造成局部感染并成为足坏疽的重要原因之一。高危足原因很多，主要包括：①由于糖尿病下肢血管病变，肢端发凉、怕冷，足背动脉搏动减弱或消失，导致足部缺血、缺氧，细菌容易感染。②糖尿病病人并发周围神经病变，感觉神经、运动神经和自主神经同时受损，导致肢端麻木，感觉迟钝或丧失，并常导致骨关节病及足畸形。当行走时，足的负重点改变，导致局部压力升高，新的压力点容易形成胼胝等损伤，细菌容易感染。

（3）伤口内异物：伤口内异物是糖尿病病人局部感染的重要原因。伤口内异物一般包括两大类：一类是体外异物，另一类是体内或伤口内本身异物。体外异物指糖尿病病人在日常生活劳动过程中，双手完成各项工作时与外界的物体接触较多，双足在行走和劳动中负荷较重，很容易发生异物损伤。异物损伤多样，如木刺、铁钉、泥土、砖瓦碎片等，所携带的大量细菌存留在伤口内，甚至有些肉眼看不见的微小异物存留在伤口内，局部均可发生细菌感染,有些异物本身就具有一定的组织毒性,可对周围组织造成直接损伤,也可通过刺激周围组织,加重急性炎症期的反应过程,均应予以及时摘除。伤口本身异物多见于受伤后,创口大量坏死组织、凝血块、游离死骨碎片等,其已脱离机体组织,失去活力,在伤口内形成异物,局部坏死组织是细菌生存和繁殖的理想场所,是引起全身菌血症、毒血症、败血症的重要基础。局部坏死组织的降解吸收,可作为较强的应激源,使机体内环境出现基于应激的一系列病理生理改变,神经-内分泌系统持久强烈应答,有利于创伤的修复。但是,在糖尿病血管、神经病变基础理论上,强度过大、时间过久的强刺激,可致血压、血糖大幅波动,从而导致器官、组织营养障碍,机体内环境及局部微环境平衡受破坏,抑制了创面修复。创面修复延缓,进一步导致或加重感染的发生。所以,凡是失活组织在清创时均应尽可能清除,是预防伤口感染的必要措施。

(4)伤口内死腔和引流不畅:各种较深的刺伤、腱鞘、韧带或肌间隙损伤、手术切口缝合留有死腔,坏死组织不易清除等均可导致伤口内死腔和引流不畅,易发生深部感染,引流不畅,分泌物不易排出。死腔深部缺氧细菌容易繁殖生长,造成局部感染,而且创面不易愈合。对死腔伤口应手术扩大伤口,使腔内坏死组织容易清除,并放置引流,以便分泌物排出。

4. 其他危险因素评估　糖尿病足溃疡难以治疗的主因,一方面是由于感染情况较为复杂,多由多种微生物侵袭,受累部位除了浅表皮肤外还包括深层次组织(如筋膜、肌肉、骨关节等);另一方面,糖代谢紊乱使粒细胞灭菌能力及免疫应答功能受损,因糖尿病血管并发症存在,机体的微血管循环已经被破坏,组织缺血缺氧,使得抗生素在感染组织中不容易形成有效的抗感染浓度。因糖尿病病人的机体防御功能减弱,故其对感染的易感性高,感染程度较严重。因此,糖尿病足治疗中,抗菌药物的使用对控制病情至关重要,而早期发现糖尿病足感染的高危因素,对预防糖尿病足感染具有相当大的意义。DFU 的临床表现多样化,典型的感染有局部红、肿、热、痛、功能障碍及全身不适。但部分病人即使在严重感染的情况下,也不一定出现典型感染征象。因此,应该将临床症状、体征及实验室指标结合起来综合判断是否感染,并予以及时有效的抗感染治疗。

(四) 截肢危险因素评估

在糖尿病足发展到较为晚期的阶段,足部溃疡已经无法得到很好的控制,局部组织坏死伴有细菌感染的时候,截肢成为挽救生命的一项必要措施。

随着世界范围内糖尿病发病率和患病率的剧增,糖尿病已经成为截肢的最主要因素。在美国,约有一半的截肢是由糖尿病所致,糖尿病病人截肢的相对危险性是普通人群的 40倍,而且其中 50% 的糖尿病截肢病人将在 5 年内遭受再截肢。

截肢的风险常随着糖尿病足溃疡面积、深度、感染情况的加重而增加。随着 Wagner 分级的不断递增,截肢率也在不断增高,其中 5 级糖尿病足的截肢率是 100%。

1. 糖尿病足截肢的常见诱因　与糖尿病足的病理一样,糖尿病足截肢的主要原因也是缺血、神经病变及感染。有临床研究发现,非感染性非缺血溃疡在随访期间无一例截肢,溃疡深及骨组织,截肢率增高 11 倍,感染和缺血并存者的截肢率增加近 90 倍,这说明缺血和感染是糖尿病足截肢的最重要诱因。

(1)神经病变:周围神经病变是糖尿病的常见并发症,可以波及 60% 的糖尿病病人,而高达 80% 的糖尿病足病人有周围神经病变。同时,与未截肢的糖尿病病人相比,糖尿病足截肢病人的周围神经病变较重。原因除了糖尿病慢性并发症与病程有一定相关性以外,更与糖尿病周围神经病变自身的特点有关。

随着糖尿病病程的进展,周围神经病变会逐渐累及感觉神经、运动神经以及自主神经。其中感觉神经的病变常表现为呈袜套样分布的感觉减退甚至感觉缺失,这使得机体对于浅表的疼痛、温度、压力以及深部的关节位置等感觉不敏感,从而使机体的自我保护机制下降,易造成烫伤、创伤等;而运动神经的损害与感觉神经的深感觉受损会导致肌肉萎缩、机体肌肉之间失衡,破坏足部的正常结构,使足部受力产生异常,对足部造成损害;自主神经的损伤则可以导致足部血流的调节障碍、足部出汗及温度调节的障碍,从而产生皮肤干燥、皲裂,皮肤的皲裂口则可以成为微生物入侵的一个重要途径,并发感染,从而加重糖尿病足的病情。其中夏科足作为主要由糖尿病周围神经病变导致的疾病,也是导致截肢的一个重要原因。

糖尿病周围神经病变的程度也与截肢有关,一般糖尿病神经病变的程度越高,足部的自我保护能力就越差,越容易受到损伤、产生溃疡、继发感染,从而病情恶化导致截肢。

(2)感染:从解剖上分析,足底共分为内侧、中央、外侧三个隔室,顶部都是跖骨和骨间筋膜,底部都是僵硬的跖腱膜。厚实的内侧肌间隔从跟骨内侧结节延伸到第1跖骨头,外侧肌间隔从跟骨延伸到第5跖骨,分别界定出内侧、中央、外侧隔室。大足趾的内侧肌位于内侧隔室。中央隔室包含有第2到第4足趾的内侧肌,以及各足趾的伸肌屈肌肌腱、内外侧足底神经和足底血管床。外侧隔室包含着第5足趾的内在肌。这样独特的解剖学结构使得足部感染的临床表现有一定的特点。

因为每个足趾的内在肌都限定于相应的隔室中,因为未经治疗的远端足趾趾骨感染会发展成为足底脓肿。而隔室内感染也会导致隔室内压力升高,进而损害毛细血管的血流,导致进展性的组织缺血坏死。并且由于间隔的顶部都是跖骨和骨间筋膜,因此深部的感染在足背几乎没有明显的异常,会导致治疗的延误。未治疗的进展性的感染(如蜂窝织炎)可以直接穿通内侧或外侧肌间隔导致感染的扩散,或者在肌间隔的跟骨汇聚点形成脓肿,导致不可挽回的截肢。

感染是糖尿病足发展到截肢的重要诱因,其中皮肤感染是最为常见的诱因,如果病人同时存在严重的缺血常常可以导致患肢出现不可逆的临床损害,预后极为不理想。感染可以导致糖尿病足溃疡的创面水肿、渗出加重、减缓肉芽肿的生长速度,导致溃疡的愈合困难,从而加大了糖尿病足截肢的可能性。另有一个研究发现,细菌培养和药敏试验提示,糖尿病足的感染大多是混合感染,最常见的细菌分别有金黄色葡萄球菌、粪肠球菌、铜绿假单胞菌。而糖尿病足溃疡并发混合感染治疗不佳、病情进展而出现的坏疽,是可预测糖尿病足截肢的独立危险因素。这给我们提供了治疗和护理糖尿病足的重要依据。

(3)缺血:在糖尿病病人中,存在两种不同类型的血管病变。第一种是非闭塞性的微循环受损,即我们常说的微血管病变,特点是累及肾脏、眼底及周围神经的微小动脉和毛细血管,出现糖尿病肾病、视网膜病、神经病变等,这一类型的血管病变对于糖尿病足的发病有着重要的影响。第二种是大血管病变,特别是冠状动脉和周围动脉的粥样硬化性损伤,而从形态、功能上来看,糖尿病病人和非糖尿病病人的这种病变没有显著的差异。

考虑到糖尿病足和微血管病变的关系,所谓的糖尿病小血管病变的描述是并不准确的,因为这意味着这种微循环的阻塞性损伤是无法治疗的。前瞻性的解剖学和生理学研究已经证实,并不存在这种微循环闭塞性的病变。这使得血运重建治疗糖尿病足成为了可能。

除去微循环的阻塞性病变,有多种结构性和功能性的异常会导致微血管的损害。内皮功能障碍、对一氧化氮的反应性减低、单独的高血糖毒性、毛细血管内皮基底膜增厚等都会导致微血管的异常。除了微血管病变,糖尿病病人的下肢大血管病变也存在,且与非糖尿病病人不同,其阻塞部位常见于膝下动脉和胫动脉,而足动脉几乎都是开放的。

下肢血管病变是糖尿病足产生的最直接因素,也是糖尿病足截肢的最直接危险因素。不论是血糖水平控制较差、长期吸烟史还是长期高血压状态,都主要是通过加重下肢血管病变程度而导致严重的糖尿病足从而截肢。严重的下肢血管病变如动脉粥样硬化、血栓形成会造成管腔狭窄、闭塞,导致肢体远端缺血,这样造成了:①正常的组织不能获得足够的营养物质和氧气,不能正常地新陈代谢,从而产生功能障碍;②已经病变的组织不能及时地清除坏死物质和进行组织修复;③治疗的药物不能到达病变部位而使治疗效果不尽如人意。综上所述,下肢缺血会导致保护机制受损,从而易产生创伤和溃疡,更因为缺血导致创伤和溃疡的无法及时修复,容易被细菌乘虚而入并发感染。因此,严重的下肢血管病变既是糖尿病足的始动因素也是促进因素,而下肢血管病变程度也是一些临床研究用来评估糖尿病足严重程度的指标之一。而糖尿病足截肢病人与未截肢的糖尿病足病人相比,下肢血管病变程度有着显著性差异,大多数的糖尿病截肢病人的下肢血管条件都较为恶劣。

2. 糖尿病足截肢的其他危险因素

(1) 年龄:在 2013 年我国的涉及 27 个省、自治区、直辖市的第一次大样本糖尿病截肢者的多中心回顾性研究中,研究者将老年糖尿病足截肢组与中青年糖尿病足截肢组的临床资料进行比较,发现其中老年糖尿病足截肢者占有 71.14%,中青年糖尿病截肢者仅占28.86%,由此可见糖尿病足截肢具有高龄化的特点。老年糖尿病足病人截肢发生率较高,主要有以下几点原因:①从病理生理学的方面来说,老年糖尿病病人动脉硬化率发生增高,体内激素水平也发生相应变化,组织代谢与损伤后修复能力下降,从而导致糖尿病足发生后转归较差;②从疾病背景的方面来说,老年糖尿病病人易合并冠心病、高血压病、感染等,这几种疾病均可增加糖尿病足截肢的风险;③从临床治疗的方面来说,老年性糖尿病足病人相对于中青年糖尿病足病人,更希望通过一次手术解除痛苦,对于功能的要求较低,对于截肢的接受度也较高,所以在其他条件均相同的情况下,更倾向于选择截肢。

(2) 病程:在糖尿病病程的前 5 年,无论是 1 型糖尿病还是 2 型糖尿病,发生各种慢性并发症的概率很小,就算发生,程度也较轻。此后随着病程的延长,各项糖尿病慢性并发症,如糖尿病周围血管病变及糖尿病周围神经病变的发生率将大幅度增加,从而出现的糖尿病足及由此导致截肢的概率也大大增加。

(3) 吸烟:吸烟作为众多心脑血管疾病的危险因素,在糖尿病足截肢中也扮演重要的角色。在多中心回顾性研究中,吸烟的病人在老年组占 36.7%,在中青年组占 48.0%,均高于一般人群的吸烟率。有研究证明,吸烟是糖尿病血管和神经病变的独立危险因素。长期吸烟可加重糖尿病的周围血管病变,尤其是下肢血管病变,从而加速糖尿病足的进展,最终导致糖尿病足病人截肢。吸烟导致周围血管病变的机制主要有以下几点:①血管内皮功能不全是动脉粥样硬化发生的早期事件,对于后者的发生和发展具有始动和促进的作用,吸烟可以增加血管内皮细胞的氧化应激和血管内皮的凋亡,并且促进内皮黏附分子等的分泌,导致内皮迁移抑制等多种因素使血管内皮功能不全,从而加速动脉硬化。②吸烟可以导致血浆中 LDL - C 和甘油三酯的水平明显升高,HDL - C 的水平下降,游离脂肪酸水平上升,且因为一氧化碳与血红蛋白结合,导致红细胞携氧能力降低,红细胞代偿性增加,从而使血液黏滞度增高,促进 LDL 氧化,导致血管内皮受损和动脉硬化。③吸烟可以导致血液一氧化氮、前列腺水平降低,血栓素 B2、内皮素水平增高,从而易导致血管痉挛、血小板黏附聚集,导致内皮依赖性血管舒张障碍。④尼古丁是血管收缩剂,长期吸烟可导致高血压,长期高血压病史可导致动脉硬化。因此,使糖尿病足病人戒烟也是防止糖尿病病人截肢的一项重要措施。

(4) 性别:在以上大样本的研究中,老年糖尿病截肢组的男性病人占 63.3%,中青年糖尿病截肢组的男性病人占 74.8%,这说明男性的糖尿病足病人更可能出现截肢的风险。该研究分析,这种结果可能与男性人群的高吸烟率有关。这项研究认为,除了吸烟的因素以外,男性糖尿病病人较女性病人普遍血糖控制水平不佳,且男性病人需要承担较为繁重的体力劳动,下肢的耗氧量明显多于女性病人。临床上也出现过男性病人对于较小的溃疡没有给予充分的重视,患有糖尿病足后没有及时到医院就诊医治,从而导致糖尿病足病情恶化,错过了最佳的治疗时机,而且这种现象在临床上屡见不鲜。

(5) 糖化血红蛋白水平(HbAlc):糖化血红蛋白水平是血糖控制情况的一项目前国际公认的指标,可以评价 8～12 周的血糖控制水平。有研究报道,血糖控制水平是糖尿病足住院病人截肢的独立危险因素。也有研究显示,入院 HbAlc 水平越高,糖尿病病人的预后越差。这可能与以下几点有关:①糖尿病的高糖毒性作用可以促进血管内皮细胞凋亡、抑制细胞生长,并且产生大量的终末糖基化产物,从而导致血管增生、狭窄,促进闭塞性动脉硬化。②高血糖还可以导致神经−血管屏障损害,导致神经组织的自身免疫性损伤,促进糖尿病周围神经病变。③长期的高血糖导致的血液高凝状态会影响血液与细胞的物质交换,从而干扰血管内皮细胞正常的新陈代谢,造成血管内皮细胞的损伤。在诸多的糖尿病足截肢的病例报道中,均重点提及病人的血糖控制水平,血糖水平控制较差者占大多数,甚至有的研究报道的全部病例中,所有病人的血糖水平均没有控制在较理想的范围内。此外有病例报道,因为老年糖尿病病人的症状不典型,病情隐匿,会出现在肢体手术后长期不愈甚至导致截肢的时候才发现隐匿的糖尿病病情。同时,血糖水平控制也是截肢病人伤口愈合的重要因素,血糖水平如果控制不好会导致截肢伤口迟迟不愈,甚至并发感染组织坏死导致二次截肢。

(6) 高血压:医学研究早已证明,长期性的高血压状态是动脉粥样硬化确定的重要危险因素,而它导致的动脉粥样硬化不仅仅出现于如冠状动脉、颈部血管的大血管从而造成冠心病、脑卒中等疾病,也会常常出现于外周动脉如下肢动脉。对于糖尿病足病人,长期的高血压状态会加重周围血管病变,加重患肢的缺血,加速糖尿病足的进展和增加截肢的可能。

(7) 血脂水平:同高血压一样,高血脂是作为动脉粥样硬化的危险因素,也是糖尿病足截肢的危险因素。但是有研究发现,老年糖尿病足截肢病人的血脂大都处于正常范围或者更低水平。这主要是因为糖尿病足病人由于疼痛、抑郁以及糖尿病本身的饮食控制导致蛋白质摄入不足,且合并肝肾功能不全,导致蛋白的合成不足且排泄增加,伤口的愈合也需要消耗大量的能量,从而导致糖尿病足病人营养不良,导致血脂水平降低。由此推断,虽然高血脂作为糖尿病足病人截肢的危险因素,但是在实际临床中的意义并不大。

(8) 冠心病:冠心病作为血管粥样硬化在冠状动脉的重要临床病理结果,与严重的糖尿病周围血管病变有着相同的危险因素,在临床的发生上也有相关性。有研究显示,冠心病在糖尿病中的发病率为 10%,但是在糖尿病足截肢病人中的发病率高达 61.5%。虽然目前的数据并不能证明糖尿病足截肢与冠心病之间存在明确的因果关系,但是糖尿病病人出现冠心病可以当作严重糖尿病周围血管病变的一项警示,提醒应警惕病人可能的截肢风险。

(9)低蛋白血症:有研究提示低蛋白血症是糖尿病足截肢独立的危险因素。低蛋白血症在老年糖尿病足病人出现的原因主要有:①糖尿病足病人由于疼痛、抑郁以及糖尿病本身的饮食控制导致蛋白质摄入不足;②合并肝功能不全,导致蛋白的合成不足;③由于糖尿病的肾脏损害,在糖尿病肾病的晚期血液中蛋白通过肾脏大量从尿液中排出体外;④免疫功能减退及代谢紊乱也会导致血液中蛋白水平的降低。低血清蛋白水平导致机体的低营养状态,导致糖尿病足溃疡、伤口愈合缓慢,甚至不愈合,从而加重病情导致截肢。另在一项研究中,截肢组的血红蛋白水平低于未截肢组,经过多因素分析后证明血红蛋白是糖尿病足病人院内截肢的独立保护因素。糖尿病对血红蛋白损害的原因可能是氧化应激、内毒素中毒以及糖基化介导作用红细胞膜蛋白,延长了高血糖毒性对红细胞形态功能的破坏作用。贫血常常导致供血供氧不足,造成局部营养不足导致截肢。

作为糖尿病足的最终结局,截肢的发病率越来越高。缺血、感染以及神经病变作为糖尿病足截肢的三大诱因,应该受到较大的关注。除此以外,年龄、性别、病程等不可控因素在糖尿病足截肢中也发挥着一定的作用,尤其戒烟,将血糖、血压、血脂控制在理想范围内等可控因素我们更应该重视。目前对于糖尿病足的肢体保全相关研究也取得了非常大的进展,希望在不久的将来,截肢将不再成为糖尿病足最终的结局。

七、糖尿病足病变筛查方法

(一)周围血管病变筛查方法

糖尿病病人特别是糖尿病足病人,几乎大部分都会发生周围动脉病变。在 2 型糖尿病病人中,患有下肢血管病变者占到 90.8%,其中重度以上者占 43.3%,因此周围血管病变不容小觑。

建议年龄>50 岁的糖尿病病人接受踝肱指数(ABI)测量;对于有糖尿病史、异常血管检查结果史、周围血管疾病介入史、心血管动脉粥样硬化的病人,建议每年对下肢和足部血管进行检查,包括 ABI 和足趾动脉压。糖尿病足病人,用 ABI、多普勒、足趾动脉压等进行足灌注的评估。

1. 动脉触诊 通过最直接的足背动脉与胫后动脉的触诊,扪及动脉搏动,可简单而直接地了解足部大血管的病变情况。这是使用最为广泛,同时最传统便捷,具有临床价值的检测方法。也可通过动脉搏动检测仪检测动脉搏动情况(图13-41)。

足背动脉搏动的减弱或是消失,则提示病人足部血管有严重的外周病变,需要进一步做详细检测。在触诊动脉的同时,检测者可以直接感受病人足部的足温情况,通常存在周围血管病变的病人,足温偏凉;而正常的足部,足温应相对温暖。

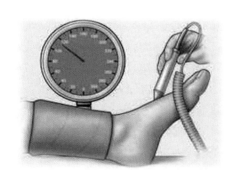

图 13-41　动脉搏动检测仪检测足背动脉
搏动

动脉触诊作为定性检测,为病人后续的治疗提供明确的指向。

同时应注意少部分病人,足部动脉触诊的假阴性症状,即存在搏动,实则存在血管病变,因此触诊仅仅作为初步检查方法,而不是最终检测结果。还有部分病人有着明显而有力的动脉搏动,此时应注意病人是否存在动脉血管粥样硬化,血管硬化的病人有时会产生异常搏动,检查人员应引起重视。

2. **踝肱指数(ABI)** 也称作踝动脉-肱动脉血压比值。作为糖尿病足检测中极具价值的检测方法,能直观详细地反映下肢血管状态。通过测量肱动脉及踝动脉的收缩压,计算踝部动脉压与肱动脉压之间的比值。

临床上较为简易的测量方法为:人工测量肱动脉收缩压、踝动脉收缩压并通过手工计算,得出比值。目前随着技术的发展,ABI 已多为多普勒检测,能更加敏感准确地测量动脉的搏动,并且能通过血流情况,更好地反映血管的弹性。运用多普勒检测 ABI 时,肱动脉收缩压测量位置不变(或桡动脉搏动处),踝动脉测量点位于胫后动脉搏动处(或足背动脉搏动处)。测量和计算结果的判断参照表 13 - 21。

表 13 - 21 ABI 检查结果的临床意义

ABI 值	临床意义
ABI >1.3	可能存在动脉粥样硬化
ABI 1.0~1.3	动脉正常
ABI <0.9	轻度动脉病变
ABI 0.5~0.7	中度动脉病变
ABI <0.5	严重血管病变

3. **足表皮温度检查** 红外线皮肤温度检查是一种简单实用的评价局部组织血供的方法。常采用患处与健处的表皮温度对比。检查时病人应放松,在 20~25℃的室温下,暴露肢体半小时后,用皮肤温度计对称性测定足趾跖面、足背面、足趾和小腿等部位的皮肤温度。正常时皮肤温度为 24~25℃;下肢血管病变时,皮肤温度降低;如双下肢或足部皮肤温度不对称,相差≥2℃,提示温度低侧下肢有血管病变。

4. **趾臂指数(TBI)** 也许 TBI 并不像 ABI 在临床上作为常用的检查,但是在糖尿病足病病人中,TBI 检测与 ABI 同样重要。相当一部分糖尿病足病人,出现明显血管病变症状后,ABI 却显示正常值,这就是临床说到的,ABI 的假阴性表现。当血管病变出现在末梢血管时,ABI 检测将会出现假阴性指标,此时应予病人 TBI 检测,以此真实反映病人末梢血管情况。

(1)测量方法:通常 TBI 检测需要专业仪器辅助,多数多普勒血流检测仪支持测量 TBI。测量时,肱动脉测量部位不变。测量趾动脉时,将特制的小尺寸袖带绑于第一足趾,并将血氧饱和度探头夹于测量足趾处,开始测量。

(2)测量结果的临床意义:TBI≥0.6 为正常。TBI<0.6 为异常,其中 TBI<0.6 时,提示病人末梢血管发生病变或异常。当 ABI<0.9 或>1.3 时,必须检测 TBI。

5. 经皮氧分压($TcPO_2$) 既可反应周围动脉血供,又可反映微循环状态。常人足背皮肤 $TcPO_2$ 为 >40 mmHg。当 $TcPO_2$<30 mmHg 时,提示周围血管供血不足,足部易发生溃疡或已发生溃疡的创面难以愈合。当 $TcPO_2$<20 mmHg 时,足部溃疡几乎无愈合可能,需要及时进行血管外科手术治疗,以改善血供。如吸入 100% 氧气后,$TcPO_2$ 提高 10 mmHg,则说明溃疡预后良好。

6. 下肢血管 B 超 通过多普勒血流显像,不仅可以直接显示血管病变的解剖结构上的改变,如解剖变异、管壁厚度、斑块大小、残留管腔内径以及管腔内血流信号的充盈等情况,同时还能提供丰富的血流动力学信息,且方便、廉价,可重复检查,因此它已成为四肢血管疾病不可缺少的无创检查方法,以及介入性治疗前及血管造影前的良好筛选工具

正常四肢血管左右对称,管径清晰,自近心端至远心端逐渐变细。动脉管壁较厚,有弹性,静脉管壁较薄,有压缩性。管腔内均为无回声。使用高分辨率的探头,可见动脉管壁呈 3 层结构,可见静脉管壁上的瓣膜及管腔内的"雾状"回声随血流流动。

当病人发生动脉闭塞时,管壁正常 3 层结构消失,内膜不平,不规则增厚,可见形态不一、大小不等的硬化斑块,管腔不同程度狭窄。通常好发于 50 岁以上的糖尿病病人,此类病人属糖尿病足病的高危人群。

7. CT 血管造影(CTA) 是诊断血管疾病的重要方法,其功能有容积再现图像、最大密度投影、曲面重组图形,能直观反映糖尿病足病病人的血管情况。

容积再现图像:能清晰地显示下肢血管图像,临床一般分为带骨容积再现和去骨容积再现,具有非常直观的三维立体空间感,特别是带骨容积再现,有助于评估下肢血管病变程度,为血管外科介入科治疗提供定位。

最大密度投影:为血管与软组织共同成像,能够真实反映组织密度差异,可显示动脉管壁的钙化及斑块。

曲面重组图形:能够更加清晰地显示下肢血管全程,不受周围解剖结构干扰,尤其可以对重点部位的评估更加准确,例如血管壁的钙化、斑块或支架植入后的通畅性、是否再狭窄等。

8. 数字减影血管造影(DSA) 是通过电子计算机进行模拟成像的血管造影方法。是 70 年代以来,一种较新的 X 线检查技术,是用于临床血管检查的重要方法及血管外科介入治疗的辅助手段。其工作原理是在注入造影剂之前,首先进行一次成像,并利用计算机将图像转化成数字信号储存。注入造影剂后,再次成像并转换成数字信号,两者相减,消除相同信号,得到一个只有造影剂的图像,避免了血管结构重叠,使图像显示更为清晰准确,能准确地测量病变血管的直径、截面面积和体积,为后续的治疗提供详细的有价值的影像学资料。同时可以减少病人造影剂的用量,减少手术时间,减少病人射线曝光剂量。

9. 甲皱微循环检查 甲皱微循环是人体皮肤微循环的一部分,在一定程度上可以反映人体全身微循环状态,反映血管硬化程度。

检测方法:观察前,先让病人休息 10 分钟,室温在 20~25℃,多选左手无名指,病人取坐位,手指与心脏同高并固定,用微循环显微镜进行观察,主要观察血管形态和血流。

10. X 线检查 X 线检查可发现肢端骨质疏松、脱钙、骨髓炎、骨关节病变和动脉硬化,也有助发现气性坏疽时的软组织变化。

11. 糖尿病视网膜病变检查 糖尿病视网膜病变是糖尿病最常见、最严重的微血管并

发症之一,其发病率随糖尿病病程的发展而增加。糖尿病视网膜病变的筛查主要用检眼镜进行检查。

12. 糖尿病肾病早期筛查　糖尿病肾病是糖尿病微血管并发症之一,糖尿病病人中有30%并发糖尿病肾病,发病隐匿,早期没有任何不适,但是一旦进入终末期肾病,不仅治疗费用高,而且死亡率高。只有早期定期监测才能尽早发现并给予干预治疗,有效地控制糖尿病肾病的发展。目前筛查早期糖尿病肾病的方法是 24 小时尿微量白蛋白定量。正常人 24 小时尿微量白蛋白定量<30 mg。糖尿病病人半年内连续 2 次 24 小时尿微量白蛋白定量结果均在 30~300 mg,而且排除其他原因,提示早期糖尿病肾病。

(二) 周围神经病变筛查方法

糖尿病周围神经病变是糖尿病的常见慢性并发症之一,也是引起糖尿病足的基本发病因素之一。神经病变通常分为感觉神经病变、运动神经病变、自主神经病变。通常由于神经病变初始症状不明显,病人自身难以察觉,当出现临床表现时,其损害已经难以治愈。所以在糖尿病足的防治中,我们自始至终强调的是预防大于治疗。筛查方法如下。

1. 触觉检查　主要是利用 10 g 尼龙丝进行检查,是一种客观简单的工具,在临床上主要用于筛查糖尿病足保护性感觉的缺失,是国际通用的评价神经病变的方法,可使其发现率达到 40%以上。目前对于检测的位置、点数,多主张每侧足部检测 10 个点,每个点测量 3 次,其中有一次假测。

(1) 检测方法:①用纱布擦拭单纤丝的末端(检查完后需再次擦拭);②在正式检查前应向病人解释并演示 10 g 单纤丝的检测过程,即将单纤丝首先在病人的敏感皮肤处(例如前臂内侧)测试,使病人明白测试时应有的感觉;③病人需要仰卧并闭上双眼;④告知病人当每次感觉到 10 g 单纤丝接触到皮肤时说"是",并说明左脚还是右脚;⑤单纤丝一头垂直接触病人的检测部位,用手按尼龙丝另一头轻轻施压,正好使尼龙丝达到接近 1 cm 的弯曲度(注意不要划伤病人的皮肤);⑥每点的测试时间为 1~2 秒,两点测试时间间隔最少为 2 秒,以便使单纤丝恢复直的状态;⑦在两足各检测 10 个点,记录左足感知点及右足感知点结果。

(2) 注意事项:应随机选择 10 个点测量,以减少病人猜测的误差;单纤丝不能在有硬皮,不能划伤检测部位的皮肤;一根单纤丝每次最多能检查 10 个病人,使用后需静置 24 小时。

(3) 结果分析:每个检测点测量 3 次中有两次或两次以上感觉正确,为感觉正常;每个检测点测量 3 次中有两次以上感觉错误,为感觉缺失。一般来说,病人若能感知 8 个检测点及不足 8 个检测点的,则提示病人存在周围神经病变,这类病人往往是糖尿病足的高危人群。

(4) 优缺点:此测试方法简单,快捷,无痛苦,经济实惠,可重复使用,对检测人员自身要求不高。但由于所需材料较特殊,并不适合家中的日常足部护理;同时由于检测材料的简单,仅能检查是否存在神经病变,并不能详细检测神经病变的具体程度。

2. 温凉觉检测

(1) 水杯法:让病人仰卧、闭眼、放松,分别用盛有冷水(5~10℃)和热水(40~45℃)的水杯接触足部皮肤,嘱病人报告"冷"或"热"。当病人无明显感觉或感觉不出差异时,则为温度觉消失。

（2）Tip-therm 法：用温凉觉检测仪，一端为金属（凉觉），另一端为聚酯（温觉）。同样，让病人仰卧、闭眼、放松，分别用两端垂直置于足部皮肤，随机触碰，检测受测试足部的温度觉情况，询问病人"冷""热"。当病人无明显感觉或感觉不出差异，则为温度觉消失。

优缺点：此测试方法方便、快捷，准确性高，可重复性高。手持式温凉觉检测仪，仅作为定性仪器使用，并不能做定量测试，即只能检测是否存在周围神经病变，而不能检测温凉觉神经病变程度。

3. 足部痛觉检查　主要是检测病人有无疼痛及疼痛的程度。检查时嘱病人仰卧、放松。用 40 g 压力针头刺病人足底第 1、第 3、第 5 趾的腹部及足底皮肤。当各个刺点能感觉到轻度疼痛且疼痛能忍受，则正常；如有感觉，但感觉不到疼痛或完全没有感觉，认为病人痛觉减退或消失；当轻触即能感觉到疼痛且难以忍受，则为过度敏感。当发现局部痛觉减退或过度敏感时，嘱病人比较与正常区域差异的程度。

4. 振动觉检测　振动觉是人体深感觉中的一种，它颇有助于疾病的诊断和定位。传统音叉一直被广泛应用在临床的振动感觉筛查中。

（1）128 Hz 音叉法：嘱病人仰卧、闭眼，暴露双足。先将 128 Hz 音叉放在病人手部（或肘部或前额），让病人感受一下音叉正常振动的感觉。敲击音叉，将音叉放到姆趾远端第一关节突起的上方进行检查，询问病人有无振动，并说出消失的时间，同一部位检测 3 次，其中有 1 次音叉不振动。如果病人的姆趾感觉不到振动，就在其他就近部位重复检查（如踝关节或胫骨粗隆处）。

振动觉正常，病人能正确回答 3 次检查中有 2 次感受到振动；振动觉减退，病人能正确回答 3 次检查中有 1 次感受到振动；振动觉缺失，病人完全无振动感，3 次回答均错误。

（2）振动感觉阈值检查：音叉检查对神经的检测只是一种定性的检查方法。振动感觉阈值检测则利用电流可以精确地控制振动刺激探头的振幅大小，从而对振动觉做定量检查。振动感觉阈值检查已逐渐被广泛接受与采用。振动感觉阈值检查尤其适合大人群的筛查及感觉改变的纵向研究，因为它简单、无创、重复性好、病人顺应性好，特别是可将不同被检者、不同设备对检查结果的影响控制在一定范围内。

1）测试步骤：①打开测试软件，输入病人姓名、性别、年龄、住院号等。②病人仰卧且闭上双眼。③在正式检查前需要先向病人解释并演示振动感觉阈值的检查过程。④打开仪器电源开关，检查前将输出旋钮旋至"0"位。⑤将振动器的振动头垂直接触病人的足部非检查部位，并旋动控制钮，将振动大小从 0 逐渐加大，使病人能正确感知振动。若病人足部感觉迟钝，可以先将振动头放置在病人掌心，以使其明白测试时应有的感觉。⑥然后将振动头垂直接触测试软件指示的部位，将振动大小从 0 逐渐缓慢调大，并让病人注意力集中到检查部位。当病人第一次感觉到振动时应当立即告知，此时检查者按"RECORD"键记录此时的振动数值，接着按软件指示检查下一个部位。⑦按照同样的方法测得对侧足部的振动数据。

2）注意事项：在检查过程中，如果病人在某一点阈值过高或者对振动感觉迟钝而使结果不确定时，需要重复检查两次以上。

3）结果分析：正常：结果＜15 V；当刺激剂量≤10 V 时，为正常范围；当刺激剂量为 11～15 V 时，为低危；当刺激剂量为 16～25 V 时，为中度危险；当刺激剂量＞25 V 时，则提示为高危病人，此时病人发生糖尿病足神经性溃疡的概率将会非常增高。

4）优缺点：震动感觉检测能在早期及时发现并且区分高危病人，是糖尿病足防治过程中重要的检查手段与筛查方法。

5. 踝反射检查 是临床上糖尿病神经病变筛查的简单有效的方法。检查时嘱病人将足放在平面上,足背屈 30°~45°,或嘱病人跪在椅子上,足自然下垂,用叩诊锤轻敲病人的跟腱,以造成踝反射。正常,轻叩即出现足趾下弹的反射;减弱,重叩才出现足趾下弹反射;消失:重扣仍无反射出现。

6. 膝跳反射检测 通过叩诊锤叩击,观察膝跳反射现象,检测受测者中枢神经情况。受测者取坐位,膝半屈且小腿自然下垂,用叩诊锤轻快叩击膝下。若病人小腿做急速前踢反应,则为阴性,否则为阳性,提示中枢神经病变。

7. 密歇根糖尿病神经病变筛查系统 是由一份包含 15 个问题的症状问卷和一份足部检查量表组成,问卷满分为 13 分,量表满分为 8 分。当问卷得分>7 分,量表得分≥2 分时诊断的准确率较高。

(1) 症状问卷。

① 下肢或足部有麻木感吗?

② 下肢或足部曾经有过灼痛的感觉吗?

③ 双足有感觉过敏的现象吗?

④ 下肢或双足出现过肌肉痛性痉挛的现象吗?

⑤ 下肢或双足出现过刺痛的感觉吗?

⑥ 当被褥接触皮肤时有被刺痛的感觉吗?

⑦ 当淋浴时能清楚地感知水温的变化吗?

⑧ 曾经有过足部溃疡吗?

⑨ 曾有医师诊断您患有糖尿病神经病变吗?

⑩ 大部分时间您会感觉到虚弱无力吗?

⑪ 在夜间您的症状是否会更加严重?

⑫ 下肢在走路时受过伤吗?

⑬ 行走时能感觉到您的双足吗?

⑭ 足部的皮肤会因为太干燥而裂开吗?

⑮ 有过截肢或截趾手术史吗?

病人症状问卷得分越高则神经病变的可能性越大。

(2) 足部检查量表(表 13-22)

表 13-22 足部检查量表

体征	左侧			右侧		
	0 分	0.5 分	1 分	0 分	0.5 分	1 分
足外观	正常	—	异常	正常	—	异常
足溃疡	无	—	有	无	—	有
踝反射	存在	减弱或亢进	消失	存在	减弱或亢进	消失

体征	左侧			右侧		
	0分	0.5分	1分	0分	0.5分	1分
趾振动觉	存在	减弱	消失	存在	减弱	消失
尼龙单丝触觉	存在	减弱	消失	存在	减弱	消失

足部检查表评分由医师进行测评,得分最高为 10 分,当＞5 分时则可诊断为神经病变,需进一步做周围神经病变的其他检查。

8. 肌电图检查及神经传导电位检查　神经电生理检查是目前周围神经病变检查的金标准,其整个过程的检查由神经科医生或内科专业医生来完成,主要评估下肢腓肠肌神经、上肢尺骨神经及两者之间神经的诱发神经感觉的幅度和延迟。

9. 足底压力分析仪(步态分析仪)　足底应力是指足和支撑地面之间的互相垂直作用力,足底压力是指单位面积的足底应力,是足底应力除以足底受力面积所得的数值,是一种压力强度。在实际生活中,随足底和地面摩擦产生水平方向的剪切力,在足底损伤和溃疡形成上发挥着重要的作用。足底压力的测量是生物力学的特殊分支,可以分析人在站立、行走时的足底压力变化。

(1) 足印技术:是比较直观且简单的技术,被检测者站在粘有墨汁的橡胶垫上,橡胶垫下面铺有纸张,压力大的位置纸张墨迹颜色深。通过足印形态可以了解压力的分布。该技术可以对足底压力做大致的判断。足底扫描技术就是通过活动摄像机记录足印,定性分析足底压力。

(2) 测力板测量技术:一般采用 1 m 或者 3 m 板,板上嵌有传感设备。人站立或者行走时传感器感知压力,并且将足底压力变成电能,然后通过计算机转化成数据,可以定量地分析足底压力,是目前常用的技术。

(3) 鞋内垫测试技术:把带有传感器的聚酯膜放在鞋内,通过计算机软件分析,观察日常生活中足底压力变化,可以帮助了解病人穿着的鞋袜是否合适。

(三) 其他检查

1. 摄片　对于有溃疡的糖尿病足病病人,特别是迁延不愈的伤口,建议首先进行骨探查,随后进行摄片检测,以发现任何骨异常(畸形、破坏)以及软组织异物,排除或确诊骨髓炎可能。骨髓炎会导致伤口不愈,甚至引发感染,严重时会导致截肢,甚至可以危及生命,所以应及时给病人进行摄片检测,及早处理。

2. 细菌培养及药物敏感试验　当糖尿病足病人伤口愈合缓慢或长时间无明显进展时,应考虑做伤口分泌物细菌培养及药物敏感试验。

当伤口床上存在细菌时,会严重阻碍伤口的愈合,甚至会引起伤口的恶化。糖尿病足病人由于疾病原因,继发感染情况时有发生,因此在治疗过程中控制感染是重要的环节,细菌培养可以提示伤口存在影响伤口愈合的菌种,药物敏感试验可以明确地指导医护人员用药,起到了决定性的作用。

细菌培养采样手法:用生理盐水擦洗创面后,用灭菌拭子在创面上采取"Z"字形取样,分别采集创面上的 10 个点。注意采集时应缓慢旋转拭子,以保证充分采集样本。

七、糖尿病足主要分类方法

目前国际上用于 DFU 分级的评价系统有许多,其中比较具有代表性的包括以下几种。

(一)糖尿病足主要分级方法

1. Wagner 分级系统 共分为 6 级,用 0～5 级评估溃疡的深度和感染、坏疽表现(表 13-23)。

表 13-23 糖尿病足的 Wagner 分级法

分级	临 床 表 现
0 级	有发生足溃疡危险因素的足,目前无溃疡
1 级	表面溃疡,临床上无感染
2 级	较深的溃疡,常合并软组织炎,无脓肿或骨的感染
3 级	深度感染,伴有骨组织病变或脓肿
4 级	局限性坏疽(趾、足跟或前足背)
5 级	全足坏疽

发生溃疡高度危险因素为:周围神经和自主神经病变、周围血管病变、以往有足溃疡史、足畸形(如鹰爪足、夏科足)、胼胝、失明或视力严重减退、合并肾脏病变特别是肾衰竭、独立生活的老年人、糖尿病知识缺乏者和不能进行有效的足保护者。对于这些目前无足溃疡的病人,应定期随访、加强预防教育,以防止足溃疡的发生。

具体表现及分级处理如下:

(1)0 级:这一期的表现是皮肤还没有开放性病灶,还没有破溃,但已有肢端供血不好,皮肤发凉、怕冷、肢体麻木、刺痛,感觉迟钝或丧失,脚趾或脚的畸形,一般认为 0 级是高危足期。凡发现以上高危足表现,均应引起高度重视,加强足部检查和局部护理。保持足部清洁,血行畅通。可每天按摩足部皮肤,改善局部血液循环。

(2)1 级:这期皮肤有开放性病灶,已形成小的表浅溃疡。若肢端供血尚好,创面较小,应尽早逐渐清除溃烂组织,有利于溃疡愈合。若下肢供血不足,并发症较多,应选用胰岛素和抗生素积极控制糖尿病及感染,待肢端供血得到改善,再做清创处理。由于溃烂还没有波及深部组织,所以这个时期是非常关键的,及时发现且处理得当,病灶可消除,处理不当使得病灶蔓延扩大,甚至有截肢的危险。

(3)2 级:感染已侵入深部肌肉组织,常有多发性脓灶,蜂窝织炎及窦道形成,细菌容易沿着肌肉间隙蔓延,造成足底足背贯通性溃疡。已形成脓肿者,应切开引流,保持引流畅通,但避免挤压或过分冲洗,以免感染沿肌间隙蔓延扩大。若出现较多的坏死组织,采取蚕食的方法逐渐清除。

（4）3级：深部感染进一步加重，肌腱韧带受到破坏，蜂窝织炎融合形成大脓腔，脓性分泌物及坏死组织增多。对局部脓肿应及早切开排脓；对口小腔大的坏疽应扩大切口，保持引流通畅；对局灶性或少数足趾干性坏疽，应在与健康组织分界清楚后，手术清除。

（5）4级（极限性坏疽）：严重感染已造成骨质破坏、骨髓炎及骨关节病变，或已形成假关节，部分足趾或部分足发生湿性或干性严重坏疽，一般病情较重，可有高热，全身不适。对疑有厌氧菌感染或窦道较深、脓性分泌物较多者，局部可敞开创面，高压氧舱或红外线照射。对干性坏疽的处理是：干性坏疽与健康组织分界清楚后，可自足趾基底切除。

（6）5级（全足坏疽）：足大部分或全部感染或缺血导致严重的坏疽，肢端变黑好像木炭，或从脚趾、脚心一直溃烂到脚跟，形成大脓腔，同时常波及深关节及小腿，在这一阶段溃烂、坏疽最为严重，应在严格控制血糖、感染的基础上，考虑截肢手术。

Wagner 分级是经典的分级方法，是国内常用的分级方法之一。该分类方法以解剖学为基础，可以反映溃疡和坏疽的严重程度。但是，不能反映糖尿病足的病因学，很难区别坏疽是由缺血还是感染造成；而且无法体现糖尿病足的自然病程，仅仅在 4、5 级提到坏疽是缺血最严重的表现，大多数溃疡都在 2～3 级之间，缺乏特异性；对治疗方案的指导有限，对预后判断没有说明。

2. 美国感染协会（IDSA）根据 DFU 溃疡严重程度所做的分级

（1）无感染：溃疡周围无脓液或炎症表现。

（2）轻度：≥2 项炎症指标，局部红肿、热、痛、皮肤张力增高；周围蜂窝织炎≤2 cm；感染局限于皮肤和软组织，无局部和系统严重反应。

（3）中度：存在局部感染，病人血糖和代谢指标控制好；周围蜂窝织炎≥2 cm，合并淋巴结炎、深部肌肉脓肿、坏疽；肌肉、关节、韧带和骨组织受累。

（4）重度：下列全身炎症反应超过 3 个，即体温超过 38℃ 或低于 36℃、心率>90 次/分、呼吸>20 次/分、$PaCO_2$<32 mmHg、白细胞>12×10⁹/L 或<4×10⁹/L、杆状核细胞≥10%。

其他临床表现包括呼吸困难、恶心、呕吐、神志障碍、酸中毒、低血压、高血糖、氮质血症等，下肢缺血的存在将加剧严重程度。

3. 美国 Texas 大学分级系统　合理地对糖尿病足溃疡感染状态进行评估，能够帮助判断肢体是否能够保留、病人有无生命危险。在 Wagner 分级的基础上，需要评估溃疡的程度、感染的病原菌等。美国 Texas 大学的 Lavery 等人对 360 例糖尿病足和下肢溃疡的医疗记录作了标准化评估，包括病变深度、感觉性神经病变、血管病变和感染。首次评估 6 个月后进行复查，以了解病人是否需要接受截肢手术，并提出了 Texas 分级系统（表 13－24）。

表 13－24　Texas 大学糖尿病足分级系统

分级	分期
1级，溃疡史	A 期，无感染和缺血
2级，表浅溃疡	B 期，有感染
3级，深及肌腱	C 期，有缺血
4级，深及骨和关节	D 期，感染和缺血并存

如病人溃疡为 1 级 A 期则为高危病人,2 级 B 期则是有感染的浅溃疡。任何分级的 B 级提示有感染,处于 C 期说明溃疡的原因是缺血。深的溃疡同时存在感染和缺血(D 期)者预后差。

其研究发现糖尿病足病人的截肢率随溃疡的深度和分期的严重程度而增加,比如非感染、非缺血的溃疡,随访期间无一截肢。与溃疡未深及骨组织相比,若溃疡深及骨组织,截肢率高出 11 倍;感染缺血并存,截肢率则增加近 90 倍。该分级系统结合分级和分期,对于病变的深度、感觉性神经病变、血管病变和感染作了标准化的评估,与 Wagner 分级相比,考虑了病因与程度两方面因素,更有描述性。Texas 分级系统适用于科研,在判断预后方面优于 Wagner 分级系统。缺点是忽视了对糖尿病足高危人群的预防,未考虑溃疡面积、周围神经病变等因素。

4. Krasner 足部溃疡分级法

0 级　皮肤完整,有溃疡前症状或有刚愈合的溃疡伤口。

1 级　表皮性溃疡,只涉及表皮和真皮的损伤,没有深达皮下脂肪组织。

2 级　溃疡穿过皮下组织,达肌肉、骨骼、肌腱。

3 级　伤口涉及骨炎、骨髓炎、脓肿。

4 级　足趾及前半足缺血性坏死。

5 级　全足坏死。

5. S(AD)SAD 分级系统　由 Macfarlane 提出。S(AD)SAD 是足溃疡 5 个关键点的缩写:范围(面积与深度)[size(area and depth)]、脓血症(sepsis)、动脉病变(arteriopathy)、神经病变(denervation)。

(1) 面积:无破损 0 分,<1 cm² 1 分,1~3 cm² 2 分,>3 cm² 3 分。

(2) 深度:无破损 0 分,表浅溃疡 1 分,累及肌腱、关节囊、骨膜 2 分,累及骨或关节 3 分。

(3) 脓血症:无 0 分,表面 1 分,蜂窝织炎 2 分,骨髓炎 3 分。

(4) 动脉病变:足背动脉搏动存在 0 分,减弱或一侧消失 1 分,双侧消失 2 分,坏疽 3 分。

(5) 神经病变:针刺感存在 0 分,减弱 1 分,消失 2 分,夏科骨关节病 3 分。

Treece 等用该分级系统对 300 例糖尿病足病人进行半年的前瞻性研究,发现溃疡面积、深度、动脉病变指标都可以独立预测病人预后。S(AD)SAD 分级系统将大小(面积、深度)、败血症(感染)、动脉疾病和去神经支配 5 种参数进行了细分,每点分为 4 个等级,建成一个半定量量表。感染分为没有、浅表、蜂窝织炎、骨髓炎,考虑因素较为完善且精确而复杂。比 Texas 分级更适合于统计研究,但却不能区分足坏疽是由于缺血还是感染造成。

6. PEDIS 分级系统　国际糖尿病足工作组为实验研究而提出的一种分级方法,PEDIS 表示血液灌注(per-fusion)、溃疡大小(extent)、溃疡深度(depth)、感染(infection)、感觉(sensation)。

(1) 血流灌注:1 级,无下肢血管病变症状和体征(足背动脉搏动可触及、踝/肱动脉压比值 0.9~1.1);2 级,有下肢血管病变症状,无严重缺血(踝/肱动脉压比值<0.9,足趾收缩压>30 mmHg 或经皮氧分压 30~60 mmHg);3 级,严重缺血(踝部收缩压<50 mmHg 或足趾收缩压<30 mmHg)。

(2) 大小:用创面两最大垂直径的乘积来计算。

(3) 深度:1 级,表浅溃疡;2 级,深及真皮至皮下组织;3 级,深及骨和(或)关节。

(4) 感染:1级,无感染;2级,感染到皮肤和皮下组织,至少有以下2项(水肿或硬结、围绕溃疡的红斑直径0.5～2 cm、局部压痛、局部皮温高、脓性分泌物);3级,红斑>2 cm,加以上感染征象中的任一项或感染深及皮肤和皮下组织;4级,有全身症状。

(5) 感觉:1级,无感觉缺失;2级,保护性感觉缺失。

PEDIS分级系统是基于灌注、范围、深度、感染及感觉5个因素进行细分等级,其中的深度是溃疡不愈合的重要标志,周围神经病变、感染与溃疡不愈合相关。PEDIS分级系统的考虑因素与S(AD)SAD分级系统大致相同,该分级系统借助多项实验室检查使分级更为客观,尤其在感染和缺血这两项上做了客观准确的描述。其缺点是没有对溃疡大小进行描述。

7. 简单分级系统 由英国的Edmonds和Foster等提出了一种简单易记的糖尿病足分级方法,其分级详见(表13-25)。

表13-25 简单分级系统

分级	临床表现
1级	低危人群,无神经病变和血管病变
2级	高危人群,有神经或者血管病变,加上危险因素如胼胝、水肿和足畸形
3级	溃疡形成
4级	足感染
5级	坏疽
6级	无法挽回的足病

简单分级系统根据足病的自然病程,可区分神经性病变和神经-缺血性病变,可依此选择治疗方法。1～2级主要是预防,3～5级需要积极治疗;3级神经性溃疡病人需要支具和特制鞋;4级病人需要静脉用抗生素,缺血病人需要血管重建;5级病人需要应用抗生素和外科处理,缺血病人需要血管重建。该分类方法简单,对高危人群也有关注,而且便于记录病人每次就诊时的分级情况,从而监测足病的进展情况,如溃疡愈合的时间和感染情况,预防溃疡复发。简单分级系统能够清楚地区别糖尿病足的神经病变和神经缺血性病变,旨在构建糖尿病足护理框架,简单实用,有利于根据病人危险程度制订管理和预防措施,进行分层管理。

8. DEPA评分系统 约旦Jordan大学医院足科提出了DEPA评分系统。DEPA代表4个参数,即D——溃疡深度(the depth of the ulcer),E——细菌定植范围(the extent of bacterial colonization),P——溃疡修复状态(the phase of ulcer healing),A——相关潜在病因(the associated underlying etiology)。

(1) 深度:皮肤层1分,软组织层2分,深及骨3分。

(2) 细菌定植:污染1分,感染2分,感染坏死3分。

(3) 溃疡状态:有肉芽1分,炎性反应2分,不愈合3分。

(4) 病因:周围神经病变1分,骨畸形2分,缺血3分。

用总分对溃疡分级:<6分为低级,7～9分为中级,10～12分或湿性坏疽为高级。研究

发现,随 DEPA 评分增高,溃疡不愈合与截肢的风险性增加。DEPA 评分系统特点是,先进行溃疡评分再分级,从而预测预后,并采取相应的治疗。但该分级系统未涉及溃疡面积、部位等重要方面,故对评估足部预后因素尚不完整。

9. Strauss 分级系统　该分级系统由 Strauss 和 Aksenov 提出,简单实用,且预后判断十分明了(表 13 - 26)。

表 13 - 26　Strauss 评分系统

参数	最好(2 分)	一般(1 分)	差(0 分)
伤口基底外观	红	白、黄(或薄而无波动感的痂)	黑(坏死、湿性坏疽及有波动感的痂)
面积(包括潜行、空洞和坑道)	小于病人拇指指纹面积	介于拇指指纹面积与病人拳头	大于病人拳头
深度(包括探针探及最深处)	皮肤或皮下组织	肌肉和(或)肌腱	骨和(或)关节
感染	定植	蜂窝织炎和(或)边缘浸渍	脓毒症
血液灌注	可触及足背动脉搏动	多普勒脉搏(三相或双相波形)	无时相或不可触及动脉搏动

根据总分可将伤口分成 3 种:8～10 分正常;4～7 分是问题伤口,需进行清创、制动等,通过及时正确治疗大多数预后佳;0～3 分是无效伤口,几乎都需要截肢。此分级的特点是先对溃疡进行评分,再对溃疡进行分级,把各项评估因素通俗化、客观化,可以相对简便有效地选择治疗方案。根据 Strauss 分级系统评分,可对能否保肢进行初步筛选,再结合系统全面地询问病史和临床检查,从而进行科学评估,选择合适的治疗方法。在疗程中可少走弯路,减少病人不必要的医疗开支,同时延缓或避免截肢。Strauss 分级可较为准确地判断预后,适用于临床各级医院住院病人。其缺点是此分级里很多参数太主观,难以把握统一标准及准确性。

10. 糖尿病溃疡评分系统　该评分系统于 2006 年由德国蒂宾根大学 Beckert 等提出。评分标准:足背动脉搏动消失 1 分、存在 0 分。探测到骨 1 分,未探测到 0 分。足部溃疡 1 分,足趾溃疡 0 分。多发溃疡 1 分,单发溃疡 0 分。最高分是 4 分。

该评分系统根据的是伤口创面修复阶段的具体特点,首次把足趾和足部溃疡的单发、多发溃疡分开。Beckert 等对 1000 例病人进行 1 年的前瞻性研究,发现随着分数增高,截肢的比例从 0%(0 分)增加到 11.2%(3 分),每升高 1 分愈合率减少 35%。有研究发现软组织感染和伤口愈合之间没有显著相关性,虽然高风险群体更倾向感染。该分级廉价、简单、实用,能较准确地预测糖尿病足溃疡病人的预后,及时建议病人接受专科治疗,比较适合门诊及基层医院使用。

2008 年美国糖尿病协会的糖尿病指南在糖尿病足分级方法中指出,理想的糖尿病足分级系统应简单,能预防、判断预后,对指导治疗有帮助且便于交流。伤口的评价应包括周围神经病变、周围血管病变、软组织和骨感染、溃疡深度、面积、部位、足结构等项目。到目前为止,尚无广泛认可的分级方法,每种分级方法各有特点,因此,应针对不同目的选择分级方法。若以研究为目的,可选用复杂精确的分级;若只是用于临床,则应选择简便有效的分级。

(二)糖尿病足主要分类方法

糖尿病足部病变的病变基础是溃疡和坏疽。局部可出现红、肿、热、痛等典型的炎症表现,病人的血糖控制较困难,当感染严重时还可出现发热等全身症状。目前公认神经病变和血管病变是糖尿病足发生的基础,感染是促发因素。故其临床表现可不同,病变可以是单一的,也可能是混合的。正确的分类与分级有助于选择合适的治疗方法和判断糖尿病足的预后。

1. 根据病因分类

(1)神经性溃疡:造成足部损害的病理基础是神经病变。有神经病变的足可有两种后果:神经性溃疡和神经性关节病。神经病变错综复杂,可通过以下两种机制造成足部溃疡。

1)感觉系统的神经病变:表现为敏感性丧失,这种对疼痛等刺激的麻木,容易使足部受到外力的伤害。

2)运动性神经病变:发生的直接原因是糖尿病足的形态学和功能的改变,促使足底面的反常压力发展。因神经病变在病因上起主要作用,血液循环良好。这种足通常是温暖的、麻木的、干燥的,痛觉不明显,足部动脉搏动良好。

3)以神经病变为主的糖尿病足部病变的临床特征:①感觉缺损程度与病变不成比例。②角质层增厚、皲裂和溃疡形成,特点是足底部溃疡的形成。③足内肌肉萎缩,足趾变形。④足部的触觉、痛觉和振动感消失或减退,反射消失。⑤足部温暖,可出现静脉充血和水肿。⑥足背动脉搏动存在,无足部缺血的临床表现。

(2)神经-缺血性溃疡:病人同时有周围神经病变和周围血管病变。其重要发病因素是下肢动脉闭塞性病变,影响的血管往往是多部位、多节段,以小血管病变为主,并有微血管病变,使足部的营养、药物供应都减少,容易发生溃疡、坏死,感染不易控制,甚至造成肢体丧失。这类病人足边缘部有溃疡或坏疽,足背动脉搏动消失,足部冰凉,可伴有休息时疼痛。

(3)缺血性溃疡:单纯的缺血所致的足溃疡,无神经病变,此类病人比较少见。其临床特征有:①病变局部疼痛明显,为干性坏疽,病变可局限于足趾或足跟,可伴有广泛浅表感染。②足温低,当抬高时可出现足部苍白,受压迫时可出现青紫。③足部萎缩、消瘦,趾甲增厚,汗毛稀少。④外周动脉搏动减弱或消失,外周动脉充盈缓慢。⑤可出现其他缺血性病变的临床症状。⑥感觉神经和腱反射轻度减弱或正常。

神经性足与缺血性足的鉴别要点见表13-27。

表 13-27 神经病变性足与缺血性足的鉴别要点

鉴别要点	神经病变性足	缺血性足
病史	高血糖,多发性神经病变足底感觉异常(尤其夜间明显),麻木	吸烟,冠心病,高血压,高脂血症,间歇性跛行
视诊	皮肤呈粉红色,角化过度,有水肿趋势,肌肉和骨骼变形	皮肤萎缩,呈青灰色

鉴别要点	神经病变性足	缺血性足
触诊	皮肤干燥温暖,足部动脉搏动有力	前足部/足趾冰凉,无足动脉搏动
病变特点	受压部位无痛性损伤	疼痛性损伤,无感觉缺失,并有肢体末端其他缺血异常
基础诊断	踝部压力指数>0.9,振动觉减低	踝部压力指数<0.9,振动觉正常

2. 根据坏疽性质分类

(1) 湿性坏疽:临床所见到的糖尿病足多为此种类型,约占糖尿病足的75%。

1) 湿性坏疽前期(高危足期):常见肢端供血正常或不足,局部水肿,皮肤颜色发绀,麻木,感觉迟钝或丧失,部分病人有疼痛,足背动脉搏动正常或减弱。上述表现常被病人忽视。

2) 湿性坏疽初期:常见皮肤水疱、血泡、烫伤、冻伤或胼胝等引起的皮肤浅表损伤和溃疡,分泌物较少。病灶多发生在足底、足背等部位。

3) 轻度湿性坏疽:感染已波及皮下肌肉组织,或已形成轻度的蜂窝织炎。可沿肌间隙蔓延扩大形成窦道,脓性分泌物增多。

4) 中度湿性坏疽:深部感染进一步加重,蜂窝织炎融合形成大脓腔,肌肉、肌腱及韧带破坏。

5) 重度湿性坏疽:深部感染蔓延扩大,骨与关节破坏,可能形成假关节。

6) 极重度湿性坏疽:足的大部或全部感染化脓、坏死,并常波及踝关节及小腿。

(2) 干性坏疽:糖尿病病人的足部干性坏疽较少见,仅占足坏疽病人的5%。

1) 干性坏疽前期(高危足期):常有肢端动脉供血不足,病人怕冷,皮温下降,肢端皮肤干枯、麻木、刺疼或感觉丧失,间歇性跛行或休息疼,多呈持续性。

2) 干性坏疽初期:常见皮肤苍白,有血疱或水疱、冻伤等浅表干性痂皮。多发生在指趾末端或足跟部。

3) 轻度干性坏疽:足趾末端或足跟皮肤局灶性干性坏死。

4) 中度干性坏疽:少数足趾及足跟局部较大块干性坏死,已波及深层组织。

5) 重度干性坏疽:全部足趾或部分足由发绀逐渐变为灰褐色,继而变为黑色坏死,并逐渐与健康皮肤界限清楚。

6) 极重度干性坏疽:足的大部或全部变黑坏死,呈木炭样,部分病人有继发感染时,坏疽与健康组织之间有脓性分泌物。

(3) 混合性坏疽:糖尿病病人混合性坏疽较干性坏疽稍多见,约占糖尿病足病人的18%。因肢端某一部位动脉阻塞,血流不畅,引起干性坏疽,而另一部分合并感染化脓。主要表现是湿性坏疽和干性坏疽的病灶同时发生在同一个肢体的不同部位,即两种性质的坏疽同时存在。这种坏疽一般病情较重,溃烂部位较多,面积较大,并常涉及大部或全脚溃烂。感染重时可有全身不适,体温及白细胞增高,毒血症或败血症发生。肢端干性坏疽时常合并其他部位血管栓塞,如脑血栓、冠心病等。

3. 糖尿病足奚氏临床新分类法

奚九一教授根据糖尿病病人皮肤、神经、肌腱、血管及趾骨等组织的不同变性,将其分为5大类型。

(1)皮肤变性皮损型:表现为水疱、浅溃疡、皲裂、鳞痂、跖疣或胼胝性溃疡、甲癣。

(2)肌腱筋膜变性坏死型(筋疽)。

1)急性发作期:患足呈实性巨趾、肿胀,张力较高,无波动感。局部色红、灼热,逐渐出现皮下积液,波动感增强,切开或破溃后,有不同程度的肌腱变性、水肿、坏死,病变肌腱松散,液化坏死后形成窦道,有大量性状稀薄、棕褐色、恶臭液体溢出,创面及周围组织红肿。病情发展急骤,有明显炎症反应,可迅速蔓延全足及小腿。有心、脑、肾等并发症者可危及生命。

2)好转恢复期:经中西药治疗后,局部坏死肌腱清除,肿胀消退,肉芽组织生长,色泽逐渐恢复红润,创面、窦道逐渐愈合。

(3)血管闭塞缺血性坏死型。

1)趾端浅瘀症:皮肤毛细血管痉挛,两足趾对称性或多个趾面可散见细小絮状紫纹,指压色褪,但回流缓慢,渐呈茧壳状分离脱落。如无继发感染,一般不会形成溃疡。胫后及足背动脉搏动减弱或正常。

2)肢体血管闭塞坏死症:大中血管硬化、狭窄、闭塞,肢端缺血征明显,如趾跖苍白、发绀,趾端瘀黑,呈干性坏死;伴间歇性跛行,静息痛剧烈。大动脉血管可听到吹风样杂音,足背及胫后动脉搏动消失。

(4)末梢神经变性麻痹型。

1)寒痹症:足趾、跖踝麻木或刺痛,对称性双足感觉障碍,或单个肢体疼痛感觉明显;患足掌踏地均有踩棉絮感;少数有"肢冷",入夏仍穿棉袄;足背动脉及胫后动脉搏动存在。

2)热痹症:特点是灼热性肢痛,患肢有烧灼性疼痛,或伴放射痛,夜甚,肢体触觉敏感。肢端无明显缺血性体征,足背动脉及胫后动脉搏动较为亢进有力。

(5)趾跖骨变性萎缩型。

1)趾骨萎缩症(骨萎):趾骨吸收,萎缩畸形,肢端怕冷,足背动脉及胫后动脉搏动存在。

2)趾骨骨髓炎症(骨疽):多由糖尿病足坏疽感染引起趾骨骨髓炎。

4. 按病变阶段分期

第一期(早期病变期):因为常有下肢发凉、麻木或"抽筋"的主观体验,因而病人容易将此期误与"老寒腿"或中老年缺钙相混淆。

第二期(局部缺血期):间歇性跛行。病人在行走一段距离后发生患肢疼痛,甚至被迫停止行走,待休息一段时间后疼痛缓解,再次行走一段距离后再次发生上述情况,即为"间歇性跛行"。随着病情的进展,病人在行走时发生间歇性跛行的间隔越来越短,同时多伴有足部感觉异常、动脉搏动减弱,以功能性改变为主。

第三期(营养障碍期):静息痛。病人在无行走运动的静息状态下发生患肢烧灼样剧烈疼痛,多发于夜间睡眠时,多伴有动脉搏动消失,以器质性改变为主。

第四期(坏疽期):持续性剧烈疼痛,由于组织严重缺血坏死合并感染,肢端均有干性或湿性坏疽改变,此期最终会导致截肢、截趾,甚至危及生命。

八、其他量化性评估

1. DFU 缺血严重程度评估(国际糖尿病足病工作组)

(1)无缺血:无缺血症状(如间歇性跛行、静息痛)或体征(如皮肤冰凉、足抬高苍白、下垂红紫、皮肤坏死或坏疽),足部动脉搏动正常,ABI 指数 0.9～1.1。

(2)轻度缺血:足部动脉搏动减弱,或 ABI 指数 0.7～0.89。

(3)中度缺血:足部动脉搏动减弱或消失,或 ABI 指数 0.5～0.69。

(4)重度缺血:足部动脉搏动不可触及,有临床证据显示病人存在外周动脉疾病,ABI指数<0.5。

2. DFU 危险程度评估 Gavin 于 1993 年设计并运用"糖尿病病人发生足部溃疡的危险因素加权值积分表"来估计和区分低、中、高危群体,其中得分 1～3 分为低危、4～8 分为中危、9～13 分为高危(表 13 - 28)。

3. DUSS 评分系统 由德国蒂宾根大学 Beckert 等根据溃疡性质所提出的 DFU 严重程度评分系统。该评分系统能够比较准确地预测 DFU 患肢的预后情况,系统涵盖 4 项临床指标的评分:①是否可触及足动脉搏动(是为 0 分,否为 1 分);②溃疡是否深达骨面(否为 0 分,是为 1 分);③溃疡部位(足趾为 0 分,其他部分为 1 分);④是否为多发溃疡(否为 0 分,是为 1 分)。

表 13 - 28 糖尿病病人发生足部溃疡的危险因素加权值积分表

危险因素	加权值
血管病变	1
足结构畸形	2
保护性感觉丧失	3
心脏病或抽烟史	1
糖尿病病史>10 年	2
肾病或视网膜病变	1
以前有足溃疡或截肢史	3

总分 0～4,分值越高,DFU 越严重、截肢率越高。有研究显示,得分每升高 1 分 DFU 溃疡的愈合率下降 35%;同样,得分越高、初始溃疡面积越大、溃疡病史越长,需要住院或手术的可能性就越大。该评分系统简单实用,护理人员比较容易掌握并应用该系统对 DFU 患肢的预后进行预测,从而及时建议病人接受专科医师的治疗。

九、糖尿病足的预防与干预

(一)糖尿病足的预防措施

随着人们生活水平的不断提高,糖尿病的发病率也越来越高。据报道,目前我国成人糖尿病病人已经接近 1 亿人。根据国际糖尿病联盟(IDF)2015 年发布的报告,我国的糖尿病病人 2015 年是 1.096 亿,有研究预测到 2040 年将是 6.42 亿人。大部分糖尿病在发病 5～8 年后就逐渐开始出现一些并发症,糖尿病的严重性不在糖尿病本身,而在其并发症。糖尿病足是糖尿病最容易发生的严重并发症之一,而足溃疡是最为常见的糖尿病足的表现形式,严重者有截肢的危险。预防是解决该问题的最有效措施。

1. 针对原发疾病的预防措施

（1）饮食护理。

1）每日热量计算：按病人的年龄、性别、身高、体重来计算[理想体重（kg）＝身高（cm）－105]，依据理想体重和活动强度来计算每天所需要的总热量。成年人休息者每天每千克标准体重热量为 105～125 kJ（25～30 kcal），轻体力劳动者 125～146 kJ（30～35 kcal），中体力劳动者 146～167 kJ（35～40 kcal），重体力劳动者 167 kJ（40 kcal 以上）。孕妇、乳母、儿童、营养不良或有消耗性疾病者应适当增加，肥胖者酌减，使其体重达到理想体重的 ±5% 左右。

2）蛋白质、脂肪、碳水化合物分配比例：饮食中蛋白质含量按成人每天每千克标准体重 0.8～1.2 g 计算，孕妇、乳母、儿童、营养不良者或有消耗性疾病者可增至每天每千克体重 1.2～1.5 g；脂肪每天每千克标准体重 0.6～1.0 g；其余为碳水化合物。按上述计算蛋白质量占总热量的 12%～15%，脂肪约占 30%，碳水化合物占 50%～60%。

3）三餐分配比例：按食物成分表将以上热量换算成食谱，三餐分配比例一般为 1/5、2/5、2/5 或 1/3、1/3、1/3。每餐饮食内容要搭配均匀，每餐均有碳水化合物、脂肪和蛋白质，而且要定时定量，使葡萄糖的吸收减慢，增加胰岛素的释放。按照上述食谱食用 2～3 周，血糖应当下降，如果效果不佳应做必要的调整。

近年来，有很多使用食品交换方法，把食品分为谷类、奶类、肉类、脂肪、水果和蔬菜共 6 类，将每 80 kcal 热量作为 1 个单位。如谷类，大米 25 g、生面条 30 g、绿（赤）豆 25 g 各为 1 个单位。

4）饮食宜忌：主食应提倡食用粗米、面或适量杂粮，忌食葡萄糖、蔗糖、蜜糖及其他制品。宜食用不饱和脂肪酸的植物油，忌食动物脂肪，以减少饱和脂肪酸的摄入，其量应少于总热量的 10%，肥胖者予以低脂饮食（<4 g/d）。每天摄入的蛋白质中，动物蛋白应占总量的 1/3，以保证必需氨基酸的摄入。少食胆固醇含量高的食品，如肝、脑、肾等动物内脏类以及肥肉、蛋黄、鱼子、虾子等，胆固醇的摄入量每日应不超过 300 mg。饮食中应增加纤维含量，每日饮食中纤维素含量不能低于 40 g。纤维素有促进肠蠕动，防止便秘，也可以减缓食物的消化吸收，降低餐后血糖峰值。病情控制较差的病人要加强维生素 C 和 B 族维生素的补充。新鲜蔬菜中维生素 C 含量丰富，粗粮、豆类及绿叶蔬菜中含 B 族维生素较多。病情控制较好的病人，可指导适量进食水果。

（2）心理护理。

1）对病人进行宣教：认知疗法可以让病人对疾病有更好的了解，对一些无临床症状或症状较轻的病人，让他们了解慢性高血糖与糖尿病慢性并发症的发生、发展有着密不可分的关系，同时，糖尿病也是可以预防和治疗的。对临床症状较重或不同器官发生并发症的病人，使其明白延缓和预防糖尿病及并发症的发生发展和恶化，可减少糖尿病的致残和死亡。

2）帮助病人调整好情绪：采用支持性心理治疗，如安慰、解释、鼓励等手段，根据个体不同情况对病人进行解释，让病人调整自己的心理状态，协助其适应生活压力问题。饮食治疗是糖尿病的一项基本措施，无论病人的年龄和病情的轻重，也不管是否应用药物，都应该严格执行并长期坚持为其制定的饮食方案。

（3）口服降糖药物的护理：口服降糖药物有磺脲类和双胍类。指导病人按时按剂量服药，不可随意增减药量，观察病人血糖、糖化血红蛋白、果糖胺、尿糖、尿量和体重的变化，观察药物剂量、药物疗效及药物的不良反应。磺脲类药物不良反应主要是厌食、胃酸分泌增多、腹部烧灼感等,同时服用制酸剂可减轻或防止并发症的发生。服药剂量过大或饮食量有误可发生低血糖反应。双胍类药物主要不良反应为腹部不适、口中金属味、恶心、畏食、腹泻等,严重时发生乳酸血症。上述口服降糖药物对肝、肾功能减退者不宜使用。α 葡萄糖苷酶抑制剂主要不良反应有腹胀、腹痛、腹泻、便秘,溃疡病、胃肠炎病人应忌用,服用时应与第一口饭同时服用。

(4) 使用胰岛素的护理。

1) 注射胰岛素通常从小剂量开始,每餐前注射常规胰岛素 4～6 单位,以后根据 4 次 4个时段尿糖变化调整胰岛素的用量,一般每次增减量为原来用量的 10%～20%。除非尿量及尿糖含量较多或有酮症酸中毒的病人,否则不要每日改变胰岛素的用量,应观察几天后再进行调整。

2) 注射胰岛素必须用 1 ml 注射器抽吸药液,注射时要正确无误地注入皮下,注射后15～30 分钟应按时进食,避免重体力劳动,同时观察治疗效果及反应,以防发生低血糖反应。根据胰岛素的用量合理分配三餐饮食。

3) 每天注射胰岛素的病人,局部可能出现红、肿、皮下结节,容易造成感染,应经常更换注射部位。

4) 静脉注射胰岛素的病人要根据血糖值来决定,首次剂量不能过大,滴速不宜过快,避免发生低血糖反应。如在输液过程中发现心慌、多汗、面色苍白、强烈的饥饿感要及时给予处理,可口服 200 ml 果汁或几匙蜂蜜、白糖水。重者立即静脉注射 50% 葡萄糖 40 ml,病情一般在 5～10 分钟内纠正。

5) 突然中断胰岛素可诱发糖尿病酮症酸中毒。

6) 在家应用胰岛素的病人,要指导病人掌握胰岛素的注射方法、用法、用量,定期到医院测血糖、尿糖及酮体的变化,掌握控制饮食的重要性,建立规律的生活作息。

(5) 足部护理:糖尿病病人足部的末梢循环较差,血管硬化,感觉神经麻痹,泡脚水温过高、提重物、穿高跟鞋等可能会引起足部红肿,失去感觉。如果末梢循环功能不好,一旦皮肤磨损、起泡、蚊虫咬伤就很容易发生感染,严重者也可能造成截肢的危险,因此做好足部的护理很有必要。

1) 足部的保护:每日清洗足部,注意脚指甲的清洁与修剪。修剪脚指甲时要直剪,切勿弯剪,不要修整脚指甲周围的软组织,以免局部受伤而引发感染。

2) 鞋子的选择:选择合适的鞋子,穿着舒适、大小适合,且脚趾不受挤压。以旅游鞋或布鞋最好,不宜穿高跟鞋。走路时脚趾互相摩擦,可以在脚趾间填塞棉花或羊毛,避免擦伤;如果感觉鞋子磨脚,应先检查脚部有无红肿、水疱或损伤,然后检查鞋子的相应部位,及时处理鞋子的突起或不平整,特别是新鞋。

3) 有汗脚的糖尿病病人:可放些中性、无刺激性的粉剂或淀粉于脚趾之间,也可放在鞋内或袜子内。勤换鞋、袜也是预防的方法,最好每半天更换一次。

4) 鸡眼或胼胝者:可以使用鸡眼膏,请专科医生处理,不要自行去撕扯,或用剪刀切割、挖掘,更不要随便请家人切、挖鸡眼与胼胝。在鞋内放置软鞋垫,预防鸡眼与胼胝的发生。

5) 甲癣与足癣者:容易引起皮肤裂伤,必须请专科医生治疗。切忌随意用药,部分商业性药品对皮肤刺激性较大。

6) 肿胀或感染:应及时卧床休息,如长时间走路,可能加重病情的发展。抬高患肢,可以改善血液循环,促进愈合。

(6) 预防感染。

1) 加强基础护理,做好皮肤清洁,保持床单位清洁干燥,每周为病人更换清洁被服,发现被服潮湿及时更换。每日更换内衣裤,动作轻柔,皮肤干燥处用润肤乳涂擦保护。糖尿病病人因足部血管易出现周围神经血管病变,甚至发生坏死,因此鞋子大小应适中,不宜过硬。双足宜用温水清洗后再用吸水性强的柔软毛巾轻柔擦干。冬季使用热水袋时应避免烫伤,指导病人不要搔抓皮肤,修剪指甲时不能损伤皮肤,避免感染。

2) 严格遵守消毒隔离制度,严格无菌操作。注意手部卫生,病房做好终末消毒处理,床头柜用消毒巾抹擦,做到一柜一巾。

3) 加强口腔护理,做好卫生宣教,加强病房管理,保持病室空气流通,避免烟雾及灰尘的刺激。护士更换床单时避免床单上的皮屑在空气中飞扬。保持口腔清洁卫生,每天三餐后漱口,昏迷者给予口腔护理。对于口腔感染和肺部感染者,选择适合的抗生素。

4) 糖尿病病人易发生尿路感染,加强泌尿系统的护理。临床上应严格规范导尿指征,如需导尿者,注意无菌操作,留置导尿者应定时更换集尿袋,每日做好会阴护理。无特殊情况,应早诊断早治疗。

国内外大量统计资料及文献表明糖尿病感染发生率显著高于非糖尿病病人,所以是否能早期诊断糖尿病是预防感染的根本。

5) 合理使用抗生素,使用抗菌药物要以药敏结果为指导,不得滥用抗生素。

(7) 去除足底胼胝:足底胼胝体可使局部压力增加,发生溃疡的危险大大增加。去除足底胼胝是有效预防足溃疡发生的措施之一。

1) 由接受过专业培训的护理人员进行足部胼胝体的技术处理。

2) 用物:刀柄、无菌刀片、一次性手套、治疗巾、消毒纱布、棉签和生理盐水。

3) 方法:首先评估足底胼胝体的部位、大小及按压局部时病人的主诉,再用30℃左右的温水浸泡双足15～30分钟,浸泡后用全棉毛巾擦干。术者在遵循保护性修剪及无菌技术的基础上完成操作。铺治疗巾于病人足下,戴手套,用优势手拿手术刀缓慢逐层削除胼胝;术者另一只手指绷紧局部组织,使皮肤维持较好的张力,确保平整削除胼胝。术者需要视觉和触觉提供的线索来安全去除胼胝体,整个处理过程需要询问病人有无疼痛等不适,如有不适应立即停止。

4) 胼胝体去除术的关键注意点:评估病人的情况(部位、大小、感觉);削除时术者注意双手的协调配合,使用刀柄的手不可用力过猛;操作环境宽敞,无人员走动,以免碰撞术者的手,出现误伤;削除过程注意宁浅勿深,不必急于求成,可分次完成。削除后再次按压局部,询问病人的感受。

2. 针对病人机体的措施　糖尿病足重在预防。糖尿病足虽然治疗困难,但早期预防却非常有效。

(1) 自我检查:足部检查时光线要充足,充分暴露足部仔细检查;不能自理者,可让家属帮助病人检查。重点检查足趾、足底、足变形部位,观察皮肤温度、颜色,是否干燥、皲裂,是否有损伤、水疱,足部动脉搏动、趾甲有无异常,有否鸡眼、足癣等。

(2) 保护性感觉的检查:保护性感觉可以提示病人的疼痛或不适,防止足部受到伤害,可自行检查或请人帮忙。常用10g单尼龙丝检查法。为明确诊断,可反复检查几次。

（3）定期评估：专科医师或专业护理人员应每年定期对糖尿病病人进行足部检查以及足部护理培训，测量上下肢血压、血管内超声（IVUS）、CT血管造影（CTA）、磁共振血管造影（MRS）、共电血管容程图等辅助检查，以评估糖尿病足部病变倾向，及早发现感觉减退、间歇性跛行、足背动脉搏动减弱等糖尿病足的危险因素，对高危人群尽早实施预防性治疗及护理。

（4）足部的日常护理。

1）每日用温水洗脚1～2次，洗脚时间不宜超过10分钟。不应用脚测试水温，应用手、手腕内侧或由家属测试水温，水温宜低于37℃，洗完后用柔软的浅色毛巾擦干足部，尤其是足趾间。

2）双脚涂润肤霜，保持皮肤柔润，不宜太油，也不要涂在足趾间以及溃疡创面上；有皮肤皲裂者，可擦含有尿素成分的皲裂霜；脚汗较多者，可用滑石粉置于鞋中。或足趾间涂抹酒精，再用纱布隔开，以保护足部的干燥。

3）进行下肢和足部的按摩，动作较柔，避免搓、捏等损伤性的动作。

4）适当运动，改善肢端末梢血液循环。

5）冬天要防止冻伤、烫伤，不能用热水袋或电热毯直接取暖，不能烤火及热水烫脚；夏天要防止蚊虫叮咬，引起蜂窝织炎。

6）不要自行处理伤口，不要用鸡眼膏等化学药物处理鸡眼或胼胝。

7）避免足部针灸，不要光脚走路，防止意外伤害和感染。

8）不要盘腿坐，不要跷二郎腿。

9）不要吸烟。

10）穿鞋前，要检查鞋内是否有异物，防止足部损伤。不要赤脚穿鞋，也不要穿脚趾外露的凉鞋，禁穿尖头鞋、高跟鞋、过紧或毛边的鞋子。

① 修剪趾甲的方法：平着修剪，不要修剪过深，注意磨平边角尖锐的部分。

② 选择适合的袜子：如吸水性、透气性好的浅色棉袜，不宜太小或太大，袜口不要太紧，内部接缝不要太粗糙、无破洞。

③ 选择适合的鞋子：选择柔软、透气性好的宽松鞋子，鞋内部要平整。建议穿着袜子买鞋，新鞋不要长时间穿着，每天逐渐增加穿鞋时间，以便及时发现潜在问题。出现任何症状都应及时就医，如水疱、嵌甲、足癣、甲沟炎、鸡眼、胼胝、皮肤破损等。

3. 针对社会环境因素的措施

（1）缺少亲戚朋友、个人生活孤单、不参与社交和宗教活动、教育认知度低和社会经济低阶层的人群截肢的危险度更高，社会和家庭的支持对视力丧失和行动障碍的病人至关重要。

（2）糖尿病足治疗是一个重要的经济问题，特别是需要截肢的病人，由于住院时间延长，后期康复治疗、家庭护理和社会服务的增加，经济问题就更加突出。

（3）为了降低糖尿病足的患病率、截肢率和死亡率以及医疗费用，我国糖尿病足的相关专业人员已经积极开展了全国性的糖尿病足防治专业培训，建立区域性综合性的多学科合作的糖尿病足病中心，强调糖尿病足以预防为主、专业化诊治和多学科的综合治疗，促进糖尿病足的分级管理，已经取得了良好的社会效益和经济效益，显著地降低了截肢率。

(二) 糖尿病足的干预措施

1. 糖尿病足罹患前期干预措施

(1) 界定标准:糖尿病足 Wagner 0~1 级(医院-社区-家庭共同参与)。糖尿病足罹患前期病人全病程评估的重点在于"预防",主要了解糖尿病患病时间、用药情况、血糖控制情况、个人运动情况,是否患有其他疾病,足部是否有伤口等基本情况,并针对周围神经、血管进行精确检查及评估。三级医院具备较完善的检测仪器设备和技术,针对糖尿病足 Wagner 0 级病人给予相关神经、血管功能检测,可以提供更为全面及精确的评估,同时能及时发现是否有糖尿病足病变发生,做到及时处理。

(2) 临床上常用的糖尿病足评估检查:①周围血管病变,触诊、ABI 检查、多普勒超声、皮温检查、$TcPO_2$ 监测、血管造影(DSA)、MRI;②周围神经病变,肌电图检查、触觉、温度觉、痛觉、震动觉定性与定量检查;③足底压力检查,风险筛查、预防治疗等。

此类糖尿病足评估检测均需要在三级医院中才能完成。而通过对社区卫生服务中心全科医生及护理人员的培训,使他们也具备糖尿病足基本的鉴别能力及处理能力。针对 Wagner 1 级糖尿病足病人,全科医生可处理水疱、血疱、鸡眼或胼胝,以及冻伤或烫伤及其他皮肤损伤所引起的浅表溃疡。若无法自行处理,则可以通过转诊机制寻求三级医院的帮助。

2. 糖尿病足罹患中期干预方案

(1) 中前期界定标准:糖尿病足 Wagner 2~3 级(由三级医院主要负责,社区-家庭协助完成。仅需在三级医院门诊处置,不需入院治疗)。Wagner 2~3 级的病人已有感染发生,治疗护理的重点应放在感染处理上,避免或减少截肢、截趾等不良结局的发生。因此,本阶段评估的重点是伤口的评估及处理,如糖尿病足伤口的大小、深度、性质、属于何种感染类型,敷料的选择与应用、伤口的转归等。

社区全科医生及家庭医生或照护者可通过辅助系统,了解伤口情况,帮助病人共同关注,是否有突发情况发生。

(2) 中后期界定标准:糖尿病足 Wagner 4~5 级(由三级医院主要负责,医院-社区-家庭共同完成,需要三级医院收治入院治疗)。Wagner 4~5 级糖尿病足病人,不良结局已不可避免。血管外科、骨科、内分泌科、康复科、伤口护理团队等共同参与对病情的评估,全方位了解病人情况,一起参与截肢平面及手术方式的选择,以期将截肢术对病人的损伤降到最低。

而本期病人,全病程评估的内容较多,除了围手术期护理评估内容,其他重点评估包括局部伤口情况、截肢后残肢肢端情况、肢端恢复情况、病人另一条腿的情况等;全身情况包括糖尿病发展,是否有其他全身性疾病如心脏病、高血压等,治疗及用药情况,心理状况等。

在病人截肢术后,除了常规护理措施外,会给予其他干预措施包括:①由国际伤口造口治疗师与糖尿病足病治疗师共同制定术后个性化护理方案,术后伤口创面换药均由其完成,教会病房护理人员简单的处理方法,以及寻求会诊的快速通道,遇到突发状况时能及时准确地处理。②骨科、内分泌科、康复科共同参与病人术后康复过程,针对不同的恢复阶段进行相应的健康指导,如患肢的注意事项、功能锻炼的方法与强度等。采用口头、书面、示范等多种宣教方式,并及时评价病人的掌握情况,必要时可以给予反复宣教。③给予个性化的心理护理,护理人员细心观察、评估病人的心理需求,根据病人个人的不同心理、不同处境乃至不同家庭条件给予不同的心理护理措施,如面对面的沟通交流、鼓励宣泄,引导病人自由宣泄消极情绪,身心得到放松,正确面对疾病及截肢,积极配合治疗,充分尊重病人的自主权和隐私权。

在住院期间,邀请社区卫生服务中心全科医生及家庭医生到医院共同探讨病情,如时间允许亦可参与手术方式的制定。在手术之后,告知全科医生及家庭医生手术相关情况,以及院内相关处理情况,出院后需要继续观察及处理的内容,以便于进一步的诊疗及照护。出院期间,告诉全科医生及家庭医生需要尤其关注病人的心理情况,教会病人应用积极向上的方式转移注意力,如听音乐、看报纸等,找机会多与病人沟通交谈,了解其焦虑抑郁之处,及时排解。

3. 糖尿病足罹患后期干预方案

(1)界定标准:糖尿病足截肢术后病人(社区全科医生-家庭医生主要负责)。

(2)糖尿病足截肢术后病人出院回家,主要照护在家中进行,社区卫生服务中心全科医生和家庭医生应定期上门了解病人情况并处理,关注病人及家属的心理情况。如有突发情况发生,及时寻求相关医院的帮助。

十、糖尿病足的治疗

(一)基于 Wagner 分级系统的分级治疗

1. 0 级糖尿病足　初期症状常不明显,或仅有肢端怕冷、麻木、疼痛、感觉迟钝等,不易被病人所重视。也就是说,目前病人足部还没有伤口,但是已经存在容易发生溃疡的原因或诱因,如病人足部有胼胝、吸烟等不良生活习惯。0 级糖尿病足病人的治疗以预防为主,具体措施如下。

(1)嘱病人及其家属每日检查足部,一旦发现伤口应及时做好消毒处理。

(2)改变病人不良生活习惯。嘱病人不要用电热毯、暖手宝等取暖,以免烫伤;嘱病人戒烟酒,饮食清淡。

(3)每日检查鞋子及袜子,及时发现鞋内异物,或袜子内部粗糙线头,以防足部损伤。

(4)皮肤干裂选用尿素软膏,有伤口要及时清洁消毒。

(5)注意运动下肢,如练习甩腿、踮脚尖、按摩下肢(有动脉斑块者慎用),促进血液循环。

2. 1 级糖尿病足　是指足部溃疡尚局限在皮肤,临床上无明显感染。通俗一点来说,就是大家经常看到的一些擦伤、刮伤,伤口不深,且伤口周围皮肤并无明显发热、红肿。但这种伤口往往是大家最容易忽视的伤口。由于病人疾病等原因,这些简单的伤口更容易发展成为深部脓肿或骨感染,因此应该给予重视。在处理 1 级糖尿病足时,重点就在于对这些小伤口的积极及准确的处理,做好消毒工作,及时清除坏死组织或胼胝,伤口一般 3～7 天痊愈。若病人及家属无法自行处理,可以到医院请医护人员辅助,切勿盲目、错误使用消炎消毒剂。

3. 2 级糖尿病足　足溃疡深达肌肉,常合并感染。糖尿病足发展到这一阶段时往往会引起大家的重视。这时伤口通常表现为红、肿、热、痛,甚至会引起病人发热。2 级糖尿病足病人必须到医院进行专科正规治疗,需要积极清创并抗感染,在充分引流基础上,一般1~2个月痊愈。此后做好生活上的预防措施,其复发率极低。

4. 3级糖尿病足　此阶段糖尿病足伴有骨组织病变或脓肿,也就是说此时感染已经侵及骨骼,往往会形成慢性骨髓炎,而急性则一般发展为骨脓肿。到了这个阶段,需要对病人进行积极清创,及时清除坏死的骨组织,并给予足量抗感染治疗(一般12周以上),以期痊愈;同时注重血管问题,及时血管介入治疗。但是疾病到达此阶段治疗相对棘手,疗程较长、效果慢、花费较大。

5. 4级糖尿病足和5级糖尿病足　到了4级的糖尿病足已有坏疽发生,其中4级是指局限性坏疽,5级则是全足坏疽。到此阶段的糖尿病足病人需全面综合治疗,遵循“六驾马车”的原则,即调节血糖、抗感染、营养神经、改善循环、清创换药、营养支持治疗。此外,针对坏疽情况做出相应的处理,包括清创以清除坏死组织、对口引流控制感染、掌握足部护理、降低截肢平面等。

一般而言,对于糖尿病足病人的治疗,在充分评估的基础上,采取相应治疗。比如上面所提到的基于Wanger分级所给予的诊疗护理。此外,还可以根据病人的其他情况进行干预,比如全身治疗方面是控制高血糖、纠正脂代谢紊乱和营养不良,改善病人的一般状况,控制高血压和糖尿病并发症的发生发展,纠正水肿,必要时予以抗感染等措施。通常在加强血糖检测的基础上,采用胰岛素治疗。胰岛素不仅能帮助控制好血糖,而且能够改善病人的一般状况,如增强体质,有利于溃疡的愈合。如发生水肿,可采用利尿药或血管紧张素转化酶抑制药(ACEI)治疗。对于严重的足病病人,尤其是合并肾病、营养不良、低蛋白血症的病人,还需要注意加强支持疗法,纠正低蛋白血症和贫血。

足溃疡局部治疗原则是清创、减压、改善周围供血、抗感染和选择合适的敷料。局部清创至关重要,只有清除感染的、坏死的组织,才能促进局部肉芽组织形成和溃疡愈合。减压既是保证溃疡愈合也是预防溃疡复发的措施。改善供血是溃疡愈合的基础。对于感染伤口的抗生素应用,要根据经验,更要根据细菌培养的结果和临床疗效的观察进行选择和调整。一般而言,初发的足溃疡合并感染往往是以革兰阳性菌为主;慢性的、经过治疗的足溃疡合并感染往往是以格兰阴性杆菌为主,且大多为多种细菌的混合感染。

根据溃疡深度、面积大小、渗出多少以及是否合并感染来决定换药的次数和局部用药。

对于非糖尿病足病专业的医务人员,了解何时何种糖尿病足病应该及时转诊或会诊是有必要的。一旦出现以下情况,应该及时转诊给糖尿病足病专科或请相关专科会诊:皮肤颜色的急剧变化、局部疼痛加剧并有红肿等炎症表现、新发生的溃疡、原有的浅表溃疡累及软组织和(或)骨组织、播散性蜂窝织炎、全身感染征象、骨髓炎等。及时转诊或会诊有助于降低截肢率和减少医疗费用。对于严重感染并严重缺血的足溃疡,必须在多学科协作的基础上,根据感染和缺血的严重程度,分阶段分期处治感染和缺血,先救命,再尽可能保留肢体。

(二) DFU的外科治疗及临床应用

一般而言,糖尿病足治疗目标主要包括:预防全身动脉粥样硬化疾病的进展,预防心、脑血管事件的发生,降低糖尿病足病人死亡率;预防缺血导致的溃疡和肢端坏疽,预防截肢或降低截肢平面,改善间歇性跛行病人的下肢功能状态。

而其治疗策略则以预防为主,共分为三级预防:一级预防——防止或延缓神经病变、周围血管病变的发生;二级预防——缓解症状,延缓神经病变、周围血管病变的进展;三级预防——血运重建,溃疡综合治疗,降低截肢率和心血管事件发生率。

针对糖尿病足溃疡病人的治疗,临床多以外科为主。根据病人糖尿病足溃疡的不同程度,采取不同的治疗方法。

1. 糖尿病足伤口床的准备及 TMIE 的运用　糖尿病足溃疡是慢性伤口,是糖尿病的并发症,也是其全身情况的一个表现,在糖尿病伤口准备前需要全局的、多学科合作的诊疗过程。由于代谢的影响,以及糖尿病足病人的下肢动脉及周围神经病变,使得糖尿病足溃疡的愈合更加困难。只有对糖尿病足病人进行正确多方面的评估,在创面愈合的每一个阶段灵活运用现有的各种技术,才能使糖尿病足治疗获得成功。

对于糖尿病的各种并发症导致的溃疡,需要特殊应对:当遇到神经病变问题的溃疡时,强调减压治疗,包括制动、减肥、胼胝修除、减压支具使用等;当遇到血管问题时,首先需要解决血管的问题,伤口需要保护并控制感染。但不宜在血管问题处理之前进行进一步伤口处理,除非感染很重且危及生命。

TIME 是一种现代伤口处理模式,主要包括伤口床准备的 4 个重要方面,即伤口组织处理(tissue management)、炎症和感染的控制(inflammation and infection control)、湿度平衡(moisture balance)、创缘处理(edge of wound)。TIME 的提出受到了大家认同,并达成了共识。

(1) T(伤口组织处理):糖尿病足伤口的坏死组织会导致严重感染,所以清创是糖尿病足处理的一个重要组成部分。糖尿病足的清创可以去除坏死组织、胼胝,减压、引流从而减轻感染,促进伤口愈合。值得注意的一点就是糖尿病足的清创要根据不同类型选择不同的清创方法。

1) 以神经病变为主的伤口:应要进行彻底的锐性清创,将慢性伤口转化为急性伤口,加上减压等处理,伤口愈合可以明显加速。

2) 神经病变伴有缺血病变的伤口:可以选择锐性清创,但要特别注意清创的程度,太过会导致更大的伤口,愈合更慢;太少则达不到清创目的,慢性伤口的状态仍然持续。这时需要在清创时仔细辨别什么是正常组织,什么是坏死无生机的组织。有条件的情况下可以应用更先进的组织区分方法。

3) 以血管病变为主的伤口:首先进行血管的相关治疗,如抗凝血溶栓药物使用、动脉介入球囊扩张或支架植入术、动脉外科手术等。伤口以保护不让其感染为主,可以采用干性疗法,甚至通过自行干性坏疽并脱离。这时过度的外科介入伤口处理是没有必要的,除非危及病人生命,万不得已需要截肢。

4) 足部脓肿特别是深部脓肿形成:外科介入切开引流非常重要,而且要及早进行,才能及早控制感染、挽救生命、降低截肢平面、减少截肢率。

(2) I(炎症和感染的控制):抗菌治疗包括伤口的清洁、伤口抗菌药物的使用和全身抗菌药物的使用。

1) 伤口清洁,生理盐水冲洗是一个很好的选择,不会影响微生物培养,在很大程度上保护了新生肉芽组织的生长。一些新型清创仪器如水刀、超声清创机对顽固黏附的细菌生物膜有较好的清除作用,更有利于伤口愈合。

2) 抗菌药物:目前多使用碘制剂、银制剂和莫匹罗星制剂等。①碘制剂:抗菌谱较广,近期一些研究证明缓释的碘制剂在抗菌的同时不会抑制伤口愈合,目前国内还没有缓释的碘制剂。②银制剂:如磺胺嘧啶银、纳米银及各种银离子敷料,对各种葡萄球菌包括 MRSA 和铜绿假单胞菌都有较好的效果。③莫匹罗星:对革兰阳性菌包括 MRSA 的效果不错。

3) 抗菌药物的全身使用:当伤口出现蜂窝织炎、淋巴结炎、骨髓炎时需要及时进行抗菌药物治疗。

4) 糖尿病足抗菌治疗的主要原则:①当发现感染时要早期使用广谱抗生素并做细菌培养,尤其在第一次清创深部组织和分泌物时就要进行培养。②任何溃疡检出的革兰阴性细菌都不可以忽略。③如果病人发热或有全身症状都要进行血培养。④实验室的检查结果可以指导临床用药。⑤严重感染和脓肿形成时外科介入很重要。

(3) M(湿度平衡):对于糖尿病足湿度平衡的掌握和其他伤口不同的一点是,并不是所有糖尿病足伤口都适合湿性愈合。对于下肢动脉问题严重的糖尿病足,不管有没有神经病变,在没有解决血管问题之前,一般要考虑干性治疗。虽然还存有争议,但目前大多数研究和临床经验都同意这个观点。有动脉病变和神经病变糖尿病足病人,其湿度平衡的把握也需要特别注意,自身菌群也可以导致糖尿病足溃疡的感染,更需要定期检查伤口,观察其感染情况,而不能单凭病人自身描述。

(4) E(创缘处理):对于神经性糖尿病足溃疡来说,去除上皮增生、爬行异常导致外卷或高起的创缘胼胝、坏死等无生机组织,创建一个可以刺激上皮生长的环境十分重要。锐性清创是金标准,但由于仅凭肉眼观察很难精确地将无生机组织彻底清创,辅助分子标记或其他染色方法可以较为清楚地区分无生机组织和有生机组织,对正常组织的损伤降到最低的情况下,可以对创面反复清创。对于有缺血的糖尿病足,坏死组织和正常组织之间常有一个湿性的浸渍,导致坏死组织向正常组织蔓延,而在血管问题解决前无法通过进一步清创促进愈合,这个时候对于创缘的处理需要采取干性疗法,最常见的是远端足趾干性坏疽,如果不进行干性处理,先干性坏疽的足趾会很快延及到别的足趾。虽然这个主要和血管病变有关,但是如果对伤口处理及时,可以控制其迅速蔓延。此外糖尿病病人常常有其他全身性的问题,比如糖尿病肾病的病人,有些甚至到了终末期,其伤口的坏死往往是进展很快,很难控制,这个时候常常无法彻底清创,伤口已不是主要矛盾,主要目的是控制病人感染。

2. 下肢血供重建相关治疗 关于糖尿病足周围血管病变的治疗,可以通过重建下肢血流,大多数病人可以达到一定疗效。在我们临床实践中也发现,即使混合型病变,如果血流重建成功,其神经病变也可得到缓解。当然,在治疗糖尿病足的方法中,我们认为要重视综合治疗。而那些认为糖尿病足仅仅是内科疾病,靠内科保守治疗或是外科疾病,仅仅靠外科手术都能解决问题的想法是一种狭隘的表现。然而无论如何,下肢动脉血流的重建在治疗糖尿病下肢缺血的方法中,是最重要和关键的措施。

(1) 下肢动脉腔内介入治疗:主要具体方法包括经皮穿刺动脉内成形(主要指单纯球囊扩张术)和在球囊扩张的基础上支架成形术或直接的动脉腔内支架成形术。作为一种微创手段,尤其是当病人年老体弱或伴有其他疾病无法耐受动脉搭桥手术创伤时,介入治疗可以作为首选。

1) 下肢动脉腔内介入治疗适应证:①有较好的动脉流入道和流出道;②由于年老体弱,合并其他疾病,无法耐受开放手术的病人;③虽然动脉流出道较差,但是近段有局限性病变(狭窄或闭塞)时,也可以考虑。

2) 下肢动脉腔内介入治疗的禁忌证：①心、脑、肺等重要脏器功能衰竭者；②慢性肾功能不全者；③全身感染者；④急性血栓形成者；⑤下肢远端无动脉流出道者；⑥各种原因导致的无法平卧者。

3) 术前准备：①首先要控制好血糖，保持血糖在正常或接近正常的水平；但是并不要求血糖必须控制在正常水平。②可以先口服 3d 抗血小板药物，这是借鉴冠状动脉或脑动脉支架的经验，对于下肢股动脉支架是否必须，目前仍然存在争议。目前大多数病人没有采取这项措施，对于远期通畅率也没有影响。③对于肾功能不全的病人，如必须接受介入治疗，可以于术前先水化。④病人的心理调节。⑤穿刺区的皮肤准备。⑥碘过敏试验。⑦对于足部有感染创面者，可以术前给予广谱抗生素。

4) 手术切口和入路：主要穿刺股动脉，有 2 种入径：一是顺行穿刺，二是逆行穿刺。顺行穿刺主要治疗股动脉及其以远的动脉病变。相对穿刺困难一些，有时经常穿刺到股深动脉，尤其是股深动脉优势型的病人。股动脉逆行穿刺比较容易，主要治疗腹主动脉、髂总动脉、髂外动脉、股总动脉部位的病变以及对侧下肢的病变。逆行穿刺的缺点有二，一是对对侧膝下病变无法进行治疗，因为没有足够长度的导管；二是对对侧病变操作时可控性不如顺行穿刺。有时也选择上肢入路，如肱动脉或腋动脉，主要是当髂动脉病变时，双股动脉均无动脉搏动，无法穿刺股动脉时可以选择。顺行穿刺的缺点同逆行穿刺。

5) 主要手术步骤：穿刺股动脉成功后，根据治疗目的不同，选择并放置 6～8F 的动脉鞘管。静脉肝素 3 000～4 000 U 后，用 Cobral 导管和导丝沿动脉路径向病变部位的远段缓慢前进，使之顺利通过病变部位，变成交换导丝后，沿导丝将适当尺寸的球囊送到病变部位进行扩张成形，然后根据需要决定是否放置支架。

6) 手术难点与对策：本手术有 2 个难点。一个是顺行穿刺股动脉，可以从腹股沟韧带上方穿刺股总动脉，然后通过路径将导丝送到股浅动脉，也可以从腹股沟韧带下方直接穿刺股浅动脉，如果实在困难也可以先逆行穿刺对侧股动脉，导管到达患侧髂动脉，做一个路径，沿此路径穿刺股动脉。另一个是通过闭塞病变部位，导丝有时可以顺利通过，有时非常困难，可以在血管内将导丝头端先做成一个襻，然后缓慢向远端通过闭塞部位到达远端正常动脉的真腔内。

（2）下肢动脉旁路移植：作为治疗糖尿病性下肢缺血的传统方法，在国外已经有很长的历史；而在我国最早提出并开展这项工作的汪忠镐教授，于 1986 年采用下肢动脉旁路移植治疗糖尿病下肢缺血并取得了成功。

此类手术包括 2 种方法，一种是目前最常用的股动脉-膝上或膝下腘动脉旁路移植，此方法是血管外科最常见的手术之一，尤其是股动脉-膝上腘动脉旁路移植，目前几乎所有的血管外科医生都能够完成。另一种是下肢远端小动脉旁路移植，由于下肢动脉移植最远端的吻合口是吻合在小腿动脉上的，所以手术难度非常大，效果不理想。2000 年，谷涌泉积极倡导和实践，目前在国内开展的例数最多，效果比较理想。目前国内也只有十几家医院能够开展这项技术。

1) 动脉旁路移植的适应证：下肢远端有比较好的动脉流出道；病人体质较好，能够耐受手术创伤的打击。

2) 动脉旁路移植的禁忌证：下肢远端没有动脉流出道；病人体质较差，无法耐受手术创伤的打击；同时患有严重心脑血管疾病者；肝、肾、肺等重要脏器功能不良者；全身感染严重者;机体凝血功能障碍者;术后不适合抗凝者。

3) 术前准备:首先要控制好血糖,保持血糖在正常或接近正常的水平;但是并不要求血糖必须在正常水平;病人的心理调节;穿刺区的皮肤准备;对于足部有感染创面者,可以术前给予广谱抗生素,并对创面要充分切开引流;由于病人多患病已久,要全面检查心、肺、肝、肾等重要器官功能,对功能不全者要进行适当纠正。低蛋白者要补充白蛋白。

4) 手术切口和入路:以股动脉-膝下腘动脉人工血管-小腿动脉自体大隐静脉旁路移植为例。在病人大腿根部腹股沟韧带下方切口,可以游离出股总动脉、股深动脉和股浅动脉。膝下腘动脉切口:以膝关节横纹为起点,沿胫骨内缘做一弧形切口,向下可以游离出腘动脉。胫后动脉切口:在踝关节上方沿胫骨内侧缘后2 cm行纵行切口,可以游离出胫后动脉。

5) 主要手术步骤:①在大腿根部切开皮肤、皮下组织和肌筋膜,游离出股总动脉、股深动脉和股浅动脉备用。②可根据腘动脉受累部位选择为膝上腘动脉或膝下腘动脉;一般最常用的为膝下腘动脉。仰卧位,膝关节轻度屈曲,大腿外展、外旋。膝下垫软枕,以膝关节横纹为起点,沿胫骨内缘做一弧形切口,长短可根据具体病人情况而定。显露并游离腘动脉4～5 cm,备用。③显露胫后动脉:体位仰卧位,小腿外展、外旋。在踝关节上方沿胫骨内侧缘后2 cm行纵行切口。游离胫后动脉3 cm左右备用。④备取大隐静脉:于同侧卵圆窝处取一横行切口或纵行切口,解剖大隐静脉主干,结扎其主干及属支,沿大隐静脉行径做几处切口,显露大隐静脉,根据所需截取合适的长度。一般大隐静脉要比腘动脉到胫后动脉搭桥的实际距离长20%～30%。⑤在股动脉和腘动脉之间、腘动脉和胫后动脉之间做一隧道。这一隧道可以在皮下,也可以在肌筋膜下。⑥静脉肝素4 000～6 000 U后,选用8 mm直径人工血管,上端与股总动脉吻合,下端通过皮下隧道与腘动脉吻合。⑦将上述大隐静脉倒置后通过隧道大隐静脉上下两段分别与腘动脉处的人工血管和胫后动脉吻合。缝合完毕后不打结,开放上述血管桥,冲出血凝块和空气,然后再收紧缝线打结。

6) 手术难点与对策:手术主要有2个难点。一个是腘动脉的游离。由于这样的切口进入后,首先看到的是腘静脉,而腘动脉位于2支腘静脉之间,有时其中粘连严重,游离腘动脉时,容易损伤腘静脉,导致静脉出血,严重者可以导致手术失败。对策:每一项操作都要细致,不能有侥幸心理。另一个是大隐静脉桥扭转。通过皮下隧道时,如果不小心,容易出现大隐静脉桥扭转,导致手术失败。对策:大隐静脉桥通过皮下隧道时可以放开近端阻断钳,使大隐静脉桥充盈,在搏动情况下,不容易发生扭转。

(3) 自体干细胞移植:干细胞移植一般包括骨髓血、外周血、脐血和胚胎干细胞。目前用于临床的主要是骨髓血和外周血干细胞移植(图13-24)。我们主要使用自体干细胞治疗糖尿病下肢缺血。自体干细胞有2个优点:一是不存在免疫排斥;二是没有胚胎干细胞和伦理道德问题。

总而言之,糖尿病足周围血管病变是

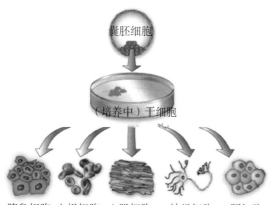

图13-24　自体干细胞移植

糖尿病的主要并发症,其发病率越来越高。目前的治疗除了药物外,重建下肢动脉血流是治疗成功和决定预后的关键。

(4)治疗方式的选择:介绍了几种治疗糖尿病下肢缺血的方法和疗效评价,在临床上如何选择治疗方法,这也是我们面临的挑战,治疗方法不当就会影响疗效。

1)大动脉(腹主动脉、髂动脉)病变血管腔内介入或动脉旁路移植或两者同时应用。具体可根据病人身体状况和经济状况选择。比如,病人体质良好,年纪较轻(<70岁),可选用动脉旁路移植或介入治疗,也可杂交手术,即介入和动脉旁路移植同时应用;如果体质弱,年龄大,又伴有其他疾病,可以选择介入治疗。

2)中等动脉(股动脉、腘动脉)病变介入或动脉旁路移植或两者同时应用,或者自体干细胞移植。

3)小动脉(小腿动脉或足部动脉)病变介入或动脉旁路移植或两者同时应用,或者自体干细胞移植与股动脉、腘动脉不同之处,可以首选自体干细胞移植,而且一般疗效比较好,尤其是骨髓动脉刺激后的骨髓干细胞移植,疗效更好。

(5)围手术期的处理:无论采用哪种治疗方法,均要重视围手术期的处理。它不仅对治疗效果有直接的影响,而且也会影响远期疗效。目前主要有以下几种措施:

1)抗凝处理:糖尿病下肢缺血病人中,有不少为血液高凝状态,可以采用抗凝措施,以防止血栓形成。一般采用普通肝素、低分子肝素、阿加曲班(直接凝血酶抑制药)等。

2)抗血小板治疗:一般采用肠溶阿司匹林、安步乐克、培达等阻止血小板聚集,预防血栓形成。

3)扩血管药物:扩血管的目的是降低外周血管阻力,延长移植血管、PTA和(或)支架的通畅时间,并有利于干细胞的分化。一般选用罂粟碱、前列腺素E、西洛他唑、沙格雷酯等。

4)降纤治疗:糖尿病足病人的纤维蛋白原经常高于正常值,因此降纤治疗尤为重要。

3. 糖尿病足截肢术 糖尿病足是导致病人截肢的最常见的非创伤性原因,约15%的糖尿病病人会发生糖尿病足,其中10%~25%的糖尿病足会发展到部分截肢,这也就意味着人们成功治疗糖尿病外周血管疾病的能力有限。由于糖尿病病人肢体末端血管和神经病变,抗感染和修复功能差,因此在糖尿病足病人的治疗中,截肢不是治疗失败,而是一种新的治疗方法。但是对于很多病人而言,截肢造成的严重后果就是失去自由,而且截肢后的长期护理会给病人和家庭带来明显的经济负担,所以截肢造成的损失不容忽视。

(1)截肢相关危险因素。

1)糖尿病病程:在疾病早期,各种并发症的发病概率很小,因此控制好血糖可远远降低微血管、大血管病变的发生率。以后随着疾病过程的延长,各种并发症的发生率增高,增加了截肢的危险。

2)吸烟:吸烟是许多心脑血管疾病的主要危险因素,烟雾中的CO与Hb结合影响了红细胞携氧能力,使内皮细胞缺氧,血管痉挛,组织供血减少,血液黏度增高,不利于局部创面愈合。

3)年龄:老年人新陈代谢和组织修复能力下降,且多合并糖尿病病程长,最易发生多种慢性并发症,如动脉粥样硬化危险因素增多,足部溃疡发生率及截肢率增高,再加上老年病人病程长,使糖尿病发生截肢的风险大大提高。

4)糖尿病周围血管病变:糖尿病足病人末梢神经病变,但这并不引起溃疡,而是让病人失去了保护性知觉,对外界损伤的感觉灵敏度下降,从而使皮肤受到反复损伤。再者,病人足部肌肉萎缩,使足部着地时形成异常受力点,最后导致溃疡形成。自主神经病变使足部汗腺分泌、温度和血流调控障碍,造成皮肤干燥、裂开,成为微生物感染的门户。

5) 营养状况:病人营养供应是创面愈合不可或缺的因素。营养不良、低蛋白血症、组织水肿都抑制肉芽的健康生长,破坏细胞增生,干扰胶原纤维形成,均不利于创面愈合。而且,糖尿病足病人年龄较大,长期血糖控制不良,合并多种慢性并发症,这些因素共同加重了营养恶化,影响糖尿病足愈合,使截肢率升高。

6) 足部溃疡程度:糖尿病溃疡随着溃疡深度和分期程度的增高而增高,Wagner1～2级的足部溃疡病变未累及骨质,一般能愈合,Wagner3级以上尤其合并坏疽者,累及骨髓,往往会因保守治疗无效而需要截肢。

7) 感染:糖尿病病人免疫力下降,白细胞及吞噬细胞功能不良,糖尿病足病人合并感染,其截肢率比不感染者高十倍以上。感染使患肢发生不可逆性损害,预后差,截肢率进一步增高。

8) 其他:病人血糖控制不良,长期高血糖造成血液黏度增高,影响了血液与组织细胞之间物质交换;高血糖造成高凝状态,促使下肢粥样斑块形成,造成血管闭塞,使肢体远端缺血,氧气、养料不能达到病变部位,代谢废物亦不能排出;既往溃疡病史使糖尿病足易患因素增加,该人群足部溃疡再发的概率增大。糖尿病足截肢者,2年内再次截肢的概率为40%～50%。

(2) 截肢适应证:对于大部分糖尿病足病人来说,截肢是最终的无奈选择,它既是一种破坏性手术,又是一种治疗性和修复性手术。因此,应严格掌握适应证。以下情况方可截肢:①肢体远端出现不可逆转的缺血性坏死;②肢体远端发生严重感染、不可控制,并威胁到病人生命。

(3) 截肢平面的选择:选择合理的截肢平面是一个十分重要的环节,要考虑手术伤口是否具有良好的愈合条件以及截肢后的运动功能及安装假肢的需要。截肢平面太高,给病人带来生活上的不便及生理上的痛苦。平面降低,有残余创面遗留,感染的可能性增大,增加了病人再次手术的危险性。按照惯例,下肢截肢应选择尽可能远的平面,这样才能获得最佳康复和佩戴假肢条件。最好是保留膝关节,这样会明显提高康复能力。因为同正常行走相比,活动单侧膝下假肢需要额外付出40%的能量,而膝上则要付出60%的能量,而且佩戴假肢的活动也需要一定的平衡和协调能力。所以,膝下截肢成功康复的概率明显提高,应首选并推广。

1) 小截肢平面选择:小截肢是指踝关节以下的截肢。与此相对的大截肢是指踝关节以上水平的截肢。无论是小截肢还是大截肢,对病人而言都是一个重大的、改变一生的决定。医师应综合评估病人的全身情况、内科情况以及后期康复,估计创面愈合的可能性对于那些不可能很好愈合的伤口有一定的感知力,进行一次手术保证最大可能的成功。

① 截趾:足趾在行走中起到稳定支持作用,近节趾骨及其附属肌肉尽可能保留。否则就会破坏足弓稳态,降低行走时的推进力。截趾时,趾根部必须有足够的健康皮肤便于无张力缝合。沿坏死组织边缘切开,分离出皮肤、皮下组织及肌肉,将骨膜掀起,截断趾骨,将皮肤、肌肉翻转覆盖趾骨头关节面,丝线缝合伤口。残留足趾的平滑断端可避免压力集中,这样截趾后几天病人便可以下地行走。

② 跖趾关节截趾：如果坏死组织超过趾根部，就要进行趾骨截除。做一个球拍样切口，头部包绕趾骨底，柄位于跖骨远端。若足第1或第5趾骨切除，柄可位于足底内侧面和外侧面。此时避免损伤血管神经束及邻近的跖趾关节，尽可能地切断韧带，这样使足保持在减压状态，直至愈合。

③ 中足截肢：如果3个以上跖骨被切除，那么残留的足面很窄，易形成马蹄足畸形，此时采用中足截肢，即经跖骨截肢。若足底肌间隙感染蔓延，则禁忌使用此法。手术时在足背做一横跨足弓的切口，沿着足底两侧延伸到趾根部，然后在足底面跨过足，并切到骨，然后截断跖骨。再将断端与足底皮瓣锐性剥离，留下足底皮瓣，向上翻转，无张力缝合。经中足截肢最大的好处就是保留了功能和最小的肢体损失。短期康复治疗就可以恢复到正常步态，也无需特殊肢具。缺点就是会发生残留跖骨末端溃疡形成。

④ 后足截肢：除了特殊情况外，应尽量避免后足截肢。由于踝跖屈肌的作用，后足截肢会出现难以纠正的马蹄足畸形，后足截肢病人有时因经济原因不能佩戴假肢，此时就要行踝关节融合术。这种情况下，术后下肢行走能力更差，如果失败，就不得不进行膝下或膝上大截肢。

⑤ 经踝截肢：如果坏死组织超过了足的中部，就要行经踝截肢术。因为该区用于封闭伤口的皮瓣血供差，切口愈合常受到影响。如果动脉灌流不足，就不要勉强做这种手术。残端破溃是术后最常见的长期并发症之一。Syme截肢是最常见的在踝关节水平的截肢术，常会出现球形残肢端和覆盖残肢端的跟垫后移，这也可导致残肢末端溃疡的发生。因此，保证手术成功的关键是保留胫后动脉以及用不可吸收线将足跟垫缝合固定于胫骨。

2）大截肢平面选择

① 膝下截肢 即小腿截肢，传统的高度是小腿上1/3平面，若下肢血供良好，截肢平面可延长3～5 cm。若小腿下1/3血供差，且缺乏适当软组织衬垫，不可选择该平面截肢。用于闭合伤口的皮瓣可来自腓肠肌和比目鱼肌。在胫骨粗隆下约15 cm处做皮肤切口，切口前部轻微向上弯曲，避免形成猫耳畸形。掀起肌肉和骨膜，截断胫骨。注意胫骨截面应呈倾斜状，避免对前方皮肤形成压力，减少皮肤坏死可能。修剪分离的血管神经束，完成皮瓣的制作。皮瓣必须足够厚，以充分覆盖胫骨残端，而且无张力缝合。缝合后于一侧放置一闭式引流管。几个月，残肢重塑和恢复后，可佩戴假肢。

② 经膝关节截肢：与其他截肢相比，经膝关节截肢有以下优势：①主要是肌肉、肌腱和韧带的截肢，切口一期愈合率高，残肢保留多，有利于后期的锻炼和功能恢复。②出血少，且避免了长期卧床带来下肢动脉栓塞的危险性，以及造成屈曲挛缩。③残肢较结实，有很好的负重能力，适用于膝下截肢后膝关节出现肌肉挛缩的病人。将髌韧带及外侧的软骨组织、肌肉、肌腱切除，离断膝关节，结扎血管，截断股骨远端2 cm，将髌骨、半腱肌及股二头肌覆盖于断端，放置引流管，无张力缝合伤口。经膝关节截肢，出血量少，比膝上截肢更适合实际应用。

③ 膝上截肢：即大腿截肢，理想的截骨平面是股骨下1/3，若大腿远端严重缺血、感染、坏死，则可选择大腿根部作为截肢平面，甚至是髋关节离断术。残肢保留得越多，越有利于维持平衡性和稳定性。做鱼口状切口，制作前后等长的肌皮瓣，修剪软组织，结扎大血管，坐骨神经结扎后离断。掀起骨膜及肌肉，在高于切口平面截断股骨。截骨面不要太低，否则闭合切口时张口过大，影响愈合。在很多情况下，截肢平面不愈合的原因都与切口缝合张力过

大有关。缝合后放置负压引流。

④ 髋关节离断：少数情况下肢体坏死平面超过大腿根部，可行髋关节离断术，最常用于严重创伤和恶性肿瘤的处理，包括下肢大动脉闭塞的病人，是膝上截肢不能愈合的病人的一种保守治疗。该手术死亡率高，并发症多，因此术后康复率很低，一般不做该平面截肢。对于严重外周血管疾病的病人可以尝试进行。在股骨近端褶皱平面做环形切口，上端切口达下腹部，切断并结扎断端血管和相应神经，分离肌肉，切开关节囊，暴露股骨头，离断股骨头。修剪残余肌肉，肌皮瓣覆盖伤口，无张力缝合。

（4）截肢术后护理：术后护理的作用不可小视，适当的护理可缩短病程，达到预期效果。

① 术后抬高患肢，避免微循环不良造成残端水肿。

② 严密观察伤口引流情况，包括引流液的颜色、量、性状，判断有无感染迹象，残肢是否剧烈疼痛，有无局部血肿形成。

③ 预防因肌张力失衡及长期卧床导致的残肢关节屈曲挛缩和关节活动障碍。

④ 监测病人生命体征，预防重要脏器功能不全及休克的发生。

⑤ 经常翻身，防止压疮发生。

⑥ 约50%以上病人会出现患肢疼痛，可服用镇痛药，给予心理治疗，使其接受现实。

（5）截肢病人的转归：与非糖尿病病人相比，糖尿病病人截肢后溃疡发生率、再截肢率及病死率都较高，可能与创面合并感染及严重缺血比例较高有直接关系。一方面，术区严重缺血，使周围正常组织向创面提供氧气、养料的能力受损，影响机体抗感染能力。另一方面，局部代谢产物和毒素不能很好地排出体外，两者共同作用影响创面愈合。由于足底结构的改变，既往有截肢史的病人再次发生足部溃疡，再次截肢的风险增加，可能与病人的截肢平面高、下肢血管重建机会减少有关。截肢主要是由溃疡形成，初次截肢后足底压力改变，加剧了溃疡复发的可能，从而导致再次截肢，因此，一侧截肢病人发生对侧截肢的风险增大；病人年龄大于70岁也是再截肢的危险因素，年龄越大，机体免疫力越差，可能使创面感染恶化，再者，高龄病人并发症多，自理能力有限，生活质量下降。

（6）康复：术后通过理疗促进康复。早期阶段包括控制疼痛、水肿，强化运动和训练。及早使用弹力绷带，这对控制水肿和残肢塑形有一定帮助。佩戴假肢后，应指导病人如何使用，当病人熟练掌握假肢的使用后，可进行步态训练，在这个过程中，可准备合适类型的永久性假肢。

（三）DFU 的内科药物治疗及其应用

国内外的降低糖尿病足所致截肢率的成功经验是强调糖尿病足治疗中的多学科合作、专业化处理和防治结合、预防为主的理念。由于糖尿病足是糖尿病神经病变、下肢动脉病变和足畸形，以及合并的感染共同作用的结果，因此内科治疗只是诸多治疗环节中的重要一环。内科治疗包括了一般治疗、周围神经病变治疗、减压治疗和下肢动脉病变的治疗，以及抗感染治疗。

1. 一般措施　应尽量使血糖正常，通常需要在加强血糖监测的基础上，采用胰岛素治疗。胰岛素不仅能帮助控制好血糖，而且能够改善病人的一般状况，如增强体质，有利于溃疡的愈合。对于严重的足病病人，尤其是合并肾病、营养不良、低蛋白血症的病人，需要注意加强支持疗法，纠正低蛋白血症和贫血。水肿影响了局部的血流。只要有水肿，所有的溃疡均不易愈合,这与溃疡的原因无关。可采用利尿药或 ACEI 类药物治疗。

2. 神经性足溃疡的治疗 采取适当的治疗,90%的神经性溃疡可以通过非手术治疗而愈合。处理的关键是要减轻原发病变造成的压力。可以通过特殊的改变压力的矫形鞋子或足矫形器来达到改变病人足压力的目的。根据溃疡的深度、面积大小、渗出多少以及是否合并感染来决定换药的次数和局部用药。对于一般临床医生而言,重要的是能够识别不同原因所致的不同足溃疡的特点,如神经-缺血性溃疡通常没有大量渗出,因此不宜选用吸收性很强的敷料;如合并敷料、渗出较多时,敷料选择错误会使得创面浸渍(maceration),病情恶化,引起严重的后果。对于难以治愈的、没有合并感染的足溃疡,可采用一些生物制剂或生长因子类物质(如 Dermagraft),这是世界上第一种人皮肤替代产品,可用于治疗神经性足溃疡,其促进溃疡愈合的能力,并进而改善病人生活质量的效果十分明显,有很好的费用效益比。

Dermagraft 含有的物质为表皮生长因子、胰岛素样生长因子、角化细胞生长因了、血小板衍生生长因子、血管内皮生长因子、转运生长因子 α 和转运生长因子 β 以及基质蛋白(如胶原 1 和胶原 2)、纤维连接素和其他一些正常皮肤存在的成分。最近几年,还有一些新型辅料可以选择,如含银离子的敷料可以应用于感染的创面。国内外新近开展的从病人自身血液制备富含血小板的凝胶用于治疗难愈性的无感染创面,疗效较好,可以促进溃疡愈合。

3. 缺血性病变的处理 尽管神经病变和感染也起作用,但这些溃疡主要是由于动脉闭塞和组织缺血所致,如果病人病变严重,应该行血管重建手术,如血管置换、血管成形或血管旁路术。坏疽病人在休息时有疼痛及广泛的病变而不能手术者,要给予有效的截肢,尽可能在膝以下截肢。如有可能,截肢前最好做血管造影,以决定截肢平面。对于血管阻塞不是非常严重或没有手术指征者,可以采取内科非手术治疗,静脉滴注扩血管和改善血液循环的药物,如丹参、川弓嗪、肝素、山莨菪碱等;口服双嘧达莫、阿司匹林等。国内近年来开展的干细胞移植治疗严重的闭塞性动脉病变,也取得了较好的效果。

静脉滴注前列地尔有较好的改善周围血液循环的作用。有报道证明:经过 3 周左右的治疗,病人无痛行走距离和能耐受疼痛的行走距离明显增加,超声检查的下肢动脉血液流速明显增加,血管阻力下降,下肢疼痛积分明显下降。赵通洲等的研究证实,脂微球包裹的前列地尔促使了足溃疡的愈合,增加了神经传导速度和降低了疼痛积分。

盐酸沙格雷酯具有抑制血小板凝集及二次凝集、抑制血管收缩、抑制血管平滑肌细胞增殖和增加侧支循环、改善周围循环障碍、抗血栓等作用。以阿司匹林作为对照,证实盐酸沙格雷酯治疗 12 周后,糖尿病合并周围动脉系统疾病(PAD)病人的无痛行走距离和能够耐受疼痛的最大行走距离都明显改善,踝肱动脉压指数(ABI)明显改善。西洛他唑是磷酸二酯酶抑制药,具有抑制血小板活化和平滑肌增殖、扩张血管、降低甘油三酯水平的作用。袁戈恒等研究证实,用西洛他唑 12 周治疗糖尿病合并 PAD 病人,与双嘧达莫对照组比较,前组间歇性跛行改善率和夜间下肢疼痛均减轻了 80%以上,明显优于对照药物。对于合并下肢动脉血栓或有形成血栓倾向者,可以应用低分子肝素治疗。

对于因严重动脉闭塞性病变导致的足部缺血来说,药物治疗不能从根本上解决状况,外科血管重建应当是首先考虑的方法。不过,由于此类病人多为年老体弱者,经常伴有心脑血管病变,无法承受手术搭桥等刺激。另外,此类病人的下肢病变多累及小腿动脉,经常有部分病人缺乏远段动脉流出道,这部分病人由于无法接受动脉搭桥或血管介入治疗而经常面临着截肢的危险。一些新技术的开展为挽救这些病人缺血的下肢提供了机会,例如包括防治支架和球囊扩张在内的血管介入治疗。对于膝以下动脉狭窄,比较主张长球囊扩张治疗。

国内开展的超声消融技术治疗下肢闭塞性动脉病变也取得了较好的效果。

近些年,干细胞移植治疗下肢闭塞性动脉病变在国内开展较好,取得了良好的疗效。

一些小的趾端的坏疽偶尔在控制感染后,会自行脱落。截肢手术后的病人,要给予康复治疗。要帮助病人尽快利用假肢恢复行走。由于一侧截肢后,另一侧发生溃疡或坏疽的可能性很大,因而必须对病人加强有关足的保护教育。糖尿病足病人多系行走不便,并有多种疾病或并发症的老年,可发生急性的下肢动脉栓塞,对此,应高度重视,及时发现并尽可能给予溶栓治疗。

4. 抗感染治疗　糖尿病合并有感染的病人,尤其是有骨髓炎和深部脓肿者,常需住院。应使血糖达到或接近正常,在血糖监测的基础上强化胰岛素治疗。加强抗感染,可采用三联抗生素治疗,如静脉用乳酸环丙沙星和氨苄西林,同时直肠内给入甲硝唑。待细菌培养结果出来后,再根据药物敏感实验,选用合适的抗生素。此外,还须与外科医生加强联系,以便及时切口引流或必要时截肢。表浅组织的感染与深部组织感染处理有所不同。原则上,应在细菌培养的基础上决定用药。有时,感染为少见的不典型的细菌所致。要考虑在早期给予有效抗菌治疗的同时,给予局部清创。对于表浅的感染,可以采取口服广谱抗生素,例如头孢类加克林霉素。不应单独使用头孢类或喹诺酮类药物,因为这些药物的抗菌谱并不包括厌氧菌和一些革兰阳性细菌。克林霉素可以很好地进入组织,包括很难透过的糖尿病足。口服治疗可以持续数周。

深部感染可以用上述相同的抗生素,但是开始时应该从静脉给药,以后再口服维持用药数周(最长达12周)。在临床用药的基础上,结合一系列 X 片来了解治疗的效果。深部感染可能需要外科引流,包括切除感染好的骨组织和截肢。

国际糖尿病足工作组推荐的静脉联合应用抗生素治疗的实例如下:

氨苄西林/头孢哌酮(舒巴坦)。

替卡西林/克拉维酸。

阿莫西林/克拉维酸。

克林霉素加一种喹诺酮类药。

克林霉素和第二代或第三代头孢类抗生素。

甲硝唑加一种喹诺酮类药。

多重耐药增加和耐甲氧西林的金黄色葡萄球菌的增加意味着需要选择新的抗生素。

糖尿病足病涉及多种发病因素,防治糖尿病足的工作关系到内分泌科、骨科、血管内外科、皮肤科、烧伤科、矫形科等多学科。相当一部分糖尿病足病病人在糖尿病内分泌专科就诊或住院治疗。内科医生对于创面的处理缺乏经验,往往重视全身的治疗和局部的换药,但是,不敢对创面进行较为彻底的清创。对于合并感染的足溃疡,清创是保证创面愈合的重要环节。外科医生往往重视清创,而对于糖尿病所造成的血管并发症和代谢紊乱的控制不够重视,或者处理上缺乏经验,以致病人在较为彻底的清创或局部截趾后,创面持久不愈,甚至需要再截肢。解决这个问题最合适的方法是多学科合作,会诊病人以选择最合适的治疗。国际糖尿病足工作组和一些发达国家糖尿病以及糖尿病足学术团体极力推崇开展多学科合作综合治疗糖尿病足,这在许多国家已经取得了积极的成果,例如英国、荷兰等的糖尿病足的截肢率下降了 50% 以上。我国也有越来越多的综合性医院开展了多学科合作为基础的糖尿病足综合医疗服务。

糖尿病足病预后不良与下肢血管病变密切相关。根据研究,足部溃疡无感染和缺血,在一年随访期间内无截肢;溃疡深及骨组织者,截肢率增加 11 倍;感染和缺血并存时,截肢率增加近 90 倍。临床实践证明,当病人存在下肢血管病变时,小溃疡也可以导致截肢,而病人即使有严重的感染,如下肢血液供应良好,经过积极的治疗,也可以保全肢体。预防下肢血管病变,要严格控制血压、血脂和戒烟,适当的下肢运动也可以改善供血和延缓狭窄,血糖控制差是预后不良的因素,因此足病预防必须把血糖和其他代谢指标的控制放在重要位置。

5. **中医中药治疗** 中医认为人体有 6 条经脉通向双足,并与其他经脉交会,加上足部有涌泉等 40 个穴位,双足可与肌体上下、内外、五脏六腑相通,发挥着调节内分泌、新陈代谢和阴阳平衡的作用,也有人称为人体的第二心脏。糖尿病足为消渴的一个变证,多由消渴日久、气血生化乏源,久则伤及脾肾之阳,最终肾阳虚衰所致,属中医学阴疽、脱疽范畴。

中医对糖尿病足的治疗以"保肢护腿"为核心观念,强调全身治疗与局部治疗相结合,内科治疗与外科治疗相结合的多方位、多手段的综合治疗原则,具有一定的疗效和独到之处,其中最有特色的要数外治法,对提高"糖尿病足"病人的生活质量起了很大的作用,在降低截肢率方面均取得了长足进展。简述如下。

(1) 发病机制:中医认为糖尿病足属"本虚标实",其"本虚"在肝肾阴虚、营卫不足或气阴两虚,其"标实"为血瘀、热毒、痰湿。邓铁涛认为糖尿病足是在心、脾、肾功能虚衰的基础上,因不同外来伤害致气滞、血瘀、痰阻、热毒积聚而形成。

(2) 中医内科治疗:内治法以控制血糖、控制感染、改善微循环为主。

1) 辨证要点

① 详细辨证,审症求因,先别阴阳:综合分析,如肢端坏疽、发凉、麻木、疼痛、皮肤苍白、皮温降低,多属寒凝血瘀;如肢端溃烂、疼痛剧烈、皮肤发红灼热、溃烂日久,愈合迟缓、新肉不生、肌肉萎缩、皮肤干燥,多为气阴两伤,精亏血瘀。

② 了解邪正消长,把握疾病的预后:若局部疼痛缓和、肉芽新鲜、渗出物减少,提示正气转盛,预后良好。若局部疼痛由轻转重、局部肉芽不新鲜、渗出物多、明显恶臭味,提示正气转衰,正气无力抗邪,预后不良。

2) 辨证分型

① 寒凝血瘀:间歇性跛行,肢端凉麻痛,坏疽溃疡,皮肤颜色苍白或发绀、发黑,创面渗出物较少,面色苍白,自汗气短,神疲倦怠,感觉迟钝,舌苔薄白,舌质淡嫩或紫暗,脉沉细弱。治宜温阳益气、活血通络,方用阳和汤、当归四逆汤、黄芪桂枝五物汤加减。药用生黄芪、桂枝、细辛、赤芍、白芍、当归、丹参、甘草、大枣、生姜等。

② 湿热下注:见于坏疽合并感染的病人。肢端坏疽,溃烂肉腐,颜色紫红,创面渗出物较多,肢体肿胀,疼痛剧烈,皮肤发红,小便黄赤,舌暗红,苔黄腻,脉濡数。治宜清利湿毒、化瘀通络,方用四妙勇安汤(当归、金银花、玄参、甘草)或四妙散(黄檗、苍术、牛膝、薏苡仁)加味。

③ 热毒炽盛:肢端坏疽,肉腐糜烂,灼热肿痛,创面有脓性渗出,明显紫黑,伴有高热、神昏、口渴多饮。舌紫暗,苔黄燥,脉细数。治疗宜清热解毒,凉血和营,用五味消毒饮和犀角地黄汤加减。药用金银花、蒲公英、野菊花、紫花地丁、黄檗、水牛角、牡丹皮、玄参、赤芍、生

地黄、栀子、天花粉、牛膝等。

④ 气阴两虚：肢端溃烂，信肉不生，愈合迟缓，病人皮肤干燥，肌肉萎缩，或头晕、乏力、口干、目涩，舌暗淡，脉细弱或细涩。治宜益气养阴、活血通络，方用顾步保脱汤加减。要用党参、黄芪、石斛、白术、当归、茯苓、薏苡仁、陈皮、山药、熟地黄、玄参、山茱萸、红花等。

3）糖尿病足分级与辩证：一般糖尿病足分级可分为0～5级，分级辩证如下：

① 0级：在益气养阴的基础上，予调和营卫、化血通络，常用生脉饮或六味地黄汤；益气养阴，可合用黄芪桂枝五物汤、当归四逆汤、桃红四物汤等方剂加减。

② 1级：在气阴不足、络脉淤阻的基础上，视外来邪毒性质不同而辩证治疗。如寒凝经脉较甚，证见患肢冷痛，夜间尤甚，跌阳脉搏减弱或消失，局部皮肤苍白，触之冰凉，舌质淡胖苔薄白，脉沉迟而细。治疗方剂可予补阳还五汤、阳和汤等加减。下肢逆冷、皮肤青紫可加制附子、川牛膝；下肢紫暗则选用鸡血藤、水蛭；痛重加全蝎、蜈蚣、穿山甲（代）；气虚重者加党参或人参；寒凝痛甚加用制川乌、细辛等。

③ 2～3级：营卫瘀滞日久化热，热胜肉腐成脓，另多有湿热、热毒等外来邪毒侵袭合而为病。以益气养阴、清热利湿解毒为主，常以五味消毒饮、四妙散、四妙勇安汤和养阴益气方药治疗。其应用基本方为黄芪、黄精、山药、天冬、麦冬、田基黄、垂盆草各30 g，怀牛膝、重楼各15 g，甘草6 g。如脓性分泌物多、气秽，加虎杖15 g，连翘、蒲公英、地丁草、车前子各30 g；足部潮红热，加生地黄20 g，牡丹皮15 g，紫草30 g，生石膏45～100 g；肢体缺血明显，加豨莶草、生牡蛎各30 g，海藻15 g。

④ 4～5级：多以气血阴阳不足为主。此期多为病久，热毒或湿度浸淫，已伤筋蚀骨，气血阴阳均已不足，血脉瘀阻不通，筋骨失养，而成脱疽之证。若气血不足、络脉瘀阻而挟热毒，则以益气养阴、活血通脉、清热解毒为法，方用顾步汤。若热毒较盛，则以清热解毒，予六丁饮，此方治足趾生疽。若病人以气血阴阳不足为主，疮疡久不收口，则以补虚为主，常用八珍汤等托里生肌之剂。

4）内治中药制剂如葛根素、脉络宁、灯盏花、血栓通注射液、川弓嗪、红花注射液、复方丹参、疏血通等中药制剂等，都能活血化瘀通络，降低血小板聚集和黏稠度，防止微血栓形成，改善微循环，对糖尿病足均有一定疗效，与其他药物联合应用可获得更好的效果。中药口服制剂还有消渴丸等。

（3）中医特色饮食：肉汤、骨头汤里选加一些党参、黄芪、山药、枸杞子、薏苡仁、当归、陈皮、百合等中药，一些病人食欲不好，吃不进去，营养状况差，可以选一些健脾和胃的中药增进食欲，比如生姜、藿香、茯苓、紫苏、白扁豆、陈皮等，以改善全身状况。

综上所述，糖尿病足慢性创面的中医中药治疗，可以在病人肢端未完全坏死的情况下进行，免除截肢致残的不良后果，而且治疗费用相对比较低廉，成功率较高，治愈后不易复发，远期疗效较好，值得进一步推广。

（四）糖尿病足减压治疗

糖尿病足是糖尿病的严重并发症之一，也是截肢的主要原因，足溃疡的发生与多种因素相关。根据糖尿病足损伤的6个分级，0级如果足部有溃疡风险可采用改造鞋子、模具式内垫或是加深的鞋子来治疗，并进行健康教育，定期随讲。一旦出现皮肤开裂，则必须进行积极的干预，以免损伤进一步发展。缓解1级伤口所受外来压力的方法有，穿术后鞋、使用足踝支具、穿预制可行走支具，或使用全接触石膏。除了恰当地减压受压部位以外，还需要恰当的溃疡伤口护理，以避免组织脱水性细胞坏死，加速伤口愈合。

足底局部压力增高，常在足部损伤的过程中起到重要作用，在站立或行走中，足底承受不同的压力，承受压力的集中区域往往是病变区域，长期承受异常增高的压力，就易形成溃疡。形成足压力增高的原因还有糖尿病足的神经病变、足畸形等。预防和治疗中，减轻局部压力可以缩短伤口的愈合时间，穿能减轻压力的鞋子，也可以减少糖尿病足的局部损伤。减压的措施根据糖尿病病人的体重、行走姿势、足关节结构不同而不同，糖尿病足的减压治疗应遵循个性化方案。

1. **减压治疗方法及评价** 减压治疗应注意引起足底压力异常的因素，分为内在因素，如骨突出、关节活动受限制、关节畸形、胼胝、组织性能改变、有过足手术史、神经性骨改变；外在因素，如不适当的鞋袜、赤足步行、跌倒和意外事故、鞋内异物、活动水平等。

减压治疗是减轻足底压力，可以预防高危足发生溃疡，改善局部血供，减轻疼痛，促进溃疡愈合，减少截肢的治疗方法。传统的减压法仍被采用。卧床病人还可以佩戴较少减压的护具，借助轮椅或拐杖等行动。这些方法花费低，但是病人的日常活动受限。为了有效地促进溃疡的愈合，提高病人生活质量，许多能够缓解局部压力的装置、支具、治疗鞋被广泛应用，包括全接触性石膏支具、可拆卸的支具或半鞋、治疗鞋等。

（1）全接触石膏支具（total contact cast）是最经典的减轻溃疡足压力的技术（图13-25）。

① 具体方法：应用普通石膏或者玻璃钢根据足和小腿的形状塑形，石膏高度达膝关节以下，达到最大的接触面积，有效地分散足底压力。

② 适合人群：无缺血病变、无感染和窦道的溃疡，病人和家属有比较好的依从性。

③ 优点：保证病人一定的行走能力，不增加溃疡局部压力，减轻水肿，不增加感染和创伤的机会。病人不能自己拆除石膏，能够强制性地保证病人穿着。

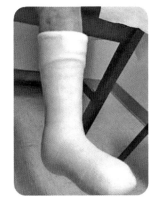

图13-25 全接触石膏支具

④ 缺点：需要专业人员制作，技术要求高；许多病人由于足部和下肢水肿减轻、更换敷料等需要多次制作，从而增加了制作费用；制作方法不当会造成新的溃疡。

（2）可拆卸的石膏支具（removable cast walker）。

① 具体方法：在制作全接触石膏支具后，用刀将其切开，用尼龙拉扣连接。

② 优点：弥补全接触石膏支具的缺点，病人在休息时可以将其拆除，同时方便医务人员观察和处理伤口。

② 缺点：病人可以随意拆卸，不能保证病人经常穿着。

（3）速成全接触石膏支具（iTCC）：优点：可移动、可拆解，支具上绕一圈玻璃纤维石膏改造而成；病人就不能自行拆解支具；快速安装、快速拆卸、方便使用、经济实用。

（4）足病治疗鞋和鞋垫。

① 具体方法：先做出与病人足部一致的模型，然后根据模型和足压力特点制作鞋子。在病人穿着后再进行修改，直到满足需要为止。制作鞋垫的材料一般是多层的，用具有"记

忆"功能的泡沫敷料拼接成完全符合足压力的鞋垫。或者选择可以拆卸材料的鞋垫,把足底高压力位置的鞋垫抠去或者减薄。

② 优点:根据病人溃疡的位置、足压力情况设计;能显著降低足跟内侧和外侧、足趾、足弓、足跟中部、足跟侧部的压力。

(5) 黏性泡沫敷料。

① 具体方法:将单层或者多层泡沫垫经过剪裁,置于溃疡周围,使溃疡悬空,用以减轻压力。

② 适合人群:较适合于不能避免负重的病人。

③ 优点:可减轻局部压力;不需要专门测定足的压力,比较方便。

④ 缺点:病人需要穿特制的鞋子;泡沫敷料需要每3天更换一次。

(6) 伤口处理中的减压:在溃疡的处理过程中,需要充分注意减轻压力问题,比如避免在伤口内填塞油纱条,保证充分的引流。当分泌物多时,需要采用局部负压治疗,或者及时更换敷料,防止敷料吸收分泌物后硬结干燥;可以采用吸收能力很强的藻酸盐敷料;包扎注意松紧适度,注意观测足趾颜色、温度等。避免应用不透气的敷料。

2. 中国糖尿病足减压治疗趋势 目前可采用的减轻压力和溃疡保护方法有:

(1) 机械性减压治疗生物力学压力增加的溃疡。

(2) 总体接触及其他铸造减压支具治疗足底溃疡。

(3) 个性化定制的鞋垫和鞋。

(4) 限制站立和行走或用拐杖等使双足不承重。

(5) 开展泡沫敷料溃疡周围粘贴等。

(六) 其他辅助治疗

随着医学技术的不断进展,在糖尿病足治疗方面也有更多的新型治疗方法和辅助治疗方法涌现。如伤口负压治疗技术、超声清创技术、蛆清创治疗、高压氧治疗等。

十一、糖尿病足的护理

糖尿病足的护理应从正常足开始,提高糖尿病病人保足意识,主动参与到保足护理中,从而达到降低足病发生和发展,提高病人生活质量的目的。目前很多学者都对糖尿病足进行分类研究,目的是指导临床选择合适的治疗和护理方法。英国的 Edmonds 和 Foster 提出了一种简单的分类方法。即1级:低危足;2级:高危足;3级:溃疡足;4级:合并感染的足;5级:坏疽足;6级:不可挽回的足。本节就以此为切入点对各级护理方法进行解析,此外也将创面护理做具体介绍。

(一) 糖尿病足分级护理要点

1. 1级 低危足护理:低危足是指病人无感觉性神经病变及血管病变,发生足溃疡概率低,此期病人以预防为主。

糖尿病足的预防应有5个方面,即定期监测全身代谢指标、警惕高危足、定期接受糖尿病教育、落实合适的足部保护措施、对非溃疡病变积极治疗。保足从低危足开始做起。

（1）糖尿病病人全身代谢指标的监测：对糖尿病病人的各种代谢指标应定期进行检查，以便及早发现并发症，并及早治疗。糖尿病病人至少每年去医院进行 1～2 次双下肢神经、血管的检查，一有问题，必须积极、正确地处理（表 13-29）。

表 13-29　糖尿病病人各项指标监测频率

监测项目	监测频率	监测项目	监测频率
糖化血红蛋白	每 3 个月	眼底	每 12 个月
肝肾功能	每 12 个月	心电图	每 12 个月
尿蛋白	每 12 个月	血管及神经检查	每 3～12 个月
血脂	每 12 个月		

（2）糖尿病病人足病高危因素的辨识：糖尿病病人要了解相关的足病危险因素，才能及早发现，做好防范。常见的以下原因：①穿不合适的鞋、足部卫生保健差；②有足溃疡的既往史；③神经病变的症状，如足的麻木、感觉、触觉、痛觉减退或消失等；④缺血性血管病变症状，如静息痛、间歇性跛行；⑤神经病变的体征，如足部皮肤不出汗、肌肉萎缩、压力点皮肤增厚等；⑥周围血管病变的体征，如足部发凉、足背动脉搏动减弱或消失等；⑦糖尿病合并其他慢性并发症，如肾衰竭、视网膜病变；⑧存在严重足畸形或关节活动受限；⑨个人因素，如社会经济条件差、老年独居、拒绝治疗、吸烟、酗酒等；⑩糖尿病诊断延误。

糖尿病病人及家属均要学会识别糖尿病足高危因素，警惕高危足。从以上高危因素中可以发现，凡是存在神经病变和（或）血管病变、合并足畸形或关节活动受限、鞋袜不合适的糖尿病病人均属于高危足人群，且曾经一侧肢体发生过糖尿病足的病人，其糖尿病足复发率和健侧肢体发生糖尿病足的概率明显高于未发生过糖尿病足的病人。因此，识别和警惕高危足是糖尿病足预防的重要措施。

（3）定期接受糖尿病教育：健康教育是一种以健康为中心的全民性教育，是一种有目的、有组织、有计划的系统性教育活动。糖尿病教育作为糖尿病综合治疗"五驾马车"的一部分，需要病人、家庭、医院、社会等各方面共同的努力。糖尿病足病人应通过接受规范、系统的糖尿病教育，详细了解糖尿病足防治基本知识和技能。这样才会实现足部健康的终极目标。

糖尿病教育应包括如何进行饮食控制、如何规律运动、如何监测血糖、如何遵医嘱用药、如何合理使用降糖药和胰岛素、如何情绪的控制和应对、如何防治糖尿病急慢性并发症等 7 个方面知识，部分病人在糖尿病知识掌握上仅局限于某一方面，如遵医嘱用药和饮食控制，不能全方位进行血糖的调控，这对病人的躯体健康及生活质量极其不利。

随着健康模式及健康概念的转变，人们越来越重视发挥自身对健康照顾的主观能动性。美国已经将个体对健康照顾的责任作为医疗改革的基石。今后我们的健康教育工作应该由传统的说教式教育向以人为本的教育模式发展。在提供知识的同时，还应该重视病人自我照顾的动机和责任，提高自我效能。

接受糖尿病教育的方式很多,病人可以在病房或糖尿病教育门诊接受一对一的个体化教育,也可以参加糖尿病俱乐部、小课堂教育或小组教育。总之,糖尿病病人和家属要定期接受专业、系统的糖尿病知识和技能教育,听从糖尿病专科医生、糖尿病教育护士、营养师及造口治疗师的指导,遵医嘱用药,科学饮食,适当运动,定时监测血糖,将血糖、血压、血脂控制在正常或基本正常的水平,这也是糖尿病足防治的根本。

(4) 落实合适的足部保护措施。

① 每天检查足部:建议每天用37℃左右的温水清洁足部一次,使用白毛巾拭干。每天常规检查足部、脚趾间有无外伤、破损、皮肤问题。

② 选择合适的鞋袜:宜选择平底、棉质、软底、透气、松紧合适的鞋,袜子以白色或浅色棉袜为宜,不能穿有洞或补丁、袜口过紧的袜子。对有神经病变和(或)血管性病变的病人,鞋袜则要满足足部的特殊需要,尤其是存在足部畸形时,可找专业的医疗机构定制专门的个性化的糖尿病治疗鞋、鞋垫。

③ 穿鞋的注意事项:首次穿新鞋的时间不宜过长。每次穿鞋后要仔细检查鞋底有无钉子、石子、碎玻璃等尖锐异物,并且要把鞋内杂物清除。鞋内面若开线或鞋垫有皱褶应及时修理好才能穿。穿新鞋后要仔细检查双足是否起水疱、破损甚至红肿,如发现有上述症状需要立即就医,新鞋不宜再穿。

(5) 糖尿病病人发生足部皮肤破损的处理:在日常生活中,由于不慎导致各种皮肤破损或小的伤口,这是难以避免的。对于糖尿病病人而言,一个小的伤口,如果不够重视、处理不当,则可能产生严重的后果。

随着糖尿病病程的延长、各种并发症的出现,糖尿病病人可能合并不同程度的神经病变,导致足部感觉迟钝或消失。当外来刺激或损伤到来时,病人常可能难以感觉或察觉,易导致足部皮肤破损,尤其在赤足行走时。

糖尿病病人居家自护的要点如下:

① 用纯净水或温盐水清洗伤口:许多病人习惯使用碘酊或酒精处理小伤口。碘酊和酒精用于创面消毒时,可能导致创面上正常组织不可逆的损伤,同时导致明显疼痛感。盐水的制作如下:备开水一杯,放一些清洁食盐入内,搅匀后静置,等温度37℃左右即可使用。清洁伤口前应洗净双手,持棉签或棉球蘸少许自备清洗液进行反复彻底的清洗。

② 拭干:用无菌纱布或面巾纸轻轻拭干,动作轻柔。

③ 用医用敷料覆盖:用来覆盖伤口的敷料尽量是无菌的,普通药店内均有医用敷料出售,如普通纱布、创可贴、伤口敷贴等。如果家里没有,可暂时用清洁手帕覆盖,立即前往医院处理。

④ 每天更换敷料:更换时注意查看敷料上渗液量、颜色、味道,发现异常应立即前往医院处理。如果伤口在24~48 h内没有好转迹象,或局部出现红、肿、热等表现,即使你感觉不到任何疼痛,也应去医院找专业医生、伤口治疗师或换药护士处理。

(6) 对糖尿病病人足部非溃疡病变进行积极治疗:糖尿病病人足部发生轻微的擦伤、烫伤水疱时,可能导致溃疡,成为感染窗口。糖尿病足高危病人应该由训练有素的足部医疗、护理专家来治疗,尤其合并胼胝、趾甲病变和皮肤病变时,应该寻求专业、积极的多学科治疗。

① 高度角质化(胼胝)的处理:胼胝常发生在有压力或摩擦的部位,通常与不合适的鞋

有关。如果忽视或擅自处理就会发生溃疡。专家建议不要应用角质溶解剂或偏方治疗胼胝。任何胼胝只要有出血征象、变色、水疱形成等表现时,都应该及时找专业的医生、护士或足病治疗师进行科学规范的处理。

② 足(趾)癣:皮肤真菌感染可以成为伤口更为严重的感染的入口,表现为大量的小水疱,有神经病变时可能无瘙痒感。应在皮肤科医生指导下进行适当的抗真菌治疗,切忌盲目地滥用药物,以免引起不必要的副作用。日常生活中应注意:避免搔抓,避免热水洗烫,避免碱性过强的肥皂洗浴,宜选用透气好的鞋及棉质袜子,袜子洗后应用开水浸泡消毒,保持局部皮肤干燥,不与他人共用浴具。

③ 趾甲的真菌感染:这种感染对局部治疗常不敏感,往往需要在皮肤科医生的指导下进行全身性的抗真菌治疗。为了预防趾甲真菌感染的复发,应每天洗脚,洗完后擦脚时,脚趾之间部位一定要完全擦干。此外,要小心修剪趾甲,不要剪得太靠近皮肤,指甲刀或剪刀用完之后要用开水浸泡或用碘附消毒,趾甲剪完后一定要洗手,避免交叉感染至双手。

④ 足疣状突起:足疣状突起并不需要治疗,除非有疼痛或扩散(因为这些疣通常在两年之内会自动消失)。在这段时间内,病人会产生免疫力。治疗上可进行液氮冷冻治疗,局部可用水杨酸,或行外科切除。外科切除后,对其余的足趾应该进行必要的治疗,以免压力减低后产生表皮溃疡。

⑤ 糖尿病大疱:一般无明显诱因导致,常发生在四肢部位。小的水疱可用消毒剂擦拭,然后用无菌敷料包扎。张力大的大水疱发生时,应及时就医。医务人员在无菌操作原则下,对水疱内液体进行低位抽吸或排空,同时观察损伤的基底部分,损伤处用消毒敷料包扎保护。

⑥ 甲畸形的处理。

甲生长过度(嵌甲):人们为了适应趾腹的形状,而将趾甲修剪成圆弧形,将脚指甲两侧边缘修剪得太深或太低,在这种情况下,如果再穿一双尖头鞋,就会将甲沟组织挤向趾甲,最终导致嵌甲。患了嵌甲后,首先表现为疼痛,即针刺样的疼痛,随后引起甲沟组织感染,临床上称为"甲沟炎"。一旦出现甲沟炎,疼痛更加明显。病人应请外科医生手术拔甲,剥离或部分剥离嵌入趾甲;或由足病治疗师将甲边缘部分拔除,把甲根生发层进行处理,使趾甲边缘不再有新的趾甲长出,以达到根治嵌甲的目的。

甲增厚和畸形:趾甲增厚常与真菌感染有关,足病治疗师常采用电锉或手术刀定期进行修正以降低趾甲的厚度。否则,鞋子压迫增厚趾甲易引起溃疡。甲畸形也应由足病治疗师进行专业的处理。

2. 2级 高危足护理:糖尿病高危足是指病人有感觉神经病变和(或)足畸形、骨的突起;和(或)外周缺血的体征;和(或)曾患溃疡或截肢。目前足部皮肤完整无破损。

(1)高危足病人自查:每天检查足部,穿合适的鞋袜是预防足溃疡发生的重要事情。

通过自我检查方法可预防足溃疡的发生。首先必须注意足部卫生和健康,定期做足部检查以及早发现糖尿病足症状。足部检查应注意:首先,查看脚的外形、脚趾、趾甲是否存在不正常的挤压;是否有胼胝;是否有溃疡;脚的卫生状况和趾甲的修剪;足部皮肤颜色;是否有肿胀;是否有因鞋袜造成的压痕和发红;每个趾间、脚面、脚底、脚后跟是否有皮肤破损、真菌感染;然后,用凉的金属体轻轻触碰脚部皮肤,检查脚部皮肤是否感觉到凉,并用 37~37.5℃的温水浸泡双脚,询问其本人是否感觉到温热,如果没有感觉,表示双脚已有明显的温度、感觉减退或缺失。之后,用手背放在脚背上滑动,从踝以上缓缓滑至脚趾,感觉有无温度变化,若感觉足皮肤温度凉提示下肢末端缺血,热则提示有感染;同时,检查有无肿胀或水肿;测试感觉有无异常;用手指轻触脚踝前方,触摸足背动脉搏动及搏动的强弱,并与正常人足背部动脉搏动情况进行比较。如摸不到或搏动细弱,表示足背动脉供血不足,这种情况常提示在足背动脉上端有大动脉血管狭窄或梗阻。可用棉花捻成尖端状,轻轻滑过脚底皮肤,看自己是否可以感觉到,如果没有感觉则表示轻触觉消失或减退。再来试试重触觉:用大头针(或缝衣针)钝的一端轻轻触碰脚部皮肤,看是否有感觉,如感觉差,表示触觉减退。糖尿病足常见症状为肢端感觉异常,如麻木、针刺感、灼热及感觉减退等,呈手套或短袜状分布,有时痛觉过敏,出现肢痛,呈隐痛、烧灼样痛,夜间及寒冷季节加重,振动感减弱或消失,触觉和温度觉有不同程度减弱。足部疼痛是常见症状之一,可出现刺痛、灼痛、凉痛。

高危足病人要注意以下几个事项:下肢及足部皮肤干燥、无汗,变脆皲裂,毛发脱落,皮温下降,皮色变暗。最典型的症状是间歇性跛行、休息痛及夜间痛;手足麻木、刺痛、烧灼感,甚至感觉丧失;足部肌肉萎缩,屈伸肌张力失衡;部分病人出现自发性水疱;部分病人还会出现足背动脉搏动减弱甚至消失。

(2)定期去医院进行足部检查及糖尿病并发症筛查:病人每1~3个月来门诊足部检查护理。包括疾病史(溃疡截肢史等)、生活习惯(赤脚)、家庭状况等。脚的外观检查也很重要,因为足畸形是导致糖尿病足的重要原因。同时对周围血管、感觉神经进行评估。

(3)非溃疡病变处理:糖尿病高危人群,即使小小的损伤都有可能引发溃疡,因此,当出现胼胝、脚癣、趾甲增厚、趾甲真菌感染等应到专科门诊由专业的人员来进行修剪,防止损伤。

1)增厚处理:趾甲增厚是老年人常见的情况。老年人由于趾甲的钙减少、铁元素增多,常表现为增厚、坚硬、扭曲、卷甲畸形、嵌甲等,当患有糖尿病时,下肢微循环障碍,趾甲甲板下组织角化增生过度,进一步导致甲板增厚,与甲床紧密相连,进而压迫相邻组织,增加足溃疡发生的概率。及早发现、适时正确地修剪趾甲对老年病人预防足溃疡的发生发展有着重要的意义。白姣姣等设计了专门针对糖尿病足病人的趾甲修剪工具,并制订了规范的趾甲修剪技术,取得了良好的效果。具体操作方法:①修剪前先软化趾甲,用37℃左右的温水浸泡双足30 min左右,擦干水,特别是趾缝间;②病人采取平卧位,操作者用带手柄的探舌将头端探入趾甲与皮肤接触的间隙底部,以帮助引导趾甲修剪探入适宜的部位,避免误伤。使用新型糖尿病足专用趾甲钳将钳端自探舌引导处探入间隙处、钳端咬合对准趾甲,再夹断趾甲;③用趾甲挫沿趾甲弧形面朝一个方向修磨趾甲边缘处,使之浑圆;④用碘附棉签消毒被趾甲受压的皮肤组织。操作过程中注意不要误伤周围组织。该技术采用带有手柄舌状探舌来帮助操作者找到坚硬趾甲与皮肤间的适宜间隙,避免了趾甲钳在钳端探入时误伤皮肤组织。该趾甲钳的选择设计方面,考虑到常规的趾甲钳由于张开后开口幅度太小,无法伸进已经嵌在甲缘的趾甲边缘,结合了趾甲钳与普通剪刀的优点,避免了刀头误伤病人趾甲附近皮肤组织的风险,提高了操作者使用的安全性。

2)趾甲真菌感染的护理:老年糖尿病病人趾甲真菌感染发生率为85%~93%。趾甲真菌感染的常见临床表现为趾甲增厚、钩甲、嵌甲、甲剥离等,如不及时治疗,容易引起局部的疼痛和压迫症状,使病人活动受限,增加病人足溃疡的发生风险。发生趾甲真菌感染的病人,应尽早到规范的足病中心进行趾甲的治疗和护理。

3)钩甲:钩甲的临床表现为甲板增厚、扩大,使其呈羊角状或牡蛎状,弯曲向下生长。修剪时应从甲板外侧和甲缘下慢慢向内侧和深部探查,边修剪边分离。

4）嵌甲：嵌甲是指由于甲板嵌入周边甲皱襞导致甲沟软组织受压，易发生感染，严重者发生甲沟炎。修剪时应从甲缘下压迫点内侧缘开始探入，慢慢向压迫点滑行探查，分离清除后慢慢修剪。

5）甲剥离：甲剥离是指甲板从远端开始逐渐与甲床分离，并向近端延伸，循环受阻和外部创伤，均可导致甲分离。从分离翘起的部位开始修剪，逐渐向近端，将趾甲剪薄。

剪除完毕后，将甲缘挫圆磨平，并修剪周围角化坚硬的组织，注意修剪要轻柔缓慢进行，避免损失趾甲周围组织。修剪完毕局部消毒，并涂抹抗真菌药物。常用的药物有1%联苯苄唑乳膏，可以采取局部药物封包法，及局部用药后采用保鲜膜封包，每晚一次，晨起后去除。

6）胼胝的护理：胼胝发生在压力或摩擦部位，通常与足底持续高压及不合适鞋有关。处理方法为定期进行清除，去除胼胝使局部压力减少。削除胼胝时用手将足部皮肤绷紧；禁止将胼胝用水泡软，容易使胼胝与正常组织的分界线混淆；对不能卧床休息的病人不能削得过薄。

7）健康教育：对病人及家属进行针对性、简单、有效及持续的健康教育。鞋袜和溃疡发生直接相关，指导鞋袜选择、减压治疗、足畸形保护等。告知发现出血、变色、水疱形成表现时及时到专科就诊。

3. 3级　溃疡足护理：糖尿病足发病初期，皮肤有浅表的开放性损伤，无或者轻度感染，伤口边缘周围炎性波及小于2 cm。常见情况如：胼胝压迫皮下组织引起的破溃；烫伤、鞋子磨破引起皮肤水疱或者血疱；切割伤等。

（1）糖尿病足溃疡的评估。

① 全身评估：病人的年龄，全身疾病，血糖，血压，有无糖尿病的并发症，全身营养状况，重要脏器功能（特别是心、肺、脑、肾等重要脏器功能）。

② 局部评估。

神经血管功能的评估：糖尿病溃疡足常分为神经性溃疡、缺血性溃疡和神经-缺血性溃疡。每种溃疡处理的原则不同，因此，处理前要先分析溃疡的原因，进行相关的检查。作为临床医务人员，处理前要常规检查病人足部的外形，有无关节的变形，皮肤的颜色、温度、动脉搏动和足部感觉。如单纯由神经病变引起的溃疡，足部血液循环良好，足部往往温暖，足部动脉搏动良好，感觉麻木或感觉异常等。

局部创面的评估：创面局部评估包括溃疡的部位、大小、深度、周围皮肤状况、创面颜色、渗液、局部感觉，有无感染等。临床常用一些分级系统进行临床的评估，最常用的是Wagner分级系统。

（2）糖尿病足溃疡的护理。

① 水疱、血疱的处理。

水疱：查明原因防止复发。如压力性损伤、缺血性疼痛、异物通常先于水疱存在。是否有感觉神经受损、下肢动脉粥样硬化、尿毒症水肿、鞋子压迫等因素影响。

处理方法：小水疱可不必处理，待其自然吸收；大于1 cm以上的水疱在全面消毒情况下用刀片在最低处做切开引流疱液，碘附纱布包扎使其干瘪；尽量保持疱皮完整，可以很好地保护创面；如果水疱已经破裂，则怀疑污染则直接清除。

② 神经性溃疡护理。

伤口处理：进行全身治疗同时清创。增生期可以根据渗液多少选择新型敷料如藻酸盐、泡沫或水胶体敷料,保持伤口适度湿润。

溃疡减压治疗:畸形足趾采用硅胶托缓解脚趾间的压力。足底溃疡,可以用泡沫敷料或羊毛毡剪比伤口大 5 mm 的洞。每周更换一次,保持干燥,如果潮湿立即更换,此方法简单,经济实用。使用治疗鞋如前足减压鞋和后足减压鞋来缓解压力。

③ 缺血性溃疡护理。

伤口处理:不宜主动清创。保持干燥,尽量控制感染,在全身情况得到改善,血管重建治疗后,才可以根据血供情况进行清创,而且清创宜缓不宜急,临床常采用"蚕食状"清创,在下肢血管评估、足部血运恢复、溃疡稳定不发展后逐步清理创面。禁止使用自溶性清创(在肢体缺血情况下造成溃疡扩大和(或)加重感染)。糖尿病足缺血的病人,在缺血状态改善前,盲目地清创可能会导致局部微循环障碍加重,溃疡创面扩大,截肢率增加。在清创过程中,要考虑足功能的保留,对于健康的组织,要避免钳夹等损伤性操作,对于间生态组织,可以适当地保留,待界限完全清楚后,再行清除,对于足底肌肉及负重区域皮肤,要尽量地保留,为后期的修复及足功能的保留创造条件。

糖尿病足溃疡的中医治疗:中医将糖尿病足下肢病变称为"脱疽"。我国著名中医专家奚九一教授将糖尿病足皮肤损害归为湿犯皮损。将其临床表现归纳为水疱症、湿糜或浅溃疡症、皲裂或鳞痂症、跖疣性溃疡、趾丫甲癣症。采用清热利湿的治疗方法。内服药物有:陈兰花颗粒;茵陈、山栀、黄芩、黄连等。外用药物:海桐皮、威灵仙、皂角刺煎洗;当归 15 g、独活 30 g,桑枝 30 g,威灵仙 30 g 煎汤熏洗后外敷肌玉红膏。

④ 健康教育。

足部溃疡要以预防为主,日常在鞋袜的选择时要注意选择柔软、宽松、舒适的鞋袜,避免穿小鞋。每日检查鞋子和足部,特别是足底,发现损伤或非溃疡病变应尽早处理。对于血管功能受损的病人,可进行足部功能锻炼促进侧支循环建立,每日可做足部运动 30～60 min,如甩腿运动、提脚跟-抬脚尖运动、下蹲运动等。也可以做 Burger 运动:病人平卧,先抬高患肢 45°,1～2 min 后再下垂 2～3 min;再放平 2 min,并做踝部伸屈或旋转运动 10 次,如此每次重复 5 次,每天数次。中医建议行足部按摩:从趾尖开始向上至膝关节,经行间、三阴交、足三里、冲阳、阳陵泉等穴位进行按摩,早、中、晚各一次,每次 10 min。

4. 感染足护理 糖尿病足感染是糖尿病病人截肢的重要因素。糖尿病足病人由于其全身免疫应答系统损伤,局部血管、神经及足部骨骼外形的改变,使糖尿病足合并感染后的治疗异常复杂。

(1) 糖尿病足感染的评估。

① 全身评估:病人的年龄,全身疾病,血糖,血压,有无糖尿病的并发症,全身营养状况,重要脏器功能,特别是心、肺、脑、肾等重要脏器功能。病人有无体温升高等全身中毒症状。血液生化检查,特别是血常规的检查,有无白细胞升高。

② 局部评估。

神经血管功能的评估:检查病人足部的外形,有无关节的变形,皮肤的颜色、温度、动脉搏动和足部感觉。必要时行血管造影等影像学检查。

糖尿病足感染的诊断:糖尿病足感染的诊断要考虑 3 个因素:伤口周围有红肿热痛等炎症性反应存在;伤口有脓性分泌物;全身中毒症状,如发热、寒战、白细胞升高等。糖尿病的病人由于局部血液供应和感觉障碍,局部红肿热痛可能不典型。全身症状也有可能因为病人免疫系统的损害而不是很明显,因此,一旦确定存在感染,要给予充分的重视,病人往往表现得比较轻,临床上可能会根据表象而低估感染的严重程度,而且糖尿病足感染可能会迅速发展,危及病人的生命。深部组织间隙感染的诊断:首先清创,锐性清除伤口部位坏死组织,包括坏死的足趾。窦道探查:伤口部位探针探及皮下窦道。肤色改变:可以观察窦道外皮肤有不同于足部其他部位肤色的改变,暗红色、肿胀、局部温度可以升高或者降低。穿刺确诊:用 20 ml 注射器,16 号穿刺针头穿刺,抽出坏死组织或脓性分泌物确诊。

创面的细菌培养:创面的细菌培养是明确感染的重要方法。操作者要注意正确地留取标本,在伤口清洗完毕后,可以采用刮勺在伤口的基底刮取组织碎片,也可以抽吸伤口的分泌物,或者将外科清创过程中的组织,存放于无菌的培养容器中送检。在伤口清洗前,直接留取分泌物,可能会导致标本污染,影响结果。对于有全身中毒症状的病人,可以留取血培养标本,细菌培养应在使用抗菌药物之前留取。可靠的细菌培养可以指导临床抗菌药物的应用和局部敷料的应用。

感染严重程度的判断:判断感染的严重程度要考虑感染累及的范围、部位、深度、有无缺血等因素。临床常分为浅表感染、深部感染及急性深部组织感染。浅表感染见于早期,表现为蜂窝织炎、疼痛、局部发热及脓性分泌物表现。深部感染见于感染晚期,表现为脓肿、骨髓炎、化脓性关节炎等。急性深部组织感染由某一个足趾的感染引起,可以迅速扩散到足底间隙,局部压力升高诱发筋膜室综合征,造成动脉血流急剧减少和组织坏死。细菌直接从一个腔隙向另一个腔隙扩散,发展迅速,病情危急,是导致截肢的主要原因。美国感染疾病学会和国际糖尿病足病工作组建议将感染程度简单分为非威胁肢体的感染和威胁肢体的感染。非威胁肢体的感染是指那些表现为浅表溃疡、下肢无明显缺血、探针不能触及骨或关节、感染的蜂窝织炎不应超过溃疡或伤口边缘的 2 cm,无全身中毒症状。威胁肢体的感染常表现为蜂窝织炎超过溃疡或伤口边缘 2 cm,存在深部溃疡和严重的下肢缺血、可出现全身中毒症状、探针探查可触及骨及关节。在糖尿病足 PEDIS 分类系统中,将感染的严重程度分为 4 级。1 级指临床上无感染的症状;2 级感染为轻度感染,感染局限于皮肤及浅表的皮下组织,溃疡周围蜂窝织炎的范围≤2 cm,无全身感染中毒症状;3 级感染为中度感染,病人全身状况良好,代谢平稳,但有蜂窝织炎范围≥2 cm,或伴有淋巴管炎,感染可累及浅筋膜、肌肉、肌腱、骨或关节,可有深部组织脓肿、关节炎、骨髓炎、坏疽等;4 级感染为重度感染,表现为中度感染同时伴随全身的中毒症状及代谢紊乱,如寒战、高热、心动过速、白细胞计数升高、严重的高血糖,甚至低血压、昏迷等。

(2)糖尿病足感染的治疗。

① 全身治疗:血糖的控制对糖尿病足感染的治疗至关重要,对于糖尿病足合并感染的病人,必须有内分泌医师加入诊疗计划的制定,进行全身状况的评估和全身疾病的治疗。对于出现全身中毒症状的病人,应进行早期、足量、足疗程的抗生素治疗。抗生素的选择最好依据细菌培养的结果,选择敏感的抗生素,但是在培养结果出来之前,需要经验性应用抗生素。表浅的溃疡、症状轻、时间短,未治疗的感染常为革兰阳性菌,深部感染多为革兰阴性菌或混合菌。厌氧菌常存在于有坏死、深部组织感染或者有粪臭味伤口。MRSA 和铜绿假单胞菌常在病人接受过住院或者社区治疗后出现。通常抗生素治疗对于轻到中度感染 1~2 周足够;更严重感染需要 2 周或更长时间;骨髓炎病人存在感染骨组织,抗生素用药需要 6 周以上;如果感染的骨组织被完全切除或者截肢,用药时间就可以缩短至 2 周。

② 局部伤口的处理。

神经性感染足:在感染早期炎症未局限时不能急于清创,有局限性脓肿并有波动感或者窦道时,应在全身治疗基础上及时切开排脓减压,避免挤压或冲洗,以免感染沿着肌肉间隙扩散;感染得到初步控制后要加强清创力度,去除失活组织;清创时要注意保护正常的肌腱韧带,有利于足部功能恢复。

缺血性感染足:避免大范围清创,锐性清创时手法轻柔,尽可能不损伤有生机的组织;采取有效方法引流脓液。切口选择要在脓腔张力最高点或与窦道相连的最低点,尽量避开足的承重摩擦部位,并且要避开足底血管、神经走行,及时顺行切开。

急性深部组织感染:急诊切开引流,去除坏死和感染组织以减轻腔隙内压力,切开受累及的腱鞘和筋膜。切口选择:足底正中脓肿选择正中切口,足底两侧脓肿行侧方引流术。足底中央间隙脓肿需要急诊切开引流。糖尿病足急性感染,细菌穿过浅筋膜进入深部组织,引起深部组织间隙感染,是糖尿病足感染的严重的阶段,也是威胁肢体的主要原因。手术皮肤切开的时机和伤口护理的方法直接影响到伤口顺利愈合以及成功保足。

进行皮肤切开:手术足外观为神经病变特征,其深部间隙感染多形成脓肿,极易发展为足底中央间隙脓肿。手术目的充分引流,同时方便清除坏死肌腱和感染的碎骨。手术方法:从伤口处皮肤切开至脓肿部位。如果是中央间隙脓肿,手术分两步完成。第一步:足底皮肤切开 2 cm 的切口,通常会有脓液流出,用弯钳分离肌腱间坏死筋膜组织,探及足底中央间隙,充分引流。第二步:用探针探查从足趾伤口探到足底皮肤切口窦道后,从足趾伤口皮肤切开至足底伤口。切开后当日创面出血,用藻酸钙敷料止血,伤口用安尔碘纱布填塞,多个棉垫加压包扎。

足外观为缺血性病变特征,其深部间隙感染多因足趾坏死,趾根部感染引起,表现为区域性皮肤暗红,皮下肿胀但不饱满,清除坏死足趾后沿着感染坏死肌腱可探及皮下窦道,合并厌氧菌感染有恶臭。手术方法:不建议使用利多卡因局部麻醉,全身使用止疼药物。从伤口边缘开始沿着窦道方向切开皮肤至变色皮肤和正常皮肤交界处,充分暴露感染坏死深部组织。通常出血不多,分开皮肤看到发黑坏死的肌腱甚至坏死的骨组织。锐性清除坏死组织后,安尔碘纱布填塞,干纱布覆盖包扎。

伤口护理:对此类伤口而言,换药的过程就是持续的清创过程。根据伤口情况,选择合适的敷料行自溶性的清创,和锐性清创有效地配合,可以减轻疼痛和缩短病程。

神经病变足的深部间隙感染,可以选择具有抗菌作用又能有效引流的敷料,如选用具有抗菌作用的普朗特液体敷料浸湿纱布做引流,也可以用乳酸依沙吖啶纱条引流。如果是中央间隙脓肿,同时脚部水肿明显的,还可以配合伤口负压治疗。临床当中常用纱布进行填充,进行负压治疗的方法:常规清创后,使用生理盐水浸湿纱布,填塞伤口,注意纱布一定要填塞至伤口的最深处,但不可填塞过紧。感染严重的伤口,可配合具有抗菌作用的液体敷料使用,如普朗特等,用其浸湿纱布填塞伤口,浸泡 15 min 后,用纱布包裹一次性导尿管侧孔并放置在伤口中,薄膜覆盖封闭伤口,连接负压吸引装置,压力为 70～125 mmHg,持续负压吸引,脚趾等易漏气部位使用防漏膏密封。每日或隔日换药。足部水肿消退,感染控制,伤口进入增生爬皮阶段,根据渗出量和换药间隔时间选择藻酸盐、水胶体或泡沫敷料,银离子敷料可以延长换药时间间隔。

③ 健康教育:糖尿病病人足部感觉血运往往受损,在日常生活中,应保持足部清洁卫

生,避免局部损伤,出现非溃疡病变应及时就诊,不可以自行在家中处理,小小的损伤往往就是感染的诱因。足部检查时发现局部异常应到医院就诊,对于足部的溃疡等要及时诊治,避免严重感染的发生。

5. **坏疽足护理**　糖尿病足坏疽是指皮肤与皮下组织(肌肉、肌腱、关节或骨)持续性坏死,提示不可逆损害,需要通过清创或者手术去除坏死足趾才能治愈。

(1) 糖尿病足坏疽的评估。

① 全身评估:全身评估包括病人的年龄,全身疾病,血糖,血压,有无糖尿病的并发症,全身营养状况,重要脏器功能特别是心、肺、脑、肾等重要脏器功能。病人有无体温升高等全身中毒症状以及血液生化数据。

② 局部评估。

神经血管功能的评估检查:病人足部的外形,有无关节的变形,皮肤的颜色、温度、动脉搏动和足部感觉。必要时行血管造影等影像学检查。评估病人神经血管的功能,辨别引起坏疽的原因,对伤口局部处理方法的选择非常重要。

糖尿病足坏疽的分类:

湿性坏疽:病人足背、足底、趾跖部红肿,局部可有波动感或已破溃,局部渗液或分泌物较多,可见黄色或黑色的坏死组织,可有肌腱外露。

干性坏疽:坏疽部位组织多呈黑色,渗出少或没有渗出。

(2) 糖尿病足坏疽伤口的护理。

① 神经性坏疽足。

神经性湿性坏疽:全身状况良好的湿性坏疽是进行外科手术清创的主要指征。主要原则控制感染,去除所有坏死组织,截除坏死足趾,清创术后应尽量开放伤口以利于引流。

神经性干性坏疽:不宜过早处理,应等炎症减轻,坏死与正常分界清楚,自坏疽分界线处切除足趾或从跖骨关节处离断,感染轻、血供良好可一期缝合。

② 缺血性坏疽足。

缺血性湿性坏疽:伴有严重扩散感染时,湿性坏死组织应该马上去除,采用中心负压主动引流促使湿性坏疽变为干性坏疽。

缺血性干性坏疽:清创时机把握对伤口愈合、疾病转归及至病人生命都有非常重要的影响。笔者多年经验觉得局部缺血伤口清创原则完全符合中医外科护场理论。所谓"护场","护"是指一种自身防御体系,"场"是指自身防卫体系在局部所形成的防御范围。对于缺血性伤口,清创时机就是护场形成。缺血性伤口愈合过程呈现出"黑-黄-红-粉"四期变化,而四期的代表物质基础分别为坏死组织、变性组织、肉芽组织和上皮组织。伤口局限,肉芽组织从变性组织基底部出现,提示护场形成,则伤口能够顺利通过四期变化而愈合。如果护场没有形成而贸然清创,结果伤口扩大威胁肢体乃至生命。伤口周围护场形成判断,主要从伤口周边皮肤和伤口内部肉芽2个方面进行观察。护场形成,则伤口周边皮肤向伤口内部收缩塌陷,颜色变深呈环形包绕伤口,与正常上皮组织有明显的红色分界线,邻近伤口可见上皮生长,伤口内部肉芽鲜红,有光泽,分泌物较少。而未形成护场的伤口,周围皮肤肿胀,与正常组织无分界,邻近伤口的皮肤呈鱼口状外翻,边缘苍白,伤口内部肉芽水肿,颜色晦暗,并有脓血样分泌物。严重缺血坏疽护场难以形成,如果坏死组织只局限于足趾,在进行血管治疗前应尽量避免外科治疗。即使进行了血管重建手术,也仍然不能贸然截除坏死足趾。

对于严重缺血足跟部坏死,应尽量控制感染让其干燥,对已形成干性黑痂不能进行清创。对于老年人血管闭塞严重病人,即使是经过血管介入等治疗,血供的改善也还是有限的,并不能满足伤口愈合的需要,故保留坏死的足趾是必要的。

③ 混合性坏疽足。

糖尿病足坏疽往往同时伴有血管和神经功能障碍,血管功能的判断对伤口的预后及处理方式有着重要的作用,因此,换药前要常规进行血管功能的评估。对于混合型坏疽足,尽量先纠正缺血状况,改善局部循环,清创要遵循缺血性坏疽的清创原则。伤口愈合后,在健康教育中要重点强调对足的保护,对易受压部位进行保护,防止复发。

健康教育:糖尿病足坏疽是严重的糖尿病并发症,也是导致糖尿病病人截肢的重要因素,每日足部检查,发现足趾变色要及时诊治。对于缺血性足病的病人,一定要戒烟,局部可进行功能锻炼,促进侧支循环建立,发现下肢冰凉、间歇性跛行等情况及时到血管科就诊,改善血管状况,尽量避免严重的足部坏疽。神经性坏疽的病人多由不当的足部护理引起,伤口愈合后应注意采取保护措施,如穿减压鞋等,防止复发。

6. 不可挽回足护理(糖尿病足截肢术围术期护理)　糖尿病足坏疽又称为糖尿病性肢端坏疽,是糖尿病病人由于合并神经病变及各种不同程度末梢血管病变而导致的下肢感染、溃疡形成和(或)深部组织的破坏。它是糖尿病后期血管、神经并发症之一,是糖尿病病人致残的主要原因之一。糖尿病病人经积极保守治疗后患肢病变得难以改善,坏死、感染难以控制,不得不进行截肢治疗。为了减轻病人痛苦,配合截肢手术治疗,围术期的护理是十分重要的,它是糖尿病足截肢手术成功的重要保障。

(1) 下肢残端护理:残肢垫高 20°～30° 以利用静脉回流减轻肿胀。保持残端敷料清洁干燥,及时换药。术后 48 小时内要密切观察伤口有无出血现象,床头备好止血带。保持伤口引流管通畅,记录 24 h 引流液的量、性质、颜色的变化。为了持续吸引伤口内的渗血、渗液,减少组织反应,引流管一般于术后 3～5 d 拔除。残端妥善包扎,所有骨突出均用软棉垫保护。弹力绷带包扎应松紧适宜,包扎过紧引起肿胀、疼痛、淤血等并发症;包扎过松起不到早期加压止血的作用,还会引起伤口敷料不稳、脱落等,容易导致伤口感染。3 d 后将残肢维持在伸展位或固定于功能位,预防关节僵硬及肌肉挛缩。定时翻身、拍背,加强基础护理。残端完全愈合后,应经常给予均匀地压迫、按摩、拍打和蹬踩,逐渐增加残肢的负重,加强残肢面的韧性和肌肉力量,为安装假肢做好准备。

(2) 功能锻炼:术后功能锻炼是促进病人恢复生活能力的重要方法,护理上应告知病人加强残肢功能锻炼的重要性,协助其克服害怕术后伤口疼痛以及切口渗血等消极思想,积极主动地进行功能锻炼。根据病情指导病人循序渐进地进行残肢功能锻炼。术后 24 h 可在床上开始残肢部分的被动肌肉运动及抬起、放下运动;拆线后可进行肌肉的主动运动、抗阻力运动及残肢关节伸屈运动,并进行残端软组织收缩训练,如局部轻拍、按摩肌肉等。用力不能过猛,因糖尿病病人,尤其是老年病人,病程时间长,存在肢体远端的神经病变,局部感觉迟钝,营养障碍,一旦出现局部皮肤损伤,就很难愈合且易引发感染。此外,每天用弹力绷带包扎残端多次并给予均匀的压迫,有利于局部肌肉的收缩及定型,促进血液循环。指导病人用残端蹬踩物品,由软到硬,次数和强度逐渐增加,为将来安装假肢做准备。

(3) 糖尿病足截肢术后并发症护理。

1) 出血和血肿:多由于大血管结扎不牢靠致线结脱落,止血不彻底,使闭塞萎陷的血管重新开放,血栓脱落,包扎加压不够以及受到意外创伤等所致。

护理措施:

① 床旁准备止血带,以备大出血时及时止血。告知家属不得随意取走。

② 床旁交接班,严密监测生命体征,注意倾听病人主诉,观察伤口渗血情况。

③ 术后24 h松动引流物,并于术后48～72 h取出。拔除引流物时可适当压迫周围组织。

④ 若发现大量积血流出,则应延缓取出引流物,并立即加压包扎。

a. 引流物取出后如发现残端血肿,可在无菌条件下行穿刺抽吸,并加压包扎。

b. 对严重大出血或血肿反复发生者,需手术探查止血。

2) 残端不愈合、感染:糖尿病病人由于自身免疫功能下降,伤口愈合慢、容易感染。无论是残端软组织感染还是合并骨髓炎,都会使病情加重,延长愈合时间,并形成较大面积的瘢痕。在周围血管疾病的病例中(尤其是糖尿病),感染发生率较高。

护理措施:

① 做好术前准备,积极治疗容易合并感染的疾病。术前有针对性地应用抗生素,术中注意无菌操作,严格清创,认真止血,尽可能排除易感染因素。

② 术后嘱病人平卧位,将残肢抬高30°并制动,以促进局部血液回流,减轻肿胀,利于伤口早期愈合。加压包扎松紧度应适宜。根据术中情况留置引流物。

③ 敷料的清洁干燥,及时做局部渗出液的细菌培养及药敏试验,有针对性地使用抗生素。

④ 保持空腹血糖在10 mmol/L以下,以预防高血糖造成的伤口愈合困难及感染。

⑤ 发现局部感染后,可拆除部分缝线,及时引流。严重感染或特异性感染(如气性坏疽)应完全开放伤口,积极抗感染治疗。必要时需在更高位置再行截肢术。

⑥ 如出现伤口不愈合的情况,应根据伤口的大小进行处理,小伤口给予换药处理,伤口过大还应酌情给予肢体修整术。

3) 坏死:当截肢平面选择不当,残端组织血运不良,如皮肤捻挫、剥脱、皮肤缝合时,张力过大、血肿等均可造成皮肤坏死。手术中处理不佳导致渗血、操作粗暴加重组织损伤,清创不彻底、术后包扎不当、换药不及时等因素也可导致皮肤坏死。

护理措施:

① 应注意病人的全身和局部情况血清白蛋白水平低于3.5 g/dl或淋巴细胞总数低于1500/ml的病人伤口愈合困难,补充营养可以促进伤口愈合。吸烟病人应立即戒烟。

② 一般情况下,皮缘的坏死经换药等治疗可自行愈合;单纯的较大面积皮肤坏死,可行游离植皮或皮瓣覆盖;皮肤和深层组织的严重坏死常提示残端血供不足,截肢平面不够,应迅速做近端平面的再截肢。

4) 残端水肿或萎缩:常由于残端过短或肢槽不合所致,结果造成局部血液和淋巴循环障碍,残端水肿加剧,进而导致肌肉萎缩。如果后期出现残端水肿可引起近端狭窄,导致残肢充血。

护理措施:

① 术后抬高患肢,促进静脉血液回流,注意2 d后肢体放平。

② 早期包扎有助于减少水肿,注意避免因近端包扎太紧而造成一个球形残端。应及时松解,并用弹力绷带包扎。

③ 石膏绷带和立即性假肢可减轻残端水肿。使用石膏时应注意观察,防止松脱。

④ 加强活动锻炼,改善局部血液循环。

⑤ 如残端过短或假肢槽不合适,易造成局部挤压。影响血液循环,加剧残端水肿进而出现肌肉萎缩,应及时更换合适假肢,局部行按摩、理疗,并加强功能锻炼。

5) 残肢疼痛:截肢术后出现残端疼痛的原因很多,主要有神经残端组织再生,形成神经瘤;残端组织挤压、牵拉;残端炎症血肿对症治疗;骨质增生、死骨残留等都会引起疼痛。

护理措施:

① 对术后常规出现的伤口疼痛,可应用镇痛剂和镇静剂,以缓解病人痛苦。

② 对残端感染、血肿,应及时给予对症治疗。骨质增生、死骨残留者可通过手术切除骨刺、清除死骨。

③ 术后理疗、热敷、按摩、适当变动假肢套筒,可避免局部的挤压与牵拉,均可减轻疼痛。

④ 对神经瘤引起的顽固性疼痛,可通过手术切除局部瘢痕组织和神经瘤。

6) 幻肢觉和幻肢痛:50%以上病人可发生幻肢觉或幻肢痛。病人常主诉冷、热、潮湿、刺痛等症状,且多为持续性疼痛,以夜间为甚,其特点和程度不一,但少有剧烈疼痛。引起幻肢疼痛的病因尚不明确,因此也缺乏有效的治疗。

护理措施:

① 术前做好解释宣传,使病人建立充分的思想准备。术后引导病人注视残端,以增强其对肢体截除事实的心理感受。

② 心理护理是预防幻肢痛的有效方法。

③ 对疼痛史较长的病人可轻轻叩击其神经残端(或神经瘤),也可采用多种理疗方法进行治疗。

④ 早期装配假肢进行适应。下肢假肢者可早期下床,对残肢间歇性加压刺激。一般穿戴正规假肢后,幻觉幻痛有望自然消失。

⑤ 对于顽固性幻肢疼痛者除心理、专业治疗外,可行普鲁卡因封闭、交感神经阻滞或交感神经切除术。

⑥ 对幻肢疼痛多不主张使用镇痛药物,因为其属精神因素疼痛,药物治疗不能解决根本问题,且易形成药物的依赖性。

7) 关节挛缩术后由于残端感染、疼痛、肌肉痉挛、患肢未固定于功能位或忽略了伸屈关节的功能锻炼,都可能导致残肢上方的关节发生挛缩。截肢平面不齐,使残肢肌力不平衡,也是导致畸形发生的原因。

护理措施:

① 下肢截肢病人抬高残肢不可超过 2 d,应及时使残肢维持在伸展位或固定于功能位。

② 术后应及时应用镇痛药物,解除痉挛,并注意预防残端感染。

③ 膝下截肢术后,病人坐、卧位时不要让残肢垂下床缘,长时间处于屈膝位。膝上截肢术后不应将枕头放在两腿之间,也不宜将残肢放在拐杖的手柄上。

④ 病情稳定后,应及早开始残肢的功能锻炼,鼓励病人勤翻身。每日俯卧 2 次以上,每次持续 30 min 以上,俯卧时在腹部及大腿下放置一枕,嘱其用力下压软枕,以增强残肢伸肌肌力。并可在两腿间放置一软枕,使残肢用力向内挤压,以增强内收肌肌力,预防外展挛缩。

⑤ 对关节轻、中度挛缩者可通过强化肌肉力量运动,增加关节的伸屈及平衡运动,以获

得改善。

⑥ 严重的关节屈曲挛缩者需通过楔形石膏和手术治疗。

8) 皮肤问题主要由于负重、剪切力和压力过多造成,也可由酸碱致病性物质引起,如肥皂、洗涤剂和皮革等。假肢肢槽中的环氧树脂和聚酯树脂可引起接触性皮炎。

护理措施:

① 注意残肢的卫生,每日使用品质好的中性肥皂洗涤,保持干燥,观察异常情况与不适。不要擅自在残肢上涂抹非医生处方的药品。

② 定期更换肢槽等。

(二) 功能锻炼

有研究表明,对于高危糖尿病足病人和有过足溃疡史的病人,负重运动不会增加溃疡发生的风险。对于行动不便、高龄或已有足溃疡的病人,非负重运动更安全、适用性更强,非负重运动又分为主动运动和被动运动。

1. **主动运动** 在糖尿病急性并发症纠正后,血糖控制在 16 mmol/L 以下,病情相对稳定时采取运动治疗。采取坐位或卧位,做双上肢举臂、伸展,双下肢交替抬高、屈伸。开始时每次 5 分钟,逐渐增加至 10～20 分钟,并依据个人身体状况增减,如身体状况不能适应,可选择运动中间间隔 5～10 分钟或适当减少运动时间,每天两三次,进餐后 1 小时左右开始运动。运动强度以微汗、略感疲乏,无头晕、胸闷等不适,休息后可较快缓解但不短于 10 分钟,下一餐进餐前疲劳感基本消除,次日无明显乏力、肌肉酸痛为宜;为保证安全,心率控制在(170 - 年龄)×90%左右。运动频度依身体状况及以往运动习惯不同,选择每日或隔日进行。

2. **被动运动** 对于昏迷、瘫痪或体质虚弱的病人可以帮助其进行被动运动。由足部向上按摩至膝以下,注意动作轻缓,避免触及原有伤口或发生新伤口。卧位双下肢连续屈伸运动 20～30 分钟,心率达 80～120 次/分钟,每周运动 5 天。

［附录］糖尿病病人穿鞋指南解读

目前有研究说明,不合适的鞋袜造成了 1/3 以上的糖尿病病人足溃疡,而 85%的糖尿病病人的截肢起因是足溃疡。

糖尿病足(DF)是糖尿病最严重的慢性并发症之一。糖尿病足主要表现为足部周围神经病变、足部生物力学改变、周围血管病变、溃疡及其他皮肤感染 4 个特征。国内糖尿病足的患病率正增长,每年约有 6 万余人由于足部溃疡或其他神经病变而截肢。

(一) 鞋子是导致足溃疡的主要危险因素

澳大利亚先后于 2013 年、2018 年发布了《糖尿病病人穿鞋指导指南》(后文简称指南),指南中明确提出糖尿病相关的足溃疡是严重的糖尿病并发症,也是导致下肢截肢明确的危险因素。指南中引用一项由英国主导的前瞻性研究提出 35%足溃疡来自鞋子的摩擦。此外,来自澳大利亚 NSW 一项 472 例病人的研究指出,所有 54%的足溃疡病人明确的损伤病因来自鞋子。

引起糖尿病足的原因有多种,目前有研究说明,不合适的鞋袜造成了1/3以上的糖尿病病人足溃疡,而85%的糖尿病病人的截肢起因是足溃疡。鞋袜造成糖尿病足发生的主要原因与压力以及鞋边的摩擦相关,目前许多研究认为,压力增高与溃疡生成直接相关。

不适合的鞋子带来的压力或疼痛更可能导致足水泡、厚茧、鸡眼的形成,增加糖尿病病人足溃疡和截肢的风险。尤其是针对那些外周神经感觉功能减退的病人,由于对挤压和疼痛的感知功能减退,这类病人更容易导致足溃疡的发生。

对于有严重的神经病变病人,前足与后足压力之比明显升高。前足压力增高、足底压力不平衡是足前部易发溃疡的重要因素。

(二) 糖尿病鞋是预防糖尿病足溃疡的有效方法

对于糖尿病病人足溃疡的预防,指南中明确提出穿专门定制或配合足矫形器一起使用的糖尿病鞋是预防糖尿病病人足溃疡的关键。目前有多项研究表明,糖尿病鞋的使用,能有效降低糖尿病足溃疡的发病率,但穿着时间要在60%以上。

人们通常认为皮鞋质地硬,可对足部产生比较大的压力,而实际上皮鞋内的压强低于布鞋。布鞋虽然比较软,但是由于无跟,足跟所受的压力反而大于皮鞋,不利于预防足跟部溃疡。国内的一项研究认为,当鞋跟高度超过 3.12 cm 时,足后跟负重时间开始减少,与裸足状态下第五跖骨端峰值压强相比,随着鞋后跟的增高,第五跖骨端的压力明显降低。

目前,针对糖尿病鞋和鞋垫的设计主要体现在以下几个方面:

(1) 减少足底压力,减少震动和切变力。

(2) 适应足的形状和大小,鞋尖放余量应为 0.95~1.27 cm。

(3) 足趾到足背应该有充足的空间,可调节系带式的鞋,可以适应糖尿病足的水肿和变形。

(4) 足跟部位要舒适、合脚。

(5) 增强稳定性,适当限制踝关节的活动。

(6) 应选用轻便、有强抗震效果的材料。

(三) 糖尿病足溃疡的危险人群

对于糖尿病病人是否需要穿糖尿病鞋进行预防,澳大利亚《糖尿病病人穿鞋指导指南》中提出糖尿病病人鞋类推荐主要基于病人足溃疡发生的危险分层。

(1) 风险级别低。

(2) 无外周神经受损。

(3) 无外周动脉血管疾病。

(4) 脚型正常/无截肢病史。

此类病人现成的鞋子可能是合适的;鼓励病人测量脚的尺寸,定做专业合适的鞋子;鼓励病人穿符合"穿鞋指南推荐"的鞋子。

(1) 有风险。

(2) 外周神经受损和/或外周动脉血管疾病。

(3) 脚型正常/无截肢病史。

此类病人现成的鞋子可能是合适的;鼓励病人测量脚的尺寸,定做专业合适的鞋子;鼓励病人穿符合"穿鞋指南推荐"标准的鞋子;鞋子需要一直穿上预防外伤;定制鞋子保证在下午能适应足的水肿和变形。

(1) 高风险。

(2) 不正常的脚型。

(3) 截肢病史。

此类病人所穿鞋子必须由通过专业训练的健康专业人员推荐。

(四) 糖尿病鞋的选择(参考澳大利亚 2018 版《糖尿病病人穿鞋指导指南》)

(1) 长度(length):当穿着鞋子站立承重时,需要确认鞋子有足够的长度,鞋子的内部长度应比从足跟到最长的脚趾测量的足部长度长 1~2 cm。

(2) 深度(depth):应该适应脚趾自由移动而不会在内侧、外侧或背侧造成压力。

(3) 宽度(width):宽度应等于脚的所有部分的宽度。如果鞋面刚好系紧,宽度正好。前脚和后脚之间的关系是重要的,因为容纳宽阔的前脚可能导致脚后跟太宽。

(4) 高度(height):高度可能低于脚踝、与脚踝平齐或高于脚踝。高帮鞋提供更坚定、更稳定和减少关节运动,高帮类鞋也有助于前脚减压。

(5) 鞋垫(insole):鞋垫的主要功能是压力重新分配。这是通过增加脚和鞋垫之间的接触面积以及在鞋垫中增加矫正元件的原理实现的。应该使用减震、柔软但有足够弹性和不滑的材料。

(6) 外底(outsole):橡胶、塑料和皮革都可以用于制造鞋外底,但橡胶外底被认为是最好的。此外鞋子不应该比脚部更柔软,否则鞋子在推出时会发生摩擦。

(7) 脚跟外壳(heel enclosure):建议使用足够贴合且封闭的脚跟,因为足背部开放的鞋类或脚跟外壳太宽可能会导致脚后跟受伤,并且通常需要穿鞋的人抓住脚趾才能使脚趾保持打开状态。

(8) 脚后跟高度(heel lift):脚后跟高度(或脚后跟差异或间距)一般为 1.5~2 cm,且不超过 3 cm。

(9) 鞋面闭合(closure):适当的系紧鞋带或尼龙搭扣保持脚不向前滑动,鞋带系紧应能保证长期紧固和个人调整。

(10) 鞋面(uppers):鞋面应由皮革或合成材料(类似于运动鞋)制成,光滑的内衬用不会随着时间变硬的材料制成,接缝有限且最好在鞋面区域没有接缝,鞋面应透气且耐用,并且能够在不产生压力区域的情况下改善足部畸形。

(11) 脚趾部分(toe box):鞋子覆盖并保护脚趾的部分应该是柔软的(除非特殊要求,如建筑专业人士等另有要求),并适应脚趾的形状,以避免脚趾受到任何摩擦。

(五) 现状

糖尿病足的预防已经受到国内同行的重视。对糖尿病病人进行关于鞋袜选择的指导,是预防糖尿病足的重要内容。

目前,许多西方国家已经研究和设计了多种糖尿病治疗鞋,并可在医疗保险中支付。我国的足部生物力学测定正逐渐引起临床工作者的兴趣,糖尿病治疗鞋刚进入医疗市场,但糖尿病治疗鞋和鞋垫价格昂贵、外观欠美观、不适合炎热季节穿着等因素限制了病人的使用。

而普通布鞋缺乏对足跟的保护,不适合糖尿病合并足跟压力增高病人穿着。因此对于不同的足病变的糖尿病病人,应该有不同质地的鞋袜,而足部压力研究将为其提供可靠的数据。

目前我国糖尿病病人以及医务工作者尚未重视糖尿病病人鞋袜的选择,未充分了解鞋袜给糖尿病病人带来的影响。关于糖尿病病人鞋袜的普及和教育在我国还有很长一段路要走,也需要有指南对此进行指导。

(六) 典型案例解析

案例1

许某某,女性,32岁,外伤后导致糖尿病足,来院就诊,血管外科收治入院清创,出院后来门诊伤口护理。此时伤口50%红,50%黄,中量渗液,周围皮肤红肿,延及足趾,皮纹消失,伤口边缘皮肤轻微浸渍,内卷,伤口无异味,病人疼痛不明显。病人有糖尿病病史,无其他既往史。

1. 伤口治疗过程(图13-26至图13-29)

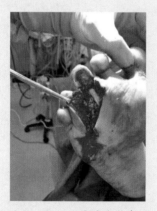

图13-26　治疗前手术清创

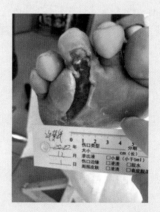

图13-27　治疗1月后

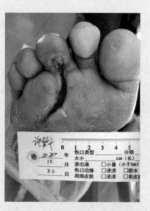

图13-28　治疗2月后

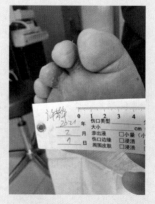

图13-29　创面愈合

2. 案例治疗注意点

（1）考虑到该创面是糖尿病足，周围皮肤发红，使用水凝胶促进自溶性清创，银离子敷料控制感染，泡沫敷料提供湿性愈合环境。

（2）在治疗过程中，病人控制血糖水平，减少足底受压，促进伤口愈合。

案例 2

李某某，男性，70 岁，糖尿病病史 30 余年，血糖控制不佳，糖尿病周围血管病变，入院前 5 月右足背红肿溢液（图 13-30 和 13-31），使用烫伤药膏自行换药，入院后予足部清创＋负压引流术。

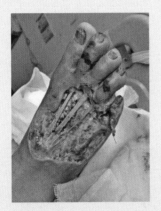
图 13-30 入院前照片

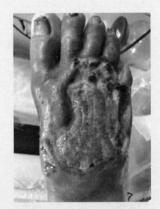
图 13-31 入院时照片

1. 伤口治疗过程（图 13-32 至图 13-38）

在积极全身抗感染的同时，足部创面 5 次清创＋创面皮瓣移植并予负压引流。

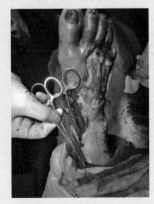
图 13-32 第一次清创

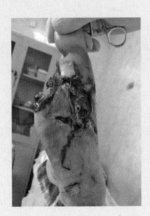
图 13-33 第二次清创

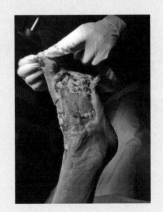
图 13-34 第三次清创

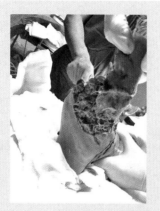
图 13-35 第四次手术清创

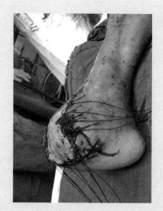
图 13-36 第五次手术清创加皮瓣移植术

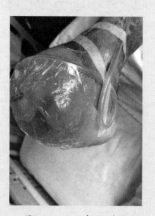
图 13-37 负压引流

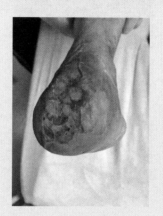
图 13-38 创面愈合

2. 案例治疗注意点

（1）考虑到该创面是糖尿病足，且有周围血管病变，单纯的换药是难以愈合的，因此需要全身抗感染治疗。

（2）同时由于局部感染坏死还在蔓延，创面彻底清创是关键，由于病人年龄较大，难以耐受较大的创伤，因此分次清创是非常必要的。

（3）根据创面情况，选择新型敷料，起到溶解坏死组织、管理渗液、促进上皮爬行的目的。

（4）多学科协作为病人提供一站式服务，发挥各科室的优势，促进创面快速愈合。

第四节　下肢溃疡的护理

下肢溃疡是外科常见病，特别是慢性下肢溃疡更属于疑难病症，这种溃疡长期不能愈合或愈合后仍反复发作，有时甚至会发生癌变，严重影响人们的正常生活和工作。在下肢溃疡中，静脉性疾病导致的溃疡所占比例为 90% 以上，其余不足 10% 者为动脉性疾病、血栓闭塞性脉管炎、淋巴管阻塞以及神经性疾病、新陈代谢失调、血液系统紊乱等所致。它大致可以分为以下两大类：①缺血性溃疡即动脉性溃疡：好发于肢体远侧即趾(指)和足跟，疼痛剧烈，晚上尤甚，下垂肢体可缓解，溃疡边缘开始不规则，后来呈锯齿状，底部有不健康的灰白色肉芽组织覆盖，周围组织呈慢性缺血改变。血栓闭塞性脉管炎导致的溃疡也归于此类。②瘀积性溃疡即静脉性溃疡：好发于小腿中下部，呈单发或多发，为圆形或不规则形。溃疡浅，边缘坚硬，呈斜坡状，底部的肉芽组织比较疏松，表面高低不平，上覆脓性分泌物；周围皮肤呈深褐色色素沉着，并有水肿、湿疹、瘙痒等郁积性皮炎表现。疼痛较轻，抬高患肢及清洁伤口后明显缓解。

以上 2 种溃疡可以相互夹杂，同时并见。

一、动脉性溃疡的护理

下肢血管性溃疡按其病因及发病机制可分为动脉性溃疡和静脉性溃疡，两者的临床表现和处理方法是截然不同的，因此正确区分动脉性溃疡和静脉性溃疡是成功处理下肢血管性溃疡伤口的关键。下肢动脉闭塞性疾病是全身性动脉内膜及其中层的退行性、增生性改变，使血管壁缩小、变硬，从而失去弹性，继发血栓形成，导致远端血流量进行性减少甚至中断。它是全身性动脉粥样硬化的一个重要表现，而下肢动脉性溃疡是动脉硬化闭塞性疾病的并发症之一。通常以 45 岁以上男性较为多见，男女发生比例为 8∶1，四肢动脉均可发病，但以下肢多见，常侵犯股浅动脉，其次是腹主动脉下 1/3 处，包括腹主动脉分叉处和髂总动脉及动脉近端。远侧端血管受累以胫前动脉受累较胫后动脉为多，故下肢发病率高于上肢，且病情相对较重。

(一) 概述

(1) 下肢动脉的解剖：人体的躯干部与下肢直接相连，前部以腹股沟与腹部为分界面，后部以髂嵴与腰骶部为分界面。下肢由近至远可将其分为臀部、股部、膝部、小腿、踝部和足部。下肢的动脉主要包括髂总动脉、股动脉、腘动脉、胫前动脉、胫后动脉、踝与足部的动脉。髂总动脉在骶髂关节处分为髂内动脉和髂外动脉，髂外动脉经腹股沟韧带中点深面至股部移行为股动脉，股动脉其实就是髂外动脉的延续。股动脉及其分支在髋关节、膝关节、踝关节等关节处形成丰富的动脉侧支循环。腘动脉是股动脉的延续，是腘窝内位置最深的结构，紧贴股骨腘面及膝关节的关节囊后部走行，穿过腘窝深部向下外侧，终于腘肌下缘。腘动脉在腘窝下角分成胫前动脉和胫后动脉。胫前动脉向前穿骨间膜至小腿部，在小腿前肌群下行，在踝关节前方移行为足背动脉。胫后动脉是腘动脉的延续，位于小腿后区浅肌层与深肌层之间下行，经内踝后方转至足底。胫后动脉起始处发出腓动脉，越过胫骨后肌表面斜向外下，下降于外踝后方止于外踝支。踝与足部的动脉包括足背和足底的动脉，足背动脉是胫前动脉的直接延续，经拇长伸肌腱和跗长伸肌腱之间行向前下方，位置表浅，易于体表摸到其搏动。足底的动脉血供丰富，主要来自胫后动脉，在此部位的胫后动脉分为足底内、外侧动脉。足底外侧动脉较粗，斜向前外，穿过趾短屈肌的深面，到达足底外侧缘前行，分支分布于邻近组织。足底跟内侧动脉较细，沿足底内侧缘前行，分支分布于邻近组织。

(2) 下肢动脉的生理：动脉壁是由外膜层、中膜层和内膜层 3 层结构组成。外膜层，又叫动脉外膜，由一层疏松的结缔组织构成，为血管壁提供中等强度的支持力量。中膜层，又叫中间层，含有肌层纤维和弹性纤维以维持血管壁的弹性、强度及收缩性。内膜层是血管的内皮层，仅有数层细胞的厚度。动脉是由中间向外侧逐层下降，越往下血管收缩功能越明显。股总动脉以下的血管具有快速收缩或舒张的倾向，可对组织的灌注产生直接影响。当发生动脉粥样硬化性疾病，血管腔的表面积缩小时，动脉可以增加自身大小来维持恒定。但如果血管阻塞超过其直径的50%时，动脉舒张的功能就会逐渐丧失，任何动脉硬化积聚物的增加都会阻碍动脉灌注。在相应狭窄的区域，血流会进一步减少，为了与管腔内血流的减少相适应，动脉管径也随之减小。随着动脉壁的硬化，动脉顺应性逐渐降低，最终将发生钙化性动脉粥样硬化。

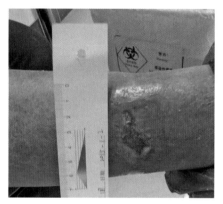

图 13 - 39　动脉性溃疡

（二）下肢动脉性溃疡的定义

下肢动脉性溃疡又名缺血性溃疡（图 13 - 39），属于外周动脉血管梗阻性疾病，是指因动脉性病变导致周围小动脉狭窄或闭塞及动脉粥样硬化所致的血管狭窄，以至于血液无法正常流至双下肢，造成下肢缺氧，该动脉灌注的局部肢体缺血，导致患肢有皮肤温度降低、肢体麻木、疼痛、脉搏减弱或不能触及，引起病人运动功能障碍，出现静息痛、间歇性跛行、局部组织发生缺血性破溃或坏死等临床表现。

引起动脉缺血的原因通常是由于动脉粥样硬化，动脉粥样硬化是动脉血管病变，是由于脂肪沉积于动脉血管内壁，导致血管腔狭窄，血管壁弹性消失，严重者更可致血流受阻塞，从而引起组织缺血坏死。它的高危因素主要包括吸烟、高血脂、高血压、糖尿病，其他导致阻塞的原因包括血栓形成、栓塞、血管炎及雷诺病等。急性下肢缺血通常是由于下肢动脉栓塞或下肢动脉急性血栓形成所致。而血栓闭塞性脉管炎、下肢动脉硬化性闭塞症、主动脉型大动脉炎等可导致下肢的慢性缺血性表现。病变发生于主动脉、髂动脉、股动脉、腘动脉以及膝下的动脉均可导致下肢缺血的发生。当动脉供血不足时，由于动脉血流减少和组织缺氧，缺血患肢主要表现为肢体或足趾发冷、麻木、疼痛、间歇性跛行、下肢动脉搏动消失等，最终将导致肢体营养障碍，趾端、足部、小腿甚至整个肢体的溃疡或坏死。肢体的残缺极大地影响了病人的生活质量，严重者甚至危及生命。不同类型的血管性溃疡具有不同的病理生理特点，而动脉性溃疡是一类因动脉血流不足或缺血引起的愈合受阻的伤口。贫血导致的低氧可进一步加重缺血的程度，多种因素可导致动脉性溃疡发生。下肢的动脉受阻，则血流量就会减少，并且仅能够维持组织的基本活性。处于缺血状态的末梢肢体，感染或外伤常常可促使溃疡发生。外伤性溃疡的病因可因发生位置的不同而不同，但此类伤口通常发生在足部或胫前动脉分布区。创伤性溃疡可由急性或慢性压力作用、急性物理性损伤如钝器外伤所致。其他导致皮肤破损溃疡的情况，包括过热、化学物品、局部的血栓或栓子形成，这些因素均可通过损伤动脉血流而减少细胞营养。尽管某些伤口愈合的过程中可能会出现缺血的表现，但随着伤口的愈合，动脉血流通常会随之改善。一旦出现缺血，不管是什么病因，都会阻碍伤口的愈合。

（三）下肢动脉溃疡发生的高危因素

（1）吸烟：吸烟与动脉硬化密切相关,香烟中的尼古丁、一氧化碳等有害物质会损伤动脉内壁,受伤的动脉内壁会卡住胆固醇,引起血小板堆积形成脂肪斑块。同时,抽烟也会引起冠状动脉收缩痉挛,减少血流量。

（2）缺乏运动：长期不运动不仅会造成身体问题,还可能会造成心理问题。缺乏运动会使人体的血管血容量减少,心脏功能减退,加重中老年人的心脏病,提高动脉硬化、高血压、高血脂、冠心病的发生率,同时还会导致人的心情低沉、压抑、闷闷不乐。

（3）高血压：高血压是一种多发病和常见病,是引发心、脑、血管、肾病变的一个重要危险因素。初期表现为全身的细小动脉痉挛,后期细小动脉转变为动脉硬化。中、大动脉出现血管内膜的脂质沉积,从而形成粥样硬化斑块和血栓。

（4）高血脂：高血脂是一种常见的代谢异常,是指体内血脂水平过高。长期的高血脂,其脂质在血管内皮沉积会使下肢动脉硬化的患病率增高,出现间歇性跛行的危险增加。

（5）高血糖：据相关统计,80%糖尿病病人会出现血管病变,长期的高血糖会损害血管,使动脉硬化的发生率增加2～4倍。

（6）高血小板聚集率：血小板的聚集性增高,凝血机制增强,血液的黏稠度增高,从而加速动脉粥样硬化的进展,形成斑块或血栓。

（四）下肢动脉性溃疡的临床表现

1. 下肢动脉性病变的常见症状

（1）肢体疼痛：是血管疾病的常见症状,是病人就诊的主要原因之一。血管疾病的疼痛主要由于动脉供血不足造成,通常分为间歇性和持续性疼痛两类。

1）间歇性疼痛：是指肢体在运动后、体位或温度改变的情况下出现的一时性的疼痛,与下列3种因素有关。

① 肢体活动：慢性动脉阻塞时,步行或活动时可以出现肢体乏力、倦怠、酸胀、钝性或锐性疼痛,迫使病人止步或停止活动,休息片刻后疼痛缓解,因此又称"间歇性跛行"。间歇性跛行常见于动脉硬化闭塞症、血栓闭塞性脉管炎和大动脉炎等慢性动脉疾病。如行走速度恒定,跛行时间和距离愈短,提示血管阻塞的程度愈严重。

② 肢体体位：肢体所处的体位与心脏平面的关系,可以影响血流状况。动脉阻塞性疾病时,抬高患肢因供血减少加重缺血而加重症状,同时伴有肢体远端皮肤苍白;患肢下垂则可增加血供而缓解疼痛。

③ 温度变化：当发生动脉缺血性疾病时,热环境能舒张血管并促进组织代谢,减轻症状,但是如果后者超过了血管舒张所能提供的血液循环,则会促进组织代谢及耗氧,引起代谢产物聚集,加剧疼痛。严重的血管病变,在静息状态下仍有持续疼痛,又称静息痛。

2）动脉性静息痛：动脉性静息痛多发生于慢性临界性肢体缺血状态时,踝部动脉收缩压一般≤50 mmHg,趾端收缩压一般≤30 mmHg。与跛行疼痛的方式不同,缺血性静息痛不表现在肌肉群而在足部,特别是足趾和跖骨。无论急性或慢性动脉阻塞,都可因组织缺血及缺血性神经炎引起持续性疼痛伴间歇性加剧,向远端放射并伴麻木、厥冷、灼热等。急性病变,如动脉栓塞可引起急骤而严重的持续性疼痛。由慢性动脉阻塞引起者,症状常于夜间加重,病人不能入睡,常取抱膝端坐体位,以求减轻症状。

(2)皮肤温度改变:皮肤温度与通过肢体的血流量相关。动脉阻塞性病变时,血流量减少,皮温降低。

(3)色泽改变。

1)正常和异常色泽:正常皮肤温暖,呈淡红色。异常皮肤颜色分为发红、发绀和苍白 3 种。皮色呈苍白色或发绀,伴有皮温降低,提示动脉供血不足。

2)指压性色泽改变:以手指重压皮肤数秒钟后骤然放开,皮肤颜色复原时间延缓。如果在发绀区指压后不出现色泽改变,提示局部组织已发生不可逆性坏死。

3)运动性色泽改变:静息时正常,但在运动后肢体远侧皮肤呈苍白色者提示动脉供血不足。

4)体位性色泽改变:又称肢体抬高试验(Buerger 试验):先抬高下肢 70°~80°,或高举上肢过头、持续 60 s,肢体远端皮肤保持淡红色或稍微发白,如呈苍白或蜡白色,提示动脉供血不足;再将下肢下垂于床沿或上肢下垂于身旁,如恢复时间超过 45 s,且色泽不均者,进一步提示动脉供血障碍。

(4)感觉异常:主要有肢体沉重,浅感觉异常或感觉丧失等表现。

1)沉重:行走不久,肢体出现沉重、疲倦,休息片刻可消失,提示早期动脉供血不足,常见于动脉硬化闭塞症或血栓闭塞性脉管炎等。

2)感觉异常:动脉缺血影响神经干时,正常神经功能受损,可出现麻木、麻痹、针刺或蚁行等异样感觉。小动脉栓塞时,麻木可成为主要症状。

3)感觉丧失:严重的动脉狭窄继发血栓形成或急性动脉阻塞时,缺血肢体远侧浅感觉减退或丧失。如病情进展,深感觉随之丧失,足(腕)下垂及不能主动活动。

(5)动脉形态改变

1)动脉搏动减弱或消失:见于管腔狭窄或闭塞性改变。

2)形态和质地:正常动脉富有弹性,当动脉有粥样硬化或炎症病变后,扪触动脉时,可以发现呈屈曲状、增硬或结节等变化。

2. 下肢动脉性病变患肢的表现

(1)患肢冰冷。

(2)患肢毛发消失、萎缩、皮肤光亮、趾甲变厚。

(3)腓肠肌或股肌消瘦。

(4)足背动脉减弱或消失,常发生间歇性跛行,抬高时疼痛加剧,下垂时减轻。

(五)下肢动脉性溃疡的诊断

下肢动脉性溃疡的病因可通过病人既往史及其体格检查来推断。重点关注血管病史,包括清晰的现病史描述、既往的血管药物治疗史及相关病情、目前及既往所服用的药物和危险因素。下肢动脉性疾病的症状和体征包括组织缺血情况、疼痛、组织缺损、外观和感知觉的改变。要求尽量使用非侵入性血管检查去识别血管的病变部位。

1. 病史 临床上可以询问病人的一般情况、病史、伴发疾病和高危因素,如高血压病、糖尿病、动脉粥样硬化相关危险因素者,如出现间歇跛行或劳力性下肢痛伴下肢脉搏减弱、消失及双侧不对称;ABI<0.9;多普勒超声、磁共振血管造影以及 X 线血管造影等影像学检

查发现外周动脉狭窄、闭塞病变,下肢溃疡符合动脉性溃疡的特征,即可明确诊断。

2. 下肢动脉性溃疡伤口的特点

(1) 位置:可于下肢任何地方有溃疡形成,但多发生于小腿下端、足部外侧、足趾及足之间。

(2) 疼痛:病人常感觉非常疼痛。

(3) 基底:多有腐肉或坏死组织覆盖。

(4) 大小:一般较小。

(5) 边缘:周围多为整齐的边缘。

(6) 渗液:渗液量相对较少,伤口常较干燥。

(7) 伤口床:苍白或发黑,当发生坏疽时通常可见趾端发黑坏死。溃疡底部为纤维组织,周围角化性硬结。

(8) 伤口周围皮肤:皮肤冰冷,抬高下肢时皮肤呈苍白,站立时下肢呈牛肉红;皮肤薄、发亮、疼痛,可能出现痉挛或持续性深部疼痛;感觉丧失和足趾肌力减弱是识别机体处于缺失危险的最重要的特征。

3. 实验室及辅助检查

(1) 血清学检查:常有血脂异常、甘油三酯、胆固醇浓度和血糖升高等。

(2) 踝/肱指数(ABI 指数)和足趾/肱动脉收缩压的比值(TBI 指数):作为评价下肢缺血程度的常用指标。测量方法:用 12 cm×40 cm 的气囊袖带置于双侧踝部、上臂,用多普勒听诊器测取足背、胫前、胫后和肱动脉压,ABI 指数＝踝部动脉收缩压/肱动脉收缩压。2011年,美国心脏病学会基金会(ACCF)、美国心脏协会(AHA)联合发表了外周动脉疾病治疗指南:ABI 值正常范围是 1.0～1.4;0.91～0.99 为临界异常;0.81～0.90 提示为没有显著的或仅有轻微的周围闭塞性动脉疾病;大于 1.4 为不可压缩性动脉,提示存在动脉钙化,此种情况下测量足趾压力可能更有意义。一般间歇性跛行的病人 ABI 指数在 0.5～0.8,提示为中度闭塞性周围动脉疾病;静息痛时低于 0.5,提示严重的周围动脉疾病,严重缺血,应尽快请血管外科介入,进行血管重建;肢体坏疽时低于 0.1,对于严重缺血没有全球认可的定义,临床研究中用踝部动脉收缩压低于 6.67(50 mmHg)或足趾收缩压小于 4.00 kPa,同时反复出现的静息痛,规律使用镇痛剂 2 周以上仍无效者,还可能存在足或趾部溃疡或坏疽。

(3) 行走试验:让病人在规定的时间内做一定速度的原地踏步(约 120 步/min),直到病人因剧烈疼痛而出现跛行或不能坚持继续行走为止,通过测定记录此跛行距离和时间了解动脉缺血的严重程度,跛行距离越短动脉供血愈差。轻度阻塞:行走一定时间后病人产生疼痛感觉,继续行走疼痛反而消失;中度阻塞:疼痛一旦出现,就持续存在,直至停止行走;严重阻塞:行走很短的时间即产生剧烈疼痛以致被迫止步休息。

(4) 皮肤温度检查:正常室温(20～27℃),安静休息 20 min,触摸对比两侧肢体对称部位温度,测量可以用半导体皮温计量法和数字温度计测量,温差超过 2℃提示局部肢体循环障碍。急性动脉栓塞时,栓塞部位可以感觉到皮温骤然降低的"变温带",通常实际栓塞平面要比变温带约高一掌的距离。也可将热水袋置于病人腹部,比较两侧肢体升温情况。

(5) 肢体抬高及下垂试验(Buerger 试验):观察动脉供血情况的方法:室内保持温暖,病人仰卧抬高肢体,髋关节屈曲 45°～90°,持续 3 min 后观察,正常人足底保持粉红色或稍发白;如病人足底苍白,则提示动脉供血不足。坐起,使肢体自然下垂,足背静脉充盈时间 5～10 s,足底颜色恢复时间小于 10 s,说明正常;如 10 s 内不恢复者,为中度供血不足;30 s 内不恢复者,为重度供血不足;60 s内不恢复者,为重度缺血,严重时患肢在转红后逐渐转为潮红或斑状发绀,恢复时间和缺血程度成反比。如果有静脉曲张存在,则静脉充盈时间无价值。

（6）下肢动脉搏动检查:两侧对比检查,检查腘动脉(膝关节稍弯曲,腘窝中线偏外侧,逐渐加压可触及)、胫后动脉(内踝与跟腱之间向深处压迫)、足背动脉(内外踝前方连线中点)搏动情况。脉搏搏动可以分为增强(＋＋＋)、正常(＋＋)、减弱(＋)及消失(－)。脉搏搏动减弱或消失提示动脉狭窄或阻塞或伴有侧支循环闭塞存在。

（7）无创的影像学检查技术:数字超声探测仪、计算机断层扫描血管造影、磁共振血管造影成像与 ABI 相结合进行诊断,使用影像学检查手段不但能提升诊断灵敏度,同时还能提示粥样硬化斑块的位置和病变程度的相关信息。彩色多普勒超声检查是首选的影像学诊断方法,近期已被广泛应用的无创检查方法,简便易行,能较好地显示局部的动脉病变,如管腔形态、内膜硬化斑块的位置和厚度、血流状态等;明确病变动脉狭窄闭塞的部位、程度、斑块钙化情况等,为手术方案的选择提供直观、准确的诊断依据。

（8）动脉造影:血管造影是最精确的检查方法,也是目前诊断血管疾病的重要手段之一,不仅能清楚显示动脉的走向、了解动脉的形态,明确动脉粥样硬化的程度,有无侧支循环的建立等。血管造影也能详细地了解阻塞部位、范围、远端血管以及侧支循环建立的情况,有助于确定外科治疗方案及估计手术预后。除应用于诊断血管疾病外,还可以借助造影法进行狭窄血管的扩张、血管栓塞、血管内支架等血管介入性治疗等。

（六）下肢动脉性溃疡与其他下肢溃疡的鉴别

下肢动脉性溃疡与其他下肢溃疡的鉴别如表 13－30 所示。

表 13－30 下肢动脉性溃疡与其他下肢溃疡的鉴别

分类	病因	解剖位置	溃疡的外观	疼痛程度	血管重建的必要性
动脉性	严重的动脉闭塞性疾病、伯格病	趾骨头、两足趾之间、外踝周围、与外伤相关的部位或穿鞋摩擦的部位	底部苍白、干燥、形状不规则	剧烈	有必要
静脉性	静脉功能不全	小腿内侧踝部	底部呈粉红色、湿润、形状不规则	较轻	无
动静脉混合性	静脉功能不全＋动脉闭塞性疾病	踝关节处	底部呈粉红色、形状不规则	较轻	如经久不愈,则有必要
神经性	神经病变(糖尿病或维生素缺乏)	足或足底承重的部位	周围角质层较厚、溃疡深、易发生感染	无	无
神经性＋缺血性	糖尿病(神经病变＋缺血)	足趾、踝部	形状不规则、底部苍白干燥	因神经病变而减轻	有必要

（七）下肢动脉性溃疡的评估

1. 一般资料

（1）基本情况：年龄、性别、职业等。

（2）身体状况：活动情况、下肢活动能力。

（3）病史：是否有心脏病、高血压病、高胆固醇血症、糖尿病史等，有无外科手术、内科疾病、药物服用史等。

（4）辅助诊断：如实验室检查、血管检查、放射学诊断等。

（5）相关高危因素的评估：有无吸烟史、有无感染、外伤史等。

（6）溃疡史：了解病人溃疡发生的时间，之前有无其他症状，是否为复发，复发的部位、接受治疗等情况。

（7）心理社会状况：适应能力、经济状况、家庭支持、社交活动、个人卫生、运动量、酒癖、烟癖、药物癖等。

（8）家庭和工作环境：有无穿着紧束鞋袜。

（9）营养状况：有无消瘦、过胖。

（10）关于动脉性溃疡的形成及预防等。

2. 下肢的评估

（1）患肢冰冷，足背动脉微弱或消失。

（2）患肢毛发消失、萎缩、皮肤光亮，趾甲变厚。

（3）腓肠肌或股肌消瘦。

（4）足趾可能有缺血坏死。

（5）常发生间歇性跛行，抬高时疼痛加剧，下垂时减轻。

（6）抬高下垂试验——体位性皮肤潮红（dependent rubor）：使病人平卧，下肢抬高约30°或高于心脏位置，下肢颜色会变苍白；当下肢向下垂时，颜色转变为红色。

3. 伤口的评估　评估包括患肢有无溃疡、感染或坏疽，溃疡发生的部位、大小、形态、数目、伤口、周围皮肤的颜色、渗液量、气味、感觉、外周血液供应情况、疼痛的程度及性质、疼痛与活动之间的关系及持续时间，有无采取止痛措施以及止痛后效果等。第一次发作的情况、严重程度、持续时间、愈合时间，手术史。检查远端肢体皮肤是否有紧绷或发亮、萎缩等血管性疾病的表现。由于皮肤颜色可反映动脉灌注的情况，因此必须仔细检查每一个脚趾，并与其他脚趾及对侧肢体的情况进行比较。动脉功能不全导致的组织缺血最先表现为局部苍白，进而呈现斑驳样网状，随后出现暗紫色改变，最后变成黑色。抬高足部45°可引起缺血的肢体变苍白，将缺血的足部调整至下垂体位后，足部随即变为暗红色或红润的颜色，即表示缺血组织的充血反应。远端肢体缺血可能出现毛发脱落，甲床失去原有的光泽并变厚。

4. 疼痛的评估

（1）间歇性跛行（intermittent claudication）：此现象是由于血流受阻，氧气不能正常地输送到组织。因此，当病人行走或做运动时，腓肠肌、股肌及臀部肌肉会痉挛及疼痛，病人一定要立即停止活动后休息，疼痛才能逐渐缓解。

（2）静息痛（rest pain）：常发生在夜间休息时，因病人双腿放于床上，血流供应不足而产生疼痛。此时，病人需要将双腿向下垂于床边，通过地心引力增加血流量，这样才能缓解疼痛。

5. 血管阻塞状况评估

（1）脉搏：检查股动脉、腘动脉、胫后动脉及足背动脉。

（2）测量 ABI：指踝部动脉收缩压与上臂（肱动脉）收缩压的比值，通过肢体的节段性压力测量获得，是在无任何损伤的情况下评估动脉供血状态的方法。该比值有助于对缺血程度的判断。

（3）多普勒超声波检查：具有无创、快速、准确、重复性高等优点，是利用超声波来测量血流量，并转成为图表，便可根据图表来得知动脉血管阻塞部位、病变的状态和程度。

（4）血管造影：利用一条导管放进动脉系统内，然后注入造影剂来将动脉血管分布情况显示出来，并可显示血管狭窄及阻塞部位。

（八）下肢动脉性溃疡的治疗和护理

在灌注改善或恢复的基础上，去除坏死组织、控制感染、控制疼痛、促进伤口愈合。溃疡愈合前行动脉手术以改善动脉血供非常重要，早期血管外科重建术是理想的治疗方法。对于干性坏疽的病人要注意保持溃疡周围皮肤的清洁与卫生，保持干燥，只有血供恢复才能进行清创等伤口护理，切勿用湿性愈合方法干预，防止感染，及时请医生会诊，查清血管阻塞情况，避免病情进一步发展。当干性坏疽继发感染时表现为湿性坏疽，出现大量脓性分泌物，及时进行微生物培养，必要时做好病理检查，可以协助清除分泌物，保持创面清洁，使用抗菌敷料控制感染，等待进一步治疗，避免过度清创，加重感染扩散和出血。注意保护下肢皮肤，注意保暖，避免受压。

1. 下肢动脉性溃疡的治疗

（1）手术治疗：下肢动脉性溃疡治疗的首要条件是恢复动脉血流再通，处置溃疡产生的相关因素，控制感染，提供伤口组织的生长环境，促进伤口床的愈合。下肢动脉性溃疡引起的主要原因是动脉狭窄或闭塞引起肢体局部供血不足，导致动脉供血部位的组织缺血缺氧而引起溃疡，因此这类溃疡在供血没有恢复的情况下要愈合非常困难。当病人出现严重的间歇性跛行、静息痛、肢端缺血性溃疡和坏疽时，需要借助外科手术恢复血供。否则，溃疡极难痊愈，甚至会日趋恶化。而且，除溃疡问题外，病人的下肢也会感到非常疼痛。因此，用外科手术解决下肢动脉阻塞是首要治疗原则，恢复动脉血管血液流通是先决的条件。外科手术治疗有许多种，常见的手术有：

1）血管腔内成形术：下肢缺血病变严重时可行血管腔内成形术，包括球囊扩张、支架植入术和导管溶栓治疗，具创伤小、恢复快的特点。主要机制是通过手术使狭窄的血管恢复原来未狭窄时的形状，使血流重新畅通，供血恢复接近正常。主要采用球囊导管进行治疗，所以成形术又称为球囊血管成形术，常用于大血管狭窄。血管成形术是微创手术，它是利用球囊扩张产生的压力使病变处的血管内膜和中膜出现局限性的撕裂，从而使狭窄的管腔增宽，起到斑块清理、血液恢复通畅的作用。术后血管修复的机制是断裂的血管壁各层发生纤维化愈合，血管内皮下层平滑肌细胞增生，裸露的血管内膜由新生的内皮细胞覆盖，逐渐形成光滑的内膜面。对于严重的钙化病变、闭塞性病变和球囊扩张后出现夹层的病变，应当植入支架。有相关研究证明，股浅动脉一期支架植入的远期通畅率明显高于单纯球囊扩张。而对急性下肢动脉栓塞和血栓形成时间较早或血检范围不是十分广泛者，尤其是膝下动脉的血栓或高龄、体弱可能无法耐受取栓手术者也可采用经导管溶栓治疗。

2）动脉内膜剥除术：是一种直接治疗动脉硬化性狭窄、闭塞，重建动脉血流的手术方法。适用于局限性动脉狭窄或闭塞病变,根据病变血管直径决定是否选择补片成形。手术剥脱短段的动脉闭塞病变部位内增生的内膜和继发血栓,解除血管的狭窄。此术多是在人工血管诞生之前被广泛采用,主要适合病变范围较局限者,对于病变范围长或广泛者则术后再闭塞率较高,目前对于此类病变范围较局限者多被介入治疗如支架术所替代。

3) 分流手术:是常见的手术治疗方法,分流手术的血管可以是自体或人工合成材料。分流手术的种类及大小是根据病人动脉血管阻塞的部位及严重性而定的。

4) 动脉旁路手术:主髂股动脉系列旁路术、自体大隐静脉旁路术、人工血管旁路术。手术适应证:严重影响生活质量的间歇性跛行、静息痛、肢体缺血性溃疡和坏疽。禁忌证:严重的出凝血功能障碍、动脉远端无血管重建的流出道、患肢严重感染、缺血肢体广泛坏死、全身情况差以及重要脏器功能衰竭难以承受手术等。

5) 外科手术联合血管腔内治疗:传统的动脉旁路手术虽然远期通畅率较高,但手术创伤较大,对于高危和老年病人风险较高。近年来,血管腔内联合外科手术已经成为治疗多节段动脉硬化闭塞症的重要手段。这种腔内治疗联合外科手术的方法可避免系列旁路术的巨大创伤,减少了手术并发症的发生率和死亡率。

6) 骨髓干细胞移植术:采用先进的干细胞提取技术,将体内骨髓提取出的干细胞注入血管闭塞部位,血管内皮细胞生长因子可刺激新生血管的生成,促使其长出新的血管,改善肢体的供血问题。这是一种简单、安全、有效的方法,具有取材方便、不存在排斥反应、无社会伦理问题等优点,尤其适用于无法搭桥手术和不能耐受手术的病人。

7) 截肢手术:当下肢动脉完全闭塞,导致肢端坏疽时,就有需要进行截肢手术,以防止坏疽感染导致全身性脓毒血症。

8) 清创手术:动脉溃疡伤口多有坏死组织及腐肉,容易引致细菌滋生而感染,若其他清创方法无效,就需要进行手术清创。

(2) 非手术治疗。

1) 药物治疗:下肢血管闭塞不是非常严重时,可以采取保守治疗。常用的药物治疗主要包括应用抗凝药物、抗血小板药物、溶栓药物、血管活性药物、镇痛药物,其他还包括促进血管扩张和侧支循环形成的药物、降纤、降脂药物等的使用。通过药物的应用控制疾病继续发展、改善肢体缺血、缓解疼痛和促使溃疡愈合。药物治疗期间应注意避免碰撞及摔倒,使用软毛的牙刷进行刷牙,观察有无皮肤、黏膜、牙龈、消化道等出血倾向。

① 抗凝药物:凝血酶的形成和活化是血液凝固的关键,抗凝药物通过不同的作用来抑制凝血酶的形成和活性,从而阻止血液凝固,产生抗凝血的效果。常用的药物:肝素、低分子肝素、香豆素类抗凝剂等。

② 抗血小板药物:是一类能抑制血小板黏附、聚集和释放的药物,可以防止血栓的形成,也用于预防动脉硬化性周围血管病变的发生和发展。主要的药物有:阿司匹林、双嘧达莫、氯吡格雷等。

③ 溶栓药物:是一种纤溶酶原激活剂,进入体内后激活纤溶酶原形成纤溶酶,使纤维蛋白溶解,达到溶解血栓的目的。常用的药物有链激酶、尿激酶、组织性纤溶酶原激活剂等。

④ 血管活性药:血管活性药是通过调节血管舒缩状态,改变血管功能和改善微循环血流灌注而达到抗休克目的的药物,包括血管收缩药和血管扩张药,主要的药物有美托洛尔、酚妥拉明、硝酸甘油、尼莫地平等。

⑤ 镇痛药物：许多动脉性疾病都会引起病人的疼痛，所引起的通常为中度到重度疼痛，可给予弱阿片类镇痛药或强阿片类镇痛药，如曲马朵、可待因、布桂嗪、哌替啶、吗啡等。

2）非药物治疗：慢性溃疡常常同时存在许多影响伤口愈合的因素，如营养不良、局部血液循环不佳、高血压、糖尿病等，在处理过程中应评估病人自身的个体情况，找出并处理这些影响因素，以促进慢性溃疡的愈合。在日常生活中改变不良生活习惯，可以增加动脉血供，促使血管扩张，防止血管阻塞，改善缺血性疼痛，预防组织受损与感染，主要包括戒烟、适当的休息和运动、合理饮食、避免肥胖、采取正确的姿势、适当的保暖、控制血糖血压、治疗高同型半胱氨酸血症等诱发下肢动脉溃疡的因素。

① 戒烟：鼓励病人戒烟，因为吸烟会进一步导致下肢血供障碍，支架再次阻塞率、死亡率有明显升高。在下肢动脉疾病的二级预防中，指南中推荐的首要方法就是戒烟。对于下肢动脉溃疡的病人来说，戒烟后并不会立即改善如间歇性跛行等临床症状，但在降低截肢率、降低心血管事件发生率、延缓疾病发展速度方面有积极作用。

② 适当的运动和休息：运动是预防和治疗下肢动脉性疾病最有效和最简便的方法，它可以增加高密度脂蛋白、减少低密度脂蛋白，帮助身体把多余胆固醇从胆道与肠道排出，避免过剩胆固醇沉积在血管内壁。此外，运动还可以促进血液循环、增加血管弹性、降低血压、消耗过剩热量，使身体脂肪比重减少、肌肉比重增加，从而减轻体重。适当锻炼将有助于增加肢体的侧支供血，改善组织灌注。同时可以调节紧张的情绪，解除精神疲劳。病人的休息和运动必须平衡，最好的运动是散步、抬腿、伸膝和弯膝运动。

③ 合理饮食：应采取低热量、低糖及低脂食物，减少食物中的动物脂肪，每日脂肪量小于 40 g 以下。降低胆固醇的摄入量，少吃动物内脏、油腻饮食。食物烹调可采用蒸、卤、煮、烩等，避免采用油炸方式。可选用脱脂奶或肉汤去油。多摄取富含维生素和不饱和脂肪酸的饮食，如豆类、水果蔬菜等，以维持血管平滑肌的弹性；多摄取维生素 C，可促进伤口愈合，并可预防出血。多摄取水分，因为大量水分可促进循环，增进废物排泄，减低血液黏滞度，防止血栓形成。忌辛辣之物如辣椒、辣酱、辣油、川椒、咖喱、韭菜、蒜苗、芥末等，此类食物有助长体内湿热的作用，食用后会使炎症扩散。忌酒类，酒精可使溃疡面扩大，细菌感染扩散。忌助火之品如羊肉、鹿肉、大蒜等，使溃疡不易愈合。忌海腥海鲜之发物，特别是溃疡初期，不宜食用。忌油炸、烧烤、高脂肪食物，会加重病情。

④ 避免肥胖：肥胖或体重过重的人，心脏负荷加重，血脂不正常的概率也较高，过多的脂肪会增加病人动脉的负担，无法及时供应组织血液，从而增加粥状动脉硬化风险。同时肥胖也易促发高血压、糖尿病、高脂血症、胰岛素阻抗症候群。对那些体重超标或肥胖的病人，建议通过减少热量摄取、积极运动锻炼来减轻体重。

⑤ 采取正确的体位姿势：应采取促使血液往脚部流的体位姿势，避免下肢缺血。嘱病人在睡觉或休息时均抬高床头 15°，坐位时双脚下垂，以便血液易于流向下肢，从而增加下肢的血液循环。病情较轻的病人只需定期坐起，将脚踏在地板上便可。

⑥ 适当保暖：室内温度保持在 21～22℃。天冷时外出应戴手套、围巾及穿毛袜。绝对不可直接使用热水袋、电热毯或用热水泡脚，也不可以在电热器上暖脚。若要使四肢温暖，应将热水袋放在腹部，可使四肢血管反射性扩张，因而使血液增加。

⑦ 控制血糖及血压：糖尿病导致外周神经病变、机体抗感染能力降低，这就增加了足部感染或溃疡形成的风险。高血压也是动脉硬化闭塞症的独立危险因素之一，目前建议下肢

动脉硬化闭塞症病人血压应降至小于 140/90 mmHg。

⑧ 治疗高半胱氨酸血症:高半胱氨酸血症是下肢动脉硬化闭塞症的危险因素之一。目前此方面研究还较少。

⑨ 心理护理:主动向病人讲解疾病的有关知识,主动关心和安慰病人,消除恐惧与焦虑的情绪,使其积极乐观地配合治疗和护理。

2. 下肢动脉性溃疡伤口的护理

(1) 溃疡治疗的主要目的是去除坏死组织和防止感染。根据溃疡的表现、渗液量和溃疡的位置来选择合适的伤口处理产品。敷料要能够有效地保留而又不会过大而过度限制活动,脚趾的敷料较难选择。

① 干性坏疽:干性坏疽易导致下肢局部组织大块坏死并继发感染,常见于动脉阻塞但静脉回流尚通畅的四肢末端。因水分失散较多,故坏死区域干燥皱缩呈黑色,原因是红细胞血红蛋白中 Fe^{2+} 和腐败组织中硫化氢结合形成硫化铁,与正常组织界限清楚,腐败变化较轻。若干性坏疽则应保持伤口干燥,切勿用湿敷或用湿性愈合方法,因容易导致感染而致脓毒血症。若需要行截肢,则先行血管手术,使血流畅通后再截肢。

② 湿性坏疽:由于坏死组织含水分较多,故腐败菌感染严重,局部明显肿胀,呈暗绿色或污黑色。腐败菌分解蛋白质,产生吲哚、粪臭素等,造成恶臭。由于病变发展较快,炎症比较弥漫,故坏死组织与健康组织间无明显分界线。同时组织坏死腐败所产生的毒性产物及细菌毒素被吸收后,可引起全身中毒症状,甚至发生中毒性休克而死亡。显示有感染的坏死组织,此为紧急情况,需要做外科清创及抗生素治疗。若失败则需要立即做截肢手术,否则,可能导致脓毒血症。

(2) 通常我们为了固定敷料要经常使用绷带,但压力性绷带不能用于动脉性溃疡。舒适的固位绷带,如棉织绷带比较适合,轻质管状绷带也经常使用,尤其应用于脚趾上。无论使用何种绷带,最关键的一点要确保不影响肢体血供。

(3) 伤口清洁无感染:若伤口清洁无感染,病人已行血管手术,可用各种不同敷料促进伤口愈合。

(4) 敷料选择:伤口敷料的选用应依据伤口的特性决定敷料的种类,使用敷料时也应避免伤口过度潮湿导致伤口周围皮肤浸润。敷料的选择需要专业人员通过对全身及伤口局部情况的评估,确定伤口的需求,根据敷料的特性做出正确的选择。敷料种类:水胶体敷料、泡沫敷料、水凝胶敷料、藻酸盐敷料、银离子敷料等。

3. 下肢动脉性溃疡疼痛的护理

(1) 严重的静息痛,疼痛的控制是治疗必不可少的一部分。

(2) 疼痛发作时绝对卧床休息,患肢下垂,增加血供,避免肢体剧烈活动。

(3) 冬天注意保暖患肢,禁止直接使用热水袋。

(4) 对夜间疼痛难以入睡者可根据医生的医嘱进行镇静、镇痛治疗。

(5) 音乐疗法可以转移疼痛注意力,使情绪放松、血管扩张,有利于疼痛的缓解。

(6) 运动疗法可促进患肢侧支循环的建立,对减轻疼痛有一定的疗效。

(九) 健康教育

(1) 积极治疗原发病,严格控制高血压、糖尿病,告诉病人吸烟与本病的关系及危害,建议戒烟。

（2）指导病人进行适当的体育活动和锻炼，以促进脂肪代谢，同时使心情愉悦。

（3）修剪趾甲时应避免损伤皮肤，边缘应光滑。

（4）避免盘腿而坐、避免跷二郎腿，以防影响血液循环。

（5）注意肢体的保暖，避免双足使用热水袋，防止足部的烫伤。

（6）指导病人保持足部卫生，注意趾间皮肤的干燥，洗脚后用柔软的干毛巾擦干足部和趾间皮肤，并涂抹润肤露滋润。

（7）穿着合适的鞋袜，选择柔软、舒适、透气性好鞋头宽大的平跟厚底鞋、运动鞋，不穿高跟鞋、尖头鞋及塑料鞋，经常检查鞋内有无异物，以免损伤皮肤。

（8）每天检查双足皮肤有无擦伤、抓伤、水泡、红肿、变色等，若有鸡眼、足癣时，应及时就诊。

（9）若疼痛加剧或伤口周围红肿，应立即就医，服用抗生素。因感染会加速新陈代谢，增加伤口附近组织的氧气及营养的需求，而加剧缺氧状况。

（十）案例解析

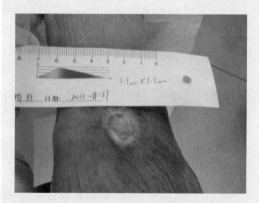

病人李某某，女性，61岁，数月前出现左下肢出现酸胀、麻木、疼痛、发凉和皮色苍白，溃疡形成，以及间歇性跛行，静息疼痛明显。下肢血管B超提示：左下肢股动脉栓塞。2015年11月，来我院就诊，伤口大小约为1.7 cm×1.5 cm，基底颜色25%红色组织，75%黄色组织，为腐肉和坏死组织，伤口周围无红肿，伤口渗液少，稍有异味。伤口分泌物培养结果为：金黄色葡萄球菌感染。血常规：白细胞$10.59×10^9$/L，血小板$159×10^9$/L。无高血压、糖尿病病史。

伤口治疗过程及措施见图13-40～图13-42。

图13-40　左下肢动脉溃疡

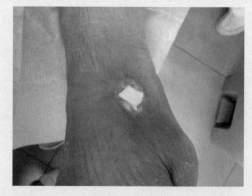

图13-41　藻酸银抗感染，清除坏死组织

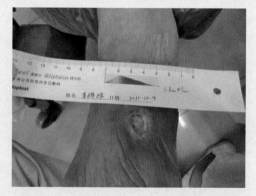

图13-42　坏死组织减少，继续藻酸银敷料

二、静脉性溃疡的护理

静脉性溃疡(图 13 - 43)俗称"老烂腿"也叫"臁疮腿",是脉管炎、糖尿病、静脉曲张、深浅静脉炎、血栓性深静脉炎、淋巴管阻塞疾病发展到晚期出现的并发症,也可以发生于深静脉血栓综合征。病变部位多在下肢小腿内侧、外侧、胫前、胫后、踝部出现的溃疡,在急性期主要症状表现为下肢小腿的红肿热痛,有条索状结节或大面积结块,均有色素沉着。一般病程较长,由于皮肤的干燥,脱屑,逐渐发展至破溃,创面逐渐扩大,形成溃疡,不易愈合,中医属"恶脉"。多因久劳、热盛湿凉、血瘀络脉而致。文献有"裤边疮""裙边疮"之称,多发生于长期站立、负重行走,伴有下肢静脉曲张的病人。

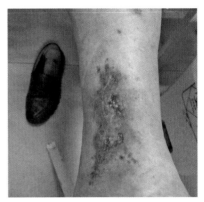

图 13 - 43　静脉性溃疡

静脉性溃疡,主要是因为下肢静脉血液淤积而致。其主要病理变化是患肢静脉血液淤滞,含氧量降低,管壁通透性增高,局部组织因缺氧发生营养不良与抵抗力下降易并发湿疹样皮炎,一旦抓破或损伤便形成溃疡,难以愈合。主要包括原发性下肢浅静脉瓣膜功能不全(下肢静脉曲张)、原发性下肢深静脉瓣膜功能不全、深浅交通支静脉瓣膜功能不全、下肢深静脉血栓形成后综合征等。

(一) 概述

1. 下肢静脉的解剖

(1) 浅静脉系统:下肢的浅静脉包括大隐静脉和小隐静脉。①大隐静脉:起自足背静脉弓内侧,经内踝前方沿小腿内侧上行,经胫骨与股骨内侧踝的后部至大腿内侧,向上于耻骨结节外下方 3～4 cm 处,穿卵圆孔入股静脉;大隐静脉在卵圆孔附近有 5 条属支:腹壁浅静脉、旋髂浅静脉、股外侧浅静脉、股内侧浅静脉、阴部外静脉。②小隐静脉:起自足背静脉弓的外侧,经外踝后方上行至小腿后,于腘窝下角处穿深静脉,经腓肠肌两头间上行入腘静脉。

(2) 深静脉系统:小腿的胫后静脉和腓静脉合并成胫腓干后在腘肌下缘与胫前静脉汇合成腘静脉,穿收肌腱裂孔向上移行为股浅静脉,在大腿上部与股深静脉合并成股总静脉,经腹股沟韧带深面移行为髂外静脉。

(3) 穿通静脉和交通静脉:下肢深浅静脉存在十余支穿通静脉,主要位于大腿下 1/3 至足背。在小腿后方还存在数支与肌间静脉窦相连的间接穿通静脉。在深静脉之间、大隐静脉和小隐静脉之间有许多交通静脉。大隐静脉和小隐静脉间的交通静脉主要位于膝关节附近。

(4) 静脉壁和静脉瓣膜:静脉壁由内膜、中膜和外膜组成。内膜由内皮细胞与内膜下层组成;中膜含有平滑肌细胞和结缔组织网,与静脉壁的强度和收缩功能相关;外膜主要为结缔组织,内含供应血管壁的血管、淋巴管与交感神经的终端。与动脉相比,静脉壁薄、肌细胞和弹性纤维较少,但富含胶原纤维,对维持静脉壁的强度起到重要作用。静脉壁结构异常主要是胶原纤维减少、断裂、扭曲,使静脉壁失去应有的强度而扩张。

（5）在深浅静脉和穿通静脉内都存在静脉瓣膜。静脉瓣膜由菲薄的纤维组织构成，但具有良好的韧性和弹性。绝大多数瓣膜为双瓣型，多呈前后排列。每个瓣叶各占静脉管腔周长的1/2，呈椭圆形，其弧形外缘附着于管壁，横形边缘呈游离状，瓣叶与管腔之间的潜在袋形空隙称为瓣窝，袋口朝向近心侧。当血液回流时，瓣叶贴附于管壁而朝向近心侧。当血液倒流时，瓣叶膨出，从而使2个相对的游离瓣缘在管腔正中合拢，阻止血液反流。另有一些瓣膜呈单瓣叶型，瓣叶占管腔周长的1/2，瓣叶膨出时能完全封闭管腔，均位于分支静脉汇入静脉主干的入口处。

（6）瓣膜在下肢静脉分布中浅静脉较深静脉少，越向近侧越少，但近端的瓣膜位置较恒定，抗逆向压力能力较强。只有在近端长期的血柱高压作用以及瓣膜本身结构不良的条件下，才会使瓣叶逐步松弛，游离缘伸长、脱垂、终致关闭不全。

2. 发病机制　静脉性溃疡多发生于小腿下1/3的内侧或外侧，以内侧较为多见，且多伴有周围组织肿胀、色素沉着等。病初，可能只是炎症渗出，继而发生溃疡，老不见好，越烂越大，越烂越深，最终将皮肤全层坏死。溃疡周围皮肤受影响，发生萎缩，颜色发黑，引起湿疹，不时脱屑，感到瘙痒。有的病人几年、十几年久治不愈，受尽折磨。中医多从清热解毒、利湿通络论治，《医宗金鉴·外科心法》指出："外臁者，属足三阳经，湿热结聚……内臁属三阴，有湿热臁血分虚热而成。"该病系由病延日久、湿热搏结、暗耗津液，终成阴虚血热、瘀毒蕴结、经聚经络之证。故治疗以活血化瘀、清热解毒、利湿消肿。

下肢慢性静脉溃疡是下肢慢性静脉功能不全（chronic venous insufficiency，CVI）严重且难治的表现，人群患病率高达1.1%～1.8%。引起静脉溃疡的因素是多方面的，但目前认为最重要的发病机制是静脉血流异常引起的静脉高压，静脉溃疡的病理生理基础是下肢静脉高压，无论是静脉回流受阻还是静脉倒流均可导致静脉高压。因此，纠正下肢静脉血流动力学异常将成为治疗静脉溃疡的关键问题。

3. 病因　下肢静脉分为深、浅静脉系统，在深、浅静脉之间存在着交通支静脉，后者主要是连接深、浅静脉系统。交通支静脉的血流方向由浅静脉流向深静脉，而交通支静脉内存在多组瓣膜，主要功能是保证血液回流向一个方向。而深浅静脉中也有多组瓣膜，其作用也是保证血液回流向心脏方向。

下肢慢性静脉疾病（chronic venous disease，CVD）是由长期症状和（或）体征所表现的静脉系统形态和功能异常。主要分为2种类型：一种是静脉阻塞型，另一种是静脉瓣膜反流型。前者主要是静脉血栓形成，或者静脉外受压导致的静脉阻塞，或者静脉肿瘤导致的静脉阻塞；后者则是静脉瓣膜关闭不全导致静脉血液部分反流。慢性静脉疾病产生的原因：①静脉张力减少；②毛细血管渗透性异常；③淋巴回流异常；④静脉瓣膜和静脉壁的炎症反应。尤其最近提出的慢性静脉疾病就是一种进展性炎症反应疾病的学说，更使慢性静脉疾病的病因有了很好的解释。静脉血流紊乱和慢性炎症反应的共同作用是该疾病是产生临床表现的基础。白细胞和内皮细胞的炎症反应在疾病产生和发展过程中起着重要作用，而现有的药物治疗可以对抗炎症反应。目前人们逐步明白了慢性静脉疾病就是炎症反应的恶性循环。我们知道，静脉高压可以导致炎症的发生，炎症又可以引起静脉瓣膜和静脉壁的改变，从而导致静脉反流；而静脉反流又会作用于静脉高压；同时这两者又共同导致了毛细血管高压，进一步引起组织间隙的水肿，毛细血管高压和水肿共同加重炎症，从而导致皮肤颜色的改变，进而出现溃疡。

（1）下肢静脉血栓形成导致的下肢溃疡：下肢深静脉血栓形成（deep vein thrombosis of the lower extremity，DVT）主要有 3 个基本因素：静脉内膜损伤，血液淤滞，血液高凝状态。上述的危险因素存在越多，发生静脉血栓的概率就越大。因此，经常会出现手术后或者其他原因需要卧床的病人发生静脉血栓；长途旅行需要长时期坐着的人也会出现静脉血栓，最典型的一种病称为经济舱综合征。这些都是由于血液回流速度减慢加上血液黏稠度增高而引发的下肢深静脉血栓。而导致出现下肢静脉溃疡的真正原因是下肢静脉血栓形成后综合征，也就是慢性静脉血栓导致的并发症。由于下肢静脉血液回流主要是深静脉系统，而浅静脉系统即使血栓形成，只要深静脉通畅，对静脉血液回流影响就不大。

下肢深静脉血栓形成后综合征主要是指由于急性下肢深静脉血栓期间的血栓没有完全溶解，下肢深静脉内血栓仍然存在。即使有些病人的血栓机化，可能部分再通，但是血液回流仍然受限，静脉高压仍然存在。而且这类病人大多数的静脉是不通畅的。下肢静脉血栓会引起下肢静脉血液回流受阻，动脉血液不断地向下肢远端供应，而静脉血液却不能回流，造成下肢静脉高压，同时下肢远端组织代谢产物无法回到心脏，就不能通过肝脏和肾脏等其他脏器代谢排出，淤积在下肢远端，使此处的皮肤营养障碍，加上炎症作用的因素，共同导致皮肤的溃疡。由于溃疡的原因在于静脉血栓，仅仅处理局部创面效果肯定不太理想。

（2）下肢静脉瓣膜功能不全导致的静脉性溃疡：下肢静脉瓣膜功能不全主要是下肢静脉瓣膜关闭不全。在正常情况下，在下肢静脉内存在多处静脉瓣膜，这些单向瓣膜的功能是防止下肢静脉血液向上回流到向心端，保证血流正常向心脏方向流去，不能反流到下肢远端。如果因为其他原因导致瓣膜破坏，瓣膜关闭不全，则会出现下肢静脉血液反流，下肢远端局部血液增多，压力增大，导致组织间隙水肿；同时有部分代谢毒素不能及时回流到心脏和肝肾代谢和排泄，从而引起局部皮肤营养出现障碍，发生静脉性溃疡。下肢静脉瓣膜功能不全可发生在深静脉，也可发生在浅静脉。无论深浅静脉都会出现类似慢性下肢静脉血栓的病理变化。

静脉性溃疡的发病率与下肢静脉血液反流增加的程度及腓肠肌"泵"射血分数减少的程度呈特定的联系，在静脉无阻塞的前提下，极少反流者发病率为零，中度反流者溃疡发病率达 40%，当重度反流时溃疡发病率高达 58%。正常腓肠肌"泵"射血分数为 60%~90%，而原发性大隐静脉曲张病人降至 30%~60%。溃疡发病率的高低取决于静脉血反流的程度，原发性大隐静脉曲张病人发生溃疡时由于静脉血反流增加和腓肠肌"泵"射血分数减少，两者共同作用所致。在下肢静脉瓣膜发育不良或功能受到破坏时，即导致下肢静脉血液反流，小腿静脉淤血，最终导致深静脉高压。深静脉高压不仅可引起小腿交通静脉瓣膜破坏，浅静脉曲张淤血，且可导致小腿毛细血管数目、形态及通透性发生改变，使纤维蛋白渗出沉积于组织间隙，妨碍毛细血管与组织间的正常物质交换，细胞新陈代谢障碍，最终因缺氧而发生溃疡。下肢静脉性溃疡由静脉血反流、小腿静脉淤血所致，因此减少静脉血反流，降低下肢静脉高压是治疗溃疡的关键。去除功能不全的下肢曲张静脉及交通静脉，尤其结扎溃疡周围的交通静脉及浅静脉，能有效地减少静脉的反流，降低静脉高压。这是治愈溃疡并预防其复发的根本措施。

先天性浅静脉壁薄弱和静脉瓣膜结构不良是发病的主要原因。重体力劳动、长时间站立和各种原因引起的腹腔压力增高等，均可使瓣膜承受过度的静脉压力，在瓣膜结构不良的情况下，可导致瓣膜关闭不全，发生血液反流。由于浅静脉管壁肌层薄且周围缺少结缔组织,血液反流可引起静脉增长增粗,出现静脉曲张。由于下肢静脉压的增高,在足靴区会出现大量毛细血管增生和通透性增加,产生色素沉着、轻度水肿和脂质硬化。由于大量纤维蛋白原的堆积阻碍了毛细血管与周围组织间的交换,导致皮肤和皮下组织的营养性改变。静脉曲张性小腿溃疡多由于静脉曲张引起局部血液障碍,局部血流量减少,致淤积血液中氧分压降低,还原血红蛋白增多,致局部组织营养障碍呈暗红色或紫红色。同时局部缺氧,组织细胞进行无氧代谢,生物氧化过程中断,组织和细胞坏死、液化形成溃疡。

以上无论哪种类型均能导致下肢慢性溃疡,甚至出现感染。如果处理不当,都有截肢的危险。

(二) 易患人群

工人、理发师、营业员、交通警察、外科医生等从事长时间站立不动职业的人是主要病人,还有糖尿病病人。

(三) 临床表现

1. **下肢静脉血栓形成导致的静脉性溃疡**　主要症状包括麻木刺痛感、酸痛、灼热、疼痛、肌肉痉挛、肿胀、自觉沉重、皮肤瘙痒、不安定腿、腿部疲乏感和疲劳等。体征方面除了下肢溃疡外,下肢肿胀是一个常见表现,不过出现溃疡的时候,最多伴发的是下肢远端皮肤色素沉着。经常发生在小腿内侧、内踝上方,其次为外踝上方,足背也比较常见。而溃疡的位置多与皮肤色素沉着位置一致。此外,有时还有静脉膨胀,包括毛细血管扩张、网状静脉、静脉曲张等。

2. **下肢静脉瓣膜功能不全导致的静脉性溃疡**　症状方面主要有麻木刺痛感、酸痛、灼热、疼痛、肌肉痉挛,病人自觉下肢沉重,皮肤肿胀、皮肤瘙痒、不安定腿、腿部疲乏感和疲劳等。病人常常主诉下肢胀痛,活动后加重,休息后减轻,尤其是晚上最重、清晨最轻。体征中除了下肢远端的溃疡外,也可以出现下肢远端皮肤瘙痒、皮肤色素沉着、下肢肿胀,尤其是小腿肿胀严重,有时候肿胀严重者,单从肉眼难以与下肢静脉血栓区别,需要下肢血管彩色多普勒超声或者血管造影确定。单纯浅静脉瓣膜功能不全者除了可以表现上述的症状与体征外,主要表现为浅静脉曲张。病人出现进行性加重的下肢浅表静脉扩张、隆起和迂曲,尤以小腿内侧为明显,小隐静脉曲张病变主要位于小腿外侧。发病早期,病人多有下肢酸胀不适的感觉,同时伴肢体沉重乏力、轻度水肿,久站或午后感觉加重,而在平卧或肢体抬高后明显减轻,有时可伴有小腿肌痉挛现象。部分病人则无明显不适。病程较长者,在小腿尤其是踝部可出现皮肤营养性改变,包括皮肤萎缩、脱屑、色素沉着、皮肤和皮下组织硬结、湿疹和难愈性溃疡,有时可并发血栓性静脉炎和急性淋巴管炎。

下肢静脉性溃疡的病程:经年累月,不易愈合,即使愈合,也易复发。

(四) 诊断

下肢静脉性溃疡的病因常较复杂,从临床表现中可以基本诊断,但还需要比较全面地对病人进行检查评估。以下是比较常用的检查方法:

1. **双功彩超(duplexultrasonography)**　它可以反映浅静脉和深静脉系统是否存在阻塞或反流,能动态观察瓣膜活动情况以及瓣膜形态,也可以显示腓肠肌收缩时交通静脉是否存在外向血流。双功彩超是血管外科重要的无创检查设备,其价值越来越得到临床医生的肯定。

2. 空气体积描记仪(air plethysmography,APG)　空气体积描记仪可以检测下肢静脉充盈时间、射血容量、残余容量、射血分数和残余容量分数等,能较好反映腓肠肌泵功能状态。此外也可以检测足静脉容量,作为静脉病变术后复发的重要依据。

3. 浅静脉瓣膜功能试验(Trendelenburg 试验)　病人平卧,抬高患肢使静脉排空,在大腿根部扎止血带,阻断大隐静脉,然后让病人站立,迅速释放止血带,如果出现自上而下的静脉逆向充盈,提示瓣膜功能不全。

应用同样原理,在腘窝部扎止血带,可以检测小隐静脉瓣膜的功能。①松解止血带前,大隐静脉萎隐空虚。当松解止血带时,大隐静脉立即自上而下充盈,提示大隐静脉瓣膜功能不全,而大隐静脉与深静脉之间的交通支瓣膜功能正常。②在松解止血带前,大隐静脉已部分充盈曲张,松解止血带后,充盈曲张更为明显,说明大隐静脉瓣膜及其与深静脉间交通支瓣膜均功能不全。③未松解止血带前,大隐静脉即有充盈曲张,而松解止血带后,曲张静脉充盈并未加重,说明大隐静脉与深静脉间交通支瓣膜功能不全,而大隐静脉瓣膜功能正常。

4. 深静脉通畅试验(Perthes 试验)　方法是病人站立,在患肢大腿上 1/3 处扎止血带,阻断大隐静脉向心回流,然后嘱病人交替伸屈膝关节 10～20 次,以促进下肢血液从深静脉系统回流,若曲张的浅静脉明显减轻或消失,表示深静脉通畅;若曲张静脉不减轻,甚至加重,说明深静脉阻塞。Perthes 试验阳性见于深静脉阻塞,为大隐静脉高位结扎的禁忌证。

5. 穿通静脉瓣膜功能试验(Pratt 试验)　病人平卧,抬高患肢,在大腿根部扎止血带,先从足趾向上至腘窝缠缠第一根弹力绷带,再自止血带处向下,扎上第二根弹力绷带,一边向下解开第一根弹力绷带,一边向下继续缠缠第二根弹力绷带,如果在 2 根弹力绷带之间的间隙内出现曲张静脉,即意味着该处有功能不全的交通静脉。

6. 静脉造影(venography)　虽然医学影像的各种技术进展相当快,但静脉造影在诊断静脉疾病方面仍具有不可替代的作用。因为造影检查可以比较直观地反映静脉系统病变状况,对治疗的选择有极大的帮助,因而它仍然是目前最常用的静脉疾病检查手段,是下肢静脉系统疾病诊断的"金标准"。在诊断下肢静脉性溃疡中,静脉造影对辨别交通静脉病变更加实用、可靠,具有非常重要的价值。

7. X 线检查　病变局部摄片是下肢难治性静脉溃疡病人另一项不可或缺的检查,它可以发现骨髓炎、骨肿瘤或异物残留等一些影响溃疡愈合的因素。此外,对影响腓肠肌泵功能的踝关节限制性病变的诊断有明确的帮助,对治疗也有指导意义。

8. 实验室检查　实验室检查主要帮助鉴别非静脉性因素导致的下肢溃疡,如血糖和一些免疫指标的检测等。此外也可以检测一些影响凝血时间的相关指标,特别是纤维蛋白原、Ⅷ因子、vWF 和纤维蛋白酶原激活抑制物(PAI-1)等指标的水平,以提供相应的治疗依据。

(五) 鉴别诊断

(1) 首先要鉴别下肢静脉血栓与下肢静脉瓣膜关闭不全:两者都可能出现下肢肿胀、皮肤瘙痒和溃疡。不过通过超声可以比较容易鉴别,超声可以发现有无静脉血栓或者静脉瓣膜是否反流等,必要时可以通过下肢静脉造影确诊。

(2) 其次要鉴别慢性下肢动脉硬化闭塞症:动脉血栓和静脉血栓都可能出现下肢溃疡,

但是溃疡的性质不同。静脉溃疡经常伴有皮肤色素沉着,而足部皮肤温度没有降低,反而有增高的可能。动脉缺血性溃疡则常伴有下肢远端皮肤发凉、足背动脉或胫后动脉搏动消失等。

(3) 鉴别 Klippel-Trenaunay 综合征:本病为先天性血管畸形引起。静脉曲张较广泛,常累及大腿外侧和内侧,患肢较健侧增粗增长,且皮肤有大片"葡萄酒色"血管痣。据此三联征,鉴别较易。

(六) 治疗

1. **下肢静脉血栓形成导致的静脉性溃疡**　对于慢性深静脉性血栓导致的下肢静脉性溃疡的处理原则:去除病因。具体地讲是疏通静脉,使静脉回流加速,降低静脉压力。具体措施有 4 点:①开通静脉,减少静脉回流压力;②给予下肢远端压力治疗;③药物治疗,主要改善静脉功能,消除静脉炎症等治疗;④创面局部的处理。

(1) 开通静脉:一般来讲,静脉血栓 3 d 后就开始机化,完全机化至少要 2 周。而我们这里出现的血栓是慢性,大多数病人的血栓已经机化,可能有部分再通;而完全通畅是不可能的。由于病人大多数属于髂静脉的病变,因此有 2 种方式可以选择:①髂静脉腔内成形,有一种病变称为 Cockett 综合征,主要是左髂静脉受到右髂动脉的压迫造成。这时可采用球囊扩张,然后置入支架,使髂静脉保持通畅。②股静脉-股静脉人工血管或者大隐静脉耻骨上转流,如果髂静脉无法通过导丝和导管,就无法进行静脉腔内成形。此时可采用大隐静脉或者人工血管行耻骨上转流,将患侧静脉血液引入健侧静脉,是患侧下肢静脉血液能够顺利回流到心脏。上述 2 种方法都减轻了病人下肢静脉压力,从根本上可以治愈静脉性溃疡。

(2) 促进静脉回流的措施:有 2 种方法可以促进下肢静脉血液回流:①下肢静脉循环压力泵,主要是通过一种特殊装置。这种装置的工作原理是通过对下肢的加压,并且是按照先远端后近端的加压顺序,与静脉血液的回流方向一致,可以促进静脉的回流。或者通过另外一种设备也是通过刺激下肢肌肉,使肌肉收缩,压迫静脉,从而促进静脉血液回流。②循序渐进的压力抗栓袜或者抗栓绷带,主要工作原理是作为有弹性的压力袜子或者绷带,压迫下肢静脉,促进静脉血液回流。尤其是弹力袜,其治疗的效果更好。由于这种袜子是特殊设计的,其足部的压力最高,小腿的压力其次,而大腿部位的压力最低,符合静脉血液回流的方向。这样的设计非常符合正常的生理情况,能够促进静脉回流。

(3) 使用改善静脉功能的药物和消除炎症的药物:有报道称药物治疗对下肢静脉性溃疡的愈合有促进作用。目前临床上使用得比较普遍的是地奥司明、七叶皂苷、威利坦、香豆素和芸香苷。

(4) 创面的局部处理:如果在去除病因的同时积极地处理局部也会加速创面的愈合。创面的处理其实并不复杂,只要经常在创面周围消毒,及时清除创面上的分泌物,使创面保持干净即可。有的伤口治疗师使用促进肉芽生长、促进皮肤愈合的各种敷料加快创面的愈合。伤口治疗师可以根据每种敷料具体特点选择。

2. **下肢静脉瓣膜功能不全导致的静脉性溃疡**

(1) 恢复瓣膜的功能:主要有 3 种方法:①直视下修复瓣膜,一般手术切开静脉壁,直视下缝合松弛的瓣膜,使瓣膜恢复到正常功能。由于属于创伤性的方法,其疗效与术者的经验有直接关系。②从静脉壁外面缝合瓣膜,相对于直视下瓣膜缝合,创伤小,但是疗效有时不确切。③静脉壁外的瓣膜环包术：主要是在关闭不全的瓣膜平面的静脉壁外面用静脉或者人工材料包裹，使静脉管径明显缩小，瓣膜关闭良好。缺点是：术中没有客观标准表示包裹的松紧，所以疗效不能十分肯定。

（2）促进静脉回流的措施：主要采用循序渐进的压力抗栓袜或者抗栓绷带治疗。这里需要指出的是：最近10年，由于弹力袜的出现，上述的手术治疗明显减少。主要原因是循序渐进的压力抗栓袜的疗效明显优于手术和药物治疗，而且是无创伤，费用相对低廉。

（3）硬化剂治疗：将硬化剂泡沫化后，在曲张静脉处局部注入，使之发生无菌性炎症继而纤维性闭塞，就可以使静脉曲张消失。此方法安全、有效、便捷。对周围组织刺激小、并发症少，病人术后恢复快。

（4）射频治疗：射频消融治疗采用微创方法通过射频导管将能量以热能方式传递至静脉壁，使静脉壁收缩并闭塞。治疗效果与传统剥脱等同，优势在于微创、无痛、美观。

（5）使用改善静脉功能的药物和消除炎症的药物：目前临床上使用得比较普遍的七叶皂苷、地奥司明、威利坦、香豆素和芸香苷。

（七）伤口处理

静脉性溃疡的特点是伤口较浅，有不健康肉芽组织，溃疡形状不规则，渗液量多，而部位多是在下肢，多为污染伤口，所以渗液处理是关键。

（1）压力绷带不但可以减少渗液量，更可促进静脉血液回流至心脏，减轻水肿，因此为常用方法。

（2）负压疗法可处理大量渗液，并可促进肉芽组织生长，可用于静脉性溃疡治疗。

（3）其他敷料，包括泡沫敷料、亲水性敷料、海藻等均可处理中量至多量的渗液。

（4）因溃疡是在下肢部位，容易引致感染或严重污染而影响伤口愈合。慢性静脉性溃疡的感染有时并不明显，但若渗液突然明显增加、伤口扩大、肉芽组织颜色不健康及疼痛增加，可能发生了感染，需综合治疗，银离子或含碘敷料均可选用。

（5）其他封闭性或半渗透性敷料则适用于伤口较小或初期的静脉溃疡，因其渗液量较少。

（七）中医治疗

1. **复黄生肌膏治疗下肢静脉曲张溃疡**　先用1∶5 000呋喃西林棉球清洁伤口及伤口周围，然后外敷复黄生肌膏（药用大黄、鸡蛋黄、血竭、紫草、珍珠粉）消毒纱布包扎固定，每日换药1次，连续8周为1个疗程。观察期间，一般不全身用药，只局部使用抗生素，但据辨证论治的原则，给予不同中药内服。

2. **胡萝卜膏治疗下肢静脉曲张溃疡**

（1）配制方法：30 kg胡萝卜切片，约20 kg水煮熟，捞出后用干净纱布把水挤出，再放入锅内文火熬至成膏后备用。

（2）治疗方法：根据病人具体情况，溃疡后并发感染者应用抗生素控制感染，慢性溃疡应单用胡萝卜膏外敷，用药前先用生理盐水清洗创面，再用萝卜膏涂创面，用无菌纱布覆盖包扎即可。为减少创面渗出，卧床休息（萝卜膏换药时间应根据分泌物的多少而定，如分泌物多每天需要换药2～3次，分泌物少则每天换药1次，10 d为1个疗程）。

3. **四妙勇安汤治疗下肢静脉曲张溃疡** 采用静脉点滴血塞通 20 ml 加入葡萄糖或生理盐水中,1 次/d。同时服用四妙勇安汤,基本配方为玄参、当归、赤芍、连翘、红花、黄芩各 15 g,金银花 30 g,甘草 10 g,苍术 6 g,木通 10 g。水煎服,每日 1 剂。每日 2 次,早、晚分服。此外,还外用方大黄 30 g,黄芩、黄檗、苦参各 15 g,地肤子、蛇床子各 10 g。水煎外洗患处,晾干后,用纱布外敷包扎。

4. **黄连液纱条外用治疗下肢静脉曲张溃疡** 黄连饮片粉碎,清水适量浸泡,煎取 5 遍,滤液浓缩至 5%(含生药量),加防腐药,pH 值调整至 7.4,装瓶密封用。隔日换药外敷于患处。

5. **中药熏洗治疗下肢静脉曲张溃疡** 药用防风、荆芥、苦参、白鲜皮、川椒、白矾、地肤子、蛇床子各 50 g,蝉蜕、甘草各 30 g。水煎熏洗,2/d,每次熏洗 40~60 min,10 d 为 1 个疗程。

6. **紫草膏纱条外敷与弹力绷带加压包扎治疗下肢静脉曲张溃疡**

(1) 配制方法:紫草 45 g,当归 60 g,红花 30 g,生地黄 60 g,大黄 30 g,玄参 30 g,白芷 30 g,黄蜡 150 g,麻油 1 kg。

(2) 紫草膏纱条制备:将麻油烧开,先炸大黄,后入紫草、红花、当归等药物,待药物炸枯后去渣存药油,将黄蜡混合拌匀,冷却后即成。

(3) 治疗方法:将药膏平抹于纱条上,经高压消毒后备用。

(4) 换药方法:常规碘伏消毒,生理盐水棉球清洁溃面。如溃面灰暗不新鲜可用刮匙轻轻刮除水肿组织至微微出血;如有坏死组织则用剪刀清除;如有肉芽组织高出皮肤予以剪刀清除。然后选择大小适宜的紫草膏纱条平铺于溃面,无菌纱布覆盖,胶布固定,外用弹力绷带加压包扎。因溃疡多位于内踝附近,弹力绷带包扎时应从足背开始逐步至小腿中段(超过溃疡 10 cm 以上)。每日换药 1 次,14 d 为 1 个疗程。一般治疗 3 个疗程。

7. **中药联合手术治疗下肢静脉曲张溃疡**

(1) 中医治疗:住院前即给予中医治疗 2~3 周,应用清热利湿,活血解毒法,经验方三妙散加味(苍术、黄檗、牛膝、连翘、山栀、延胡索、陈皮、云茯苓、丹参、当归、王不留行、芦根、白茅根、丝瓜络),内服每日 1 剂,术前术后持续应用,以改善静脉淤血状态。溃疡创面清洁后,用大黄粉外敷,以减少渗出,控制感染,直至手术治疗后停止应用。

(2) 手术治疗:经上述治疗,下肢肿胀消退,溃疡周围红肿减轻,创面新鲜者,即给予综合手术。术后用弹力绷带均匀加压包扎,2~3 d 后,按常规换药技术处理切口和溃疡。14 d 后拆除弹力绷带,患肢持续穿着弹力袜 3 个月至溃疡愈合及水肿消失。

8. **中药内服外用结合微创手术治疗下肢静脉曲张溃疡**

(1) 内治法:湿热下注证,治宜清热利湿,活血化瘀。内服萆薢渗湿汤和三妙丸加减,常用萆薢、黄檗、防己、白花蛇舌草、苍术、牛膝、丹参、赤芍等药。气虚血瘀证:治宜活血化瘀,益气养血。内服补阳还五汤加减,常用当归、川芎、赤芍、桃仁、红花、泽兰、水蛭、太子参、白术、茯苓等药。脾虚湿盛证,治宜益气健脾利湿,内服补中益气汤合六君子汤加减,常用黄芪、太子参、白术、茯苓、苍术、薏苡仁、丹参、黄檗等药。

(2) 外治法。

① 熏洗疗法:每日清晨用自拟清营方熏洗疮面及患肢,自拟方主方用金银花、蒲公英、黄檗、五倍子、赤芍、红花等。

② 敷药法：疮面有腐肉时，可视腐肉多少，腐脱之难易，外用七三丹、八二丹、九一丹等，以提脓祛腐。疮面脓腐脱清，转为祛瘀与生肌并重，外用生肌散敛疮。疮面脓性分泌物多，腐烂臭秽者，提示疮面有细菌感染，同时做细菌培养明确菌种。选用紫草、血蝎、黄檗、七叶一枝花等药煎汤外敷。

（八）预防

对于下肢慢性静脉性溃疡的预防，由于治疗的困难，因此应当给予高度重视。主要采用以下几点措施：

（1）首先必须早期就医，明确诊断和治疗，维护改善静脉回流通畅，清除组织淤血。

（2）祛除病因：只有将引起下肢静脉溃疡的病因去除后，才能彻底预防溃疡的发生。对于下肢浅静脉曲张，应当及时手术，溃疡就可以得到预防。对于下肢深静脉瓣膜功能不全者，应当及时行瓣膜修复，也可以预防溃疡的发生。对于下肢深静脉血栓形成后综合征的病人，要及时解决静脉回流障碍，溃疡也可以得到预防。

（3）穿弹力袜或者弹力绷带：主要原理是给予一定的压力，从而确保静脉血液及时回流。目前的弹力袜主要采用循序渐进的压力的工艺，从足部开始向上，压力逐渐减少，保持一定的压力梯度，从而达到促进静脉回流预防溃疡的目的。弹性袜的正确使用对于静脉性溃疡病人来说可能更加重要。一般要求弹性袜从足弓套到膝下，病人清晨起床时就应穿上，到临睡时脱去。弹性袜最好选择有压力梯度的，并根据病人溃疡的严重程度选择不同弹性压力的弹性袜。在使用弹力绷带（袜）时应防止压力过高，引起下肢缺血。一般要求病人下肢的踝肱指数（ABI）大于 0.8。

（4）循环驱动泵治疗：对于一些病人，尤其是下肢深静脉血栓形成后遗症病人，由于去除病因比较困难，可采取循环驱动泵治疗，每天使用 3～5 次，20 min/次左右，可以达到减轻下肢水肿，延缓甚至避免溃疡的发生。

（5）药物治疗：一些药物，可以改善静脉的张力，从而也可以达到预防静脉慢性溃疡的发生。这些药物基本同上述的治疗溃疡药物相同，这里也不再重复。

静脉性溃疡的治疗还有一些较新的理疗手段，如使用低功率激光可以促进创面局部的PGG2 和 PGH2 向 PGI2 转化，后者是花生四烯酸的主要产物，它可以进入内皮细胞和平滑肌细胞，发挥抗炎和扩张血管的作用，对溃疡创面的愈合具有很好的辅助治疗效果。另外，用低频率超声给患肢"足浴"对慢性静脉溃疡的愈合也有帮助，这种"足浴"每次持续 10 min，每周进行两次。还有一些病人由于有踝关节骨关节炎或风湿性关节炎，关节活动受到影响，导致腓肠肌泵功能障碍。因此对于一些踝关节活动范围（ROA）有限制，静脉溃疡久久不愈的病人，也应加强康复指导，或给予康复器械锻炼以增强腓肠肌泵的功能。

（九）护理评估

1. 一般资料

（1）病史：有无外科手术史、内科疾病史、药物服用史等。

（2）诊断：血管多普勒检查、实验室检查、放射学诊断。

（3）自理能力：肢体活动性、下肢活动能力。

（4）心理社会状况：适应能力、经济状况、家庭支持、社交活动、个人卫生、运动量、酒癖、烟癖、药物癖等。

（5）穿着衣物：有无穿着紧束鞋袜。

（6）营养状况：如肥胖。

2. 溃疡史　病人是在何时发生溃疡的，是否有下肢受伤史，溃疡是否经常反复发作，复发是否在同一部位，之前是否接受过相关治疗，以前是否有静脉曲张病史或者静脉血栓病史等。

3. 下肢检查

（1）形态改变：如湿疹，皮肤绷紧，坚实肿胀，皮肤色素沉着。

（2）脉搏：足背动脉搏动。

（3）温度：皮温正常。

（4）颜色：是否有含铁血黄素沉着（hemosiderin deposition）、毛细血管扩张（telangiectasis）等。

（5）疼痛：一般较少。

4. 溃疡

（1）位置：小腿下 1/3 的内侧或外侧，以内侧较为多见，胫前、内踝。

（2）形状：不规则。

（3）大小：伤口较浅。

（4）颜色：多为不健康肉芽组织。

（5）渗液：量较多。

（6）疼痛：中度或没有疼痛。

5. 足踝肱指数　是血管外科最常用、最简单的一种检查方法，通过测量踝部胫后动脉或胫前动脉以及肱动脉的收缩压，得到踝部动脉压与肱动脉压之间的比值。此法被用作压力绷带或压力袜的一个指引，而并非诊断病人是否有原发性静脉或动脉血管病变。

（1）测量 ABI 用物：手提多普勒、传导性啫喱膏、血压计、薄纱布或保鲜纸用以覆盖伤口。

（2）测量 ABI 的操作步骤。

① 向病人解释步骤。

② 病人需平卧休息 10～20 min。

③ 置袖带于上臂，触摸肱动脉搏动。

④ 置传导性啫喱膏。

⑤ 开启机器，置探子于 45°～60°，听取血流声音。

⑥ 加压于血压计直至声音消失。

⑦ 慢慢减压于血压计直至声音重现。

⑧ 记录此读数。

⑨ 重复上述步骤于另一臂并记录读数。

⑩ 采用较高的读数作为肱动脉压。

⑪ 置袖带于足踝之上。

⑫ 置探头于胫后动脉或足背动脉，重复以上步骤并记录读数。

⑬ 计算 ABI（足踝动脉压/肱动脉压）。

（3）ABI测量值结果：注明：若ABI低于0.8，应转介血管科医生做进一步检查及治疗；如ABI太高，大于1.3，可能由动脉血管硬化所致，要再做进一步检查，不可贸然做压力疗法。

（4）测量ABI注意点。

① 若怀疑病人有深静脉血栓形成，不可做此检查，因为会增加病人疼痛及可能使血栓脱离移位。

② 病人一定要平卧以减少因流体静力压所致的误差，但有些病人因呼吸困难或关节炎而不能平卧，则应该记录下来，以便在下一次测量时再做比较。

③ 血压计袖带尺寸一定要适中，若袖带太细，便不能令动脉血管完全压缩，从而导致ABI值增高。

④ 探头角度：约为45°～60°，不可将探头用力往下压，否则血管会因受压而影响血液流动，以至于难以听取声音。

⑤ 足部冰冷会影响血液流动，可先用衣物覆盖保暖。

⑥ 伤口可先用薄纱布或保鲜纸覆盖做保护。

⑦ ABI的读数与病人本身血压有重要关系，若病人有高血压病史，ABI的读数会低；相反，读数会高。

（十）压力疗法（compression therapy）

压力疗法是治疗静脉性溃疡最有效的方法。压力疗法的基本概念是足踝压力高于膝部压力，故此静脉血液便可由小腿推进至心脏。一般认为足踝压力要达到40 mmHg才能有效减低静脉性高压（venous hypertension）。

1. 压力疗法的作用　挤压静脉，使其内部瓣膜加强闭合；促进静脉血液回流速率，减少静脉及毛细血管充血现象；减少下肢组织肿胀；由于静脉压减少，血液速率加快，营养及氧气输送增加，促进伤口愈合。

2. 压力疗法方法　有不同方式，包括弹力性绷带、非弹力性绷带、间歇性气体力学压力疗法、压力袜。

（1）弹力性绷带（elastic/long-stretch bandage）：弹力性绷带能伸展至多于140%原有长度，当病人活动时，腓肠肌收缩，将血管压向外，当腓肠肌放松时，血管便会回弹至原位。弹力性绷带在任何时间均提供压力，故当病人休息时，压力仍然存在，故活动压及休息压均高，尤其适合活动量少的病人。弹力性绷带可分为以下2种：①多层式（multilayers）：包括有棉垫、棉纱绷带、压力绷带及内聚性绷带（cohesive bandage）。棉垫用以保护下肢皮肤，棉纱绷带用以固定及抚平棉垫，压力绷带提供压力，内聚性绷带用以固定压力绷带，避免绷带滑下移位。②两层式：通常有2层，内层是棉垫，用以保护下肢及皮肤，外层为弹力性绷带，一般有椭圆形或长方形图案指引包扎力度。

（2）非弹力性绷带（inelastic/short-stretch bandage）：非弹力性绷带也需要棉垫来保护小腿及皮肤，但它的压力绷带只能伸展少许，故此形成一道坚实的管腔围在小腿外面，它的作用主要是靠腓肠肌的收缩动作。当病人行走时，因为坚实管腔的阻碍，腓肠肌不能向外扩张，故此收缩力转而压向静脉，从而增加静脉血液回流入心脏。但当病人休息时，腓肠肌不活动便失去此效用。故此，非弹力性绷带的活动压很高，但休息压低，因此适用于活动量高的病人。另一方面，由于此绷带弹力性低，当病人小腿肿胀减少时，绷带便会松脱而下滑，但当肿胀情况稳定,便不会有松脱发生。

弹力性及非弹力性绷带的包扎方法均需依照厂商的指引,否则容易导致并发症,如压力性溃疡。

(3)间歇性气体力学压力疗法:此为一系统连接一个有拉链装置的长靴,病人将小腿及大腿放进长靴内,当泵开启时,便会有气流由足踝至膝至大腿不停地移动,用以促进静脉血液回流及减少水肿。每天疗程约为1 h,治疗后病人仍需要穿压力袜或压力绷带,否则水肿仍会继续下去。

(4)压力袜:压力袜同样可以帮助静脉血液回流至心脏,但因难于穿着,故多用于溃疡痊愈后,用以减低静脉高血压及防止溃疡复发。压力袜同样可以提供渐进式压力于小腿,通常有英式和美式两种标准,英式标准和美式标准压力袜均分为三级:

Ⅰ级压力:英式 14～17 mmHg(1.86～2.26 kPa),美式 15～20 mmHg(1.99～2.66 kPa),适合于轻微或早期的静脉曲张病人,容易穿着但只提供轻微压力,不足以抵挡静脉性高血压。

Ⅱ级压力:英式 18～24 mmHg(2.39～3.19 kPa),美式 20～30 mmHg(2.66～3.99 kPa),适合于中度或严重的静脉曲张、深静脉栓塞,可治疗及预防静脉性溃疡复发。

Ⅲ级压力:英式 25～35 mmHg(3.33～4.66 kPa),美式 30～40 mmHg(3.99～5.32 kPa),适合于慢性严重静脉性高血压、严重静脉曲张、淋巴液水肿,可治疗及预防静脉性溃疡复发。

1)压力袜作用:①减低静脉高血压,促进血液回流至心脏;②减少下肢水肿;③帮助静脉溃疡愈合,防止复发;④在静脉曲张病人,可防止静脉性溃疡形成;④防止深静脉血栓形成;⑤减轻淋巴液下肢水肿症状。

2)压力袜禁忌证:①动脉血管性病变,因会阻碍动脉血液流动;②下肢严重水肿,过紧橡皮筋会导致溃疡形成;③心脏病病人,因大量液体会由下肢回流入心脏,增加心脏负荷,引致心室衰竭,故应先征询医生意见方可使用;④糖尿病或风湿性关节炎病人,因为可能会有小血管病变,压力会引致小血管闭塞,组织缺氧而坏死。

3)使用压力袜时的病人评估:①首先病人要有治疗的意愿,了解自身下肢有静脉高血压,需要长期穿着压力袜来防止静脉溃疡形成或复发,但压力袜并不能治疗其静脉高血压;②下肢若有严重水肿,应先用压力绷带,待水肿减退后才穿压力袜;③皮肤状况,若有皮炎、湿疹等,应先治疗;④下肢感觉,若感觉迟钝,可能病人不知道是否过紧,应教育其观察足趾温度及颜色改变;⑤观察下肢及足部是否有畸形异常;⑥病人的手部活动能力,因穿压力袜需要特别技巧。

4)压力袜的评估:评估压力袜的压力度、质量、长度、尺寸和颜色。

5)压力袜的测量:所有病人均需要测量下肢尺寸以购买合适的压力袜,测量压力袜的时间最好是早上或解除压力绷带后,因此时下肢水肿消退,故测量比较准确。测量内容包括足踝最窄周径、腓肠肌最阔周径、足的长度(由大足趾最尖端部位至足跟)、小腿长度(由足跟至膝下)、若压力袜长及大腿,病人需站立,测量由足跟至腹股沟长度,并且测量大腿最大周径。

6)压力袜的穿着及除去注意事项:①压力袜的穿着及除去均需依照厂家指引以避免并发症发生;②穿着时间因人而异,一般来说早上起来时穿着,之后才下床,直至晚上沐浴或睡眠时除去;③一般来说,压力袜需要3～6个月更换,但若有破损,则应立即更换;④定期做 ABI 测量及由医护人员评估是否需要减低或加强压力度;病人不可自行改变压力度;⑤压力袜每周可以清洗一次,40℃以下温水,中性洗涤剂或肥皂手洗,避免大力揉搓、暴晒,禁止烘干。

7) 压力袜的穿着方法(图 13 - 44)。

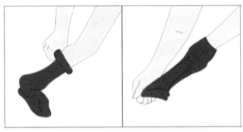
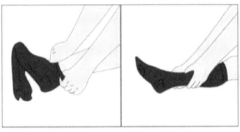

1. 将手伸进袜子直到脚　2. 抓住袜子后跟中间,　　3. 将袜子小心套在脚后　4. 将袜子小心拉过脚踝
　后跟处　　　　　　　　　将袜子由内向外翻出　　跟处,确保脚后跟正　　和小腿
　　　　　　　　　　　　　　　　　　　　　　　　好位于袜子后跟处

图 13 - 44　压力袜的穿着方法

(十一) 饮食指导

(1) 忌辛辣之物如辣椒、辣酱、辣油、川椒、咖喱、韭菜、蒜苗、芥末等,有促进血液循环、助长体内湿热的作用,食用后会使炎症扩散。忌海腥海鲜之发物,溃疡初起,不宜食用。忌油炸、烧烤、高脂肪食物,可加重病情。

(2) 忌烟、忌酒,酒精可使溃疡面扩大,细菌感染扩散。

(3) 忌助火之品如羊肉、鹿肉、大蒜等,使溃疡不易愈合。

(十二) 健康指导

(1) 下肢静脉溃疡要注意卧床休息,减少活动量,卧床休息时可将患肢抬高,促进静脉回流。

(2) 静脉性溃疡因有下肢水肿、伤口渗液量多、复发率高,而外科手术也没有很好的治疗方案,压力疗法是现今处理静脉性溃疡的黄金定律,要长年坚持穿静脉曲张弹力袜等。

(3) 避免坐时交叉下肢,以免影响血液循环。

(4) 避免久站、久坐等一个姿势可预防静脉性溃疡。人体长期静止站立或坐位时。血液因重力作用,使下肢静脉瓣膜所承受的压力较大。小腿肌肉处于相对松弛的状态,静脉管腔内血液排空不良,瓣膜持续承受较大的压力。当压力大于瓣膜所抵抗的压力时,静脉内的血液异常反流并逐渐加重,最终使局部静脉淤血加重。因此应避免久站久坐,适当休息与活动。

(5) 抬高患肢,促进下肢静脉血液回流。适当休息并抬高患肢。以便促进患肢血液回流,可以减轻患肢肿胀及预防小腿溃疡。病人每天抬高患肢 3～5 次,每次半个小时为适。鼓励病人每日定时散步,改善血液循环可预防慢性静脉性疾病。

(6) 要穿着合适鞋袜,因静脉迂曲、静脉壁很薄,易损伤破裂出血,所以要注意保护患肢足部,避免外伤冻伤或虫兽咬伤,避免足部受压及损伤。

(7) 要注意伤口和皮肤的护理,保持肢体的清洁、卫生,避免外伤等,伤口出现感染的话,一定不要自行处理,要及时就医。

(8) 饮食以清淡为主。保持大便通畅,防止腹腔内压力长期升高。腹腔内压力升高会影响下肢静脉血液回流,引起下肢静脉压力升高,加剧了静脉瓣膜的破坏或加重了静脉瓣膜的负担。因此积极治疗导致腹腔内压增高的疾病可预防静脉性疾病。

(9) 慢性静脉疾病合并湿疹应及时治疗,避免抓破感染引起溃疡或加重溃疡。

(10) 避免双足浸冷水或热水,防止损伤,每天检查双足,若有新溃疡,应及时就诊。

(11) 若疼痛加剧或伤口周围红肿,应立即就医。因感染会加速新陈代谢,增加伤口附近组织的氧气及营养的需求,从而加剧缺氧状况。

(十三) 案例解析

病人王某某,男性,87 岁,有下肢静脉曲张史、左下肢丹毒反复发作史,下肢溃疡反复发作,2014 年 13 月来我院就诊,伤口约 9 cm×10 cm 大小,基底颜色 25% 黑色组织,75% 黄色组织,伤口周围有红肿,伤口渗液多,稍异味。伤口分泌物培养结果为:铜绿假单胞菌感染,药敏试验对左氧氟沙星敏感。无高血压、糖尿病病史。

伤口治疗过程及措施(图 13 - 45~图 13 - 50)

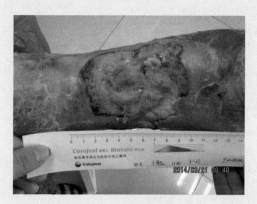

图 13 - 45　左下肢静脉溃疡

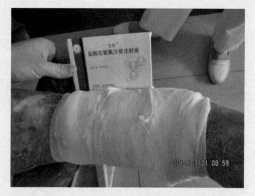

图 13 - 46　左氧氟沙星抗感染,清除坏死组织

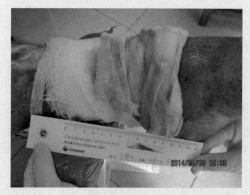

图 13 - 47　渗出多,敷料有绿色

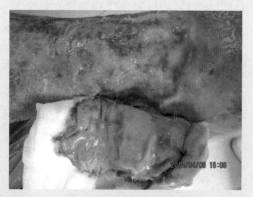

图 13 - 48　打开伤口,50%黄色组织,50%红色组织

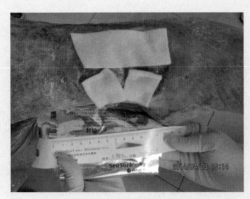

图 13-49　清洗伤口，藻酸银抗感染

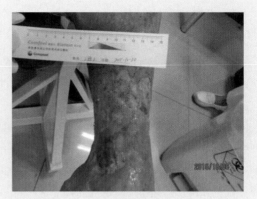

图 13-50　伤口颜色基本为红色

三、混合性溃疡的护理

动静脉混合性下肢溃疡常见于老年病人，在有动静脉混合性疾病的病人中最常见，病人可能同时患有静脉疾病（静脉曲张、水肿和脂性硬皮病）和动脉疾病（皮肤萎缩、脉搏减弱）的特征，通常以其中一种为主要表现。对于有动脉疾病临床证据的病人应测定其踝肱指数（ABI）。

处理动静脉混合性溃疡时，最基本的是确定和纠正任何可能延缓创面愈合的因素。这些因素包括外周动脉疾病、慢性静脉疾病、小动脉功能障碍（如高血压引起的）和创面上高的细菌负荷量。病人常会同时存在上述多种因素，这时应先纠正最重要的因素。

针对不同创面选择合适的敷料。适当的评估之后，如果证据表明以静脉疾病为主，则应当开始加压治疗；如果有严重的动脉疾病（如严重肢体缺血）则应考虑动脉重建治疗。因为静脉高压更常见，而其临床表现不明显。如果 ABI 小于 0.6，则禁用加压治疗，除非在专科医生的指导下进行。如果按上述处理之后创面仍未愈合，则应当进行进一步的检查以确定血管介入是否获益。

临床检查可包括静脉双线性扫描（确定功能不全的静脉节段，再通过介入或手术方法消除）和动脉造影（确定是否需要进行动脉血管重建）。

四、合并淋巴水肿伤口的护理

（一）淋巴水肿定义

淋巴水肿是指因淋巴系统受损或发育异常导致淋巴循环障碍，引起机体某些部位、局部组织器官的淋巴液超越系统运输能力或回流受阻，淋巴液淤积在组织间隙内，造成包括组织水肿、慢性炎症和组织纤维化等一系列的病理改变。多发生在机体的一个部位，最常见于肢体，也可以发生在面部、颈部、躯干以及外生殖器。

（二）淋巴系统结构

1. 根据组织学分类

（1）毛细淋巴管：皮肤的毛细淋巴系统位于组织间隙，其一端是盲端，另一端互相交汇成毛细淋巴管网，毛细淋巴管与毛细血管相比，毛细淋巴管的管径更大（大于 100 μm）且不规则。

（2）前集合淋巴管：周围毛细淋巴管来源的淋巴液由其负责收集输送到集合淋巴管，其管腔内有瓣膜可以保证淋巴的单向流动，管径约为 150 μm。

（3）集合淋巴管：是肌性内皮管，管径为 100～600 μm。管壁具有与静脉类似的三层结构，即内膜层、中层或肌层和外膜层。内层由内皮细胞和基底组成。中层最厚由 2～3 层平滑肌以及弹力纤维和胶原纤维组成。管壁的瓣膜处没有平滑肌。通常，浅表淋巴管的肌层比深部淋巴管的肌层厚，周围淋巴管的肌层比中央淋巴管的肌层厚。如同静脉一样，淋巴管腔内分布瓣膜，依管径的不同，瓣膜之间的距离为 0.6～2 cm。上、下级瓣膜之间的淋巴管又称淋巴结。淋巴的流动方向取决于淋巴结远侧端瓣膜的关闭和近侧端瓣膜的开放。浅表的集合淋巴管与较大的皮静脉伴行，在皮静脉的深层，集合淋巴管形成广泛的淋巴束。其引流范围与所伴行的静脉相似。相邻的淋巴管之间有连接。深部的淋巴管与动脉和静脉伴行，并且彼此连接。深部淋巴管的管径较浅部的大。内脏的集合淋巴管是深部淋巴管的一支（亚组），通常与血管伴行。

（4）淋巴干及其分布：淋巴干的肌层较集合淋巴管的肌层厚。下肢的集合淋巴管经腹股沟淋巴结伴髂血管继续上行成髂淋巴干，经髂淋巴结上行后成左、右腰干。一根或数根肠系膜浅淋巴管汇合成为肠淋巴干。左、右腰干与肠道淋巴干汇合在第 2 腰椎的水平，形成乳糜池，这就是胸导管的开始。肠淋巴干也可能直接汇入胸导管。左上肢的集合淋巴管汇集到腋部，经过腋淋巴结形成左锁骨下淋巴干，后者可直接注入左静脉角。右上肢的集合淋巴管经腋淋巴结后形成有锁骨下淋巴管后成为右锁骨下淋巴干，与来自头颈部的淋巴干汇成右淋巴干后，注入右侧静脉角。

（5）胸导管：是最大的淋巴干，收集下半身和腰背部深层、脊柱旁胸膜、纵隔后方以及左上半躯干和左上肢的淋巴。胸导管起始于第 10 胸椎至第 2 腰椎之间，在纵隔的后方上行，最后注入左颈静脉角（95%），或右颈静脉角（1%），或两侧颈静脉角（4%）。双侧胸导管的发生率为 1%。胸导管的起始部是乳糜池，长 3～8 cm，宽 0.5～1.5 cm。

（6）皮肤淋巴管：皮肤作为机体最大的免疫器官，担负重要的免疫屏障功能，密集分布在真皮和皮下组织中的淋巴管网在皮肤的免疫防御功能中起关键作用，例如会吸收组织间隙的液体和大分子及外来细菌、微生物，抗原提呈细胞的免疫识别，淋巴细胞和单核巨噬细胞的再循环，运送清除坏死的细胞碎片，预防感染，以保证细胞外间隙内环境的稳定。

（7）淋巴管-静脉连接：淋巴液最终注入静脉，淋巴管与静脉的连接形式变化很多。两者之间的主要结合点是右侧淋巴干和胸导管与锁骨区大静脉的连接。无论是淋巴干还是胸导管，极少直接注入颈静脉角，常见的是由 2～7 根淋巴干分别注入静脉角或者注入颈内静脉。少数情况下胸导管注入左锁骨下静脉或左颈内静脉。胸导管注入颈静脉角。

2. 各级淋巴管根据功能和分布分类

（1）浅表淋巴系统：指皮肤和皮下的淋巴管。

（2）深部淋巴系统：输送肌肉、关节、骨、滑膜鞘和神经的淋巴液，深部的淋巴干与动脉和静脉伴行，共同包在血管鞘内。动脉的搏动促进静脉和淋巴的回流，管腔内瓣膜调节流动的方向。

（3）内脏淋巴系统：由深、浅淋巴系统通过穿支相连，多数的穿支将深部组织的淋巴输送到浅表系统。

3. 淋巴结　人体有 600～700 枚淋巴结。淋巴结成组或成群分布，以肠系膜的淋巴结数目最多，其次是腋淋巴结、颈淋巴结和腹股沟淋巴结群。淋巴结有两大功能：一是过滤淋巴液，去除微生物和细胞碎片；二是激活免疫功能。淋巴结被致密的结缔组织膜所包被。

淋巴结有 2 个功能区，即外围的皮质区和中心部的髓质区。皮质区有淋巴滤泡，后者由 B 淋巴细胞（分布在浅层）和 T 淋巴细胞（位于深层）组成。在髓质区的髓索是向内突出的皮质淋巴组织，由淋巴细胞、巨噬细胞和网状细胞组成。髓索被大的毛细淋巴管分隔，淋巴液经输入淋巴管进入淋巴结，经淋巴窦过滤，然后经输出淋巴管（淋巴门）流出。淋巴液在淋巴结滤过时，受到巨噬细胞和淋巴细胞的检查，它们准备攻击外来的异物，激活体内的免疫机制。淋巴液往往要经过数个淋巴结的过滤才得以滤清。因为输入淋巴管的数目要多于输出淋巴管，因此，淋巴的流速在经过淋巴结时明显减慢，以便淋巴细胞和巨噬细胞完成检查淋巴的任务。其他的淋巴组织，如脾脏、胸腺、扁桃体及肠道集合淋巴结都有结缔组织包膜和淋巴细胞，但是并不过滤淋巴液；有输入淋巴管而没有输出淋巴管。

（三）淋巴系统的功能

淋巴系统是人体相对独立的第 2 套循环系统，主要功能是回收从血液循环系统渗出的组织液，具有维持组织液平衡、免疫防御、脂质代谢等重要生理功能。

淋巴液内不仅有水分，还有血浆蛋白质、从组织间隙内回收的大分子、细胞成分（淋巴细胞、巨噬细胞、树突状细胞）、细胞因子、细菌和外来微生物。淋巴系统功能如下。

（1）维持内环境稳态：通过输送组织中的水分和大分子物质，维持最佳的细胞外液和基质的成分，从而保持机体细胞内外环境的稳态，保证组织细胞结构的完整和细胞功能的正常。

（2）过滤和清除功能：过滤淋巴液，清除内源性和外源性的死亡变异坏死细胞、组织碎片和外来微生物。免疫防御功能：产生淋巴细胞，运输抗原提呈细胞和细胞介质，调节淋巴循环，攻击外来的异物，淋巴液和体液免疫、细胞免疫系统接触，激活体内的免疫机制，发挥机体的免疫防御功能。

（3）吸收脂肪：脂蛋白又称乳糜微粒，体积太大，难以被毛细血管摄取，因此需要淋巴管输送。

（四）淋巴管内压和淋巴回流

Aselli 在 1622 年首次发现淋巴管有节律性地自主收缩。早期淋巴管流动的研究都是在实验动物上进行的。Kinmonth 和 Taylor 最先报道人胸导管的自主收缩，他们还观察到乳糜返流病人腹膜后淋巴管自主收缩。Olszewski 和 Engeset 最先通过测量并且记录站立时和平卧位下肢皮下输入（淋巴结前）淋巴管输送淋巴液有效的自主收缩的频率，淋巴管侧压和终端压力。

1. 驱使淋巴液流动的外部因素

（1）肌肉运动：当肌肉收缩时将增加其影响范围内的淋巴管内压增高，淋巴液向心性流动也随之增加。

（2）呼吸运动：呼吸能够起到泵一样持续增加胸腹腔内淋巴回流的作用。胸膜腔内压促进胸导管和纵隔淋巴液在胸腔的流动。膈肌和肋间肌的运动同样起重要作用。乳糜池内的压力对胸腔淋巴回流也很重要。腹壁的压力作用于乳糜池能增加淋巴流动。咳嗽也起到加速淋巴流动的作用。

（3）被动运动：肢体、头部和颈部的被动活动加速集合淋巴管的流动。

（4）血管的搏动：血管的搏动对邻近的淋巴管起到挤压的作用，但是同其他的因素相比，血管搏动对淋巴流动的影响很小。

（5）肠道的蠕动：在主动蠕动时，肠道淋巴的流动明显增加。

2. 周围淋巴管内压和淋巴液流动　Olscewski 对正常人小腿淋巴管插管后测得平卧时淋巴管终端压力（将淋巴管和淋巴回流完全阻断）为 37 mmHg，站立时为 44 mmHg，淋巴自主收缩的频率为 5～7 次/min。淋巴管内的侧压（保持淋巴回流通畅）在休息状态为 13.5 mmHg，显著低于淋巴回流时的压力，淋巴管的收缩频率是 2.42 次/min。站立位时淋巴管内的侧压平均为 15.23 mmHg，收缩频率 3.19 次/min。将足浸泡在 42℃ 的热水时下肢淋巴管的收缩频率和幅度立即增高。急性的静脉压升高时淋巴回流和收缩频率降低。生理状态下大多数淋巴管并无淋巴液充盈，只有个别淋巴管有淋巴液。正常的下肢使用弹性绷带时对淋巴回流无明显影响。阻塞性淋巴水肿时扩张淋巴管内的压力在平卧位是 0 或略高，在站立时压力达到 50～60 mmHg，肌肉收缩时的淋巴管内压力可达到 200 mmHg 或更高。淋巴管的自主收缩和小腿肌肉收缩都推动淋巴液流动，增加淋巴管内压力。摘除淋巴结后阻塞性淋巴水肿，下肢胫前肌肉内的压力在休息状态时为 30 mmHg，活动时达到 49 mmHg，而正常下肢的相同部位的压力分别是 16 mmHg 和 28 mmHg。淋巴循环阻断导致肌肉内压升高，肌肉内血流量降低。

（五）淋巴管生长和再生功能

正常组织中淋巴管的再生能力很强，器官移植时无须吻合淋巴管，术后平均第九天受区的淋巴管能够与移植器官的淋巴管再通。皮片移植后首先与受区建立血液循环，随后皮片淋巴管与受区的淋巴管自行吻合，淋巴循环随后再通。然而，肿瘤根治术清扫淋巴结后有部分病人因为淋巴管未能再生而发生淋巴水肿。

（六）淋巴水肿的发病率

据 WHO 统计，淋巴水肿在最常见慢性疾病中排在第 11 位，全球范围内约有 1.7 亿淋巴水肿病人。Huges 统计 1940～1961 年 11 组资料，淋巴水肿的发生率高低不一，约 12.5%～49.2%；60～70 年代的资料提示为 13%～57.5%。我国原发性和继发性的淋巴水肿病人人数逐年攀升，仅乳癌根治术后发生淋巴水肿的病人，每年约新增 3 万人。乳腺癌生存者中 15%～30% 发生继发性上肢淋巴水肿。妇科癌症治疗后 28%～47% 发生继发性下肢淋巴水肿。男性恶性肿瘤病人中前列腺癌、膀胱癌、会阴部的 Padges 氏病手术后病人，5%～30% 会发生下肢继发性淋巴水肿。

肿瘤治疗后的继发性淋巴水肿约占全球慢性淋巴水肿患病人数的一半,其余 1/2 的病人包括原发性淋巴水肿、静脉功能不全引起的淋巴水肿、外伤后淋巴水肿及全身其他因素累及淋巴系统后的水肿。

(七) 淋巴水肿的危害

淋巴水肿是进行性发展的高致残类疾病,引起的病理改变是不可逆的,早期治疗是控制疾病发展的关键。

1. 淋巴水肿的组织学改变

(1) 组织中大分子物质——透明质酸的变化:淋巴循环是组织中大分子代谢的主要途径之一。组织中透明质酸浓度的变化应能准确地反映组织间隙液体流变性和淋巴管的功能状况。长期以来不少学者认为淋巴水肿是水分和血浆蛋白在组织中堆积引起的高蛋白水肿,研究发现慢性淋巴水肿组织中的蛋白质含量并不总是增高,有时甚至低于正常。透明质酸检测可以作为淋巴水肿的诊断和与静脉性水肿的鉴别诊断。

(2) 组织纤维化:是判断淋巴水肿严重程度或治疗效果的观察指标之一。组织纤维化主要是组织内淋巴液淤滞导致发生不可逆的胶原纤维以及弹力纤维增生。

(3) 脂肪沉积:是慢性淋巴水肿最常见也是重要的病理变化之一。早期的淋巴水肿组织中只滞留水分,随病程延长脂肪沉积加重,后期组织中脂肪含量增加与水分滞留形成象皮肿。

(4) 组织慢性炎症:淋巴水肿的组织容易反复发生如淋巴管炎、蜂窝组织炎等感染。毛细淋巴管和第一级淋巴结能最有效地防御恶性肿瘤和细菌,其次是淋巴干。实验证明淋巴系统能有效清除 99% 的恶性肿瘤细胞、细菌或孢子体来保护血液系统。

2. 慢性淋巴水肿带来的危害

(1) 局部或患侧肢体肿胀增粗,逐步出现组织纤维化、脂肪沉积,形成肢体器官畸形,晚期可致残。

(2) 反复发生淋巴管和周围组织炎症,包括丹毒和蜂窝组织炎症等,严重感染还可能导致败血症甚至危及生命。

(3) 肢体合并静脉疾病的淋巴水肿,会反复发生慢性溃疡且难以治疗。

(4) 晚期的淋巴水肿还可能从良性病变转变成恶性的病变。

(八) 易患人群

淋巴水肿目前还是不能预测的疾病,尤其是发病机制不清楚的原发性淋巴水肿,不能通过预测检验的方法来诊断。但是对于一部分特殊的人群,早些预警,有可能做到早期诊断、早期控制。

1. 有淋巴水肿家族遗传史　虽然家族遗传性淋巴水肿在整个原发性淋巴水肿病人人群中只占少数,但是有家族史的人较无家族史的人群发生淋巴水肿的概率要大得多。遗传性的淋巴水肿可以在出生时就发病,但是也有近一半的病人是在青春期和成年时才出现淋巴水肿的症状。因此,这部分人群应该对疾病的发生提高警惕,关注身体的状况,一旦发生局部的水肿,要尽早就医,争取早确诊、早治疗。

2. 恶性肿瘤根治术后　常见的女性恶性肿瘤如乳腺癌、子宫颈癌、子宫内膜癌、卵巢癌病人经过淋巴结清扫根治术及放射治疗后,常见的男性恶性肿瘤中前列腺癌、膀胱癌、会阴部的 Paget 病手术后的病人,有 5%～30% 会发生上肢或下肢继发性淋巴水肿。发病的原因是在切除肿瘤病灶的同时,还切除了引流该患病部位的淋巴结,切断了引流淋巴管,导致远端组织淋巴液回流受阻,引发淋巴水肿。肿瘤根治术后或放疗后发生淋巴水肿的时间差异很大,水肿可以发生在手术早期,并持续加重;也可在术后早期发生一过性的水肿,但很快自行消退;还有部分发生在术后数年,甚至十年、数十年才出现病症。

3. 下肢静脉曲张和瓣膜关闭功能不全　静脉系统和淋巴系统在结构和功能方面有许多相似之处,如都有瓣膜、都是向心性流动、都承担输送组织间液的功能,而且淋巴管和静脉之间还有交通支,在某些情况下两个系统之间互通。因此长期的下肢静脉曲张瓣膜功能关闭不全而引起组织水肿(又称静脉性水肿)时,非常容易波及同侧肢体的淋巴循环,导致淋巴管继发性扩张,进而引起淋巴管功能不全和淋巴水肿,此时肢体的水肿是静脉和淋巴双系统病变的结果,因此又称静脉-淋巴混合性水肿。

4. 复发性的淋巴管和淋巴结炎症(又称复发性丹毒)　反复发作的淋巴管炎多见于下肢,常先由足癣导致皮肤糜烂,进而细菌(主要是溶血性链球菌)侵入引起淋巴管和腹股沟淋巴结的急性炎症。淋巴管和淋巴结多次感染会造成管壁和淋巴结组织结构破坏,甚至管腔闭塞,阻碍淋巴液的回流。有相关病史的病人应积极治疗淋巴管炎症的同时,还要重视诱发因素如足癣的治疗,从源头上阻断和预防可能造成的对淋巴管和淋巴结的永久性破坏。

5. 恶性肿瘤腹股沟淋巴结转移　恶性肿瘤扩散到淋巴结可以堵塞淋巴结内的淋巴循环通路,进一步引发淋巴管的扩张和回流受阻,造成该淋巴结群引流区域水肿。盆腔内外的恶性肿瘤都有可能扩散到腹股沟淋巴结,包括子宫颈癌、子宫内膜癌、膀胱癌、前列腺癌、恶性黑色素瘤以及淋巴瘤、较少见的腹腔内消化道和肺部的癌症。有癌症侵犯腹股沟淋巴结引起的下肢淋巴水肿又称为恶性淋巴水肿,特点是起病急、发展快,这一点与良性的淋巴水肿起病慢、进展缓的临床特征不同。对于年长者,在较短时间内发展较快的下肢以及外生殖器和下腹部的水肿应高度警惕恶性淋巴水肿,尽早就医,进一步排查。

6. 腹股沟淋巴结摘除术后　腹股沟淋巴结炎症可能引起淋巴结慢性肿大,在腹股沟区可能触及似肿块的增大的淋巴结。将肿大的淋巴结当“肿块”或“瘤”切除的临床并不少见。淋巴结摘除后造成淋巴循环通路的缺损,如被切断的淋巴管未能再生以恢复淋巴通路和循环,可形成永久性淋巴水肿,腹股沟淋巴结的肿大或“肿块”多见于儿童或年轻人,外科医生对此类肿大的腹股沟淋巴结肿块切除术应非常慎重,避免误诊和不恰当治疗。

7. 大隐静脉曲张剥离术或为搭桥术而切取下肢隐静脉　大隐静脉曲张是临床常见疾病,大隐静脉剥离术和激光治疗术都可能损伤与静脉伴行的下肢集合淋巴管,由此造成淋巴水肿。此类淋巴水肿往往在手术后早期即发生,如果在大隐静脉手术治疗后很快出现肢体水肿,应高度警惕是否为手术造成的淋巴管损伤后遗症,尽早去专科就诊。腹股沟淋巴结摘除和大隐静脉手术造成的淋巴水肿又称医源性淋巴水肿,是由于不恰当的医疗行为所造成的后遗症,应该最大可能避免。

8. 下肢软组织撕脱伤　最常见于车祸、挤压伤等大面积的下肢软组织撕裂和挫伤,由于受损组织范围广且较深,行走于肌筋膜表面的浅表集合淋巴管多数受损,淋巴管难以完全再生,可导致受伤远端淋巴回流受阻形成淋巴水肿。

9. 乳房、腋窝淋巴结、锁骨上淋巴结放射治疗　乳房、腋窝和锁骨上转移性或原发性淋巴结恶性病变经过放射治疗后淋巴结被破坏,发生萎缩和纤维化,导致输入淋巴管回流受阻,上肢及躯干皮下水肿。

(九) 淋巴水肿的分类

1. 原发性淋巴水肿 指发病原因尚不明的一类淋巴水肿,以四肢尤其是下肢多见,也可发生在外生殖器、颜面部、臀部或下腹部。可以是单肢体发病,也可能多部位、多肢体。多部位发病者,可以是对称性,如双下肢,也可以是非对称性,如左上肢和右下肢同时患病。

(1) 按水肿发生的早晚分类。

1) 先天性淋巴水肿:出生时或出生后数月发病,占发病总人数10%。

2) 早发性淋巴水肿:35岁前即儿童或青春期发病,占发病总人数71%。

3) 迟发性淋巴水肿:35岁以后发病,占发病总人数19%。

(2) 按有无家族遗传史分类。

1) 遗传性的淋巴水肿:按发病的早晚,家族遗传性淋巴水肿又分为以下2种类型:

① 淋巴水肿Ⅰ型:又称Nonne-Milroy病。特征为出生时或出生不久即发病,是显性遗传。男女发病的比例1∶2.3。病变可累及下肢、上肢、生殖器及面部。起初多见于一侧下肢,也可能发展到双下肢。淋巴系统的病变有淋巴管和淋巴结发育不良。一般认为只有符合以下条件才能被确诊:有家族史,染色体显性遗传,先天性患病,非进行性发展,下肢患病。

② 淋巴水肿Ⅱ型:又称Meige综合征,为最常见的遗传性淋巴水肿,占遗传性病例的65%～80%,为染色体显性遗传。特征为青春期发病,发病年龄为20～59岁,男女均可遗传。双下肢都可患病,以踝关节周围和小腿胫骨前水肿最常见。也可发生在外生殖器、上肢或面部,常常伴有感染。其他的异常有心血管系统异常、腭裂、耳聋、胸膜淋巴液漏、静脉曲张以及双排睫毛、脊椎畸形。

2) 非家族遗传性的原发性淋巴水肿:占原发性淋巴水肿总发病率的90%。一般将35岁前发病的称为早发性,35岁以后发病则称为迟发性。早发性多见于女性,常在十多岁至二十岁间发病。可能因为此阶段体内雌激素的水平增高,引起水分和钠在体内的滞留和毛细血管的通透性增加以及淋巴管收缩功能的减弱所致。水肿最先出现在足背和踝部,70%的病例为单侧,经过数月或数年蔓延至整个小腿,较少波及大腿。数年后约30%的"健"侧肢体也发病。一次轻微的外伤如扭伤,或蚊虫叮咬可能成为发病的诱发因素。踝部淋巴管受压或移位可降低淋巴管的输送功能,损伤引发的急性炎症则加重了淋巴的负荷。组织的急性炎症消退后,淋巴水肿则持续存在。但由于淋巴管的代偿作用,水肿发展缓慢往往不易察觉。迟发性水肿在老年时加重,因为此时淋巴管的输送功能逐渐减退。临床上将水肿发生前的阶段称为水肿潜伏期,虽然淋巴管的发育异常、数目减少,但是尚能负担正常情况下单淋巴输送。

3) 按淋巴系统病变分类:在直接淋巴造影的基础上按淋巴管的病理改变将原发性淋巴水肿分为:

① 淋巴管发育不良:浅表集合淋巴管和淋巴结数量减少,淋巴管管径小。

② 淋巴管过度发育:毛细淋巴管和集合淋巴管均受累,较正常粗大,管腔扩张,瓣膜功能不全,也可能有管壁平滑肌收缩功能不全。通常伴有区域(如腹股沟、髂淋巴结)淋巴结数目增多和体积增大。

③ 淋巴管缺失：此类畸形不太可能导致整个肢体的淋巴管的缺失，目前认为主要是毛细淋巴管缺失，而前集合淋巴管和集合淋巴管仍存在。

④ 腹股沟淋巴结纤维化：也称为 Kinmonth 综合征。髂窝和腹股沟淋巴结纤维化，纤维硬化，脂肪退化，可伴有其他淋巴管发育不良。

4）按照原发性淋巴水肿发病部位分类：常见单侧下肢，也可以表现为双侧下肢。双侧下肢可表现为先后发病，两侧肢体开始水肿时间可相差几年。病变程度可有差异，上肢原发性水肿较少见，以单侧多见。

2. 继发性淋巴水肿

指有明确引发因素的淋巴水肿。根据发病因素的不同，继发性淋巴水肿有以下类型：放射治疗以后、外伤后、医源性、恶性肿瘤治疗或转移引起的淋巴水肿。

（1）乳腺癌根治术后的上肢淋巴水肿：为最常见的继发性淋巴水肿。摘除腋窝淋巴结是导致淋巴回流阻断的直接原因，手术切断了与淋巴结连接的输入和输出的淋巴管。如果手术后接受放射治疗，发射线能够破坏术后新生的毛细淋巴管，使刚刚重建的淋巴循环再遭破坏。双重创伤形成的疤痕阻碍局部淋巴管再生，导致术区远端的淋巴回流受阻。有的病人在手术后有短暂水肿，但是大多数能自行消退，这是由于手术切断的淋巴管得以再生，恢复了淋巴回流。持续不退的水肿可发生在淋巴结根治术后数月、数年甚至十余年，有相当一部分病人水肿发生前曾经有过患肢过度劳作、拎重物、皮肤损伤（蚊虫叮咬或刀割伤）后感染、静脉穿刺、反复测量血压等病史。为减少乳腺癌手术后的淋巴水肿并发症，近年来肿瘤外科医生进行了手术改良，从过去的淋巴结清扫手术改为有选择的前哨淋巴结摘除术，减少了淋巴结的切除数量，保留了未被肿瘤侵犯的淋巴结，最大限度地保留肢体的淋巴循环。

（2）子宫颈癌、子宫内膜癌、卵巢癌根治术后的下肢淋巴水肿：肿瘤切除加上盆腔淋巴结清扫、结扎淋巴管以及手术后的放射治疗造成淋巴结损伤、淋巴管断裂未能修复是女性子宫颈癌、子宫内膜癌和卵巢癌治疗后下肢淋巴水肿发生的原因。手术后切断的淋巴管近心端可形成淋巴液淤积，淋巴管扩张继而形成盆腔或腹股沟区的淋巴囊肿，有时在腹股沟区可触及肿块，MRI 摄片能了解淋巴囊肿的位置和大小。病人淋巴管的数目随时间的延长而递减。如果下肢主要的集合淋巴管受阻，最早以足背肿胀多见，逐渐向近心端蔓延。虽然手术摘除双侧的盆腔淋巴结，并且盆腔均经过放射治疗，淋巴结结构破坏、萎缩或数量减少，但水肿多发生在一侧下肢。

水肿可发生在术后数月、数年甚至是十年后，晚期双下肢均可累及。此时临床表现以大腿内侧的水肿为主，下腹部和腹股沟区的皮下也同时出现广泛的水肿。水肿发生的早晚有较大的差异，但是总体早于乳腺癌术后上肢水肿发生的时间，可能由于重力的关系，下肢水肿一旦发生多呈进行性加重，可在较短时间内迅速发生肢体增粗，皮肤纤维化，皮肤迅速变得坚硬、粗糙，较早发生皮肤蜂窝组织炎。

（3）前列腺癌、直肠癌、膀胱癌根治术和放射治疗后下肢淋巴水肿：发病原因是盆腔内淋巴结在根治术中被广泛摘除，术后淋巴管循环未能重建，导致会阴部和下肢上行的淋巴通路被阻断，淋巴液在组织间滞留。由于盆腔广泛的淋巴管被结扎和切断，术后在盆腔或腹股沟区也可形成淋巴囊肿。霍奇金和非霍奇金淋巴瘤治疗后也可发生类似的下肢继发性淋巴水肿。早期水肿局限在外阴部或发生在足背和踝周，随着病期延长水肿的范围扩大至整个肢体和外阴、下腹部。这类水肿的发生率较女性盆腔肿瘤治疗后的要低。

（4）创伤后继发性淋巴水肿：最多见于车祸造成的下肢广泛的皮肤撕脱伤或挤压伤后。严重的外伤，如较大范围的软组织（皮肤、皮下组织、肌肉）缺损伴有或不伴有骨折，由于创伤深且范围大，浅表淋巴管甚至深部淋巴管也损伤和缺失，留下大面积或者是环状的紧贴骨头的瘢痕，可以造成远端肢体淋巴水肿，以下肢多见。

正常情况下人体淋巴管再生修复的能力很强，对于损伤不严重或不广泛的淋巴管损伤机体能较快自行修复。皮肤的广泛损伤还会形成广泛的瘢痕，日后瘢痕的挛缩会压迫新生的淋巴管，阻碍新建的淋巴循环，远端的受阻淋巴管会逐渐形成管腔狭窄甚至闭塞。创伤痊愈早期水肿可不立即发生，经过一段潜伏期，时间可长达数年。水肿出现在远端，如没有得到及时正确的治疗，肿胀逐渐加重，还可伴有频发的丹毒，最终形成象皮腿（足）。如果在肢体外伤早期处理时能够采用含淋巴管的组织瓣，如皮瓣或肌皮瓣对深达骨质的创伤进行修复，或许可减少或避免淋巴水肿的发生。

（5）感染引发的继发性淋巴水肿：丝虫感染引发的淋巴水肿是时间范围内病人人数最多的继发性淋巴水肿。2000 年 WHO 将丝虫病列为第二大致残因素。

血中的幼丝虫经蚊子叮咬后传播扩散，它们寄生在淋巴系统，生活期达 4～6 年，此间繁殖出成百万的微丝虫进入血液。丝虫感染对淋巴系统造成的损害是丝虫抗原引起的淋巴管和淋巴结的过敏和免疫反应，造成淋巴管和淋巴结的结构损害，如管腔扩张、瓣膜闭合不全或闭塞以及淋巴结纤维化，淋巴循环因而受阻形成组织水肿。

许多人幼年时得病，成年后才发现。虽然血里已有成千上万的幼丝虫，病人可以没有明显的症状。随病情的发展在成年后出现生殖器、上肢或下肢的淋巴水肿甚至严重的肢体畸形。病变区常有频频发作的淋巴结和淋巴管炎症，加重水肿和组织纤维化，形成恶性循环。

（6）医源性淋巴水肿：指由于误诊和治疗措施不当引发的继发性淋巴水肿，也是临床医师在医疗实践中应该避免发生的，多数原因是淋巴管意外受损。例如心脏手术可能损伤胸导管，肢体动脉重建术、腹膜后区域的手术和肾脏移植术等手术后发生淋巴管受损后淋巴水肿、淋巴漏、乳糜胸腔积液、乳糜腹水、心包乳糜积水。

（7）恶性肿瘤淋巴道转移引发的恶性淋巴水肿：此类病例临床上有增多的趋势，也称恶性淋巴水肿。恶性肿瘤细胞可以穿透淋巴管壁阻塞淋巴管，肿瘤本身也可能压迫淋巴管而阻挡淋巴循环，更常见的是转移到腹股沟髂窝淋巴结从而阻断淋巴回流而引发淋巴水肿。

与常见的慢性淋巴水肿不同，恶性肿瘤淋巴道转移引发的淋巴水肿具有病程短、发展快的特点，又称急性淋巴水肿。由于原发性病变往往比较隐匿，病人最初因为下肢水肿而就诊，部分病人在腹股沟区可以扪及肿块，即淋巴结。

肢体远端如足背、小腿，最先出现水肿，多为凹陷性，呈进行性累及下腹部、外阴部和臀部。如果受累淋巴结内肿瘤组织已经局部扩散，波及肌肉甚至骨组织，则受侵犯的淋巴管和淋巴结周围组织的水肿最明显，如腹股沟和大腿根部并逐步向远心端如小腿扩展，水肿的发展一般较快，皮肤张力较大，并有不同程度的充血伴有局部疼痛。

（十）淋巴水肿的分期

1. 根据 International Society of Lymphology 将淋巴水肿分为 4 期

（1）0 期（隐匿期）：淋巴管已承受某些损害但尚不明显，输送能力足以应付被移送的淋巴液，淋巴水肿未出现，可持续数月或数年。

（2）1期（自发性可逆期）：组织处于凹陷期，手指按压时组织缩进，然后逆转升高恢复。通常在早晨醒来时，肢体或受累区尺寸正常或几乎正常。

（3）2期（自发性不可逆期）：此时组织具备海绵样一致性并被认为是非凹陷性；当被手指按压时，受累区反弹无凹痕。此时如果把肢体抬高不可以改善水肿。Stemmer's 阳性体征，此期纤维化标志着肢体硬化的开始以及尺寸增加。

（4）3期（淋巴滞留性象皮肿期）：此期肿胀不可逆，通常肢体或受累区显著增大。组织变硬（纤维化）且反应迟钝，Stemmer's 阳性体征。

2. **按照临床体征分期** 即按照水肿程度和纤维化程度进行分期。

（1）Ⅰ期：此期又称可逆性淋巴水肿。特点是用手指按压水肿部位，会出现局部的凹陷。下午或傍晚水肿最明显，休息一夜后，肿胀大部或全部消退。

（2）Ⅱ期：此期水肿已不会自行消退。由于结缔组织开始增生，水肿部位组织质地不再柔软，凹陷性水肿渐渐消失，组织变硬。

（3）Ⅲ期：肿胀肢体体积增加显著，组织由软变硬，纤维化明显。皮肤发生过度角化，生长乳突状瘤。

（4）Ⅳ期：也称象皮肿，晚期下肢淋巴水肿的特征性表现，由于肢体异常增粗，皮肤增厚，角化，粗糙呈大象腿样改变，尤以远端肢体更加明显。由于患肢体积异常增大，沉重，以及外形的明显畸形，影响病人的日常生活及工作。

（十一）淋巴水肿的临床诊断

诊断淋巴水肿需要依据病史和体征。慢性淋巴水肿的起病隐匿、进展缓慢，从早期的凹陷性水肿到晚期的象皮肿迁延数年至数十年，晚期淋巴水肿具有明显的体征。淋巴水肿应该与静脉性水肿、肾性水肿、心源性水肿做鉴别诊断。

1. **淋巴水肿的临床初步诊断** 淋巴水肿以下肢最常见，多是单侧下肢，较少发生在双下肢，上肢多为单侧。淋巴水肿还可发生在面部、外生殖器和臀部。水肿早期出现在肢体的远端的足背和手背，呈凹陷性水肿。水肿逐渐向近心端蔓延。随着病期的延长，组织逐渐变硬，患部的体积也不断增大，晚期形成象皮腿，皮肤变得粗糙，生长乳头状瘤以及皮肤淋巴液渗漏。绝大多数病人有一次或频发的丹毒发作史。

2. **淋巴水肿的临床特征** 早期呈凹陷性水肿，水肿起自肢体远端：足背，踝周，手背。多有蜂窝织炎发作史。少有疼痛，有沉重感。一般都有皮肤改变，皮肤干燥、粗糙，部分病人会出现乳头状瘤。静脉系统疾病引起的水肿一般都合并淋巴水肿，可出现溃疡，皮肤糜烂。

3. **淋巴水肿的查体要点** 观察水肿的部位（远端还是近端），是否有皮肤淋巴液渗漏，是否有溃疡、乳头状瘤。观察皮肤温度是否增高，皮肤颜色是否正常，是否有皮下组织增生和皮肤皱褶，是否有皮肤凹陷肿，皮肤是否有触痛。

4. **淋巴水肿的病史询问要点** 是否有明显的诱因（手术、外伤等），水肿持续的时间，水肿进展的快慢，水肿发生前有何疾病，是否有心、肝、肾、肺等脏器的疾病以及治疗的情况，是否有皮肤感染的历史，是否有静脉疾病史，有何服药史、过敏史。

5. **辅助诊断** 淋巴水肿的临床辅助检查主要有 B 超、CT、MRI、同位素淋巴闪烁造影及淋巴管造影（直接和间接）等。这里重点介绍三种最重要的技术：磁共振、同位素闪烁淋巴造影和直接淋巴管造影。

（1）磁共振：磁共振可以清晰地显示软组织的变化，如皮肤增厚、皮下组织增生、筋膜变厚及肌肉组织的变化。还可以显示增生扩张的集合淋巴管、淋巴干、乳糜池，以及组织中乳糜返流的程度和范围。可以应用于淋巴水肿（包括原发性、继发性及混合性淋巴水肿）的鉴别诊断。其中磁共振血管造影（magnetic resonance angiog-raphy，MRA）可用于鉴别淋巴管畸形和血管畸形的关系。磁共振淋巴造影（magnetic resonance lymphography，MIU）是通过注入磁共振造影剂显示淋巴管和淋巴结的一种方法，可以显示不同时期肢体淋巴水肿的梗阻部位及异常淋巴管的解剖形态和功能，是淋巴系统形态和功能检查的理想方法，特别是对肿瘤前哨淋巴结的探测具有十分重要意义。

（2）同位素闪烁淋巴造影：同位素闪烁淋巴造影的优点是：无创伤、易操作、可重复等；缺点是：解剖细节分辨不清；不能区分淋巴管和淋巴结；不能显示淋巴管周围组织水肿或组织纤维化，同位素污染。现在临床上广泛应用于肢体淋巴性水肿的诊断、鉴别与疗效的观察；且对于恶性肿瘤转移造成的淋巴结肿大亦有辅助诊断意义。甚至在定位乳糜尿的来源方面亦有其意义。

（3）直接淋巴管造影：该方法可以显示周围集合淋巴管、淋巴管功能不全及返流甚至皮肤内的淋巴组织，容易区分脂肪水肿和淋巴水肿。本方法有操作简便、容易掌握、耗时少及可重复进行等优点，并且基本上无损伤，不良反应少，无肺、脑、肾栓塞等并发症，对淋巴管刺激作用小，并能显示非常细小的初级淋巴管。

6. 淋巴水肿的鉴别诊断　由于能引起下肢肿胀的疾病较多，易与慢性淋巴水肿混淆，应注意鉴别诊断：

（1）全身性水肿：心源性水肿、肾源性水肿、肝源性水肿、营养不良性水肿、内分泌代谢性水肿、妊娠性水肿、风湿性水肿、药物性水肿（类固醇）、血清病性水肿、低蛋白水肿等。

（2）局部性水肿：局部炎症、肢体静脉血栓形成、血栓性静脉炎、下肢静脉曲张、慢性上腔静脉阻塞综合征、淋巴回流受阻、血管神经性水肿、神经营养障碍、流行性腮腺炎并发胸骨前水肿。

（3）慢性静脉曲张和瓣膜功能不全：常累及双下肢，皮肤色深，皮下组织增生，表皮薄。

（4）急性深静脉栓塞：发病急，以单侧常见，多感疼痛，Homans 征（＋），血栓到达肺部可致命。多普勒超声检查可发现血栓。

（5）心源性水肿：水肿局限在下肢远端，累及双下肢，呈凹陷性水肿，抬高下肢水肿可消退，无疼痛。

（6）肾性水肿：双下肢肿，尿液检查可发现异常，面部可同时有水肿。

（7）黏液性水肿：甲状腺功能减退引发，累及双下肢，皮肤常有结节状增生，皮肤干燥，指甲易碎，甲状腺功能检查明显异常。

（8）恶性肿瘤淋巴道转移：多见于单侧肢体，水肿起病较急，病程短，发展快，进行性加重，腹股沟或腋窝可能扪及肿大的淋巴结，有的病人有恶性肿瘤病史，可能伴有肿瘤引发的其他病症，如肝功能不全、低蛋白血症。

（9）药物引发：如钙离子拮抗剂、类固醇激素。

（10）脂肪肿：脂肪性肿胀呈现双侧下肢对称性增粗，一般不累及足背。病人往往肥胖体型。皮肤不会出现粗糙、角化以及炎症改变。

（十二）淋巴水肿的预防

下肢淋巴水肿的预防和维护主要人群包括子宫内膜癌、前列腺癌、放疗术后的病人及其他会阴部肿瘤切除术、静脉曲张剥离和激光手术后的病人、冠脉搭桥手术切取隐静脉的病人、下肢大面积皮肤软组织撕脱伤病人、频发下肢淋巴管及周围组织炎的病人、恶性黑色素瘤根治术等。

（1）保持皮肤清洁、干燥，避免蚊虫叮咬。积极治疗足癣，减少感染并发症，一旦发生丹毒等皮肤感染立即就医，尽早使用抗生素控制。

（2）勤修剪指甲，避免甲沟炎。

（3）有静脉曲张瓣膜功能不全病史者应长期穿着弹力袜。

（4）尽量避免患侧进行剧烈运动，避免提、拉或背重物，避免重复性动作。

（5）避免穿过紧的鞋子或袜口过紧。

（6）避免较大的温差变化，避免暴晒或暴露在严寒中，如日光浴、冬泳等。

（7）乘飞机或长途旅行时，长途行走和攀爬时建议穿着弹性裤袜，避免在没有穿着弹力袜或绷带的情况下做剧烈或长时间的运动。

（8）避免坐位时交叉双腿，以免影响循环。避免长久坐姿，建议长坐时间断站立或行走。

（9）患侧肢体出现疼痛要重视，应立即休息，抬高患侧肢体，出现红疹、痒痛或发热、发红应立即就诊。

（10）维持适当的体重，避免吸烟、饮酒；多食低钠和高纤维的饮食。

（11）避免任何形式的皮肤损伤，如割伤、晒伤、烫伤、抓伤、运动损伤等，一旦发生损伤要注意防止感染。关注下肢是否有水肿，一旦发现应立即去专科医师处就诊。

（12）避免在无弹力绷带或压力袜等的防护下过多运动，使用压力治疗需遵从医师的指导进行体育锻炼。

（13）提高机体抵抗力，避免过度疲劳。

（十三）淋巴水肿的治疗

淋巴水肿治疗分手术和非手术两类，根据每位病人的病情决定究竟采用何种治疗方法。淋巴水肿的保守治疗有药物、间歇性空气波压力泵、远红外热疗等，这些治疗方法有各自的特点，但是均不普及。目前国际上疗效最为肯定、应用最广的是淋巴水肿手法引流综合消肿治疗，也称 CDT（complete decongestion therapy）治疗。综合消肿治疗包括四部分，即：手法淋巴引流、弹性压力包扎、皮肤护理和功能锻炼。

1. **手法淋巴引流** 手法淋巴引流技术是为了促进或增加淋巴液和组织间液的回流。手法引流是遵循淋巴系统的解剖和生理通路来实施的。

（1）手法淋巴引流操作基本原则。

1）手法引流的方向依据淋巴回流的方向。

2）每一次抚摩包括休息期和工作期，让组织间的压力在工作期平稳上升，休息期平稳下降。

3）工作期持续至少 1 s，每个部位重复 5~7 次。

4）操作时所施加抚摩的压力：手施加的压力要适度，强压会导致淋巴管痉挛。

5）治疗的顺序：躯干部位先治疗近静脉角的部位，肢体从近心端开始治疗，然后再治疗远端部位，区域淋巴结首先治疗。

（2）手法淋巴引流的作用：对机体组织起到的舒缓作用，促进淋巴的生成，增强淋巴管的功能。

（3）手法淋巴引流的禁忌证：不是所有的人均适合手法淋巴引流治疗。治疗前病人需经过临床医生的检查，有多种复杂疾病或有以下禁忌证的病人不得接受此项治疗。包括：任何种类的急性感染、肾功能衰竭、恶性病变、心源性水肿、心律不齐、急性深静脉栓塞、甲状腺功能亢进或甲状腺机能减退、月经期（相对禁忌，视具体情况）、颈动脉窦高度敏感、颈动脉斑块形成、腹部手法淋巴引流治疗禁忌证、妊娠期、近期有腹部手术史、放射性大肠炎、膀胱炎、小肠或大肠憩室炎或憩室病、腹主动脉瘤、肝纤维化（门脉高压）。

（4）手法淋巴引流的适应证：淋巴水肿、脂肪水肿、淋巴-静脉混合性水肿、淋巴-静脉-脂肪混合性水肿肿、创伤后组织水肿、手术后组织水肿。手法淋巴引流可以激活淋巴系统，特别是由于手术放疗导致的淋巴管的输送功能障碍。治疗师采用手法淋巴引流治疗淋巴水肿能有效地改变淋巴回流的途径，高效率的减少滞留在组织间的水肿液。此外手法淋巴引流能减轻组织纤维化，减少皮肤增厚，增加患部的免疫防御功能。作为综合消肿治疗的一部分，手法淋巴引流有助于恢复肿胀肢体的正常外形和功能。

（5）手法淋巴引流的基本技巧：①旋转挤压：使用于四肢；②环状前推：要适用于四肢；③静止旋转：适用于淋巴结群；④环行排空：适用于胸部。

（6）下肢手法淋巴引流基本操作流程。

1）腹部。

适应证：①静脉-淋巴水肿；②下肢或外生殖器原发性和继发性淋巴水肿；③淋巴淤滞性肠病；④病理性脂肪肿。

操作步骤：①仰卧，头部抬高，下肢抬高，腹部放松。②双手在吸气时从耻骨联合上方向胸骨方向作轻抚，呼气时从肋缘向髂前上棘作轻抚再回到耻骨联合。③腹部深部引流：双手叠加放在腹部，吸气时鼓肚。④呼气时作病人能够承受的轻压。⑤再次吸气快结束时对腹部施压。⑥吸气和呼气交接之际改变手的位置。⑦作循环按压抚摸，所有的位点的按压均朝向乳糜池的方向。

2）臀部。

适应证：①单侧下肢原发性或继发性淋巴水肿治疗的一部分；②外伤后局部淋巴液回流障碍治疗的一部分；③脂肪水肿治疗的一部分。

操作步骤：①从会阴中线向臀外侧轻抚。②从臀外侧向腹股沟淋巴结方向作交替旋转轻抚。③从髂前上棘向臀外侧轻抚。④从臀中部向腹股沟淋巴结作静止旋转抚摩。

3）下肢。

适应证：①外伤后下肢水肿；②下肢原发性淋巴水肿（膝以下）；③静脉-淋巴混合性水肿。

操作步骤：①从膝关节上方向腹股沟区大腿内侧作静止旋转轻抚。②从膝关节以上向外侧和前方作挤压抚摸。③从髌骨和腘窝部向近心端作静止旋转抚压。④从腓骨小头下沿集合淋巴管丛向近心端作静止旋转轻抚。⑤用挤压和排空手法从踝部沿小腿前方外后方作抚摸。⑥用排空法在小腿后方向近心端作按压。⑦从踝部向跟腱作挤压抚摸。⑧用拇指在踝关节外部作挤压抚摸。⑨用拇指在足背和足趾表面做向心性按压。

（7）下肢病种手法按摩举例。

1）单侧腹股沟淋巴结摘除后下肢淋巴水肿的手法引流治疗操作步骤：①仰卧，轻抚锁骨上区。②按压轻抚患侧腋窝淋巴结，打开腹股沟-腋窝交通支，从水肿躯干部向同侧腋窝作按压消除水肿。③打通两侧腹股沟区淋巴交通支，从患侧腹股沟区向健侧按压，舒缓水肿。④俯卧，打通患侧腹股沟区-腋窝淋巴交通支，向腋窝区舒缓同侧臀部的水肿。⑤轻抚健侧腰部，打通后方两侧腹股沟之间的交通支，向健侧舒缓患侧下腹部的水肿，治疗双侧腰椎旁淋巴结。⑥仰卧，从近心段开始，舒缓大腿水肿，连续从大腿内侧向外侧作按压，以同样方法治疗，整个大腿远心段最后完成。⑦用基本手法逐个治疗膝部、小腿和足。⑧俯卧，疏导大腿外侧水肿，从大腿内侧向外侧舒缓水肿。⑨治疗腘窝和腘窝淋巴结，结合膝关节的被动运动，用基本手法治疗小腿后方腓肠肌区域。⑩拇指旋转手法结合关节运动治疗踝周水肿。

2）双侧腹股沟淋巴结摘除后下肢淋巴水肿的手法引流治疗操作步骤：①仰卧，轻抚锁骨上区。②治疗双侧腋窝淋巴结，打开双侧腹股沟-腋窝淋巴通路，从水肿的腹股沟区向腋窝区舒缓水肿。③俯卧，从后侧方打开双侧腹股沟-腋窝淋巴通路，向腋窝区舒缓双侧臀部的水肿，治疗双侧腰椎旁淋巴结。④用基本手法治疗下肢水肿。

（8）手法淋巴引流治疗淋巴水肿的优点。

① 疗效确切：经过 1 个疗程的治疗，早期的水肿，如凹陷性水肿能够基本消退。对于较晚期的病例，虽然组织已经出现纤维化，两个或更长疗程的治疗能够显著的缩小患肢的体积，健侧肢体和患侧肢体之间的差别可减少 2/3 以上。

② 与传统的手术治疗相比，手法淋巴引流不仅疗效确切，而且安全、无痛苦，避免了手术创伤、瘢痕挛缩、溃疡形成、淋巴渗漏等传统手术可能造成的并发症。对于较晚期病例 CDT 治疗可以每年进行 1～2 个疗程，逐渐缩小健患侧肢体之间的差异。由于慢性淋巴水肿还是一个不能根治的疾病，和其他的慢性疾病一样，淋巴水肿病人需要长期的治疗和呵护，因此恰当的保守治疗无疑比手术治疗更具优越性。

③ CDT 比以往的保守治疗和手术治疗的适应证要广。不仅适用于肿瘤根治后继发性的肢体淋巴水肿，同样适用于原发性肢体淋巴水肿，也可治疗小儿病人。对于某些特殊部位的淋巴水肿，如外生殖器和面部，手法淋巴引流也能到缓解水肿和改善外形的作用。

2. 压力治疗　压力治疗指采用特定材质制作特定尺寸弹性手套、弹性袜治疗和弹性绷带治疗外周淋巴水肿。压力治疗作为淋巴水肿重要的治疗手段之一，与外科治疗和物理治疗结合，起到显著的协同作用，是目前应用最广的治疗措施。无论将采用何种手术和保守的治疗，压力治疗都是不可或缺的辅助治疗措施，也是淋巴水肿的最基本的治疗。病人和医务工作者都应该对这项常规的治疗有详尽的了解。

医学加压方法所产生的压力决定于一些特定的物理参数以及我们所使用的材料的特性，为了更好地评估和分类加压的方法，了解这些因素很重要。不同决定因素之间的互相影响决定了这个加压材料的特点以及这种材料的绷带适用于何种情况。除了以上需要考虑的因素，绑绷带的医师技巧尤其重要的。

（1）压力治疗的基本原理。

加压：在医学观念被定义为施加于被加压设备覆盖的组织以及施加于覆盖组织中的血

管和淋巴管上的压力。加压可以通过外用的装备(袜子、袖套、手套和绷带),或者由内部的肌肉扩张挤压周围的组织产生。

(2) 压力的类型:①绷带的类型(特别是材料的弹性);②绷带的张力(拉伸度),当它应用于人体时;③绷带或者压力袜弹性的强度(在绷带中,绷带的层数也是我们需要考虑进去的);④绷带本身的质量(新旧程度,已经被使用过几次了,使用了多长时间等);⑤绷带的黏着性。

(3) 压力梯度:为了维持或恢复生理静脉的压力梯度,用来治疗静脉性水肿的、因使用绷带或压力袜带来的压力应当稳步地从远端向近端减小。在淋巴水肿的治疗中,踝关节的压力梯度是尤其重要的。一般来说,腿部最大压力的地方就在脚跟。对于压力袜来说,这个就是测量度点。

压力袜的压力梯度是通过互相交织的弹性线程和压力袜的编织和塑形方式加以实现的,而绷带的压力梯度是通过包扎技术和所使用的包扎材料来实现的。两者都是由诊断条件和个体差异这些病例相关的因素决定的。

压缩绷带和压力袜时带来的压力是均匀分布的,如果必须在一个确定的位置上增大压力,比如说在一个溃疡或者静脉曲张的地方,这种情况被称作"选择性"或"本地"压缩。选择性压缩可以通过使用额外的泡沫橡胶或硅胶填充物,或者使用液体动力学的医用敷料来实现。

绷带或压力袜的不合适或是下滑造成的皱褶会中断压力梯度,造成血行瘀滞,应尽量避免这种情况的发生。

(4) 压缩力:压缩绷带的压缩力是指它的弹性记忆效应。换句话说,就是指绷带在拉伸后恢复到初始形状或尺寸的能力。绷带的压缩力取决于它的弹性线程(它们的构成、建构方式、排列、结构、数量和强度)。弹性线程的直径之和是决定性因素。

例如:给予两种可拉伸的绷带,每种的拉伸强度大约都在170%,"强"的弹性绷带含有更多的(7%)弹性聚氨酯线程,它的弹性强度要强于只有5%聚氨酯线程的"轻"的弹性绷带。绷带的这种强度和弹性综合效应就被称作"压缩力"。压缩长袜就是在此基础上进行分类的。

(5) 延展性/弹性:"延展性"是指绷带拉伸时其长度和宽度的增加,以及释放后其回到正常形状和大小的能力。说得通俗一点,延展性就是我们通常所说的"弹性"。三种不同的"弹性成分"被用在压缩包扎的技术中,它们是:①弹性纺织线程(高度扭曲的棉线);②变形纤维(卷曲的尼龙纤维);③弹性材料制成的纤维(橡胶或聚氨酯线程)。

(6) 疲沓/强度丧失:由于遭受到拉力(例如频繁地使用),所有的绷带都会或多或少地失去它们原有的延展性和强度。疲沓的程度主要取决于用于制作线程的弹性组件的性能。当对不同的线程施加同等程度的力量,那些用橡胶(二烯类弹性纤维)、聚氨酯(弹性纤维)和纺织聚酰胺(尼龙)制作的线程强度丧失较小,然而那些用高度扭曲的棉花纤维制成的、用于制作小幅拉伸绷带的"弹性纺织"线程,则相对容易疲沓。如果绷带能够得到合适地清洗并且在一个平坦的表面风干则可能会恢复一些弹性。当技术测试在诸如压缩绷带的材料上执行时,强度丧失的程度,也即疲沓程度,则可能被不同程度的拉伸和释放曲线预测出来,这个程度范围也被称作迟滞作用或回弹性。

(7) 耐磨度:绷带所能承受的、清洗或穿着期间所带来的机械的、热的和化学压力的能力,主要取决于材料的构成成分。棉、聚酰胺(尼龙)和聚氨酯拥有较高的耐磨度,用这些纤维合成的绷带可以频繁地清洗,而且在需要的时候,可以用高压灭菌器(121～143℃、2～4个大气压)的蒸汽来杀菌。橡胶(也即乳胶)纤维就比较容易迅速老化并且会被高温破坏(比如频繁的高温清洗和消毒)。

绷带的耐磨度不仅取决于材料的性质,而且还取决于它们每平方厘米纤维的数量和强度(织物重量)。举个例子来说,用棉花或聚酰胺(尼龙)涂在或者覆盖在橡胶或者聚氨酯纤维的表面就可以有效地保护纤维并且提高皮肤摩擦的耐久度。生产技术(编织、缝纫或针织)同样也会影响压缩材料的耐磨度。

(8) 弹性绷带:由弹性材料所产生的压力我们可以根据拉普拉斯定律来计算。

拉普拉斯定律:P＝T/R(P＝压力,T＝张力,R＝半径)

压力可以定义为张力除以我们绷带的肢体的半径。

绷带压力＝(张力×绷带层数)/(足踝周长×绷带宽度)

这就说明,在张力相同的情况下,施加于小半径圆柱体上的压力要大于施加于大半径圆柱体上的压力。这同时也说明只有在绝对标准的圆柱体上所产生的力才会均匀分布。所以,在绷带的张力相同的情况下,半径比较小的踝部相对于半径比较大的腓部会承受更大的压力。如果整个肢体使用均匀压力包扎,肢体远端周径小部位承受较大的压力,如踝部。由此从肢体远端到近端自动产生梯度压力差。有骨性突出的部位承受的压力最大,而骨性突出周围的部位(如踝周)往往压不到,因此在这些部位可放置海绵衬垫,以获得均匀的压力。在静止状态下,弹性包扎只对浅表的淋巴管或血管产生压力,当肢体活动时,肌肉收缩以对抗绷带的压力,能够增加组织间隙的压力,并对深部的淋巴管和血管产生压力,加速淋巴和血液的充盈和排空。

淋巴水肿治疗使用由低弹性纤维和橡胶纤维制成的低延展性绷带,或称低弹性绷带,它的优点是在肢体运动和休息时都能持续地产生治疗需要的压力。在使用这种绷带时我们需要去区别两种不同类型的压力:即工作压和静息压。

静息压:休息时,肌肉放松,绷带的回复力作用于组织产生的持久性压力。静息压时绷带从外面施加的持续性的压力,用来缠绕绷带的力相当于作为静息压施加在组织上。所以,静息压也可以称作是接触性的压力,它首先影响的是浅表脉管系统。

工作压:运动时,肌肉扩张和收缩(肌肉泵),绷带对抗肌肉扩张并将力作用于深部组织(如血管和淋巴系统)的间歇性压力。所以工作压主要作用于深部的脉管系统。弹性比较低的绷带能产生最高的动态压力,因为它们能给膨胀的肌肉以最大的抵抗力,膨胀的肌肉与抵抗的绷带相互作用,于是产生了工作压。这样提高了组织的压力,同时也给血管和淋巴管施加了压力。

不同于暂时性的工作压,静息压的持续性压力阻碍了浅表性血管的再充盈。一般情况下,静息压是持续性的并且也可以测量的,这也是为什么规定的压力袜的压力是以静息压为基础的。所以,静息压也可以理解为绷带产生的压力。

高弹性绷带和低弹性绷带的比较:

高弹性绷带(高延展性绷带)可拉伸长度>100%,对深部的静脉和淋巴系统不起作用:在行走或运动时,高延展性绷带会扩张,削弱了将肌肉泵工作时产生的力反作用于深部组织的这一作用;在休息时,高延展性绷带会扩张,用于对组织产生持久压力,长时间使用会影响

肢体血供。较不安全,一般不建议过夜使用,

低弹性绷带(低延展性绷带)可拉伸长度≤100%,促进深部静脉和淋巴回流:在行走或运动时,低延展度绷带变形较小,可将肌肉泵工作时对绷带产生的力反射到深部组织,从而促进深静脉系统和深部淋巴系统的回流作用;在休息时,低延展性绷带静息压低,长时间使用不会影响肢体血供,安全性高,是治疗肢体淋巴水肿的最佳材料。

治疗淋巴水肿时为保证肢体得到最合适的压力,除使用低弹性绷带外,还会使用其他配套绷带,形成多层低弹力绷带系统,给肢体提供足够的压力以治疗淋巴水肿,同时在不引起组织损伤、过敏或感觉改变不大的情况下,减少对病人肢体活动度的影响。选择配套包扎材料的3个基本原则如下:①能为组织提供适当的支持,减少从远端至近端的压力梯度。②应用压力绷带前全面均衡绷带压力从而校正肢体变形。③能保护皮肤和组织,从而避免摩擦、组织坏死或皮肤状况恶化。

1)弹性绷带的作用原理:①减少毛细血管渗出压(毛细血管静水压);②促进回心血量;③增加静脉泵的功能;④增加和加速静脉和淋巴管的回流:减少静脉血和淋巴液的反流;⑤巩固手法淋巴引流的治疗效果;⑥增加淋巴液回吸收的面积;⑦减低纤维化,软化组织,缩小患肢体积。

2)弹性绷带使用的禁忌证:①任何种类的急性感染;②恶性病变;③心源性水肿;④急性深静脉血栓;⑤肾功能衰竭;⑥动脉疾病。

有以下情况的病人则可以进行 CDT 治疗,但需特别注意:①高血压;②卒中病人;③支气管哮喘;④糖尿病。

3)多层低弹力绷带包扎系统:淋巴压缩绷带由多种层次的不同材料组成,形成了一个绷带系统:皮肤保护(管状弹力织物)、填充物(非织物绷带、泡沫等等)、压缩绷带(平均3~4层的弹性织物、小幅拉伸的绷带)、必要时的高级保护层(有粘合力的固定绷带)。以上材料结合起来构建了绷带系统的硬度系统。绷带的硬度主要取决于压缩绷带的类型、强度和情况(新的或多次洗涤的)。

① 管状弹力织物(图 13-51):在涂完润肤剂后,使用棉质或棉-黏纤维质管状绷带包扎皮肤。这可保护皮肤并吸收汗水和多余的水分。绷带的长度应足够长以来回绕手部或脚部(防止磨损)以及腹股沟或腋部(防止敏感皮肤擦伤)的衬垫。

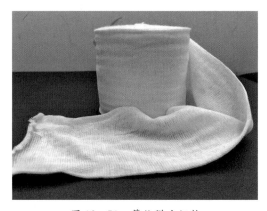

图 13-51 管状弹力织物

② 指部绷带(图 13 - 52):为了减少或防止手指或脚趾的肿胀,使用宽 4～5 cm 的网状弹性绷带包扎手关节或脚趾关节,应沿着每个指头的长度缠绕数层,始于关节远端止于关节近端。

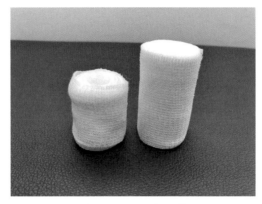

图 13 - 52　指部绷带

③ 聚酯衬垫(图 13 - 53):保护皮肤和组织,降低压力性损伤或加强局部压力,防止发炎和摩擦。主要用在如跟腱、足背、胫骨前肌腱和踝关节等骨突部位,分解压力。常用衬垫多为聚氨酯泡沫衬垫,包括:低到中等密度的泡沫:可切成各种形状以填补间隙或保护特定区域,较大的泡沫片可用来包裹肢体。高密度泡沫橡胶垫:用于加强局部压力和/或软化纤维化。例如踝关节周围的区域特别容易水肿,成形泡沫的衬垫有助于脚踝的重塑。

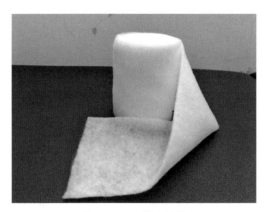

图 13 - 53　聚酯衬垫

用于压力绷带治疗的材料包括:棉质筒装绷带、海绵衬垫、低弹性的压力绷带。这些材料分为不同型号,分别用于足趾、足背、踝部、小腿、大腿等部位。通常这些材料成套包装,方便使用,按照上肢和下肢包扎的不同需求,配有针对上肢和下肢的淋巴水肿压力治疗套装配置。

使用期限和注意点:压力绷带有使用期限。为延长使用期,建议用中性肥皂清洗,避免在阳光下暴晒,并勿随意剪切弹性绷带。

4) 压力绷带(图 13 - 54)。加压绷带一般宽度标准:4 cm, 6 cm, 8 cm, 10 cm, 12 cm。德国标准绷带宽度:4 cm, 6 cm, 8 cm, 10 cm, 12 cm, 15 cm, 20 cm, 30 cm。

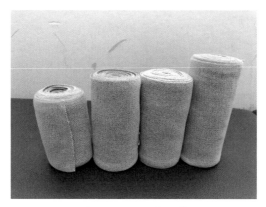

图 13-54　压力绷带

由于制造原因,弹性绷带的表明长度就是其拉伸长度。常见长度有:低延展度绷带:5 或 10 m(拉伸后,下同);紧密黏着低延展度绷带:5 m;中等延展度绷带和高延展度绷带:6 或 7 m;连接用绷带:3 或 3.5 m;德国标准理想化绷带(DIN ideal bandages):5 m。

5) 压力绷带的应用:压力绷带最常用于四肢淋巴水肿的治疗期和治疗后的维持期,规范的包扎才能取得良好的治疗效果。规范的包扎根据部位不同而选择相应的材料,例如包扎手指和足趾的选择的网状绷带,包扎手掌和足背用的低弹性绷带与包扎上肢和下肢的尺寸都不相同。其次,规范的包扎应注意每种材料使用时的顺序。最后要注意的是包扎时对肢体产生的压力的大小。一般说来,肢体的远心端的包扎产生压力较近心端大,由此形成压力梯度。

6) 压力绷带使用注意事项。

① 压力绷带需要是功能性的,例如,它需要在最低程度地限制活动时牢固固定,甚至在活动后也不出现滑脱。

② 压力绷带也不能勒到任何部位的组织,因为这会导致局部压力增加。

③ 压力绷带产生的压力需要足够大来保证束缚效果,同时不能导致疼痛和阻碍循环(尤其是静息状态下)。因此,长距拉伸绷带不适合消肿治疗。长距拉伸绷带在产生足够压力满足淋巴水肿治疗时,会快速限制血液循环,尤其是肌肉放松。而肌肉绷紧它就不能提供足够的支撑力。使用这类高弹材料时,为了获得有效的工作压力,绷带需要包裹得极为紧身,其产生的静息压力是病人难以承受的。相比之下,短距和中等距拉伸绷带可被准确调控来产生理想的压力特性。

④ 理论上来说,同样的束缚力可以由高绷带压力、少缠绕圈数和低绷带压力、多缠绕圈数获得。也就是说,紧紧缠绕的绷带仅绕一圈就能产生所需的压力,但这无疑会降低病人的穿着舒适度。较宽松地缠绕多层能够更精确地调整压力大小,层数越多拉力越大、单层绷带弹力越小。

⑤ 底层衬垫(棉或泡棉橡胶材质)会额外增加穿着舒适性。

⑥ 当绷带缠绕多层时,缠绕每一层时施加的拉力就不用太大,这样静息压力小而运动压力大。因此,治疗淋巴水肿时,由于病人每天需要穿着绷带约 22 h,使用的绷带材料要比治疗静脉疾病使用得多。要想达到所需的压力,需要均匀拉伸绷带再缠绕,来让它紧密贴合

皮肤表面,而不是大力拉扯(容易产生褶皱)。提示绷带可能过紧的表现包括疼痛、皮肤青紫和手指脚趾发冷等,这些都是动静脉循环受阻的表现。

⑦ 作为参考,理想的绷带压力不应高于人体平卧时的动脉舒张压(约 80 mmHg)。但实际情况下应保证绷带不导致疼痛,且在高达每天 22 h,有时持续数周的使用期内保持有效。

⑧ 绷带是绕圈包扎还是人字形包扎并不重要,重要的是绷带是否有效固定于表面来避免滑脱。

⑨ 连续包扎时,尽可能选择一个方向,顺时针或逆时针。包扎时要使关节处于功能位,避免运动时产生褶皱。

⑩ 包扎脚部时,包扎第一圈时要将其置于 90°角,这样脚侧弓才是抬起或被支撑的。展开手指和脚趾再包扎,这样它们的锚定转向就是在腕区而不是绕腕关节。包裹手肘和膝盖时要使其处于弯曲和伸展的中间位。包扎关节时不要绕圈而要八字形包扎,使用这种包扎方法,活动时产生的褶皱最少,对活动的限制也最小。膝盖凹陷处和手肘内侧在活动时会产生褶皱,所以应该额外垫入泡棉橡胶薄块或棉块。切记在足背伸直时包扎脚,因为足跖屈时其周长会小 1～2 cm。此外,足背伸直时压力会很大,也会压迫内侧踝关节(脚背)。由于腿越向近心端越粗,如果从远到近均匀包扎绷带,绷带产生的压力在近心端更小。

⑪ 建议每包完一条绷带都要检查绷带压力,这样才能迅速发现不当压力并在需要时纠正。

⑫ 四肢包扎时要均匀用力展开绷带,这能有效避免产生折痕导致血流淤积,固定绷带时应保持用力较小,拿绷带卷时应保证每层之间的空隙可见。

⑬ 由于手臂某些部位较细,为了防止这些部位局部压力过大影响液体引流,切记减少缠绕的圈数或减小绷带拉力,或者也可以通过在局部放置适量的泡棉橡胶或不织布垫料,来增加局部手臂周长。

⑭ "分层包扎"被证明在门诊治疗和治疗初期尤其有效,每一层都用胶带单独固定。这样如果病人有不适感,病人就能自己逐层解开绷带,同时保持末端压迫。

⑮ 四肢出现淋巴水肿时,其深层皮肤往往会在关节附近出现褶皱,因此局部区域周长就会发生较大变化,这些部位也是需要适度加垫的。不然,绷带就会滑入这些褶皱中,使局部压力增大,阻碍液体引流。但是也不能盲目在压力治疗中发炎和疼痛的部位添加额外衬垫,相反,某些特定情况下增加衬垫还会增大压力加剧疼痛,有时适度增加凹陷(在这些区域周围放置衬垫)效果更好。压力绷带下放置衬垫对于压迫法治疗淋巴滞留型水肿还有额外的重要性。这类水肿形成和"皮肤淋巴管回流"有关,淋巴液堆积使淋巴管肿大,瓣膜失效,淋巴液流入无瓣膜的毛细淋巴网,再流入淋巴引流较好的区域。然而压力绷带或衣物下的深层褶皱会阻碍这一机体反应,因此,使用"传统压力绷带"时(如不带底层衬垫的绷带),静脉淋巴水肿部位的筋膜外淋巴液单位时间流速会显著下降。切记,四肢淋巴管和血管的流向不同。此外,深层淋巴管堵塞(手术或放疗造成)也会造成筋膜外淋巴管迂回。

⑯ 绷带褶皱就像伤疤,压力材料的每一处不必要的褶皱都会阻塞淋巴引流,而这类阻塞通过适当添加垫料可以完全避免。

7) 压力袜:压力袜是淋巴水肿预防和治疗的重要手段之一。早期的淋巴水肿(水肿可自行消退的 I 期水肿)压力袜或压力手套是主要的治疗措施。即使是中晚期的水肿,在经过手法引流综合Ⅰ期治疗,患肢的体积显著缩小,压力袜就是后续治疗和巩固治疗效果的必要措施,甚至是终身采用的措施。作为综合消肿治疗的重要一部分,选择合适的压力袜非常重要。压力袜依据肢体长轴不同水平的周径而织成,以适应患肢的外形,远端的压力较近端高。压力袜分成不同的型号。选择压力袜前先要测量患肢的周径,然后选择合适的压力袜。由于淋巴水肿是尚未能根治的疾病,因此,绝大多数病人需终生穿着压力裤。

（1）根据弹性不同,压力袜被分为两类。

1）低延展性压力袜和压力手臂套:有相对低的弹性,因此工作时有高压力而静息状态为低压力。大多数情况下它们在编织机器上按照平袜完成。低延展性压力袜和压力手臂套特别适用于治疗严重情况的疾病,例如淋巴水肿。

2）高延展性压力袜和压力手臂套:非常有弹性,因此具有一个高的静息状态压力和低的工作压力。他们主要按照筒状袜制造,适于治疗腿部静脉溃疡。

（2）测试压力袜和压力手臂套有不同的标准参数:几乎所有常见压力袜在横向和纵向都具有弹性。两个方向的弹力最终到达两条纺线编织的网圈。组成网圈的线自身具有弹性,因此增加了整体的弹性。横向的弹性和服饰的延展性主要首先通过相互交叉的横向弹性线提供。这些横向的弹性线,就像高延展度的压力绷带的弹性线,是由橡胶或聚氨酯制作。且大多数弹力袜中,有棉线包绕。用于编织的线主要材料类型是包裹弹性核心的纺线和/或用棉线做的纺线/或尼龙/棉线尼龙混合线。对于非常紧的袜子(特别是高压力类型)来说,是双线编制的。

1）圆筒编织压力袜。圆筒编织压力袜是在一个圆筒编织的且没有接缝,例如普通的女性尼龙长袜。总长度的袜子中每行都是相同数字的圈数。一边旋转,弹性线交互编织。为了适应肢体的形状,在旋转中的弹力线被提前拉伸到各个角度,且圈的高度和尺寸各不相同。在一个全腿袜中,通过提前拉伸旋转中的弹力线到各个角度产生一个在脚踝处的高压力(腿上最狭窄的部位,而腿上压力最小的部位在大腿)。医学上的有效压力取决于相互交叉纺线的力量、交叉的方式以及用于编制的纺线的性质。圆筒编织特别适合于制造支持袜、预防用袜以及普通1～3级弹力袜。无缝圆筒弹力袜会更好且薄和美观,相比平面针织袜更为吸引人。

2）环状针织弹力袜。环状编织压力袜互相编织旋转走向的弹线提前被各个长度拉伸。很好地预拉伸的编织线会产生一个强度较高的压力,而没有很好提前拉伸的线会导致低压。施加的压力通常来说从末梢到近端减少。

3）平面编织压力袜。平面针织机器制造的压力袜是按照编织模式一行一行编织的。这种袜子通过变更每行的圈数改变周长,变更行数调整长度,来为病人裁制。平面针织袜制作时候几乎不受形状和尺寸的限制以便适应解剖学尺寸,因此能被用于极端畸形人群。产生压力的水平和压力的种类是由相互编制的弹力线的类型和弹性决定的。在各部分缝合之后,一件弹力袜也就制作完毕了。这种平面针织工序特别适用于定做产品,特别是在高压力类型中。因为它们完美的适应性,这种压力袜以产生一个精确的压力水平和压力梯度,即便是特殊身体形状。同样有一种按照不同压力类型做好的压力袜或压力手臂套供广泛选择。然而,相比圆筒针织平面编织袜制作更加费时花费更大。此外,这种压力袜更加轻薄且只有一个缝。

（3）压力等级:为了使压力治疗成功,必须通过治疗状况根据合适的压力等级,选择压力袜和压力手臂套。压力等级代表压力袜所包绕皮肤上袜子施加力的大小(用 mmHg 或 kPa 或 hPa 表示)。在腿部时,压力在脚踝部测量。大多数情况需要保存或恢复从远端到近端生理状态下的压力梯度。对于腿部压力袜,压力的最大点在脚后跟,且稳定均匀的下降到腹股沟部。

在这个领域目前尚没有对压力袜有约束力的国际标准。因此,不同的标准适用于不同的国家。以德国为例:

压力等级(RAL GZ 387/2 德国):

1 级:18～21 mmHg(2.0～2.8 kPa),上下肢。

2 级:23～32 mmHg(3.1～4.3 kPa),上下肢。

3 级:34～46 mmHg(4.5～6.1 kPa),上下肢。

4 级:>49 mmHg(>6.5 kPa),下肢。

一般来说 2 级压力适合治疗静脉性水肿,3 级压力适合淋巴水肿肢体,晚期的淋巴水肿肢体可选用 4 级压力的弹力袜。

定做的压力袜:定做的产品几乎专一用作淋巴水肿治疗,因为需要特殊定制压力产品的肢体结构总是和正常解剖结构不同。定做的服饰会按照病人个体来测量裁制。明确的特定压力和最佳的解剖适应状况对治疗来说是医疗效果的决定因素。

(4) 压力袜长度和风格:为了达到治疗时压力袜与病人生理结构的适合,选择正确的压力袜长度和风格和合适的固定系统同样重要。

(5) 压力袜(循序减压驱动带)治疗淋巴水肿的原理:医疗压力袜治疗下肢淋巴水肿的原理很简单,因为医疗压力带是循序减压式设计,在脚踝部位给设计的压力等级值为 100%,顺着腿部向上逐渐递减,在小腿肚减到最大压力值的 50%～80%,在大腿处减到最大压力值的 20%～60%,这种独特的、有规律的外部压力递减变化设计有效的使得血液保持脉动和循环的同时,使淋巴液不淤积在下肢,回流到静脉系统,从而消除下肢的淋巴水肿。

选择压力袜的测量点

下肢周径测量:踝关节上最细部,小腿最粗处,大腿(腹股沟)下 5 cm(图 13 - 55)。

选择合适的下肢压力袜必先测量患肢的长度和周径。根据水肿的范围,选择不同类型的压力袜,如单侧下肢,或双侧下肢。如果臀部、会阴部也有水肿则需穿戴单侧或双侧连裤袜。

(6) 压力袜的使用方法。

① 压力袜建议每天使用 10～12 h,最佳使用时间为早上起床后。住院病人或重症病人的使用时间以医嘱为准。

② 使用压力袜时要检查压力带的各部位与上肢各部位是否完全贴合,避免产生皱褶,以保证压力均匀分布,达到最佳疗效。

③ 在穿着时最好使用橡皮手套,使用袜套。

④ 压力袜不能干洗,可水洗,水温低于 40℃。使用中性洗涤剂或中性肥皂,不可用洗衣粉,柔顺剂。空气流通处晾干,不

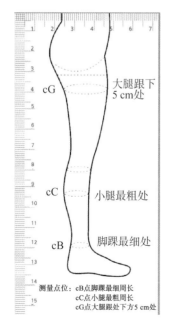

测量点位: cB点脚踝最细周长
cC点小腿最粗周长
cG点大腿跟处下方5 cm处

图 13 - 55　测量点

可暴晒。

⑤ 避免硬物损坏弹性纤维。不要剪去或牵拉袖套或袜内突出的线头。

⑥ 压力袜的更换时机：即使是最合适的弹力服装，受到最大程度的保养也只有有限的使用寿命，大约 6 个月它就会磨损并失去压迫效果，需要被更换。如果病人持续使用压力袜并有规律地进行规定的锻炼，其水肿可能会减轻，此时压力袜也会变得宽松而需要新的压力袜。同时如果压力袜出现瑕疵或破损，会失去效果而需要更换，继续穿着可能会重新加重水肿。

（十四）淋巴水肿病人的皮肤护理

1. **正常皮肤**　正常皮肤是抵御外界影响和水分流失的一道生理屏障，这个功能主要依靠角质层（角质层的表皮）、皮肤表面脂膜（"防护的酸性涂料"）、间质性角化细胞物质（形成屏障的脂质）成分予以保证。除了角蛋白之外，角质层的角质化细胞包含天然保湿因子（NMFs），用以保持水分从而防止皮肤干燥。尿素是一种最重要的天然保湿因子。表皮的表面脂膜：一种水和脂质的混合物——覆盖着皮肤并且保护它免受外界因素的影响。表面脂膜主要是由皮脂腺的皮脂脂质和汗液构成的，其中脂肪性成分能有效地减少水分的蒸发并且保持皮肤柔软，酸性汗液（pH 在 $4.5 \sim 5.7$）能保护皮肤免受微生物等问题的影响。尽管角质层的角质细胞通过细胞桥粒彼此依附是一个事实，但是形成脂质屏障的间质物质在这种紧密连接中所起到的作用是同等重要的，它们把角质细胞紧紧地粘合在一起。这些间质物质主要由磷脂质、胆固醇和游离脂肪酸构成。

2. **淋巴水肿病人的皮肤**　罹患淋巴疾病病人的皮肤通常是受损并且极其敏感的，因为受损皮肤的新陈代谢是由微循环和大循环的问题引起的。这些病人的皮肤往往干燥、发痒，容易发炎和感染。由于康复的过程很困难，所以任何对皮肤的损害都会导致严重的发炎、感染甚至病情恶化。组织中的慢性炎症引起纤维蛋白和胶原沉积，使皮肤增厚、变硬、水肿、皮肤形成的沟纹，有利于细菌和真菌的生长，减少感染并发症有利于淋巴回流。维护皮肤的完整性和细心地处理慢性淋巴水肿皮肤出现的病变，能最大限度地减少感染。因此，对皮肤的治疗和保护是 CDT 治疗（完整可降低充血的治疗）各个阶段不可缺少的组成部分。在 CDT 治疗的第一阶段，主要集中在治愈和修复受损的皮肤上，而在第二阶段，皮肤的护理和保护则是至关重要的。

皮肤护理的目的是通过清洗和使用润肤剂来保护皮肤的屏障功能。普通的肥皂会使皮肤干燥，一般不主张病人使用。最好使用酸碱度中性的肥皂。含香精和防腐剂的护肤品可能刺激皮肤，引起皮肤过敏。含矿物质和凡士林的产品会阻塞毛孔，阻碍天然的油脂覆盖表层皮肤，加重皮肤干燥。好的护肤品应能够保护皮肤的脂质层，防止水分丢失，保护皮肤免受细菌和异物刺激。因此，合适的产品是那些含有脂肪或者类似于皮肤脂质的比如芦荟萃取物、胡萝卜油，天然保护因子如尿素和形成屏障的脂质如磷脂质对于保护皮肤的光滑柔顺尤为重要。护肤品不应含有任何可能导致过敏的物质。

皮肤干燥的原因是由于水分、天然保湿因子和脂质（皮脂脂质、间质物质）的流失导致了皮肤的干燥。原因可能是内在的，也可能是外在的。①内因：包括遗传素质、荷尔蒙因素、皮肤老化，以及一些减少皮肤新陈代谢的疾病，诸如糖尿病和淋巴血管疾病等。②外因：包括化学和机械因素、环境因素，以及防治措施。

加压疗法就会直接接触皮肤。除了许多可取的疗效之外,加压疗法在皮肤和压缩方式(医疗压缩绷带或长袜)之间还有很多内置的负面的相互作用。这些相互作用使得皮肤变得干燥、开裂、脆弱并且容易受伤。主要原因是:

(1)机械效果:压缩绷带和长袜在皮肤上移动而产生的按摩效果是可取的,因为对于微循环来说它是有积极影响的。然而,非常贴近并且摩擦皮肤的压缩绷带和长袜,同样也会带给角质层很大的机械压力。

(2)压缩方式的吸力效应:由于直接接触皮肤,压力绷带和压力袜或压力袖套的织物纤维会同时吸收皮肤的脂肪和汗液。如此一来,正常的、生理的皮肤表面脂膜和酸性防护涂层就会严重受损,皮肤会变干、开裂并且易损伤,大大降低其屏障功能。

3. 皮肤护理的方法 受到压力疗法额外负担的皮肤必须保持光滑、柔顺并且足以承受这个负担。因此,对受到影响的皮肤进行持续的护理和保护是绝对必要的。目标是让皮肤保持正常、健康,或者尽可能地恢复。一些缺乏的物质,比如水、天然保湿因子和脂质,必须通过药用护肤品进行恢复。

(1)皮肤不应该用普通肥皂清洗,因为强碱性(pH 10~11)会破坏皮肤的天然酸性涂层。碱性肥皂同样也充当了一个强脱脂剂的角色,破坏皮肤表面脂膜并且冲走脂质防护层。此外,碱性肥皂还会导致角质层的明显肿胀。相对于普通肥皂来说,只有无皂、温和的药用清洗乳液(合成清洁剂)才应该用来清洗皮肤。这些乳液含有积极的清洁剂(表面活性剂)能温和清洗,是中性(pH 为 7)或微酸性的(pH 约为 5)。所谓的"沐浴油"是适合淋浴或洗澡的,它们包含了护理皮肤的油质增补物用以恢复皮肤的油脂。清洗完之后把皮肤仔细弄干也是很重要的。为了防止真菌感染,需要特别注意手指和脚趾之间以及皮肤发生交叠的一些区域。

(2)过度角化的皮肤:角化是由于角质层过度生长,建议使用低含水量的护肤品。手法引流综合治疗可以减轻水肿,改善皮肤的质地。

(3)干燥的皮肤:干燥的皮肤往往瘙痒,每日最少使用两次护肤品以保湿。护肤品应该在早上(在洗完澡仔细风干之后和穿压力袜或压力袖套之前)以及晚上(脱去压力袜或压力袖套之后)再次使用。如果是非常干燥的皮肤,护肤品在中间的时段也可使用。洗完澡之后使用护肤产品也是非常重要的。护肤品应该少量使用,并且配合以轻柔地按摩。天然原料制成的产品大约 5~10 min 之后会被肌肤完全吸收,这个可以从皮肤感觉起来更顺滑而且没有产品残留看出。压缩长袜应该等到产品被完全吸收之后才穿上。

(4)真菌感染:最常见于足趾,感染处皮肤潮湿、糜烂和瘙痒。真菌感染常常引发淋巴管炎(丹毒)或蜂窝织炎。应积极地抗真菌药物治疗。一旦发生细菌感染,应尽早就医,采取抗生素治疗。

(5)淋巴液渗漏:皮肤破裂淋巴液漏出。破损皮肤周围使用护肤剂,破损皮肤表面覆盖吸水敷料,可用无弹性绷带包扎,为防止皮肤被浸泡,应及时更换浸湿的敷料。治疗期间患肢应抬高。如果得到缓解,可以用低弹性的绷带轻轻包扎。

(6)乳头状瘤:皮肤表面坚硬的突起,由扩张的淋巴管和真皮纤维化以及表皮角化形成。通常经过系统的综合治疗,包括恰当的压力治疗,乳头状瘤病变能够得到缓解。

(7)溃疡:应首先确认是否有血管性病变。创面的处理除了要抗菌消炎外,可根据创面的情况选择合适的敷料,患部应加弹性绷带包扎。

（8）完整无异常的皮肤：每晚使用护肤品保持皮肤良好状态。

（9）淋巴水肿病人的皮肤需保持正常、健康或尽可能的完好，一些缺乏的物质，比如水、天然保湿因子和脂质，必须通过药用护肤品进行恢复。

（十五）下肢淋巴水肿病人的功能锻炼

功能锻炼是淋巴水肿综合治疗重要的一部分。在生理状况下，淋巴系统主要以自主方式输送淋巴液，而肌肉收缩、呼吸运动以及动脉的搏动都有助于淋巴液的输送。在病理状态下，淋巴管被切断循环通路或者淋巴管收缩功能不佳，淋巴液在管腔内滞留，引起淋巴管扩张。虽然此时扩张的淋巴管的收缩频率会增加淋巴液的输送，但是此时单靠淋巴管自身的收缩不足以完成受损淋巴系统的功能。因此，在没有治疗的情况下不主张病人做剧烈的体育锻炼，例如快速奔跑、打篮球、踢足球、长途旅行、爬山。只有在采用规范的弹性绷带包扎的情况下可以做适当的锻炼。

（1）比较恰当的锻炼，不要过度劳累，应该循序渐进，适度进行。

（2）消肿锻炼：用不同速度原地踏步。

（3）站立或坐姿时活动踝关节，足趾着地，膝关节弯曲，在日间多次重复。

（4）伸拉锻炼：弯曲小腿伸拉腓肠肌群，仰卧上抬整腿伸拉大腿肌肉，小腿屈曲拉伸。

（5）爬楼梯，踩自行车，郊游。推荐全身锻炼，如水疗、太极拳、瑜伽等。

（6）步行、骑自行车、游泳在治疗师指导下的锻炼（注意皮肤卫生）。上述治疗每周 2～3 次。

（7）深呼吸以增加静脉角的淋巴回流。

（8）原发性或继发性淋巴水肿的下肢的活动多会受限，病人会害怕加重病情，为保护患肢而总是将患肢尽可能地抬高。需鼓励病人做好功能锻炼增加综合消肿治疗中的效果。

（9）生殖器淋巴水肿：生殖器淋巴水肿可单独存在，也可合并下肢水肿。功能锻炼需考虑病情的严重程度以及发生蜂窝织炎的可能性。生殖器淋巴水肿最需要的是做盆底肌肉的锻炼。儿童下肢和生殖器淋巴水肿病人应参加学校的体育活动，但是应避免会带来严重创伤的锻炼，如足球。可以游泳，但要防止皮肤感染。

（十六）案例解析

病人郑某某，男性，88 岁，下肢丹毒反复发作史，下肢淋巴水肿病史，于 2019 年 9 月来我院就诊。查体：左侧下肢明显肿胀，色素沉着明显，按之较硬，Stemmer's 阴性体征，ABI 值 1.0。左足踝出 15 cm * 10 cm。先予以左下肢手法淋巴引流，促进淋巴静脉回流，减少淋巴水肿。予以处理伤口，敷料包扎后，予以低弹力压力绷带包扎。病人年纪较大，行动不便，每周一次来门诊换药。

治疗过程及措施见图 13－56～图 13－59。

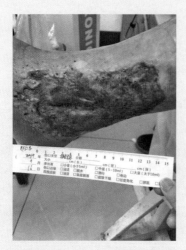

图 13-56　淋巴水肿合并伤口

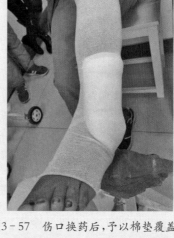

图 13-57　伤口换药后,予以棉垫覆盖伤口

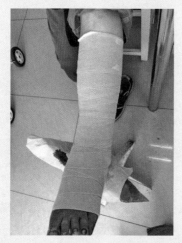

图 13-58　予以低弹力压力绷带包扎

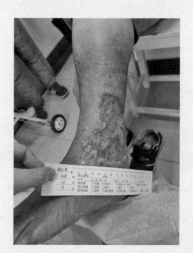

图 13-59　2019 年 12 月,可见伤口明显减小,左下肢水肿明显消退,色素沉着明显改善

第五节　癌性伤口的护理

一、概述

　　癌性伤口是由于癌细胞浸润导致表皮完整性受损而产生的原发性或转移性恶性皮肤伤口,伴随其出现的一系列生理、心理和社会方面的问题对病人、家属以及护理人员都是一个不小的挑战,在癌性伤口病人的管理中需要护士对伤口愈合过程、伤口护理理论和疾病过程中可能出现的伴随症状都要有所了解和掌握。运用这些知识,护士可以将伤口的不良影响

减少到最低，并最大限度提高病人的生活质量。

　　恶性肿瘤的治疗仍然是当今世界的一大难题，癌性伤口更是一个极难愈合性伤口。癌症伤口的处理也给医务人员带来了挑战，该伤口的治疗相当困难甚至没有愈合的希望，此类伤口的出现往往也预示着癌症病人病情的恶化。癌性伤口的出现不仅仅降低了病人的生活质量，而且也严重影响了病人的心理健康。如何护理好癌性伤口，促进病人的舒适，是值得专业人员关注的问题。

二、发病特点

　　1992年，英国学者 Thomas 对 2417 例在进行放射性治疗和肿瘤科住院治疗的恶性肿瘤病人进行回顾性分析，发现 295 例病人在数月的时间内出现了恶性肿瘤皮肤浸润的表现。瑞典的一项研究表明则报道了 6.6% 的发生率。相关研究指出，对于肿瘤病人而言，约有 5% 的概率会形成恶性肿瘤伤口。英国哥伦比亚肿瘤机构关于恶性皮肤溃烂伤口的定义：侵及皮肤的开放性和/或有渗出的癌性伤口可以是原发癌、局部或远处肿瘤转移到皮肤后导致的结果。表现为腔洞、皮肤表面开放性伤口、皮肤结节或从皮肤表面生长扩散出的结节。癌性伤口多呈蕈状或菜花状，或呈溃疡型，进一步可发展为瘘或瘘管。5%～10% 有肿瘤转移的病人可出现癌性伤口，常发生在其生命的最后 6～12 个月。癌性伤口大约 62% 来源于乳癌，但可来自身体的任何部位，包括胃肠道、卵巢、头颈部、泌尿生殖系统，或者是其他还不清楚的来源。当有愈合不良的伤口出现时，应该高度怀疑是否癌症伤口，转介医生给予局部伤口的组织活检，通过病理检查明确诊断。

三、病因与病理生理

　　发生癌性伤口的病因有很多。主要的有癌细胞通过淋巴和血液进行的皮肤转移、直接来自原发伤口、肿瘤复发、诊断或手术过程中发生的机械性种植、与某些肿瘤的治疗措施有关，如化疗渗出和放疗造成的急性或迁延性反应等。某些慢性伤口也有发生癌变的可能，伤口恶变的确切机理仍不清楚。已报道的有几种不同的机理来解释其发生，慢性刺激和感染被认为是导致伤口恶性复制和恶变的主要因素。恶性皮肤伤口可以是肿瘤的首发症状，也可以是疾病过程中后期转移的结果，主要是晚期结果。只有 3% 的恶性肿瘤一开始表现为溃疡，因此早期常不能及时诊断。

　　癌性伤口的发生主要是因为局部皮肤受到原位癌或者附近/远处转移的癌细胞损害所致。当皮下的癌细胞蔓延到表皮时，表皮会出现炎症反应，最初表现为红肿、发热、刺痛，触诊时常有结节感。随着病情的进展，局部皮肤可能表现为"橘皮样"改变并且与皮下组织粘连。当肿瘤进一步侵蚀，更多的组织将被损伤，皮肤完整性被破坏并最终形成溃疡。而且出现癌细胞的转移的病人，肿瘤细胞首先从原发灶脱落，然后经过血液或者淋巴液转运到远处器官，包括皮肤。皮肤的损伤最初表现为局部出现数个毫米至厘米大小的囊肿，囊肿的质地可能是坚硬的，也可能有韧性的。随着病情的恶化，病变部位可能会出现色素的沉着，皮肤的颜色改变：粉色→红色→紫色→蓝色→黑色（甚至棕色）。早期，囊肿部位不会有剧烈的疼痛感，因此容易被误诊为脂肪瘤、毛囊炎或者其他良性疾病。然而，由于癌细胞继续浸润，局部皮肤会出现斑块、水疱以及红疹,破溃后会出现溃疡或者凹洞。此时,病人会感到剧烈的疼痛。

通常,癌性伤口初始不容易愈合,其后逐渐产生坚硬的真皮或者皮下硬块,并且与其下的组织紧密相连,病灶处最后会浸润侵蚀到淋巴和血管,以致产生界限明显的凹洞。而且,随着肿瘤细胞的不断分裂,结节变大,会影响皮肤的毛细血管和淋巴管;随着肿瘤的不断生长,皮肤血供减少,出现皮肤水肿和坏死;最后肿瘤进一步侵犯深部结构,形成窦道和瘘管。

四、癌性伤口的临床特点

由于同时存在局部侵犯和转移,癌性伤口的静脉和淋巴回流发生变化导致水肿、渗出和组织坏死。常见的相关症状有渗出、恶臭、出血和疼痛,这些症状和伤口的大小无关。

1. 渗出 渗液的产生主要是癌性伤口内微血管和淋巴管受到侵犯,血管通透性增加;癌症细胞分泌血管通透性因子,使血管内血浆胶质通过血管;同时伤口感染窦道炎症反应,分泌组胺导致血管扩张,血管通透性增加;此外,细菌蛋白酶素分解坏死组织,这些都容易导致伤口渗液增加。癌性伤口大量的渗液也是细菌的培养基,容易导致伤口感染;癌性伤口产生的大量渗出液常难以管理,大量的渗液从敷料中渗出,污染病人的衣物,增加病人及其护理者的心理负担,影响到病人的正常社交活动。通过有效的伤口渗出液管理可提高病人自信心和舒适度。

2. 恶臭 大多数时间伤口和渗液隐藏在敷料下面,不易被其他人察觉,所以伤口臭味也是导致他们生理和心理压力产生的主要原因。持续散发的使人恶心欲呕的恶臭使家属和护理人员感到难受,使病人产生尴尬、抑郁,觉得受人厌恶而逐渐自我封闭,与社会隔离。癌性伤口的臭味与坏死组织的存在、细菌定植和感染以及浸满渗液的敷料有关:①组织坏死会产生臭味:组织缺少氧和营养后就失去了活性,导致伤口中出现坏死组织。坏死组织中的蛋白质最终产物是产生臭味的缘由。②厌氧菌感染:排放腐臭气味是厌氧菌感染的症状之一。在坏死组织中积聚的厌氧菌会使伤口产生气味。③浸透渗液的脏敷料,其中含有感染后产物或坏死的渗出液。④也可能与肿瘤本身有关。

3. 出血 出血是癌性伤口的常见问题,癌性伤口有丰富的血供,由于肿瘤细胞侵袭到血管,并加剧降低了肿瘤内血小板功能,使出血成为癌性伤口常见的症状。在为脆弱组织更换敷料时有可能会加剧出血。肿瘤对微血管的侵蚀可能发生大量的自发性出血,出血可以引致病人、家属及照顾者精神紧张和恐惧,常常使病人及其照顾者常痛苦不堪。

4. 疼痛 疼痛是一种令人不愉快的感觉和情绪上的感受,伴有现存的或者潜在的组织损伤。疼痛是第五生命体征,是影响癌性伤口的病人生活质量的重要因素。肿瘤压迫神经和血管会使癌性伤口产生疼痛。病人常出现疼痛面容。伤口的疼痛程度取决于伤口的部位,侵犯组织的深度和破坏程度,有无神经侵犯,暴露神经末梢中存在的活性组织的比例,以及病人对疼痛的忍耐度和镇痛剂的使用。疼痛的种类包括与病程有关的深部疼痛、神经性疼痛和表面疼痛等。不恰当的伤口清洗、去除粘连在伤口上的敷料等换药操作都会使病人产生疼痛感或加剧疼痛。创伤相关疼痛(wound-related pain,WRP)是指与开放性皮肤溃疡直接相关的有害症状或不愉快经历。慢性持续性不显著 WRP 对日常生活的许多活动产生负面影响,降低病人的生活质量。疼痛的管理应该遵循世界卫生组织(WHO)的相关指南,可根据病人的情况常规或者按需给予镇痛药物,尤其针对敷料更换过程中的疼痛,在选择敷料使用和随后的移除过程中应尽可能谨慎,避免引起疼痛和不必要的痛苦。若敷料更换过程中病人疼痛明显,按需给予的镇痛药不足以缓解疼痛,可考虑联合使用少量、温和的镇静剂使敷料更换过程顺利进行,同时降低病人的疼痛。口服阿片类药物在溃疡性肿瘤伤口的应用目前仍未明确。

五、癌性伤口的评估

(一) 局部评估

伤口的治疗和护理计划始于病史的完整评估。通过对癌症伤口病人的伤口局部评估及全身的评估,以便制定针对性的伤口治疗和护理计划或评估治疗和护理的效果。

1. **伤口的位置**　癌性伤口可以发生于身体的任何一个部位,如头面部、颈部、胸腹部、会阴部、腹股沟及四肢等。不同原发性癌症所对应的癌性伤口好发部位不同,如口腔癌引致的癌性伤口好发部位通常在脸部;鼻咽癌引致的癌性伤口好发部位通常在颈部;乳腺癌引致的癌性伤口好发部位通常在胸部乳腺位置。

2. **伤口的大小**　伤口的大小对护理措施的影响很大,评估及测量、记录方法见伤口的评估、测量及记录章节。必须注意的是癌性伤口具有容易出血的特点,因此在测量过程中,测量工具应避免直接接触到创面,以免引起出血。

3. **伤口的外观**　伤口的外观中可以直接评估伤口的基底的颜色。使用"三色概念";来形容一个开放性伤口,三种颜色分别为红、黄、黑。形容伤口时可以使用单一的颜色或者同时合并有两种或者三种颜色。在伤口的描述上也可以用各种颜色所占的百分比来形容伤口,通常将伤口比喻成派饼画成 4 份来形容,用 1/4 或者 1/8 描述,说明某种伤口颜色大约占伤口表面积的百分之几,如伤口有 50% 的黄色腐肉、25% 的红色组织、25% 的黑色坏死或伤口有 75% 的红色组织、25% 黄色腐肉等。同时注意评估伤口是否有潜行、瘘管和窦道。

4. **伤口气味**　在伤口气味的评估中,除了对气味本身的描述外,气味的程度也是评估的重点。气味程度是指大概是以多少距离可以闻到作为客观的描述方式。1995 年,Haughton & Young 对于癌性伤口气味的描述分为 4 个等级:强烈恶臭,进入病人单位,离开病人 2～3.3 m 的距离,伤口覆盖时,就可以闻到恶臭的味道;中度恶臭:进入病人单位,离开病人 2～3.3 m 的距离,伤口敷料打开,就可以闻到恶臭的味道;轻微恶臭:靠近病人,伤口敷料打开,才能闻到恶臭的味道;无恶臭:靠近病人,伤口敷料打开,未闻到恶臭的味道。2001 年,Grocott 对癌性伤口气味的描述分为 6 个等级:0 级:一入屋子/病房/诊室即闻到;1 级:与病人一个手臂的距离即可闻到;2 级:与病人少于一个手臂的距离才闻到;3 级:接近病人手臂即可闻到;4 级:只有病人自己才可闻到;5 级:没有味道。

5. **伤口的渗液和伤口周围皮肤状况**　评估方法详见伤口的评估、测量以及记录章节。

6. **伤口的疼痛**　疼痛是一种主观感觉,不是简单的生理应答,是身体和心理的共同体验。目前新观念认为,疼痛是第五生命体征,在临床诊断和治疗过程中,疼痛应该与体温、呼吸、脉搏、血压 4 个生命体征受到同等的重视。全面的疼痛评估对确定恰当的治疗至关重要。通过助记性 NOPQRST 可以总结复杂的疼痛评估:疼痛部位数量、疼痛起始(疼痛的起因是什么?)、缓和(或)刺激因子(什么使疼痛减轻或更糟?)、疼痛的性质(您将用什么词语描述疼痛?)、区域/发射性疼痛(到处都能感受到疼痛吗?)、疼痛的严重程度(通常分为 0～10 级)、疼痛的暂时表现(疼痛在晚上变得严重吗? 它是持续性还是间歇性的?)。病人的主诉是评估疼痛的标准方法,如果病人无语言交流能力则应该采用其他的方法来评估疼痛强度和疗效。人们开发了各种有效的工具用于疼痛评估。研究报道可视化模拟分级(VAS)是一个常用的一维工具用于疼痛评估。然而,老年人平常喜欢文字或者数字分级量表。对于儿童或者意识受到损害的人群,Wong-Baker 面容分级在临床实践中得到广泛的应用。最近面部分级得到修改,更能反映成人的面部表情。

7. 伤口出血 了解容易引起伤口出血的原因,如何种敷料在更换中容易引起出血、何种伤口清洗方式易出血等,同时要了解出血的量。

(二) 全身评估

1. 病人的心理状况 癌性伤口改变了病人身体外在的形象,也改变了病人原来生活中应有的角色,造成病人忧郁、恐惧,失去自尊心和自信心。在进行伤口局部护理的同时,要及时评估病人的心理状况,并给予相应的护理。癌性伤口心理状况的改变主要体现于在自我形象的紊乱和情绪的异常。恶性肿瘤的迅速生长不仅掠夺了病人的营养,而且破坏机体完整的皮肤,导致病人外观受损,加上伤口渗液和臭味的影响,病人会觉得自己很肮脏,因而不好意思面对社会。

2. 沟通情况 这部分问题常见于头颈部肿瘤病人。由于放射性治疗,肿瘤侵犯导致舌头、颜面部、颞颌关节受累。一方面病人因为容颜受损而自卑、怕被他人嫌弃、嘲笑而不愿意进行交流,另一方面病人出现言语沟通能力受损,表达困难,久而久之,容易出现自闭以及情绪的沮丧。

3. 经济状况 因癌症伤口为难愈性伤口,且其伤口特征必须使用大量敷料及增加换药频率,加上癌症的姑息性治疗和支持性治疗等增加经济负担,给病人及其家庭带来很大的压力。通过评估病人的经济状况,在为病人制定伤口的局部护理方案提供参考。

4. 癌症治疗情况 癌性伤口可进行放射性治疗、化学治疗或者手术。放射治疗主要直接破坏癌细胞,缩小癌性伤口的大小,以缓解渗液或疼痛问题。但放射治疗可以引起癌性伤口周围皮肤的损伤,同时容易增加皮肤的易脆性,在敷料移除时周围皮肤容易受损,因此在粘贴或移除胶带时应注意。化学治疗同样能杀死癌细胞和缩小肿瘤,进而缓解癌性伤口的症状。但是化学治疗存在毒性反应,如血小板、白细胞减少,伤口容易出血,增加感染风险等。

六、癌性伤口的舒缓护理

虽然癌性伤口可以进行手术、放射治疗和化学治疗,但癌性伤口依旧是一种难以愈合的伤口,癌症病人除面临生命威胁外,还要面对伤口所带来的恶臭、大量渗液、出血、疼痛等痛苦和心理问题。护理人员在进行伤口的护理时需要详细评估,制定针对性的护理措施,提高病人的舒适。

当癌症三大主要治愈性治疗(放射治疗、化学治疗和手术)无法有效治疗癌性伤口时,舒缓护理尤为重要。世界卫生组织将舒缓护理定义为对根治性治疗不敏感病人的积极的、全面的照护。旨在预防、减轻、缓解疾病症状,比针对疾病治愈的治疗而言更为合适。舒缓护理计划包括维持现有伤口的稳定、避免产生新的伤口及对影响病人生活质量的一系列症状进行管理。2002 年,Naylor 提到癌症伤口护理的目的并非是将癌性伤口治愈,而是减少癌性伤口恶化过程中的症状。通过护理使病人感到舒适,尽量减少并发症,减轻病人的症状,维持病人的尊严和自尊,尽最大的可能提高病人的生活质量。

(一) 症状的管理与舒缓

1. **恶臭管理** 臭味的产生除了造成病人的困扰外,也在不断提醒病人疾病存在的事实。恶臭可能来自坏死组织、感染或者饱和的敷料。通过清洗伤口、控制感染、清创、敷料的选择、造口用品的使用、清新环境等方法来减轻或去除臭味。

(1) 清洗伤口:清除坏死组织、控制感染是去除癌性伤口臭味的基础步骤。通过伤口的清洗和清创及使用局部抗生素对局部细菌的滋生进行处理以控制感染和臭味。伤口清洗可减少残留坏死组织和细菌数目来减少臭味。如果伤口组织不脆弱,病人身体可以承受的话可通过沐浴来清洗伤口。指导病人用花洒直接冲洗伤口皮肤使其清洁,这不仅可以达到局部清洁也可以增加病人心理上的舒适感。如果伤口组织比较脆弱或病人身体不能耐受,护理者可用温盐水或伤口清洗液轻轻灌洗伤口。有些清洗液,如 Dakin's 溶液或 Carraklenz 伤口及皮肤清洁剂水凝胶(含有乙酰化甘露聚糖)可用来清除臭味。

(2) 清创:坏死组织产生的臭味可考虑进行伤口清创。一般简单的伤口清洗可清除或去除部分松散的坏死组织,余下的部分需采用相应的清创方法以达到效果。考虑到机械清创会使癌性创面受损,导致疼痛,增加出血,因此不建议使用。首选自溶性清创和生物酶清创。水凝胶敷料是一种轻柔的清创技术,可加快坏死组织从伤口上分离。酶制剂通过消化和溶解坏死组织及腐肉而产生效用,且对正常组织没有影响。外科医生对坏死组织可采用外科或快速清创,但由于癌性伤口容易出血,这种类型的清创不宜使用。

(3) 控制感染常规抗生素的使用可以减少细菌定植和臭味。对厌氧菌有杀灭作用的甲硝唑被广泛用来控制伤口臭味。常用的方法是将甲硝唑片溶解在无菌水中,形成 0.5% 溶液或 1% 溶液,可用做伤口灌洗,或浸湿纱布后填塞腔隙。注意不要使塞入的纱布过干而粘住伤口导致出血和疼痛。甲硝唑凝胶外用制剂(如 Metrotop 含甲硝唑 0.8%、Anabact 含甲硝唑 0.75%)用于清洗伤口既可消除臭味也能控制感染。使用时涂抹在全部伤口的所有表面,外层用敷料覆盖,每日 1~2 次,5~7 d 为 1 个疗程,根据需要重复使用。如伤口没有被凝胶完全覆盖住,臭味还会存在。局部使用甲硝唑凝胶的局限性在于价格贵。口服或局部使用抗生素(常用甲硝唑)有助于抗感染,减少恶臭。

(4) 敷料和造口用品的选择:国外文献报道含有活性蜂蜜成分的敷料同样可以减轻细菌负荷及臭味。这类敷料对于减轻炎症及协助坏死组织自溶也是有效的。主要是该敷料 pH 为酸性,可以抑制细菌生长,进而降低炎症反应,减少臭味及渗液,而其渗透的作用起到清创的作用。银离子敷料在急慢性伤口中的疗效已被许多研究证实,但在癌性伤口中应用的研究并不多。银离子敷料的产品很多,其中高吸收性银离子敷料比较适用于癌性伤口。含有除臭剂敷料的使用也可减少臭味,如含活性炭的敷料。但由于活性炭吸附饱和后就会失去效用,不再有除臭效果,应根据情况勤于更换。普通敷料采用完全包扎法并及时更换污敷料也可达到减少臭味的效用。此外造口袋可有效隔绝臭味并且收集渗液。

(5) 清新环境:护理时要考虑到环境因素,及时清除伤口敷料和渗液,保持衣服床单等的清洁,适当通风,这些有助于环境空气清新,必要时适当运用空气清新剂。也可以在室内放置咖啡渣作为除臭剂,咖啡渣放置室内可覆盖伤口产生的臭味,或者使用干茶包(根据局部伤口的范围而摆放茶包的量,一般 3~4 包)放在敷料中,帮助去除臭味。

2. **控制出血** 癌性伤口的组织非常脆弱,很小的损伤都会引起出血,控制出血最佳的措施就是预防。使用非黏性敷料,保持湿性伤口环境,清洗伤口时选择冲洗而不是擦洗可减少创面损伤和出血的危险。一旦出现出血,直接压迫 10~15 min 和冰敷是常用的止血方法。但同时应考虑周围皮肤和组织对压力的承受情况。止血海绵能达到迅速止血的效果。藻酸盐敷料可用于少量出血的伤口,小的出血点可用硝酸银棒烧灼以达到止血效果。在医生的指导下可口服止血药或外用肾上腺素或氨甲环酸,但应注意肾上腺素对血管的收缩作用可能会引起局部缺血性坏死。不要频繁更换敷料。只要其他情况不影响伤口护理,如渗液、臭味或感染,敷料可在伤口一直保留 48 h。如果敷料粘住了伤口,在去除敷料时应用生理盐水浸湿敷料,以防止对伤口产生损伤。在更换敷料的过程中动作要非常轻柔,尽量减少因更换敷料对伤口产生的不良影响。

3. **止痛**　选择合适的药物镇痛方法。与肿瘤相关的疼痛可采用世界卫生组织(WHO)推荐的三阶梯疗法来控制,其原则是:按药效的强弱依阶梯方式顺序使用,使用口服药,按时服药,用药剂量个体化。采用非黏性敷料,因粘附性敷料和胶布会加重伤口疼痛。保持伤口处于一个湿性的环境可以减少敷料的粘连并保护裸露的神经末梢,减少疼痛的产生。减少更换敷料频率。如果不能避免由更换敷料产生的疼痛,可以选用更换次数少的敷料。用温盐水冲洗而不是用纱布拭子擦洗,在一定程度下可以减轻疼痛。根据情况在换药前或换药时选用适当的镇痛方法止痛,阿片类药物可用于局部止痛。

4. **渗液管理**　敷料在癌性伤口渗液管理中是必不可少的,各种敷料对伤口渗液有不同的效果。当渗液量少时,可使用吸收功能较小的敷料,防止创面过干,如亲水性、半透膜和低吸水性敷料,要注意防止敷料太干时粘住伤口基底部。中等或大量的渗液需要使用适用于高渗液量的敷料来吸收渗液并保持湿润的伤口环境,如藻酸盐敷料、泡沫敷料、非黏性伤口敷料等。对于高渗出性的瘘管可采用造口袋或伤口引流袋进行渗液收集。敷料可根据伤口渗液量和臭味情况进行更换,一般每天 1 次或 2 次。由于非黏性敷料能减少更换敷料引起的伤口创伤,是伤口接触层的最佳选择。建议非黏性接触层,如凡士林纱布,作为伤口床的第 1 层敷料,再覆盖柔软的吸收性敷料,如纱布或吸收垫,作为吸收渗液的第 2 层敷料。保护伤口周围皮肤是伤口渗液管理的另一个目的。及时更换敷料和使用密闭性敷料可防止伤口渗液接触周围皮肤,皮肤保护膜和隔离剂可防止或减少渗液对周围皮肤的浸渍和感染,保持皮肤完整舒适。

(二) 心理社会方面的舒缓护理

当人们看到皮肤上的不可治愈的癌性伤口在进展时,如溃疡扩大、结节状肿瘤变大时,确实让人害怕。护士为癌性伤口病人制定护理计划和执行护理时,不仅要考虑到病人的生理需要,也要考虑到病人心理社会方面的需要。

1. **与病人或和家属做好沟通**　当确定病人伤口可能无法治愈,适合实施舒缓护理时,考虑与病人及其家属的沟通方案是十分重要的。因为许多的病人都认为所有的伤口都可能达到完全愈合,应与病人及家属进行沟通,使他们明白伤口是存在无法愈合的可能。

(1) 在与他们的沟通中,重点在于强调这类难愈性伤的存在是健康状况下降的反映,这种情况并非是由于病人本身、其家庭或者照顾者的疏忽或者失败造成的。这样的沟通有助于减轻照顾者的自我责备感及无力感。

(2) 信息提供者必须确定知晓并且理解病人及家属关于治疗及护理的目标及治疗方案选择方面的观点及意见。

（3）鼓励病人表达自我看法和感受。

（4）多关心病人，耐心倾听病人的诉说。

2. **改善病人的外观**　在为癌症病人提供护理时，要考虑到病人的美学需求，选用的外层敷料尽量能使病人舒适和美观。可选用接近皮肤颜色、柔软和顺应性好的敷料，这样容易与凹凸不平的伤口形状相吻合，也覆盖的较为平整，有助于维护病人的自尊。指导病人外出时穿宽松难过的衣服，将伤口覆盖起来，但是要注意安全，避免伤口受到碰撞和挤压。

3. **指导病人改进居住环境**　居住环境是影响到生活质量的重要因素。好的生活环境会令人心情愉悦，而差的居住环境容易使人产生低落、焦躁的情绪。癌性伤口病人由于其疾病的特殊性，伤口散发的臭味、流出的渗液会令其居住环境脏、乱、臭。在为病人提供护理时，要指导病人及其家属勤通风、勤打扫，必要时在居室内放置咖啡渣或者清香剂来掩盖臭味。房间里的灯光要明亮，尽量清除障碍物以避免意外跌倒、碰撞而发生紧急事件。

专业护士的介入能提高病人的生活质量。而大多数护理人员对癌性伤口和病人缺乏相关的护理知识和技能，注重给予常规护理而缺乏心理支持，只关注伤口的治疗而缺乏对病人生活中问题的倾听。由于目前对此类病人的关注和研究还不是很够，癌性伤口方面可利用的文献也不多。多数研究是关于病人身体症状，如恶臭、渗出、疼痛、水肿和出血的描述性报道；对伤口渗出或臭味相关的害怕和焦虑等心理情绪方面问题及由此导致的社会性逃避和自我封闭，与家庭成员间的相处困难等问题的探讨。很多研究是个案研究或是病人的经历，没有形成统一有效的护理标准，而关于最佳护理方案的临床研究也较少。因此，癌性伤口的管理对肿瘤和临终护理来说仍是一项不小的挑战。

案例

病人沈某某，女性，50 岁，诊断非霍奇金淋巴瘤，右乳房皮肤破溃 3 月余。查体右乳房肿块进行性增大，无法手术，给予化疗。伤口于伤口门诊处理。初次换药时大小为 23 cm× 16 cm，病人进入诊室时即可闻到恶臭味，换药时生理盐水棉球接触伤口很容易出血。

局部处理：生理盐水清洗伤口，内层敷料使用磺胺嘧啶银脂质水胶敷料，外层使用大棉垫，经过半个多月，伤口臭味好转，脓性分泌物减少（图 13-60～图 13-61）。

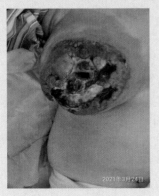
图 13-60　局部处理伤口 1

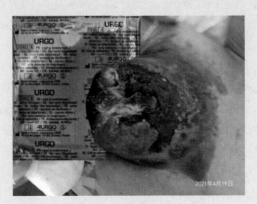
图 13-61　局部处理伤口 2

第十四章　其他伤口的护理

第一节　药物外渗性皮肤损伤的护理

药物外渗(extravasation of drug)是指静脉输液过程中,刺激性、腐蚀性药液进入静脉管腔以外的周围组织,引起局部组织出现红肿、疼痛,甚至水疱、溃疡或坏死。2016 年,美国输液护理协会发布的《输液治疗实践标准》和《中国输液技术操作指导意见》指出,当输注刺激性药物(pH$<$5 或 pH$>$9,渗透压$>$600 nosm/L)和腐蚀性、发疱性药物时,如果未选用中心静脉导管,容易导致药物外渗。我国《医疗事故分级标准(试行)》规定:因局部注射造成的组织坏死,成人大于体表面积 2%,儿童大于体表面积 5%,属于四级医疗事故。

一、常见引起外渗的药物

药物的渗透压、浓度、pH 以及刺激性等均会对血管壁造成不同程度的损伤,使其上皮细胞的正常屏障受到破坏,药液渗入周围组织,引起皮肤局部的改变。酸或碱性药物刺激血管内皮细胞通透性增高,导致药物外渗入组织间隙,引起组织炎性反应和皮肤损伤;强烈收缩血管致血管通透性增高,导致药物外渗入组织间隙,引起组织缺血性皮肤损伤,如血管活性药物多巴胺;药物毒性强,刺激血管内皮细胞通透性增高,导致药物外渗入组织间隙,引起组织细胞毒性反应和皮肤损伤,如化疗药物。

(1) 高渗透压性药物:由于渗透压作用,组织细胞会脱水萎缩。临床常见的高渗透压性药物有 20%甘露醇、50%葡萄糖、脂肪乳和碘海醇造影剂等。高渗透压药物短时间的冲击,会发生组织水肿,甚至缺血坏死。20%甘露醇外渗后,常造成局部组织严重病变,甚至坏死、溃烂。例如:甘露醇外渗进入皮下组织,组织难以吸收而引起组织液压力升高,造成渗透压梯度反差,使血管内液体渗入组织中,造成组织损伤。甘露醇外渗,血液中的红细胞、白细胞、血小板及凝血因子等对局部组织及血管的刺激,造成血管痉挛。

(2) 血管收缩性药物:血管活性药物可以直接作用于血管平滑肌上的受体,产生药理作用,改变血压等指标,但长时间会造成局部血管的组织缺血水肿等副作用,血管收缩性药物常见有肾上腺素、去甲肾上腺素、垂体后叶素等。其中盐酸肾上腺素是一种抗休克的血管活性药物,常用于心脏骤停及休克病人的急救中,对于挽救病人的生命起到积极的效果,但由于该种药物刺激性强,如出现外渗情况会对皮肤组织造成损伤,轻者可能导致轻度组织损伤,中度损伤病人皮肤会出现红肿及皮下硬结的情况,而重度病人会引发严重的皮肤坏死情况,不仅增加病人的痛苦,还会影响治疗效果。

(3)血管刺激性药物:药物的酸碱性也会引起药物局部的渗出,如酸性抗生素、盐酸胺碘酮、碱性甲基强的松龙等。当偏酸或偏碱药物进入血管,会刺激血管内膜,造成局部损伤水肿,甚至导致静脉炎的发生。偏酸性的盐酸胺碘酮注射液,通过直接外周静脉途径给药时会出现注射部位疼痛、水肿、坏死、渗出、浸润、炎症和硬化,甚至静脉炎、血栓静脉炎、感染、色素沉淀以及蜂窝组织炎。

(4)化疗药物外渗:化疗药物对组织有较大的刺激性和腐蚀性,临床常见的主发疱类化疗药有表柔比星、柔红霉素、多柔比星、长春新碱、长春瑞滨等。发疱性化疗药物静脉滴注及静脉推注化疗药物时发生外渗后可导致局部皮肤及软组织非特异性炎症,如果不及时处理或处理不当,可表现为红、肿、热、痛等症状,甚至引起进行性的长期组织损伤和溃烂,严重时可累及筋膜、骨骼,导致功能丧失,因后遗症而生活质量下降。长此以往,还可能会引发肌腱坏死、肢体功能丧失的严重危害。

二、引起药物外渗的原因

(1)病人因素:因机体功能弱、代谢慢等特殊人群也会出现局部用药后损伤表现。例如,老年病人代谢减慢、血管弹性差、细胞组织功能降低,静脉给药时易发生药物外渗;儿童病人手背、头皮和脚面等部位血管很细小,又因儿童病人容易哭闹,易导致静脉用药时脱针、穿刺不到位等,致使药液外渗。

(2)输液操作因素:对于静脉给药操作环节,护理人员的注射技能非常重要,护理人员应了解药物的理化性质、药理作用和特殊药物的不良反应,加强对外渗药物的关注;当发生药物外渗时及时报告、及时处理,避免导致严重的组织损伤。

三、药物外渗的临床表现

(1)疼痛:以烧灼痛或刺痛为多见,局部可出现红肿,所有症状可不同时出现。

(2)水疱:皮肤的局部部位出现。

(3)皮肤颜色改变:血管活性药物多在数分钟至2~3 h出现局部红肿或苍白或红白相间,呈条纹状、刺痛、烧灼痛,约8~10 h变性坏死。高渗透压性药物外渗多在8~12 h出现灰白色或皮下出血,2~3 d呈暗紫色、黑色。发疱类化疗药可立即或数分内出现刺痛感。根据毒性,局部表现红润、苍白,继之黑痂形成或继发感染。

(4)皮黑发硬:在黑硬的皮肤下方,可能已经形成溃疡。

(5)表皮坏死:创面呈现苍白,随着缺血加剧,创面逐渐形成干性黑色结痂。

(6)溃疡:多在损伤后1~2周出现,当结痂脱落后,可发现创面坏死腐肉的基底,伤口边缘呈红色。

四、药物外渗引起静脉炎分级

（1）0级：没有任何症状。

（2）1级：皮肤发白，水肿范围最大处直径<2.5 cm，皮肤发凉，伴有或不伴有疼痛。

（3）2级：皮肤发白，水肿范围最大处直径为2.5～15 cm，皮肤发凉，伴有或不伴有疼痛。

（4）3级：皮肤发白，半透明，水肿范围最大处直径>15 cm，皮肤发凉，轻至中度疼痛，可伴有麻木感。

（5）4级：皮肤发白，呈半透明状，皮肤紧绷，有渗出，皮肤变色，有瘀斑或肿胀，呈可凹性水肿，循环障碍，轻至中度疼痛，水肿范围最小处直径>15 cm。

五、药物外渗皮肤损害分期

（1）Ⅰ期：局部组织炎性反应期，局部皮肤红润、肿胀、发热、刺痛，无水疱和坏死。

（2）Ⅱ期：静脉炎性反应期，局部皮下组织出血、水疱形成、水疱破溃组织苍白，形成浅表溃疡。

（3）Ⅲ期：组织坏死期，局部皮肤变性坏死、黑痂或深部溃疡伴肌腱、血管、神经外露或伴感染。

六、药物外渗皮肤损伤后治疗原则

由于输液导致的皮肤损伤应注意加强伤口局部评估，包括药物种类、渗漏量及面积、是否伴有局部组织红肿、受损组织温度和硬度、创面形成时间、前期处理措施、伤口位置、组织类型、伤口周围皮肤、伤口渗液以及疼痛等。同时评估病人年龄、是否出现发热、呼吸急促、脉速等全身中毒症状；有无消瘦、乏力、贫血等全身营养状况；注意有无糖尿病、血液病、凝血功能障碍等基础疾病；注意有无应用抗生素、激素及免疫抑制剂等药物。

一旦发生应需要第一时间停用该药，对外渗部位损伤程度和范围进行充分评估判断药物外渗程度和范围，根据药物的种类，采取相应的处理。同时缓解疼痛，避免溃疡形成，促进损伤的恢复。

1. 局部封闭　若为刺激性较大的药物外渗，需要局部封闭治疗，使外渗范围内皮肤反应得到控制，减轻炎症和疼痛反应，严密观察皮肤变化，并根据渗出分级标准进行分级，判断皮肤损害的程度以及处理措施的效果评价。

2. 冷敷　适用于充血水肿为主的急性渗漏性损伤。局部冷敷（4～6℃）适用于外渗早期，主要用于抗肿瘤药物（多柔比星、紫杉醇、多西他赛等药物外渗），在化疗药物外渗后的2～24 h内使用冷热技术可改变局部皮肤的温度，达到减轻疼痛和肿胀的目的。局部冷敷可使血管收缩，防止外渗药物的扩散，使损伤的部位局限。

3. 热敷　适用于血管收缩剂渗漏造成的缺血性改变。血管收缩剂（如多巴胺、去甲肾上腺素、垂体后叶素等）、阳离子溶液、高渗液及化疗药外渗治疗，如去甲肾上腺素、肾上腺素、间羟胺、氯化钙、葡萄糖酸钙、氯化钾、甘露醇、长春新碱等外渗,热疗可使血管扩张,增加局部血流,减轻药物外渗急性期的肿胀和疼痛,切忌冰敷。

4. 水疱的处理　对多发性小泡,抬高患肢,维持水疱的完整性,待自然吸收。对直径大于 2 cm 的大水疱,严格消毒后,用细针头在水疱的边缘低位穿刺抽吸,保留疱皮,使用透明敷料、泡沫敷料等,每日观察,按时更换敷料。

5. 药物外渗引起静脉炎的处理

(1) 局部可选用 25% 硫酸镁、喜疗妥、复方七叶皂苷钠凝胶或水胶体敷料等。在使用 25% 硫酸镁局部湿敷时要注意保持局部药物的浓度。喜疗妥、复方七叶皂苷钠凝胶注意每日涂抹的频次、定时评估用药效果。

(2) 水胶体敷料:在血管炎症早期可减轻药物对血管内皮的损伤,减轻炎症反应和血栓形成;改善局部血运,促进毛细血管形成、缓解红肿;促进炎症物质的吸收和代谢,减轻疼痛;通过保湿敷料封闭创面,将创面渗液积聚在敷料下,水凝胶的水化作用溶解坏死组织。使用水胶体敷料前先去除油脂,清洁皮肤,待干后,再粘贴敷料。

6. 药物外渗损伤性溃疡的处理　当创面呈现溃疡坏死时,早期以自溶性清创为主,如水凝胶敷料、藻酸盐、亲水性纤维等敷料,或少量多次进行保守性锐器清创,避免损伤正常组织,促进组织功能修复。有局部皮肤破溃或坏死现象时,清创或者植皮,外渗 24 h 后可以对局部采取红外线、超声短波等物理治疗,1~2 次/d,20 min/次。有感染征象或已有感染的病人应立即行清创换药处理。

七、预防药物外渗的原则

(1) 掌握注意输入药物的浓度及速度,药物的性能、特点及使用注意事项。刺激性强的药物输液前以生理盐水建立静脉通路,确定穿刺成功无液体外渗后,再输注刺激性强的药物。持续输入多巴胺、间羟胺时,应用留置针建立两条静脉通道,每隔 2~3 h 交替使用,以免造成局部组织坏死。

(2) 血管的选择:首先,应避开有炎症、硬结、瘢痕或皮肤病的部位进针。其次,评估静脉血管的弹性、粗细及位置,根据血管条件选择合适的针头,有计划地使用静脉。静脉条件差的病人尽量使用留置针,避免反复穿刺。另外留置针导管柔软,轻微活动不会发生外渗,也起到了保护血管作用。

(3) 提高穿刺成功率:加强基本功的训练,穿刺时避开关节,穿刺成功后要妥善固定,采用保护性约束,教会陪伴家属正确的照顾方法。

(4) 多巡视:加强责任心,特别是危重病人及老年人,输注化疗药物或其他容易引起组织坏死的药物时,要密切观察注射部位,并做好班班交接。

(5) 正确拔针:输注完毕,在针尖即将离开皮肤的瞬间,迅速用干棉签沿血管方向按压穿刺点或稍上方,直至不出血,一般为 5~10 min,按压的力度要适中,切忌在按压处揉动。

(6) 做好病人宣教:输液前告诉病人药物外渗后导致的后果,交代病人注意事项,嘱病人有疼痛感、烧灼感等不良反应时及时报告。

第二节　放射性皮肤损伤的护理

一、放射性皮炎的概述

从 1895 年伦琴发现 X 射线和 1896 年居里夫妇发现镭开始,放射线便开始用于恶性肿瘤的治疗。肿瘤的放射治疗是利用各种放射线,包括 X 线、γ 线、中子束、电子束、负 π 介子束及其他重粒子照射肿瘤,以抑制或者杀灭癌细胞的治疗手段。目前,放射治疗仍是治疗恶性肿瘤的主要手段之一,然而肿瘤细胞受到照射的同时,正常组织也会发生放射性损伤。放射性皮炎是肿瘤放射治疗中最常见的并发症,大约 47% 的病人放疗后会出现 Ⅱ 度以上的放射性皮肤反应,其中湿性脱皮的发生率为 10%～15%。放射性皮炎是由放射线照射引起的皮肤黏膜炎症性损害,这些射线主要是 α 和 β 射线及 X 线。其病因包括医源性放射治疗和防护不当的意外放射事故。放射性皮炎的发生与年龄、种族、肥胖、营养状况、吸烟史、肿瘤分期及同期化疗及照射剂量、分割方法、总剂量、射线种类、射线能量、受照射体积、照射技术、剂量分布等多种因素有关。放射治疗时电离辐射产生自由基和活性氧能够损伤皮肤基底层细胞,引起皮肤发生红斑、色素沉着、干性脱皮、湿性脱皮、溃疡、坏死及皮肤萎缩等反应,从而产生急性放射性皮炎。当累积照射剂量达到 20～40 Gy 时,病人皮肤出现红斑。当剂量达到 45 Gy 时,会出现色素沉着和干性脱皮。如果累积照射剂量大于 45 Gy 时会出现湿性脱皮。皮肤反应引起的疼痛会影响病人生活质量。急性放射性皮炎如果不及时处理,可导致局部或者全身感染,有些导致放疗中断,影响疗效。因此研究放射性皮炎的发生机制和护理有重要意义。

二、放射性皮炎的发生机制

1. **免疫学机制**　放射线照射后产生大量活性氧类自由基,损伤皮肤基底层细胞,导致基底层细胞分裂增殖受阻,从而减少向表皮层的迁移,角化明显减少。在放疗初期,受照局部释放组胺类物质,引起毛细血管通透性增加,组织细胞变性坏死,出现一过性瘙痒和皮肤红斑。放疗后期,真皮层血管内红、白细胞的渗出导致真正红斑。放疗引起局部血管内皮细胞损伤后,细胞间黏附分子 ICAM1 和 VCAM1 表达上调,导致白细胞浸润到照射局部,参与炎症反应。局部刺激 HIF1α 表达上调,使得趋化因子 CXCL12 增加,招募血管前体细胞以及骨髓来源的抑制细胞游走到照射局部,参与免疫应答。肿瘤细胞受照射坏死后释放细胞内容物等危险信号(DAMP)经模式识别受体(PRR)促进 IL-1、IL-6、IFN-y、TNF-a、GM-CSF 等炎症因子的释放。其他危险信号也通过树突状细胞(DC)表面的 TLR 活化 DC,促进抗原提呈,使 MHC-I 分子与 CD8+T 细胞结合,CD80/CD86 与 CD28 结合,从而活化 T 淋巴细胞,产生特异性免疫应答。低剂量放疗导致基底层细胞分裂减慢,皮肤变薄,随着放疗剂量增加,部分基底层细胞完全破坏,导致干性脱皮,高剂量的放疗会引起湿性脱皮甚至溃疡、坏死。而机体为保护基底层细胞免受进一步损伤,黑色素细胞将释放大量黑色素入血,可致色素沉着。汗腺和皮脂腺的破坏引起皮肤干燥、皮肤萎缩和纤维化造成皮肤弹性丧失。

2. 分子生物学机制 放射线可引起 p53、Bax 等凋亡诱导基因过表达和 Bcl‐2、Ras 等凋亡抑制基因低表达,结果导致过度的细胞凋亡,引起皮肤损伤。近年来,Xi Chen 等使用羽毛卵泡模型研究了放射线诱导组织损伤的分子生物学机制。研究发现电离辐射以剂量依赖的方式诱导羽毛形成缺陷。在细胞分子水平揭示 p53 活化、DNA 损伤和修复、细胞周期阻滞、细胞凋亡、线粒体应激等信号通路是引起放射性损伤的分子机制。电离辐射导致的羽毛形成缺陷与细胞因子产生和 Stat1 活化有关。抑制 Stat1 信号通路可以减少缺陷,部分缓解羽毛表型。当照射剂量达到 5 Gy 时,p53 活化,gama‐H2AX/PARP 表达量增加,当照射剂量达到 20 Gy 以上时才出现细胞数目减少,并伴随细胞周期阻滞和凋亡。旁观者效应或细胞非自主反应也在放射性组织损伤中发挥作用。电离辐射诱导多种细胞因子表达,产生局部或全身反应,后期导致组织纤维化,这些过程均与细胞增殖活化有关。

三、放射性皮炎的临床研究

针对放射性皮炎的临床分级和发生机制,近年来,一些学者开展了相关的临床研究。2006 年,谭榜宪等对 126 例接受放疗的头颈部肿瘤病人在放疗前进行照射野内皮肤保护及放射性皮炎的防治知识宣教;在放射治疗期间对病人的放射性皮炎进行密切观察和治疗。该组病例在放疗期间的Ⅲ级放射性皮炎的发生率为 22.2%,没有病人出现Ⅳ级放射性皮炎。病人在放疗结束时,Ⅱ级放射性皮炎的发生率低于放疗 4 周时,在放疗期间出现Ⅲ级放射性皮炎的病人有 28 例,这些病人在放疗结束时都有好转。孙永敏等报道放射性皮炎的发生率为 93.8%,皮肤反应 91.1%出现于照射 40 Gy 以前。Ⅲ级以上放射性皮炎发生率为 60%～70.8%,放疗结束时,Ⅲ、Ⅳ级放射性皮炎的愈合率为 50%。Christian Giro 等也研究了头颈部肿瘤放疗期间同步使用西妥昔单抗时,Ⅲ、Ⅳ级放射性皮炎的发生率,结果发现来自 15个研究所的 125 名头颈部肿瘤病人接受西妥昔单抗同步放化疗,71 例病人有皮肤反应,15例出现Ⅲ级放射性皮炎,20 例出现Ⅳ级放射性皮炎。这些头颈部肿瘤病人在接受西妥昔单抗同步放化疗期间,大约 49%的病人出现Ⅲ、Ⅳ级放射性皮炎。因此,在放疗加西妥昔单抗同步化疗期间,临床监测病人出现皮肤反应不可避免。

四、放射性皮炎的分级标准

放射性皮炎的诊断标准有 RTOG、CTCAE 和 WHO 标准,这些标准均可以用于急性放射性皮炎的严重程度评估。目前国内临床医师普遍采用美国肿瘤放射治疗协作组(RTOG)对急性放射损伤的分级标准,此标准是最有临床参考价值的放射性皮肤反应的诊断标准。急性放射性皮炎 RTOG 分级标准共分为 5 级:

0 级:基本无变化。

Ⅰ级:出现水疱,淡红斑,毛发易脱落,出现干性脱皮,汗出量减少。

Ⅱ级:皮肤有触痛感,出现明显红斑,片状湿性脱皮,中度水肿。

Ⅲ级:出现除皮肤皱褶处之外的融合性湿性脱皮,重度水肿。

Ⅳ级:出现溃疡,出血,组织坏死。级别的高低与病人皮肤损伤程度正相关,级别越高越难以治疗和康复。

五、放射线皮炎的护理要点

(一) 心理护理

大多数肿瘤病人对放射线皮炎认识不足,容易产生焦虑情绪。因此,在放疗前,护理人员需要向病人及家属介绍告知放疗的治疗原理和治疗过程以及可能出现的放射性副反应,有助于病人理解放射线皮炎是伴随放疗产生的一种正常反应。对放疗可能引起急性放射性皮炎的心理焦虑状况相应地实施个性化心理护理,加强人文关怀,缓解病人的焦虑情绪,使接受肿瘤放射治疗的依从性增加。

(二) 健康教育

告知病人在接受放疗期间尽量着宽松衣物,减少受照射后的皮肤与衣物的摩擦,降低疼痛感。避免进入高温环境或低温刺激,使皮肤处在适度的环境温度中。发生放射线皮炎的皮肤局部注意清洁,防止感染。照射野局部皮肤尽量不使用含铝除臭剂、氧化锌护肤霜等含金属的药物。由于病人在放化疗期间易并发低蛋白血症,故告知病人需补充高蛋白、高维生素的无刺激性的温凉食物。当出现白细胞下降时,饮食上宜选择有补血效果的食物,同时鼓励病人多饮水。

(三) 皮肤护理

注意照射野皮肤的清洁。可以使用中性肥皂清洗皮肤,在流水下冲洗。防止感染的发生。放射野皮肤可用生理盐水清洗,禁用碱性肥皂搓洗,不可用酒精、碘酒等对皮肤有刺激的药物,禁贴胶布。外出时防止暴晒及风吹雨淋。如出现瘙痒、脱屑、脱皮,严禁抓挠、撕扯,可用温热毛巾轻轻拍打止痒。放疗开始时,在病人睡前及放疗前 30 min 用三乙醇胺乳膏涂抹放射野皮肤,每天 2 次,每天观察局部皮肤反应。随着照射次数增加,皮肤充血,水肿加重。如有干性脱皮,增加三乙醇胺涂抹次数,每天 3~4 次;若有脱皮,要重点观察,尽量暴露,保持干燥,避免摩擦,如皮肤出现发红破损先兆,立即采用金因肽外喷患处后再用三乙醇胺膏涂抹,以促进表皮生长,减轻皮肤损伤程度。

(四) 药物治疗

1. **皮质激素药** 广泛用于临床治疗急性放射性皮炎损伤。但皮质类固醇乳膏有延迟伤口愈合的作用,因此,皮质类固醇乳膏只用于刺激性炎性皮肤,不用于湿性皮肤反应。

2. **中医防治** 具有一定的临床效果。中医理论认为放射线其性属热,是"火热毒邪",易损伤人体,放射性损伤为热毒过盛、热邪伤阴、湿热之邪蕴结于皮肤所致,从而致脱屑、红斑、瘙痒、溃疡等症状。中药提取物如茶多酚、黄芩苷等可以明显降低放射性皮肤损伤的发生率,减轻皮肤黏膜放射损伤的严重程度,使放射性皮肤损伤的发生时间延缓。

3. **重组人表皮生长因子(rhEGF)** 作为一种多肽类细胞生长因子,可以补充内源性表皮生长因子的不足。通过与基底层细胞的表皮生长因子受体结合,发挥作用。具有促进鳞状上皮、血管内皮等多种细胞生长和调节蛋白合成作用,从而加速创面愈合,提高修复质量和治疗功效。

放射线皮炎的发生与照射局部免疫微环境密切相关;临床护理过程中需要加强对病人的人文关怀和健康教育,注重皮肤护理,放疗前适当使用药物,可有效预防放射性皮炎的发生。

二、急性放射性皮炎的护理

放疗过程中高达90%～95%的病人会出现不同程度的呈剂量依赖性的急性放射性皮炎,其中有1/3的病人可发展成为湿性脱皮,给病人造成极大痛苦,降低了病人生活质量,并增加了感染危险,如治疗不恰当或不及时,病情迁延常引起损伤加重,形成溃疡,有的甚至需要植皮手术治疗,将严重影响放疗的进程,降低放射治疗效果,给病人带来生理、心理创伤及经济压力。因此护理人员需要不断地探索急性放射性皮炎的防治方法,提高照射野皮肤对放射治疗的耐受性,保证治疗的顺利进行,提高病人的生活质量。

(一)急性放射性皮炎的发生与发展

放射性皮炎根据皮肤出现反应的时间先后,可分为急性和慢性,急性反应通常在放射治疗开始后的2～3周出现,依次分为4个阶段:红斑(erythema)、干性脱皮(dry desquamation)、湿性脱皮(moist desquamation)与溃疡(ulcer);慢性反应在放射治疗结束后数月甚至数年内发生。正常皮肤可分为表皮层和真皮层,基底细胞是表皮层唯一的再生细胞。放射线破坏了基底细胞的有丝分裂,使基底细胞生长移行的速度与表皮脱落需修复的速度失去平衡,再加上炎症介质的渗出,真皮层的毛细血管受损并膨胀,于是皮肤出现红斑,并伴有水肿。放射线还抑制了毛囊及汗腺原始细胞的有丝分裂,使汗腺及皮脂腺的分泌功能受抑制,出现毛发脱落、干性脱皮,如放射治疗继续进行,皮肤会出现水疱,水疱疱皮脱落会导致表皮层缺失,即湿性脱皮,如再行2周放射治疗,皮肤将随时出现溃疡。

慢性放射性皮炎多为长期、反复小剂量放射线照射引起,或由急性放射性皮炎转变而来。潜伏期自数月至数年,炎症表现不显著。由于放射线破坏皮脂腺、汗腺、毛囊,以及甲床生发层细胞而致皮肤干燥、粗糙、皲裂,毛发脱落,甲床暗晦,出现纵嵴、色素沉着及增厚,甚至脱落。甲皱微循环改变,可见管襻异常及毛细血管黏滞。有恶变的可能。

(二)急性放射性皮炎的影响因素

1. **放射治疗本身的因素** 主要包括放射治疗的总剂量、每日剂量、间隔时间、照射面积以及解剖部位。接受放射治疗的照射剂量越大、放射治疗的间隔时间越短、照射面积越大,就越容易引起急性放射性皮炎;胸壁、锁骨上区域、头颈部、脸部及其他一些潮湿、皱褶的部位,如腋窝、腹股沟、乳房下皱襞以及耳后,都是急性放射性皮炎的高发区。

2. **病人自身因素** 包括吸烟史、年龄、体重指数、皮肤癌病史、阳光照射以及皮肤摩擦,这些因素的影响力相对较小,但不能忽视。年龄大的病人皮肤反应会相对减轻,因为随着年龄的增大,基底细胞分裂减慢,对放射线敏感性降低;体重指数偏高、吸烟史、有皮肤癌病史的病人,阳光照射及频繁皮肤摩擦的部位,都将增加放射性皮肤受损的风险;另外,乳腺癌病人发生急性放射性皮炎还与乳房大小有关,乳房大的病人皮肤受到的损伤会更大。

3. 化疗药物的应用 急性放射性皮炎的发生发展还与使用化疗药物有关,如阿霉素、5-氟尿嘧啶、氨甲蝶呤等,这些药物会使皮肤对放射线的反应更加敏感,从而加重了放射线对皮肤的损伤。

(三) 急性放射性皮炎分级

评估放射性皮肤反应的量表有很多,其中 RTOG(the radiation therapy oncology group)量表在临床应用最为广泛。RTOG 量表将急性放射性皮炎分为 0～4 级。0 级:皮肤没有发生改变;1 级:轻微的滤泡样红斑,暗红斑,干性脱皮,汗液分泌减少;2 级:鲜色红斑,疼痛,斑点样湿性脱皮,中度水肿;3 级:水疱,非皱褶处的融合性湿性脱皮,凹陷性水肿;4 级:溃疡,出血,坏死。

(四) 急性放射性皮炎的预防和护理

1. 放射治疗期间皮肤的清洗 D'Haese 等研究中发现病人放射治疗期间,有近一半的护士建议病人不要清洗放射区皮肤,以免皮肤损伤,实际上用水和性质温和的肥皂清洗并不会加重急性放射性皮炎,不清洗者反而有皮肤反应增多的趋势。因此,病人可使用非碱性、不含香料且性质温和的肥皂或浴液清洗皮肤。选择淋浴,擦干皮肤时用柔软棉质毛巾轻拍局部以蘸干皮肤,减少对局部皮肤的摩擦,值得注意的是不宜泡澡、不宜用搓澡巾揉搓放射区皮肤,禁忌游泳。头皮是放射治疗皮肤反应相对小的区域,Westbury 等研究发现日常头皮护理不会增加急性放射性皮炎的发生。

2. 放疗区皮肤乳液或药膏的使用

(1) 生长因子喷雾:放射性皮炎愈合过程中,表皮生长因子起着非常重要的作用。焦玉红等发现将生长因子喷雾用于治疗湿性皮炎能缩短愈合时间。

(2) 比亚芬:比亚芬化学名为三乙醇胺,具有深部水合作用,涂抹后水分能迅速被损伤皮肤吸收,预防或减轻皮肤干燥,提高病人的舒适感。早在 1976 年,比亚芬就被广泛应用于干性和湿性脱皮的病人,但研究发现比亚芬不能对急性放射性皮炎起到预防作用。Prommier 等对照研究还发现,在减轻急性放射性皮炎引起的疼痛方面比亚芬不及金盏草;国内的学者研究发现,比亚芬能够预防急性放射性皮炎,减轻放射线对皮肤的损伤,加快损伤创面的愈合。因此,比亚芬是否能有效阻止急性放射性皮炎的发生与发展还未能定论。

(3) 硫糖铝乳液:20 世纪 90 年代,人们就开始关注硫糖铝乳液治疗放射性皮炎的治疗作用。硫糖铝是一种黏膜保护剂,被广泛应用于胃、十二指肠溃疡的治疗。研究者们受到启发,开始尝试将硫糖铝乳液作为放射治疗期间皮肤及黏膜的保护剂。然而,使用硫糖铝乳液究竟能否预防和治疗急性放射性皮炎仍然存在争议。Maiche 等认为硫糖铝乳液能延缓 1 级和 2 级急性放射性皮炎的发生,减轻放射治疗对皮肤的损害,并且副作用小,但另有研究证实硫糖铝不能促进皮肤破损的修复,也不能有效地缓解疼痛。因此,硫糖铝乳液用于急性放射性皮炎的治疗作用有待进一步探讨。

(4) 芦荟:芦荟属百合科植物,具有清热、解毒、散淤、软化血管、促进新陈代谢、促进皮肤组织修复等多种作用。将芦荟用于急性放射性皮炎始于 20 世纪 30 年代,近 20 年来,芦荟用于治疗急性放射性皮炎的相关研究越来越多。Olsen 等研究发现,低剂量放射治疗时(<2 700 cGy),是否使用芦荟并没有差别,而当高剂量放射治疗时(>2 700 cGy),未使用芦荟者平均发生急性放射性皮炎的时间为放射治疗开始后 2 周,而使用芦荟者平均为 5 周,即有效延迟了急性放射性皮炎的出现。有报道称芦荟不能减轻已经出现的急性放射性皮炎症状,Heggie 等还发现亲水性的保湿乳液优于芦荟,能减少病人的干性脱皮,有效缓解疼痛。

(5)激素类药膏:激素类药膏如 1%肾上腺皮质激素制剂能常规用于轻度急性放射性皮炎。Bostrom 等的临床对照研究发现,在放射治疗开始时使用糠酸莫米松软膏,能够有效减少急性放射性皮炎的发生,对照组病人发生 4 级急性放射性皮炎占 60%,而使用糠酸莫米松组病人只有 35%发生。必须注意的是长时间使用激素类药膏不利于皮肤破损愈合,因激素类药膏主要是通过拖延和妨碍中性粒细胞和巨噬细胞移行至创面,以降低破损处皮肤炎症反应,但是巨噬细胞能产生促使胶原生成和创口收缩的化学诱导物和生长因子,它们的移行减慢,会阻碍肉芽组织生成和毛细血管增生,从而拖延了创面愈合。

(6)湿性敷料:湿性环境比干性环境更有利于表皮和真皮的修复,基于这一原理,湿性敷料的使用更有利于皮肤破损愈合,因为湿性敷料避免了创面的水分流失,同时能保护皮肤免受外界刺激。但湿性敷料需严格控制在皮肤破损时才可使用,如湿性脱皮。目前受关注最多的湿性敷料是水胶体敷料。郑云慧和朱群娥报道:薄膜状水胶体敷料主要由部分交链的亲水性高分子如聚丙烯胺和聚氧乙烯形成,具有完整的三维结构,内含约 96%的水分,用在创面时,可减轻疼痛,能较充分地吸收创面的渗出液,促进创面愈合,且敷料容易揭除。1990 年,Margolinetal 等将多爱肤(水胶体敷料)用于治疗病人的湿性脱皮效果良好,而且能有效缓解疼痛。另一种水凝胶是 Vigilon(主要成分是甘油和水),Roof 使用 Vigilon 治疗急性放射性皮炎,结果显示该敷料能缓解疼痛,吸收创面渗出液,保持创面的湿性环境,并且该敷料对皮肤黏力适中,揭下时不会使皮肤受损。

(五) 健康教育

1. **心理支持** 解释急性放射性皮炎经过适当处理,会较快愈合,并且及时传递愈合进展。用成功案例鼓励病人树立信心,并且亲人的关心鼓励也有利于病人树立信心。

2. **营养支持** 放疗引起病人喉咙肿痛,影响进食,可以留置胃管,通过鼻饲,加强营养。

3. **理解所用敷料的作用和处理方法** 解释可供选择的不同治疗方法的优缺点。解释选用敷料的作用、目的及更换敷料的意义。

案例

1. **案例摘要及评估** 病人单某某,女性,78 岁,诊断喉癌(未手术)。病人接受放疗后,局部出现破溃,少量渗液等放射性皮炎症状,疼痛明显,皮温略高于正常。伤口治疗过程及措施如图 14-1 至图 14-4 所示。

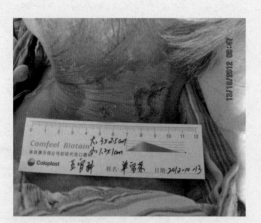

图 14-1　局部皮肤破溃,渗液

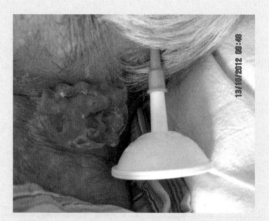

图 14-2　水凝胶提供湿性环境,减少疼痛

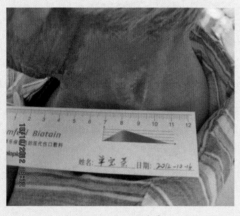

图 14-3　治疗中

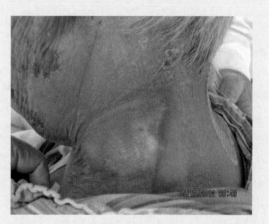

图 14-4　治疗后

2. 案例治疗注意事项　该创面疼痛明显,渗液量少,故选择清洗溶液为 0.9%生理盐水清洁创面后;内层敷料为水凝胶,固定选用的是无黏性的薄膜外加自黏性绷带固定;目的为减轻疼痛,去除坏死组织,促进新生上皮,易于固定且不影响呼吸等。

第三节　烫伤的护理

烫伤是由热液、蒸气等所引起的组织损伤,是热力烧伤的一种。按照九分法,以自己并拢五指的手掌为全身面积的 1%:≤1%的热液烫伤,一般情况下为一度或浅二度伤,少数为深二度伤。当发生二度伤时,真皮层损伤,疼痛明显,需及时处理。

一、皮肤烫伤程度的因素

(1) 皮肤表面接触温度小于 44℃、作用时间不超过 6 h,多不会引起局部组织损伤。当皮肤接触温度在 44～51℃时每升高 1℃,表皮坏死率几乎成倍增加,当皮肤接触温度 70℃以上,接触时间不超过 1 s 就会引起表皮坏死的。

(2) 致热源温度不高,但与皮肤接触时间较长,或者烫伤后未及时脱离热源,作用于局部温度未能及时消散,根据热的传导性原理,皮肤组织会继续受到损害,即创面向深度和周围扩散,临床表现为烫伤面积的扩大和程度的加深。

二、烫伤常见原因

(1) 热汤、开水和热水袋等。当被烫伤时,烫伤病人立刻感受烫伤部位皮肤十分明显的疼痛、灼热。目前对于烫伤病人来说,没有很有效的缓解疼痛药物。

(2) 人们在进餐、做饭,偶尔会发生不慎被热液体烫伤情况。若未引起重视,未得到及时处理,会导致烫伤导致创面破溃,甚至发生感染。

三、烫伤的急救处理

(1) 被热液烫时要快速脱离热源,保护烫伤创面,清除外源性污染。

(2) 立即脱掉被热液浸透的衣物、鞋袜等。

(3) 取掉被烫伤肢体戒指、手表,注意动作轻柔,避免受损皮肤进一步破溃。

(4) 冷却受损部位、阻止热量继续损伤皮肤,可用流动水冲洗烫伤处或将受损部位浸泡在冷水中,越早浸泡效果越佳。冷流动水可以冲掉创面残留的热源,可以抑制细胞的活动,减慢神经冲动的传导,降低神经末梢的敏感性,从而减轻局部疼痛。

(5) 烫伤处放置冰袋半小时,要注意在冰袋和皮肤之间放置经过消毒的小毛巾或纱布,避免发生冻伤。冰袋冷疗能使血管收缩,毛细血管的通透性降低,减少渗出,从而减轻由于组织肿胀压迫神经末梢引起的疼痛。持续用可以吸附进入表皮,乃至真皮层的热量,控制热损伤的进一步发展,对创面起到了积极的消长作用。皮肤烫伤后急性渗出期为伤后 24～72 h,因此 72 h 后停止用冰袋。

(6) 对伤口处涂抹烫伤膏,一直至伤口愈合。

(7) 若烫伤处起泡或破溃,此时不宜冷水冲洗、浸泡,避免发生感染。

(8) 轻度烫伤者可用酒精敷料覆盖,预防起泡和感染,再以碘附消毒、涂抹烫伤膏。面积较小的肢体部位烫伤创面可选择包扎方案,用生理盐水、碘附、苯扎溴铵等消毒处理后涂抹烫伤膏,覆盖以消毒棉纱布后包扎。

(9) 烫伤处未破损的水泡不可刺破或压迫,以免发生感染。较大的水泡可选择无菌注射器将内液抽出,破裂的水泡囊、异物等要及时清除。面积较大的烫伤创面受限要清理创面、消毒、涂抹烫伤药、无菌纱布覆盖包扎。

四、低温烫伤

1. 定义　低温烫伤是指机体接触基础温度不高,但皮肤长时间接触高于体温的低热物体造成的烫伤。冬季多发,多由使用暖手宝或热水袋、艾灸、中医理疗等引起。

2. 低温烫伤的特点　由真皮浅层向真皮深层及皮下各层组织渐进性损害,往往表面看只是一个小水疱,体征类似Ⅱ度烧伤,其实可能已伤及皮下组织,甚至肌肉、神经和血管。软组织薄弱,神经血管分布较少,血液循环差的部位易发生低温烫伤,创伤后极易形成慢性创面,修复较棘手,创面常难以如期痊愈。

3. 低温烫伤常见部位　常见的受伤部位为下肢、足部、腹部等。

4. 低温烫伤易发生群体　软组织薄弱、热敏性差、血液循环差的群体。老年人尤其是75 岁以上的高龄老人易发生低温烫伤,由于老年人皮下脂肪和皮下毛细血管减少,对温度刺激反应低,耐受性差,在低热持续作用下皮肤的感觉神经末梢麻痹,肢体感觉较为迟钝,由于未能及时脱离热源,热能蓄积造成真皮深层及皮下组织的烫伤。

5. 低温烫伤的处理

(1)首先应认真评估创面局部情况,详细询问热源的温度及受热的时间,同时要观察水疱的形态,判断创面深度和创面基底情况。尤其是Ⅲ度烫伤初期皮肤多有水疱,体征类似Ⅱ度烫伤,如对此没有足够的认识,极易导致误诊。

(2)全身营养状况差且修复能力不佳的病人,护士在换药过程中应严格执行无菌操作,动作轻柔,保护疱皮不被撕脱,最大限度地保存残余上皮组织和生态组织,促进上皮组织再生,使疱皮对创面形成保护同时封闭创面。

(3)保持皮肤表层较高的药物浓度,减轻创面炎症反应,减少分泌物,缩短肿胀时间,从而促进创面愈合。

(4)创面治疗的全程应实施个体化的健康指导,讲解低温烫伤的康复注意事项及预防知识。指导病人保证充足的睡眠时间,加强饮食营养,自我观察创面变化。

6. 低温烫伤的预防

(1)评估烫伤危险因素:曾经有无烫伤史,病人有无要热敷或保温的需求,病人及陪护人员对宣教的理解和接受程度。

(2)忌用热源直接接触皮肤保暖。

(3)使用热源取暖的时间最好不要过长。

(4)如果用热水袋前先检查有无橡胶老化及渗漏,以防使用过程中发生爆裂。使用中只能装 70%左右热水,水温不要超过 50℃,并赶尽袋内的空气,不要挤压热水袋,注意把盖拧紧,防止水流出来。

(5)使用热源保暖时,要随时观察保暖部位有无发红和起泡。

(6)为高龄老人洗脸、洗脚、擦澡时,一定要控制水温在 40℃左右,并根据病人个体差异调节水温,并教育高龄老人及陪护使用热水时一定要先测试温度再使用,不可直接用到病人身上。

五、儿童烫伤

热液烫伤为儿童烫伤主要原因,研究表明有 92.91%的烧伤患儿为热液烧伤。由于儿童皮肤较成人薄、反应差、身体总面积小、体表面积相对较大(小婴儿体表面积与体重之比是成人的 3 倍)、烧伤后皮肤渗出量大、免疫抵抗力低,故接触温度不高的热物也可导致烫伤,同等量的热液造成的烫伤面积大于成人,较成人容易出现聚集性水肿、发生休克和脓血症。

1. 儿童发生烫伤主要因

（1）儿童皮肤细嫩容易烫伤。

（2）儿童好奇心强、神经系统发育不完善、肢体活动不精细、稳定性差、无危险意识等，极易发生打翻热水杯、热水壶、热饭碗或坐入热水盆中被烫伤。

（3）监护人忽视也是造成儿童致烫伤的隐患，将易致烫伤的物品（暖水瓶、开水杯、汤盆）放置在不合理位置，儿童能伸手可触及；另外家长为儿童准备洗澡的水温过高，导致烫伤；喂饭时操作方法不当，导致烫伤等。

2. 烫伤对儿童的伤害

（1）烫伤会给患儿带来身体的疼痛，深二度及以上烫伤还会给患儿留下永久性瘢痕，甚至肢体功能障碍。

（2）烫伤会给患儿带来严重的心理创伤，出现神情淡漠、食欲差、烦躁不安、易怒等抑郁情绪，影响他们以后的正常生活。近年来有很多关于烫伤患儿自闭的报道，这部分儿童由于烫伤遗留下瘢痕而产生严重的自卑心理，不愿意与人交流接触、不愿意出现在公众场合，甚至产生轻生想法。

（3）儿童烫伤也给其家庭带来巨大的打击和伤害。

3. 小面积儿童烫伤急救

（1）儿童不慎被烫伤，应迅速去除致热源，脱去受伤部位的衣裤。

（2）小面积烫伤可用水冲泡，尽量使用干净、流动的凉水，进行"冷疗"，使烫伤部位冷却，具有减轻损伤和减轻疼痛的作用。

（3）烫伤创面冲凉水即可，不要使用"酱油""尿液""酒精""烧酒"等冲创面。"酱油"冲创面后色素沉着，会影响医生对创面深度的判断，进而影响对病情的评估。

4. 儿童烫伤的预防

（1）增强家属对烫伤危害的认识、提高家属的预防意识，全面普及相关知识，提高烫伤急救常识、减轻伤害程度，较少严重并发症的出现。

（2）加强儿童监护，提高家属防范意识，防止各种可能造成的疏忽，尽量避免各种危险操作。如将盛热液的容器放置在儿童不易接触不到的地方，合理布局房间，避免环境因素造成儿童的意外伤害等。

六、冷疗

1. 冷疗的优点

（1）能使创面局部迅速降温，阻止热力对创面及深层组织的继续损害，可以使Ⅱ°创面的愈合时间缩短。

（2）通过抑制产生损害毛细血管通透性的活性物质，改善毛细血管的通透性，减轻组织水肿程度。

（3）通过降低局部组织新陈代谢和耗氧量，减少组织内乳酸的产生。

（4）通过使皮肤温度迅速下降至疼痛阈值温度43℃以下，同时阻断表皮神经传导，有效缓解疼痛实施。

2. 冷疗的注意事项

（1）为避免冷疗出现严重低体温、高热惊厥等，水温宜控制在 8～10℃，持续时间在30 min 左右，最多不要超过 1 小时。

（2）烫伤后越早使用"冷疗"效果越好。

（3）"冷疗"最适宜于Ⅱ°创面。

（4）如果病人不能配合使用"冷疗"，可以使用干净的毛巾粘上冷水，湿敷在创面上，2～3 min 更换一次，也可取到效果。

（5）如果是强酸或强碱造成的烫伤，最好先将创面残留的强酸或强碱使用棉花或碎布轻轻吸拭掉，然后实施"冷疗"，避免强酸或强碱在稀释过程中再次释放热量造成创面二次损伤。

（6）如果烫伤面积较大、情况紧急，冷疗后直接医院就诊。

第四节 烧伤的护理

一、烧伤概述

烧伤（burn）是指热力，包括热液（水、汤、油等）、蒸汽、高温气体、火焰、炽热金属液体或固体（如钢水、钢锭）等所引起的组织损害，主要是指皮肤和（或）黏膜，严重者也可伤及皮下和（或）黏膜下组织，如肌肉、骨、关节，甚至内脏。烧伤局部的病理变化，其严重程度和深度因致伤原因、作用时间长短、皮肤厚薄及年龄因素而异。此外，有无感染，其表现亦不同。烧伤不仅是局部组织的损伤，在一定程度上可引起全身性的损伤或反应，尤其是大面积烧伤，全身各系统组织均可被累及，因此又称为烧伤病。

二、烧伤的分度

烧伤的分度，系指对烧伤深度的估计。我国目前广泛采用的是三度四分法，即划分为一度、浅二度、深二度和三度烧伤。

1. 一度烧伤 表皮角质层、透明层、颗粒层以至棘细胞层发生损伤，基底层（生发层）健存。肉眼见皮肤伤处红、肿、干燥，不形成创面。光镜下见表皮角质层、透明层和颗粒层互相融合，结构不清；表皮胞质凝固或呈空泡状，胞核溶解或固缩；真皮表层充血、水肿或有少数白细胞浸润，局部有疼痛。由于表皮基底层健存，坏死表皮由基底细胞再生而替代，坏死层脱落即为脱屑，常于 1 周内痊愈，无疤痕形成。少数可遗留色素沉着，但绝大多数可于短期内消失，肤色复正常。

2. 浅二度烧伤 伤及真皮乳头层，表皮全层坏死。伤处皮肤可见肉眼水疱。水疱系因乳头层血管通透性增高，液体渗出，积聚而成。水疱大小不一，疱内含黄色清亮液体，如其中富含蛋白，可呈胶冻样。水疱顶为凝固坏死的表皮层，底为真皮乳头层（表皮下水疱）；或顶为角质层，底为基底层（表皮内水疱）。水疱溃破或剪开后露出鲜红创面，其中可见细密的血管网。由于丰富的神经末梢受刺激，局部可产生剧烈疼痛。光镜下见真皮乳头层有明显充血、水肿和白细胞浸润,胶原纤维离散、肿胀。在无感染的条件下,水疱内容物被吸收、蒸发或流失,经 7～10 d,由残留基底细胞和皮肤附件(主要是毛囊)上皮组织再生,形成被覆表皮,从而创面愈合。一般无瘢痕形成,有时有较长时间的色素改变。

3. **深二度烧伤**　伤及真皮网状层,但真皮深层和其中的皮肤附件部结构仍健存。肉眼见表皮和真皮胶原纤维凝固坏死后形成干痂,可有或无水疱形成。干痂一般呈半透明,透过痂皮见散在的细小红点,为残存的皮肤附件周围发生充血的毛细血管丛。由于神经末梢部分被毁,因此局部感觉迟钝。镜下见表皮至真皮全层发生凝固性坏死,原有的组织结构消失。坏死的胶原纤维肿胀、融合、结构消失;有时皮肤附件轮廓尚可辨认;痂下组织充血、水肿;在坏死层和存活组织之间有白细胞浸润,多于伤后 12 h 出现,病程越长,白细胞浸润带越明显。以后痂皮沿此浸润带分离脱落,新生上皮沿着此带增长延伸。深二度烧伤创面靠残存皮肤附件上皮再生,长出新生上皮修复,后者开始形成上皮岛,而后扩大、融合。在病程较久的病人,毛囊和汗腺上皮增生活跃,细胞肥大、核深染,汗腺管变实无腔,由原来的立方状上皮趋向鳞状上皮化生。有时干痂未脱落时即发生痂下愈合。愈合后可遗留少量瘢痕组织。如无感染,创面可于 3～4 周愈合;如发生感染,残存皮肤附件可遭破坏,创面则需要植皮后方能愈合。

4. **三度烧伤**　包括深达皮下脂肪及肌肉、骨骼的烧伤,也有人将伤及肌肉和骨骼者另划为四度烧伤。三度烧伤创面肉眼见烧伤皮肤凝固变薄,形成半透明的褐色焦痂,硬如皮革,透过焦痂可见粗大的血管网,其间有些小血管与之相连,后者系分布于真皮、皮下脂肪中的小动脉和小静脉。这种烧伤创面多为火焰烧伤所引起。镜检显示皮肤各层、附件结构和皮下脂肪组织均发生凝固性坏死而呈均质化,或隐见组织轮廓;痂下组织血管充血淤滞或有血栓形成,水肿明显,与活存组织之间有显著的白细胞浸润带。皮下组织中的大静脉坏死,管腔内红细胞崩解并发生凝集。烧伤的肌肉呈半透明状、深红色,质地坚韧,肌纤维原有结构消失而互相融合,呈均质化,或肌浆溶解,肌核固缩或溶解。被烧伤的骨骼呈褐色,骨板结构模糊,骨细胞消失只留下卵圆形空隙,在普通染色切片中呈一片深蓝色物质。三度烧伤时,由于局部附件全部丧失,不能就地长出表皮被覆创面,而只能靠创面边缘长出表皮,如创面面积过大,则需要植皮才能使创面愈合。植皮后皮片与受皮区之间开始创面纤维蛋白渗出和纤维连接蛋白黏合,两者的血管断端暂时吻合,之后由新生的成纤维细胞和毛细血管从受皮区长入皮片(皮片中也可长入受皮区),建立血液循环,皮片则成活,最后形成胶原纤维,使皮片与受皮区连接一起。烧伤创面形态随病程的进展和有无感染而异。

以上所述烧伤的各度形态改变,是指烧伤早期无明显感染情况下的改变,这种改变是烧伤创面所固有的形态改变。而创面所出现的肉芽组织、瘢痕组织和其他改变,只是一些继发性改变,并非烧伤所独有。烧伤创面肉芽组织常于伤后第 1 周内即可见到,在严重烧伤时,其生长可延缓 2～3 周。伴有严重异常代谢的脓毒血症病人也会出现肉芽组织延迟生长现象。纤维蛋白与纤维连接蛋白是伤口粘接的成分,是新生毛细血管和成纤维细胞向伤口内生长和伸展的支架。关于伤口收缩的机制,目前认为是伤口边缘新生的肌成纤维细胞的拉力作用引起的,与胶原蛋白形成无关。这些功能上特殊的细胞通过由胶原和纤维连接结合蛋白组成的"肌成纤维细胞固定物质"与其他细胞及相邻肌成纤维细胞相连接。烧伤早期,肌成纤维细胞数量少,但呈进行性增多,烧伤数周后可达病灶中成纤维细胞总数的 50%～100%,它的单向排列和收缩在创面修复上起着重要的作用。

三、烧伤的临床过程及病理生理

对烧伤临床发展过程不同阶段的划分,大多将其分为四期,即体液渗出期、急性感染期、创面修复期、康复期。事实上各期之间是有联系的,并且相互交错,而且烧伤越重,它们之间的关系越密切,因此不能完全截然分开。

1. **体液渗出期** 烧伤局部可分为3个区带:中心为凝固坏死带,外周为充血带,两者之间的区域为瘀滞带。烧伤后一部分皮肤立即毁坏,一部分皮肤受损。除坏死皮肤外,瘀滞带的损伤可能可逆。充血带和淤滞带组织的主要改变为毛细血管通透性增加和扩张,使正常血管与组织间隙之间交换异常,毛细血管丧失半透膜的功能,血管内血浆样液很快渗入组织间隙或自创面渗出,形成组织水肿、渗出液或水疱。严重烧伤病人,非烧伤区组织特别是内脏,如消化道、肺、脑等的毛细血管通透性增加,向组织间隙渗出增多,进一步增加了血管液的丢失。体液渗出的速度,因烧伤严重程度而异,一般以伤后6～12 h 最快,持续时间也按烧伤严重程度(毛细血管受损的程度)而异,一般在伤后24～36 h 渗出逐渐减少而停止,在严重烧伤亦可延至48 h 以上。以后,毛细血管的张力和通透性逐渐恢复,渗出在组织间的液体和电解质开始回收,水肿渐渐消退,尿量增加,临床上称为回吸收期。

烧伤后体液的丧失除毛细血管通透性增加外,还因为皮肤烧伤后,特别是三度烧伤,失去其屏障功能,大量水分从皮肤蒸发,增加了体液丧失。应予以强调的是,烧伤后体液丧失在伤后立即发生,体液丧失量与速度和烧伤严重程度呈正比。因此烧伤面积较小时,丧失的体液较少、较慢,不致引起明显的全身性血流动力学和血液流变学方面的变化。烧伤越严重,变化越剧烈,液体丢失的速度越快、量越多,从而可导致低血容量性休克。烧伤越严重,休克发生越早。因此,在较大面积烧伤,此期又称为休克期。也就是说,在小面积烧伤虽不存在休克期,但体液渗出也是存在的。

烧伤休克的发生和发展与其他原因所致的低血容量性休克不尽相同,尽管体液丢失在烧伤后立即发生,但有一个渐进累积过程,一般需6～12 h 达到高峰,这与体液渗出的高峰相吻合。但是,休克高峰出现的迟早和休克过程的长短,也随烧伤的严重程度而异。一般的规律是:烧伤越严重,"高峰"出现越早,持续时间也越长。休克的整个过程一般也与渗出的持续时间相近,经历36～48 h,血流动力方面才能逐渐趋于稳定。然而这个过程长短,除受烧伤严重程度的影响外,尚与许多因素有关,诸如早期处理正确与否,有无复合伤或中毒,以及年龄、伤前健康情况等。特别是早期发生全身性感染,往往是导致休克不平稳或过程延长的重要因素。当然,全身性感染往往由严重休克所引起,形成恶性循环。

烧伤休克亦如其他原因所致的休克一样,主要是由于循环血量不足致使组织微循环流量降低导致烧伤早期广泛的组织器官缺血、缺氧损害,以及由此引起的一系列病理生变化,并且释放诸多有害的体液及细胞因子,不仅使休克加深加剧,而且为以后继发全身性感染和内脏并发症埋下诱因。因此,及早防治休克的发生和发展,不仅是本期的主要问题而且是整个严重烧伤治疗重要的第一步。

在此期中,不但可以发生严重休克,导致死亡,而且也可发生全身性感染、内脏损害及多器官功能不全综合征(MODS)。内脏并发症中,最常见的是急性肾功能不全、心肌血损害(休克心)和脑、肺水肿。心肌缺血损害是烧伤休克期心功能衰退的重要原因之一,也是组织血液灌流不足的重要原因。严重休克时,有时还因弥散性血管内凝血而导致出血倾向。这些并发症的发生常与休克过渡不平稳及补液不当(过量或不足)有关。休克时组织灌流不良显著降低了机体防御感染的能力,特别是损伤肠黏膜屏障,导致肠道细菌移位,因而临床上可见到在严重休克后(最早在伤后6 h血培养即可检出细菌)常迅速发生严重的全身感染。由此可见为了抢救伤员,在此期的主要任务是防治休克。为下一步的治疗,降低烧伤病死率、减少并发症的发生打下良好的基础。

2. **急性感染期**　近年来,由于有效抗生素的应用及创面处理方法(如创面用药、早期大面积切痂植皮等)的不断改进,严重的全身性感染发病率已较过去有所减少。若一旦发生,病死率仍然很高,为严重烧伤的主要死亡原因之一。所谓急性感染期,系指烧伤后短期内所发生的局部和(或)全身的急性感染。一般来说创面感染是主要原因。虽然小面积深度烧伤早期经切痂植皮,可以一期愈合,或浅度烧伤经清创保护后痂下愈合可不发生感染外,烧伤创面感染总是难以避免的,特别是大面积深度烧伤。尽管烧伤因高热或化学药物作用,烧伤表面基本上是无菌的,但伤后不久细菌即可在创面立足、滋生。细菌除可来自周围正常皮肤和创面残存的皮肤附件中常驻细菌外,主要来源为伤后污染。病人本身分泌物和(或)排泄物是重要因素外,尤其重要的是接触污染,主要来自急救人员。因此伤后即应注意妥善保护好创面,防止污染,加强病室和治疗用具的消毒管理,防止交叉感染。特别在急救、护送和复苏过程中,由于医护人员的注意力集中在抢救伤员生命上,而忽视了创面的保护。

细菌一旦在烧伤创面立足,由于烧伤创面存在大量的坏死组织、渗出物和血液循环有障碍的组织,适于细菌繁殖,故易发生感染。如果烧伤创面较小,深度较浅,细菌毒力较低,伤员全身抵抗力较好,感染可以局限于局部表层,即所谓的非侵袭性感染,全身反应亦较轻。反之感染可向深部侵入或向全身播散形成创面脓毒血症、败血症或脓毒败血症等全身性感染,又称侵袭性感染。全身有明显的脓毒血症症状。引起全身性感染的细菌入侵途径,主要为创面,包括深层组织和(或)肌肉坏死。近年来,已证明肠源性感染是早期细菌全身性播散的另一重要途径。此外,细菌还可由其他病灶或途径入血播散,如静脉切开插管(化脓性静脉炎等)、各种有创性监测管道、尿道感染、吸入性损伤、肺部感染等。

急性感染期一般为伤后1～2周,此时创面肉芽屏障未形成,全身系统器官功能尚未从严重休克打击后完全调整和恢复过来。因此,烧伤越重,感染发生越早、越严重、病程越长,全身性感染发病率越高。防治感染应及早开始,包括及早妥善保护创面,防治休克;积极增加机体抵抗力,及早处理创面和清除病灶等。其中防治好休克尤为重要,如发生应迅速将其控制,即尽量缩短早期缺血、缺氧性损害的时间,以维护机体本身抗病能力。也就是说,抗休克的本身即包括了抗感染因素。反之,早期抗感染也是抗休克的重要措施。

3. **创面修复期**　烧伤创面的修复过程,也和其他创面一样,于伤后不久即开始。烧伤越浅,创面感染越轻,修复越早、越快,无严重感染的浅二度和部分深二度,可自行愈合。但三度和严重感染深二度烧伤,由于上皮被毁,创面只能由创缘的上皮向内生长覆盖。创面如果较大(如>3 cm×3 cm),不经植皮多难自愈或需时较长,或愈合后瘢痕多,易发生挛缩,影响功能和外观。

除一度烧伤外,烧伤创面的坏死组织和渗出物都能形成痂。不发生感染的浅二度烧伤一般可在1～2周愈合。较浅的深二度烧伤凭借上皮岛的扩展也可在2～3周后痂下愈合。较深的深二度烧伤的痂皮与三度烧伤的焦痂,如无严重感染,则在伤后3～4周开始与健康组织分离,称为自溶脱痂。如有严重感染,自溶脱痂的时间可提前,脱痂后创面裸露。无严重感染的深二度烧伤尚可依赖残存的上皮岛自行愈合;发生严重感染的深度创面及三度烧伤创面,脱痂后即为肉芽组织,均需植皮创面才能愈合。溶痂时,大量坏死组织液化,适于细菌繁殖,感染概率增多。且脱痂后大片创面裸露,成为开放门户,不仅利于细菌入侵,而且体液和营养物质丧失增加,可再次造成水、电解质平衡失调,低蛋白血症、贫血等,从而显著降低机体抵抗力和创面修复能力;细菌也可乘机侵入。因此,此时如不抓紧时间消灭肉芽创面,可形成发生全身性感染的又一高峰时机。当然,此时由于肉芽组织的出现,机体已初步形成一道防御线,细菌自创面入侵的机会较早期减少。然而只要有创面存在,即可能发生严重感染,特别是过大的创面。因此,本期的中心环节是加强营养,扶持机体修复功能和抵抗力,积极消灭创面,并注意感染的防治。由于采取削痂或切皮的方法治疗深二度和三度烧伤,特别是近年来采取早期切植皮,甚至早期一次性大面积切痂植皮,使得这些创面愈合时间大为缩短,并在一定程度上改变了这些创面修复的自然过程,但创面修复过程总的趋势仍未改变。

4. 康复期 深二度和三度创面愈合后,均可产生瘢痕,并可并发瘢痕增生、挛缩畸形,影响功能,故还需要一个锻炼、理疗、体疗或手术整形过程以恢复功能;有的创面愈合后,尚有发痒或疼痛,某些内脏器官功能障碍的恢复需要一定的时间;深二度和三度创面愈合后,常反复出现水疱,甚至溃破,并发感染,形成残余创面,这种现象的终止往往需要较长时间。大面积深度烧伤创面经植皮愈合后,由于丧失了汗腺,病人不能通过出汗腺来散热,以致机体调体温的功能发生紊乱,在酷暑季节,这类病人多感不适,一般多需经过 2～3 年的适应过程(可能是通过其他部位的汗腺分泌增加,以及呼吸道蒸发水分增加等途径来实现的)。因此康复期的长短,因具体情况而异。应予以指出的是,影响康复期长短的还有一些其他原因,例如,病人因严重烧伤打击或毁形毁容等所产生的心理异常或精神失常;因疤痕并发的痛性瘢痕、瘢痕疙瘩、瘢痕溃疡、瘢痕恶性变等,往往是导致病人难以完全康复的重要原因。

上述 4 个期,只是为了便于临床治疗而人为划分的。它们不仅不能决然分割开来,而且是相互重叠的。从烧伤即刻开始,4 个期均已开始。特别是创面修复期和康复期,很难划分,只是出现顺序的前后不同而已。因此,有的学者将此二期合为一期,称为"修复康复期"。

四、烧伤严重程度的判断

烧伤深度的鉴别方法较多,目前国际上惯用的是三度四分法,即一度、浅二度、深二度和三度。此法简便,且较实用,有利于选择治疗措施(表 14-1)。

表 14-1 临床不同烧伤程度的鉴别

深度	损伤深度	临床特征	感觉	温度	拔毛实验	创面愈合过程
一度(红斑性)	伤及角质层、透明层、颗粒层、基底层等	局部似红斑,轻度红肿热、痛,无水疱,干燥,无感染	轻微过敏,常为灼烧感	微增	痛	2～3 d 症状消退 3～5 d 痊愈,脱屑,无瘢痕

续表

深度		损伤深度	临床特征	感觉	温度	拔毛实验	创面愈合过程
二度（水疱性）	浅二度	可伤及基底层，甚至真皮乳头层	水疱较大，去表皮后创面湿润，基底层鲜红、水肿	剧痛	温度增高	痛	如无感染1～2周痊愈，不留瘢痕
	深二度	伤及真皮层、网状层	表皮下积薄液，或较小水疱，去表皮后创面微湿、发白，有时可见许多红色小点或细小血管支，水肿明显	疼痛、感觉迟钝	局部温度略低	微痛	一般3～4周后痊愈，可遗留瘢痕
三度（焦痂性）		伤及全皮层，甚至皮下脂肪、肌肉、骨骼	创面苍白或焦黄呈炭化，干燥、皮革样，多数部位可见粗大栓塞静脉支	疼痛消失、感觉迟钝	局部发凉	不痛易拔除	3～4周后焦痂脱离，需要植皮后愈合，遗留瘢痕或畸形

（1）不同部位与烧伤深度：人体不同部位的皮肤厚度不一，因而同一条件下的烧伤所引起的损伤深度也不相同。皮肤较厚的部位烧伤即较浅，如足底、背部，三度烧伤的发生率较四肢为少，而手背等处皮肤较薄，烧伤容易偏深。

（2）不同性别与烧伤深度：同一部位的皮肤，因年龄、性别和职业等不同，其厚度也不相同，如小儿皮肤较成人薄，女性较男性薄，因而小儿烧伤往往易将深度估计偏浅。

（3）不同原因与烧伤深度：烧伤原因不同，临床表现也不尽一致。酸碱烧伤不同，酸烧伤后，表层蛋白凝固、变色，容易估计偏深，碱烧伤使脂肪皂化，有一继续加深过程，如不反复观察，估计容易偏浅。电烧伤常常较深。由于磷烧伤时，磷颗粒的氧化燃烧，除放出热量，尚可形成五氧化二磷或磷酸，故在一段时间内，对皮肤的损伤有一加深过程。因而要根据烧伤原因，多次反复观察后判断。

（4）不同时间与烧伤深度：烧伤深度有时可以发生变化。皮肤的隔热作用较大，散热慢。烧伤发生后，虽然脱离了热源，但在一段时间内热力仍可继续渗透，使创面加深。另外，应注意皮肤的生物学动态变化及其影响因素，各种变化均受外界条件的影响，如创面干燥、没有感染，是促进烧伤皮肤再生的有利条件，相反局部潮湿、受压、感染等，不仅不利于创面修复，反而促进皮肤的坏死脱落，使创面加深。因此，即使最初对烧伤深度的判断是正确的，但在治疗过程中，伤情仍可向上述2个不同的方向发展。

关于浅度烧伤和深度烧临床上为了方便，常将一度和浅二度合称为浅度烧伤，深二度和三度烧伤合称为深度烧伤。

五、烧伤面积的估计

烧伤面积的估计是指皮肤烧伤区域占全身体表面积的百分数。20世纪60年代前，我国均沿用国外的方法，如 Wallace 九分法。应用过程中发现与我国人体体表面积不完全相符。20 世纪 60 年代初，通过纸铸法实测了我国人体体表面积，经统计学处理后，简化为公式，创立了适合我国人体体表面积分类法，如九分法和十分法。

1. 中国九分法　1970 年全国烧伤讨论会后应用，定名为中国九分法。计算方法如下：成人头部体表面积为 9%（1 个 9%）双上肢为 18%（2 个 9%）；躯干［含会阴为 27%（3 个 9%）］；双下肢（含臀部）为 46%（5 个 9% + 1%）。共为 $11 \times 9\% + 1\% = 100\%$。

中国九分法与 Wallace 九分法的主要不同点在于躯干和下肢的差异，在躯干：中国九分法只占体表面积的 27%，而 Wallace 九分法占 36%，前者包括会阴 1%，不包括臀部 5%，后者则包括臀部不包括会阴；在下肢则相反。臀部划入下肢计算的优点除更符合解剖部位的划分外，同时女性的臀部较大，足较小，而男性恰好相反，便于加减（表 14－2）。

表 14－2　中国九分法与 Wallace 九分法计算烧伤面积比较

部位		中国九分法		Wallace 法	
头部	头部	3%		3%	
	面部	3%	9%×1	3%	9%×1
	颈部	3%		3%	
双上肢	手	5%		4%	
	前臂	6%	9%×2	6%	9%×2
	上臂	7%		8%	
躯干	前面	13%		18%	
	后面	13%	9%×3	13%	9×4% + 1%
	会阴	1%		1%	
双下肢	臀部	5%		5%	
	足	7%	9×5% + 1%	6%	9%×4
	小腿	13%		12%	
	大腿	21%		18%	

2. 手掌法　不论年龄大小或性别差异，如将手掌五指并拢，单掌面积约为体表面积的 1%。这种计算方法，对于计算小面积烧伤很方便。如果病人手的大小与检查者相似，可直接用检查者的手来估计。在估计大面积烧伤时，此法可与中国九分法结合应用，更为方便。如双下肢皮肤均被烧伤，而躯干皮肤为散在烧伤时，可用中国九分法估计双下肢烧伤面积，用手掌法估计躯干的烧伤面积，然后相加。

3. 估计面积时的注意事项

（1）需要估算总面积和各度的面积：计算烧伤总面积时，一度面积不计算在内，总面积后要分别标明浅二度、深二度和三度烧伤各自的面积，以便治疗时参考。例如，诊断：总面积 70%；浅二度 35%；深二度 20%；三度 15%。

（2）估算面积一般用整数：不论哪种方法，均系估计，但力求近似，并以整数记录，小数点后面的数字采取四舍五入，<1%的面积记为1%。大面积烧伤，为计算方便，可估计健康皮肤的面积，然后从百分之百中减去健康皮肤面积即为烧伤面积。

（3）腔道烧伤一般不计入总面积：如消化道烧伤不计入总面积，吸入性损伤也不计入总面积，但在诊断中必须标明其严重程度（轻、中、重度）。

六、烧伤严重程度分类

烧伤严重程度主要由烧伤面积与深度所决定，但也受许多因素的影响，如烧伤原因、部位、合并伤、并发症、年龄、伤前健康状况及现场急救、伤后处理等，个体差异很大，难以用固定模式进行分类。因此，一般临床治疗无需分类，对比研究也可主要根据烧伤面积与深度进行。但是若收容成批烧伤病人时，为了有效、有序地进行抢救，则必须进行分类。

以下介绍的分类目的在于组织成批烧伤的抢救，其基本原则在于有利于整批病人的抢救，不同救护条件，对不同烧伤严重程度采用恰当的治疗措施。

以1970年上海全国烧伤会议拟订的分类法分为4类的修改版。由于近年来，大面积烧伤病人治愈率明显提高，国内烧伤总治愈率已>95%，烧伤面积80%以下病人大都能治愈，而烧伤面积80%以上病人的救治则仍有较大的难度，为此也有人建议可将我国1970年烧伤严重程度的分类做修改如下。

（1）轻度：总面积10%以下二度烧伤，适宜于门诊治疗。

（2）中度：总面积11%～50%或深二度、三度烧伤9%以下，均需住院治疗，可收治于烧伤病房集中治疗的轻病区。

（3）重度：总面积51%～80%或深二度、三度>10%者，或烧伤面积<51%，但合并严重并发伤或并发症，以及毁损性电烧伤、磷烧伤等，需收容于地区性的烧伤中心或集中治疗的重病区。

（4）特重烧伤：总面积80%以上者，多伴严重合并伤或并发症，应收治于有良好监护条件的基地或集中治疗的监护病区。

需要说明的是，分类的目的只是便于平、战时的成批收容、组织抢救、后送，以及组织人力和物力的安排，而不是治疗的等级或标准。具体治疗措施还必须结合伤员的具体情况，避免因为是"轻度"病人就可以粗心大意。因为烧伤的严重性和预后，不仅与烧伤面积深度密切相关，也与病人的年龄、健康状况、合并伤或中毒等有关，如小儿或老年病人在并发症的发生率和死亡率方面均比青壮年为高。在估计烧伤严重程度时，应全面考虑。所谓"轻伤"，有时也会出现重症，不可掉以轻心。

七、烧伤早期创面的处理

烧伤创面的修复、重建皮肤屏障是烧伤治疗的最终目标。深入探索烧伤创面愈合的规律、建立科学有效的促愈手段是烧伤临床工作者的重要任务。热力所致的皮肤组织损伤可因热力的温度和接触时间的不同，而引起皮肤不同层次或深度的变性坏死，不同组织学层次的病理改变决定了烧伤创面的修复方式，并直接影响愈合。近年来随着现代分子生物学、细胞生物学、材料科学等相关学科的迅速发展,对烧伤创面愈合机制有了较深入的研究,由此产生了系列创面愈合的新概念和创面治疗的新方法,有的已开始应用于烧伤临床并取得确切疗效,从而推动了烧伤治疗的发展。

近年来,随着多种创面治疗产品和技术的问世,早期主动干预烧伤创面促进创面早日愈合、提高愈合质量已成为一种新的理念。

(一) 烧伤创面的特点

烧伤创面是一种带有坏死组织的组织缺损性损伤,有别于外科切口的组织断裂性损伤,有着本身特有的组织学特征,以及再生或修复的规律。了解烧伤创面的特点将有助于治疗时把握创面愈合进程和选择合理的促愈手段。

(二) 不同深度创面的修复特点

(1) 不同烧伤深度的创面修复各有其特点:浅二度烧伤创面主要是表皮层的修复,修复的基本过程主要依靠上皮细胞增殖、分化和迁移,大多数浅二度烧伤创面能在 $10 \sim 14 d$ 自行愈合。

(2) 深二度烧伤:创面的组织缺损除表皮外还有相当深度的真皮缺损,修复的基本过程除依靠残留皮肤附件的上皮细胞增殖、分化和迁移外,尚有血管内皮细胞和成纤维细胞增殖、结缔组织形成,以及创面重塑;深二度烧伤创面理论上能在 3 周左右自行愈合,但这在很大程度上取决于深二度烧伤创面的转归,烧伤面积、病人全身情况及其愈合能力等因素,其中偏浅的深二度烧伤创面残存的皮肤附件上皮成分数量多,接近浅二度烧伤,愈合时间在 $14 \sim 21 d$。

(3) 三度烧伤:创面为全层皮肤缺损,深部组织裸露,乃至皮下深层组织损害或缺损,修复的基本过程为血管内皮细胞和成纤维细胞增殖,结缔组织形成,最后为创面重塑。由于缺乏残留的皮肤附件,表皮层的修复除小范围的全层皮肤缺损可凭借创缘上皮细胞增殖、分化并在肉芽组织上迁移而完成修复外,范围较大的全层皮肤缺损且超过创缘上皮扩展能力的往往不能自愈。深二度及三度烧伤创面由于存在明显的坏死组织,因此,在创面愈合早期的炎症反应阶段,炎症细胞除通过多种介质或细胞因子的释放以启动和调控成纤维细胞、血管内皮细胞等修复细胞参与创面修复外,炎症细胞还分泌多种酶以溶解坏死组织使坏死组织分离,并结合炎症细胞的吞噬作用清除坏死细胞碎片,使创面坏死组织得以清除,形成有利于创面修复的健康基底组织。这一"祛腐生新"的愈合环节是烧伤创面和过程有别于皮肤擦伤和皮肤切割伤的特点,也是我们"早期主动"干预创面愈合的重点。

(三) 创面局部外用药

皮肤烧伤后造成一个开放性创面,抵御外来微生物侵袭的屏障作用丧失,定殖在烧伤表面的细菌可依靠创面坏死组织这一良好的培养基进行繁殖并侵袭至深层组织。创面局部感染可破坏残存的上皮组织,使创面加深;局部感染也可能发展成全身侵袭性感染导致多种并发症的发生,加重病情甚至危及生命。为此,预防烧伤创面感染是烧伤创面外用药的治疗重点。自 20 世纪 60 年代烧伤创面局部闭塞学说建立以来,人们已清晰地认识到依靠全身用药很难使创面局部达到有效的血药浓度。因此,加强局部抗菌药物的使用已成为烧伤临床医生所关注的问题。烧伤创面修复的前提是清除坏死组织,除手术外,用于创面局部促进坏死组织分离、脱落的外用药物,即临床上俗称的脱痂药,也广泛被临床医师所接受。加速脱痂可缩短创面脱痂的自然过程,使创面提前愈合。外用中草药加速创面坏死组织的脱落,以促进创面愈合的方法已在临床应用几十年。近年来,酶学清创概念的提出,使人们意识到应用酶的生物学特性清除创面坏死组织似乎更能符合创面生理愈合过程,通过"祛腐生新"从而完成创面修复和再上皮化过程。因此,在合适的时机选用脱痂药是处理烧伤创面的常用方法之一。另外,随着创面愈合机制的进一步了解,以及生长因子在创面愈合中促进修复细胞增殖、加速创面愈合作用的明确,各种生长因子如 EGF 和 bFGF 等的药用商品已经面世并已在烧伤临床应用,虽然有关生长因子局部应用的合适剂型和方法尚需探讨,其药效学作用有待进一步评估,但生长因子的面世揭示了创面愈合过程可以被调控和加速的良好前景。因此,虽用于烧伤创面处理的外用药物数以百计,不外乎抗感染、改善创面环境、促进愈合三大类。而作为理想的烧伤创面外用药应该具有以下特点:抗菌谱广及作用强,焦痂穿透力强,较难产生耐药菌株及镇痛;减少渗出,利于引流;保护创面,促进创面修复;无毒性,不良反应少,局部刺激性小;药源丰富,价廉,使用简单方便等。根据烧伤创面愈合具有区域性、时限性和序贯性的三大特征提示临床,如选择性地在合适的创面愈合的时间窗内合理地使用有效药物或手段,是基于我们对创面修复规律和创面药物药效学作用的深刻理解。以下是当前较常用的烧伤创面外用药。

创面局部抗菌药物的作用是延缓或减轻微生物在创面的定植、侵袭,防止感染扩散、创面加深,为手术清除坏死组织、烧伤创面最终覆盖赢得时间,是防治创面感染的重要手段之一。在创面早期还未获得细菌学及其药敏检查结果前,可根据烧伤病房的流行菌株和烧伤创面优势菌敏感的局部抗菌药物。此外,创面局部抗菌药物的使用,尚需根据创面细菌是定植,还是已经侵袭至创面组织内或正常未烧伤组织,从而确定是否选择具有穿透性能较强的药物。

(1)磺胺嘧啶银:银离子的杀菌作用早已被人类所熟悉。20 世纪 60 年代磺胺嘧啶银的问世,作为当时烧伤领域三大里程碑贡献之一,成为最常用的烧伤创面局部抗菌药。磺胺嘧啶银至今仍是临床上普遍采用的烧伤创面外用药。其抗菌谱广,对铜绿假单胞菌有显著抗菌活性,对革兰阴性杆菌的抗菌活性优于革兰阳性球菌。值得注意的是,随着磺胺嘧啶银在临床应用时间的增加,近年来耐药菌株有增多的趋势,包括铜绿假单胞菌、阴沟肠杆菌、克雷伯肺炎杆菌和粪肠杆菌。磺胺嘧啶银是由硝酸银与磺胺嘧啶反应生成的一种有机银化合物,银离子可穿透正常上皮组织达到易藏匿致病菌的毛囊和皮脂腺体导管的管腔中,带正电荷的银离子被带负电荷的细胞吸附,穿过细胞胶与细菌体内分子结合,替代嘌呤与嘧啶间的氢离子,使细菌繁殖过程中 DNA 复制受阻,发挥杀菌作用。但对坏死组织的穿透力较差,仅到达焦痂浅层,在焦痂深层和坏死组织与健康组织界面不能到达有效抗菌浓度。在创面尚无细菌污染或仅有少量细菌定殖时应用可预防侵袭性感染,细菌侵袭至焦痂浅层,创面尚无细菌污染或仅有少量细菌定殖时应用仍然可预防侵袭性感染,一旦细菌侵袭至焦痂深层,效果较差。开始应用磺胺嘧啶银的时间对治疗效果具有决定意义。磺胺嘧啶银局部刺激性小,偶引起疼痛,但病人多能耐受,过敏性皮疹发生率低,偶有引起中性粒细胞减少的报道。银离子可与表皮角质细胞 DNA 结合,体外实验研究发现磺胺嘧啶银抑制表皮角质细胞增殖,临床应用中,也有延创面愈合的印象。因此,浅度清洁创面是否有必要应用磺胺嘧啶银需要慎重。常用剂型有 1%磺胺嘧啶银霜剂和磺胺嘧啶银糊剂。糊剂由磺胺嘧啶银粉与适量的生理盐水调成糊状,直接涂于烧伤早期创面,不覆盖任何敷料。银离子具有收敛作用,有利于创面干燥。霜剂可直接涂于创面或涂在纱布上,包扎或半暴露。若创面感染不严重,可以隔日换药1次。每次换药时应去除残留的药物及创面分泌物。

(2) 莫匹罗星(百多邦):含2%莫匹罗星(mupirocin),基质为聚乙二醇。莫匹罗星的化学结构及抗菌机制与其他抗菌药物不同,通过抑制异亮氨酸tRNA合成的活性酶,而有效抑制细菌蛋白质和RNA的合成,导致细菌死亡,因该药经口服、肌内注射、静脉注射后在血浆中迅速分解而失活,血清半衰期<30 min,故仅适合于局部应用。莫匹罗星对革兰阳性球菌,特别是对耐甲氧西林金黄色葡萄球菌(MRSA)具有很高的抗菌活性,在低浓度下呈现抑菌的效果。故莫匹罗星可作为烧伤创面金黄色葡萄球菌感染,尤其是MRSA感染的首选局部抗菌药物。应用时将软膏涂于创面或涂在纱布上包扎,每日换药1~2次。该药不良反应少,代谢产物经肾排泄,有中度或严重肾损害者应禁用。最大用药剂量不超过20%的体表面积。

(3) 银锌霜:银锌霜为霜剂,由磺胺嘧啶银、磺胺嘧啶锌和5%氮酮3种成分组成,每克中含锌76.1 mg。银锌霜的3种药物组成形成合理的优势互补,既具有磺胺嘧啶银较强的抗菌活性,又有磺胺嘧啶锌促进创面修复的作用,氮酮作为助渗剂能增加药物穿透组织的能力。如此形成了一种具有较强渗透能力的,并具有抗感染和促进创面愈合作用的理想烧伤创面外用药。应用于大面积烧伤,银锌霜中锌离子可被创面吸收,创面组织中含锌量高,羟脯氨酸含量也增加,间接表明银锌霜具有促进胶原合成的作用。霜剂可直接涂于创面或涂于纱布包扎。每日换药1次。

(4) 复合溶菌酶(百克瑞):百克瑞是商品名,主要由溶菌酶和溶葡萄球菌酶组成,是应用基因重组技术人工合成的复合酶制剂,对革兰阴性、革兰阳性和真菌感染均有效,尤其对耐甲氧西林金黄色葡萄球菌感染有效。不损伤人体正常组织细菌。对皮肤黏膜无刺激作用。

(四) 促进创面愈合的敷料

重建或恢复皮肤屏障是烧伤治疗的最终目标,一个性能优良的创面覆盖物可暂时起到皮肤屏障功能的部分作用,为创面愈合造成一个有利的微环境,等待创面上皮化或过渡到重建永久性皮肤屏障。对深度烧伤已除去坏死组织后的裸露创面,若不能一次完成自体皮肤移植达到永久性覆盖创面,则需应用暂时性创面覆盖物。

在烧伤创面处理中合理选择和应用创面覆盖物是烧伤治疗中的一个进步。在创面覆盖物中,对应用于二度烧伤创面和供皮区的敷料性能又有特殊要求,既能吸收创面渗液又能将渗液保留在敷料中,造成一个湿润的环境,不黏附于创面基底。在实验和临床研究中发现,创面覆盖物敷料保持湿润时,表皮在真皮下匍行,湿润环境有利于创面愈合。传统敷料纱布的特点是与创面渗液形成干痂,水分丧失显著,不能保持创面湿润的环境;而现代敷料则要求创面覆盖物敷料保持湿润。目前,可供临床选用的创面覆盖物虽然品种不少,但尚无一种创面覆盖物适用于各种类型的烧伤创面。在浅度烧伤创面处理中,选择何种创面覆盖物十分重要,必须知晓各种创面覆盖物的性能,应当依据创面性质和修复阶段进行选择。通过合理应用创面覆盖物可取得满意的愈合效果。目前多种各具特点的创面覆盖物不断面世,为烧伤创面治疗丰富了手段。同时,通过广泛的临床实践,对一种理想的创面覆盖物应当具备哪些性能取得了一定的共识。①黏附性:牢固地与创面黏附,活动时不脱落,创面覆盖物与创面良好的黏附将减轻疼痛,防止感染和可能促进愈合。可靠的黏附是防止敷料与创面间积液的重要条件。②通透性:具有半通透性质,不透水而能控制水分蒸发;具有相似于正常皮肤的水分蒸发率。③减轻疼痛。④屏障功能:阻止细菌在创面上定植和入侵。⑤安全、无毒、无菌。⑥不干扰创面愈合过程,不阻碍上皮化,无占位性。⑦具有良好的弹性和柔韧性,可随体形覆盖创面,适合于人体不同解剖部位。⑧方便耐用,价格合理。

1. 常规敷料　包括天然植物和动物毛类物质,如纱布、棉垫等,其中可加入各种中、西药。最近还研制出各种不粘纱布,以减少更换敷料时由于粘连而造成的创面刺激和损害。这类敷料均须在一定时间内更换。

常规敷料如纱布往往不具备创面覆盖物要求的性能,不能保持创面湿润的环境,不具有阻止病原微生物入侵和热量、蛋白质、离子丢失的屏障功能,更换时引起疼痛和易损伤新生组织等缺点,但其价格低廉,使用方便。目前临床常规敷料的应用仍很大比例。

2. 生物敷料　包括同种异体皮肤、异种皮肤、羊膜、胶原、甲壳胺等。深度烧伤创面应当在消除坏死组织后才可以应用生物性敷料。下面简单介绍临床常用的异体皮肤和异种皮肤。

(1) 同种异体皮肤:具有最佳皮肤屏障功能,有良好的黏附性,具有促进止皮化作用,但有时呈现占位现象。主要来源为尸体皮肤。新鲜同种异体皮肤在4℃时可短期保存,若保存期限>5 d时,则需冷冻保存。

凡不能在短期内应用自体皮肤完成三度烧伤创面永久性覆盖的病人,都需要选种暂时性创面覆盖物。在众多创面覆盖物中同种异体皮肤为首选,大面积烧伤病人治疗中应用同种异体皮肤有特别重要意义。这类病人缺少供皮区,异体皮暂时性覆盖创面后,可改善病人营养状态、减轻感染程度、稳定病情、减少并发症。切、削痂创面得不到有效覆盖,将使手术失败。同种异体皮肤也适用于切、削痂术后,或扩创术后创面基底层仍残留一定量的坏死组织和(或)创面感染未控制不适宜立即行自体皮片移植者。

(2) 猪皮与人皮肤结构类似,为烧伤临床上最常用的异种皮肤。猪皮的黏附性、止血性能和减轻疼痛的作用与人皮肤几乎一致,但弹性不如人皮肤、机械性能差、表皮易脱落。猪皮来源广,为同种异体皮肤的理想代替品,新鲜猪皮与创面黏附性较好,暂时覆盖创面可达2周左右。但其经化学消毒剂处理后不易达到完全无菌,而且需在手术前临时制备,以免耽误手术时间。采用辐照消毒已商品化的猪皮则完全无菌和无抗原性,质地与新鲜猪皮相同,在−18℃中可保存1年左右。比较两者的临床效果方面,发现无显著差别,故辐照猪皮可替代新鲜猪皮。

深度烧伤创面切、削痂后暂时覆盖猪皮,更植自体皮肤的时机应当在移植后1周内,此时猪皮与创面尚未形成牢固黏附。削痂创面覆盖猪皮,有时可发生占位现象,阻碍残存的上皮组织上皮化,二度烧伤创面,清洁后可立即覆盖猪皮以减轻疼痛促进再上皮化。

(3) 新型敷料:虽然人异体皮肤作为一种生物性敷料是目前最理想的创面覆盖物,但其来源有限,同时异体皮易污染,需特殊条件保存,使其应用受到很大限制。异种猪皮来源广泛,但也存在病原微生物污染和占位性等问题,临床需要价格相对低廉、易保存而有屏障功能的创面覆盖物。随着高分子材料科学的飞速发展,人工合成创面覆盖物不断研制开发,统称为合成敷料。新型合成敷料常用的材料为聚乙烯醇、聚氨酯(多氮基甲酸乙酯)、丙烯酰胺、羧甲基纤维素,以及包括最新研制面世的纳米材料等。

合成敷料有两类,一类是具有半通透性能,水蒸气、气体能透过,不能透过水分,称为半闭合性敷料;另一类水蒸气和气体也不能透过称为闭合性敷料。在合成敷料覆盖下,创面释放和激活组织内源性蛋白酶,产生酶学清创作用;在低氧环境中毛细血管生成速度增快,血流灌注明显增加;潮湿、微酸环境有利中性粒细胞发挥作用、增强局部杀菌能力。

第五节 失禁性皮炎的护理

近年来,潮湿环境相关性皮炎日渐成为业界的热点。潮湿的环境不仅带来皮肤的脆弱性增加,同时不同的潮湿液体也会对皮肤造成不同的损伤。所谓潮湿环境相关性皮炎(moisture-associated skin damage,MASD)其实很好理解,从字面上我们就可以看出是由潮湿环境所导致的皮肤炎症。当然引起皮肤潮湿的原因有很多,目前国际上按照潮湿的来源将 MASD 分为 4 大类:失禁性皮炎(incontinence associated dermatitis,IAD);皮肤皱褶处皮炎(intertriginous dermatitis,ITD);伤口周边处皮炎(periwound moisture associated dermatitis);造口周边处皮炎(peristomal moisture associated dermatitis)(图 14-5～图 14-8)。本节我们将重点介绍失禁性皮炎及其相关的治疗与护理。

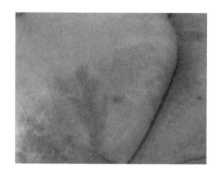
图 14-5 皮肤皱褶处皮炎

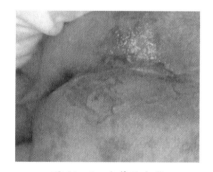
图 14-6 失禁性皮炎

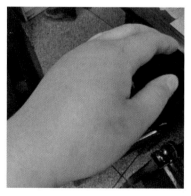
图 14-7 伤口周边处皮炎

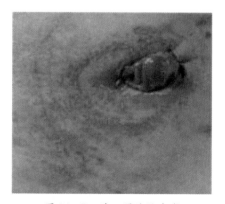
图 14-8 造口周边处皮炎

一、失禁性皮炎概述

（一）失禁的定义与原因

失禁主要是指控制大小便的器官完全或部分失去控制能力，分为尿失禁与大便失禁。

1. **尿失禁**（urinary incontinence） 指排尿失去意识控制或不受意识控制，尿液不由自主地流出。根据临床表现，尿失禁一般分为4种类型：

（1）持续性尿失禁：即尿液持续地从膀胱或尿道瘘中流出，膀胱处于空虚状态。常见的原因为外伤、手术或先天性疾病引起的膀胱颈和尿道括约肌的损伤。多见于妇科手术、产伤所造成的膀胱阴道瘘等。

（2）充溢性尿失禁：由于各种原因使膀胱排尿出口梗阻或膀胱逼尿肌失去正常张力，引起尿液潴留，膀胱过度充盈，造成尿液从尿道不断溢出。常见原因有：①神经系统病变：如脊髓损伤早期的脊髓休克阶段、脊髓肿瘤等导致的膀胱瘫痪等；②下尿路梗阻：如前列腺增生、膀胱颈梗阻及尿道狭窄等。查体常有膀胱充盈，神经系统有脊髓病变或周围神经炎的体征，排尿后膀胱残余尿量常增加。

（3）急迫性尿失禁：由于膀胱局部炎症、出口梗阻的刺激，使病人反复的低容量不自主排尿，常伴有尿频和尿急；或由于大脑皮质对脊髓排尿中枢的抑制减弱，引起膀胱逼尿肌不自主收缩或反射亢进，使膀胱收缩不受限制。主要原因包括：①膀胱局部炎症或激惹导致膀胱功能失调，如下尿路感染、前列腺增生症及子宫脱垂等；②中枢神经系统疾病，如脑血管意外、脑瘤及帕金森病等。

（4）压力性尿失禁：膀胱逼尿肌功能正常，但由于尿道括约肌张力减低或骨盆底部尿道周围肌肉和韧带松弛，导致尿道阻力下降。病人平时尚能控制排尿，但当腹内压突然增高（如咳嗽、喷嚏、大笑、举重等）时，使膀胱内压超过尿道阻力，少量尿液不自主的由尿道口溢出。常见于多次分娩或绝经后的妇女，因为阴道前臂和盆底支持组织张力减弱或缺失所致。也常见于根治性前列腺切除术的病人，因该手术可能会损伤尿道外括约肌。这类尿失禁多在直立体位时发生。

2. **排便失禁**（fecal incontinence） 指肛门括约肌不受意识的控制而不由自主地排便。

（1）原因：神经肌肉系统的病变或损伤如瘫痪；胃肠道疾患；精神障碍、情绪失调等。

（2）症状和体征：病人不自主地排出粪便。

无论是排尿失禁还是排便失禁，都会给病人带来身体及心理上的一系列问题，保护皮肤、预防失禁性皮炎的发生是此类病人护理的重点。

（二）失禁性皮炎的定义与发生

失禁性皮炎（IAD）也称失禁相关性皮炎（图14-9），是指皮肤长期暴露于尿液和（或）粪便的侵蚀中，导致会阴部、肛门周围皮肤受损（发红、发亮、散布性红疹、表皮破损），严重时皮肤会产生糜烂及溃疡问题。失禁性皮炎也会发生在腹股沟、

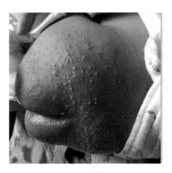

图14-9 失禁性皮炎

臀部、大腿内侧等处,使得相关部位皮肤受损。IAD 于 2005 年在美国的一个专家共识会议中提出,在国外已逐渐被接受和使用。失禁性皮炎为大小便失禁病人最常见的并发症,在临床上常与压力性损伤同时存在、难以区分,如不能进行准确区分,则会影响后续治疗和管理。

IAD 发生机制为:皮肤表面受刺激物刺激致使角质细胞弹性降低、细胞收缩、皮肤出现裂痕、皮肤屏障功能减弱、刺激物渗透。经表皮失水率增加导致 pH 增加,刺激细胞因子释放(炎症),组胺释放,炎症进一步加重,最后导致皮肤损伤,表现为表皮缺失、腐蚀、渗出、小水泡形成、水肿及发红等。其中,尿液和/或粪便是导致 IAD 发生的直接原因:尿液使暴露的皮肤处于过湿环境;尿素分解产生的氨增加皮肤的 pH(正常皮肤为酸性);使粪便中的酶活性增强;降低会阴和肛周皮肤的耐受性。粪便中含有消化酶(主要为蛋白酶和脂酶),使皮肤角质层的角质蛋白容易溶解,在碱性 pH 时酶活性能显著增强。刺激性依次为:潮湿<尿液<成形粪便<双失禁<液状粪便。水样便比成形粪便对皮肤的刺激性强,因水样便含较多的胆盐和胰脂酶,且与皮肤的接触面积大。但也有研究证明大便失禁更易引起 IAD 的发生而单独的尿失禁与 IAD 并没有显著的关系。

失禁性皮炎发生的危险因素:①Brown 认为导致 IAD 有 3 大基本危险因素:组织耐受力、会阴部环境和病人的移动力。组织耐受力与病人的年龄、健康状况、营养状况、体温、血运等方面有关;会阴部环境包括失禁的类型、频率、皮肤状况及损害会阴部皮肤的因素;病人的移动力(能否上厕所)和认知力(上厕所的意识)则为第 3 个重要因素。②Gray 则把 IAD 的危险因素分为 6 类:长期暴露于湿性环境、大小便失禁、限制装置的使用、碱性 pH、病原体的感染及摩擦。也有研究认为皮肤状况不良(如老龄)、疼痛、皮肤缺氧、发烧、活动减少及闭合装置的使用不恰当也为 IAD 的危险因素。

(三) 失禁性皮炎的流行病学

近期研究和临床资料表明,失禁性皮炎是临床常见疾病,特别是急危重症和需要长期护理的病人。全球有 2 亿人有较严重的大小便失禁,尿失禁的患病率在 7.7%~78.0%,大便失禁的患病率在 7.0%~42.0%,双失禁为 20.0%~78.0%。据研究统计,住院病人中 IAD 的患病率为 7.0%~50.0%,其中以重症监护室(ICU)发生率最高。此外,年龄>75 岁、男性、生活无法自理等因素均会影响失禁性皮炎的发生。

二、失禁性皮炎的诊断与处理

(一) 失禁性皮炎的诊断

1. **病史** 需要重点了解包括年龄、是否使用尿不湿、手术病史、基础疾病史、慢性疾病史、失禁相关疾病史等。老年病人、使用尿不湿等尿液收集产品的人群是 IAD 的高发人群。失禁是诊断 IAD 病史最重要的因素,因此需要关注病人手术病史、基础疾病史、慢性疾病史。由于大小便失禁仅仅是临床表现,并不能作为疾病的临床诊断,故临床护士需要对失禁的常见病因和手术后的护理足够的重视。

2. **体格检查** 视诊是 IAD 初步诊断的重要依据。与压力性损伤相比,可以总结为从常见发病部位、皮肤表面颜色改变、范围、边界、深度,是否存在坏死组织及分泌物等进行鉴别诊断。当皮肤炎症体征出现在皮肤皱褶处或者暴露于大便、小便或者大小便均失禁区域,即可确诊。发生 IAD 时皮肤通常为鲜红色,在肤色较浅的病人中表现明显,20.0%～32.0% IAD 病人伴有皮肤念珠菌感染,其感染以斑丘疹样红疹和卫星疹为特征表现。侵蚀改变也可能出现,特别是在皱褶的皮肤处或者暴露在消化酶丰富的稀样便中最常见。存在压力性损伤危险因素的病人应该考虑 IAD,如瘫痪和皮肤感觉障碍的病患。触诊是建立在视诊基础上,如果视诊无法鉴别Ⅰ期压力性损伤和轻、中度 IAD,可以通过轻压皮损部位,根据受压点皮肤是否变白来判定,压之变白考虑 IAD,否则考虑压力性损伤。由于 IAD 和压力性损伤在无感觉障碍病人中,均可表现触痛,故根据疼痛特点鉴别并没有特异性差异存在。

3. **鉴别诊断** IAD 重点与压力性损伤进行鉴别,压力性损伤是位于骨隆突处、医疗或其他器械下的皮肤和(或)软组织的局部损伤。可表现为完整皮肤或开放性溃疡,可能会伴疼痛感。损伤是由于强烈和(或)长期存在的压力或压力联合剪切力导致。软组织对压力和剪切力的耐受性可能会受到微环境、营养、灌注、并发症以及软组织情况的影响。IAD 与压力性损伤的伤口边缘也存在区别,IAD 的边缘模糊、不规则,而压力性损伤的边缘是清楚的。

组织病理学改变两者有着本质的不同。具体来说,IAD 是炎症相关,并以红斑和炎症为特征,压力性损伤则是和缺血相关。通常情况下,IAD 在皮肤皱褶处或者使用尿不湿类产品覆盖面上皮肤,这些区域皮肤长期暴露于尿液、大便或者其他湿性物质。而压力性损伤则是深部组织受压后损害,皮肤表现为深红色或者略带紫色,类似于在骨突出部皮肤深部瘀伤改变。尽管 IAD 与因摩擦或者刺激损害产生的皮肤侵蚀相关,但其病损仅限于部分真皮而不会发生皮肤坏死。而压力性损伤特征表现为皮肤全层组织缺血损害,伴或不伴有皮肤坏死。有研究关于 IAD 对压力性损伤进展系统评价表明,大小便失禁是 IAD 重要的危险因素,同时也是压力性损伤相关的危险因素,IAD 是压力性损伤进展最重要的病因学因素。

(二) 失禁性皮炎的预防

目前对于 IAD 的预防,临床专家一致认为"清洁-滋润-保护"的三部曲能有效降低其发生率。

1. **皮肤清洁** 护理中应做到勤、软、涂、蘸、防。要勤清洗,清洗皮肤的时候动作要轻柔,以蘸洗的方法,不要用力地摩擦皮肤。容易发生皮肤受损的部位涂润滑剂或爽身粉,穿着柔软的衣服,采取综合预防措施。正常皮肤 pH 维持在 5.5～5.9 的酸性环境,肥皂(pH 9.5～11.0)的使用将皮肤的酸性环境改变为碱性,刺激皮肤并促进细菌的生长。因此失禁病人在清洗皮肤时不建议使用肥皂来清洁会阴皮肤,应选择接近皮肤 pH 的清洁剂。

2. **皮肤滋润** 皮肤滋润主要是指保湿剂或润肤剂。保湿剂(如甘油)的作用是锁住角质层的水分,提高表皮的湿润程度,减少干燥。润肤剂的作用是填补角质层细胞间的脂质,使得皮肤表面更加的光滑并能填补皮肤屏障间的小裂缝。

3. **皮肤保护** 皮肤保护剂的使用是在皮肤表面形成透明或半透明的屏障,保护皮肤角质层不受到刺激性液体的侵蚀。目前临床上使用的皮肤保护剂可归纳为 6 大类,分别是粉剂类、油剂类、膏剂类、透明超薄敷料类、抗生素类、无痛皮肤保护膜类,如诺氟沙星粉、黄芩油膏、赛肤润、鞣酸软膏、造口粉与皮肤保护膜等。

(1) 药物保护

1) 诺氟沙星粉:因大、小便失禁部位金黄色葡萄球菌明显增多,很易发生感染。诺氟沙星是第 3 代喹诺酮类药物,对葡萄球菌具有非常好的杀菌作用,局部外涂还可保持创面干燥。

2）松花粉:松花粉含有蛋白质、氨基酸、矿物质、维生素等多种营养成分,外用具有燥湿、收敛、止血、消炎、止痒等功能。

（2）护肤粉:护肤粉是由羧甲基纤维素钠、瓜尔豆胶和黄原胶等 3 种水胶体配方组成,含有亲水性粒子,能同时发挥自体清创功能,清除细菌毒素产物和细胞碎屑,减少大、小便对皮肤的不良刺激,防止皮肤损伤。护肤粉具有良好吸收能力,局部皮肤涂抹后形成一种柔软透明保护膜,保持皮肤干爽,无刺激性,病人感觉舒适,但不能阻隔大、小便对皮肤的浸渍。

（3）皮肤保护膜

1）3M 保护膜:3M 保护膜在喷洒后能在皮肤表面快速形成一层透明膜,该膜可隔离大、小便,从而避免皮肤受到细菌感染,由于其不含乙醇,可用于已破损的伤口,对伤口不会产生疼痛刺激。而其联合应用贝复剂或红光照射等都有良好的治疗效果。红光治疗仪照射可增加局部组织血液循环,增强皮肤免疫力,加速新陈代谢,从而使伤口愈合加速。

2）康惠尔皮肤保护膜:与 3M 保护膜不同之处在于该膜含乙醇,只适用于皮肤完好者的预防。对已有破损的皮肤使用该膜会引起疼痛,且效果不佳。

3）茶籽油:茶籽油含有脂肪酸、维生素 E、鞣酸等,这些均是人体皮肤保养剂,可促进毛发生长,从而提高皮肤抵抗力,在局部涂抹后也能迅速形成一层保护膜,避免大、小便侵蚀皮肤,减少摩擦,但其也只适用于预防。

4）赛肤润:赛肤润含有人体必需脂肪酸、亚油酸和维生素 E 等,可使皮肤表层形成一层脂质保护层,保护皮肤,避免大、小便侵蚀。缺点为价格昂贵,同样也不适用于已损坏的皮肤。

（4）水胶体敷料:现代伤口愈合的湿性理论也应用到 IAD 的治疗中,水胶体敷料能防水、防菌,可提供湿性愈合环境,加速伤口愈合,故有研究将水胶体敷料、多爱肤超薄敷料用于大便失禁导致的肛周皮肤破损疗效很好。缺点为不透明,不易观察局部皮肤状况,且在会阴部等特殊部位不易固定。

（5）辅助产品:包括吸收型产品、收集型产品、引流装置等。

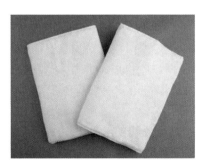

图 14 - 10　吸收型产品

1）吸收型产品:传统吸收型产品是一次性棉垫,但其只能减少大、小便污染范围,一定程度减少对皮肤损害,不能避免皮炎的发生(图 14 - 10)。内置式卫生棉条易于更换,无异物感,吸收性能超强,能防止泄漏,简单易操作,任何体位均不会滑出,安全,无异味,缺点为排气不顺畅,所以每 6～8 h 必须更换 1 次。可联合使用外用喷雾型的高分子活性剂,其采用纳米技术处理,喷洒后能形成通气保湿的隔离膜,该膜含有广谱抗菌和抗真菌药物成分,可均匀分布于皮肤表面,抗菌功能达 8 h 以上,避免再感染和促进创面愈合。

2）收集型产品:许多研究表明造口袋在腹泻次数较多、大便较稀病人中使用效果明显优于其他方法(图 14-11)。且在使用造口袋时还可联合使用护肤粉、皮肤保护膜、水胶体敷料等,也可使用尿路造口袋连接引流管,应用于水样便病人能很好避免大便刺激肛周皮肤,大大减少了工作量。但由于造口袋底盘较厚,在肛周粘贴时容易留缝隙,留置时间受限,且病人舒适度欠佳。故在使用过程中为使造口袋底盘与肛周皮肤粘贴牢固,粘贴技巧很重要,裁剪方法也非常重要。需按 12:00、3:00、6:00、9:00 点钟的方向剪开底盘内缘和外缘,粘贴前须焐热造口袋底盘,粘贴后同样需持续捂住肛周使底盘与肛周皮肤紧贴。

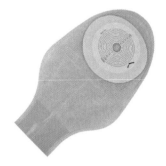

图 14-11　收集型产品

　　3) 引流装置:除上述辅助产品外一次性胃管、气囊尿管、自制大便收集装置、气管导管等均被用于大、小便失禁病人预防 IAD 的发生(图 14-12)。较新的大便引流装置是美国 Zassi 公司生产的控污管袋,优点:①管腔大且透明,可观察大便颜色、性状、量,同时易于引流。②硅胶软管的材质,柔软、边缘光滑、对皮肤刺激小,留置时间可达 1 个月。③双层固定设计,往内层固定囊内充水可固定于肛门内,压力小,密闭性好,稀便不会从侧面流出;外面用固定带固定到大腿皮肤上。翻身、移动时管路不会脱出。④带有灌洗腔,注入灌洗液可调节大便性质,操作简单、方便,可促进肠道功能恢复和细菌的排出。

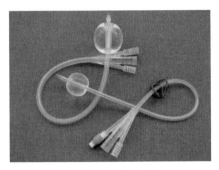

图 14-12　引流装置

　　4. **饮食护理**　为病人制定饮食方案,比如吞咽功能障碍者,及早给予鼻饲流质,经口进食者给予高蛋白质、维生素的清淡易消化饮食,补充营养,调节免疫功能,增强机体抵抗力;摄入适量的纤维素刺激肠蠕动,预防便秘,而腹泻、肛门括约肌松弛所致的大便失禁病人适当限制纤维素的摄入。由于长期腹泻,营养不良往往是大便失禁病人常见症状,病人营养供给很重要,同时需帮助病人寻找与疾病有关的饮食因素。可通过指导病人记录饮食和排便情况,避免可诱发腹泻的食物。同时需增加膳食纤维的摄入,美国结直肠外科医师协会推荐腹泻病人的膳食纤维摄入量为 25~30 g/d,同时也需限制饮水。对大便失禁病人在做好肛周护理的同时还须医护合作才能真正解决病人的难题。临床治疗重点为发现病因,给予病因学治疗,症状较轻者采用支持疗法和药物治疗可缓解症状,达到规律排便;对支持疗法和药物治疗无效者首选生物反馈治疗;病情较重、内科治疗无效者可考虑外科手术治疗。

　　5. **心理干预**　建立良好的护患关系,加强与病人及家属的沟通工作,做好失禁性皮炎的相关健康宣教,减轻、消除其紧张情绪,帮助树立战胜疾病的信心,必要时请精神科医师辅导。

　　6. **提高护士 IAD 专业化护理水平**　加强对护理人员对于 IAD 的护理知识及方法的培训,在临床护理实践中,应使用规范化的评估工具并建立标准化的护理流程,同时规范化培训评估工具的使用及护理流程的应用,以提高护理人员早期预防和识别 IAD 能力,降低 IAD 的发病率,提高护理质量,可以借助 PDCA 戴明环、QCC 品管圈、头脑风暴等新型护理质量管理方式对护理人员进行 IAD 护理相关的培训。

三、失禁性皮炎的评估

1. IAD 的风险因素　为了解 IAD 发生的风险因素,Brown 等研究学者于 1993 年发展了"直肠周围皮肤评估工具"(perirectal skin assessment tool,PSAT)。此工具阐述了导致 IAD 发生的风险因素主要有三方面:组织耐受性、会阴部周围环境及如厕的能力。随后 1995 年 Brown 等研究表明 IAD 的风险因素主要有:皮肤条件、大便失禁及频次、疼痛、发热、移动能力。Bliss 等于 2006 年在前者研究基础之上,发现影响 IAD 的风险因素还包括:制动(约束带的使用)、相关健康问题(化疗、感染)等。Gray M 等于 2011 年研究指出,IAD 的发生因素主要是:潮湿的环境、二便失禁、长期控制失禁的装置、pH 为碱性、病原体感染、摩擦。

2. IAD 的风险评估量表　2002 年 Nix 等经文献查证发展了"会阴评估工具"(perirectal assessment tool,PAT),该量表共由四部分组成:包括刺激物的类型、刺激的时间、会阴部皮肤状况及影响因素(表 14-3)。评分标准采用 Likert3 点计分法,各子量表评分从最差至最佳评为 1～3 分,总共 4～12 分,分值越高表示发生 IAD 的危险性越高,分值在 4～6 分属于低危险,7～12 分属于高危险。此量表进行了信度测量,并未做效度测量。我们需要进一步研究更好信效度的评估量表,帮助医务人员早期发现 IAD,并采取预防性措施,以降低 IAD 的发生率。

表 14-3　会阴评估工具量表

评估项目	1分	2分	3分
刺激物类型	成型的粪便或尿液	软便混合或未混合尿液	水样便或尿液
刺激时间	床单/尿布 Q8H	床单/尿布 Q4H	床单/尿布 Q2H
会阴部皮肤状况	皮肤干净、完整	红斑、皮肤合并或不合并念珠菌感染	皮肤脱落、糜烂合并或不合并皮炎
影响因素:低蛋白、感染、鼻饲营养或其他	0～1 个影响因素	2 个影响因素	3 个以上影响因素

3. IAD 严重程度的评估　1991 年,Yeoman 等研究学者发展了"会阴部皮炎的评分量表"(perirectal dermatitis grading scale,PDGS)。此工具主要采用皮肤无损伤;轻度红斑不伴有炎性反应;中度红斑伴炎性反应;重度红斑伴有水疱、溃疡来描述病人的皮肤损伤情况。此工具缺乏失禁所致皮肤受损评估,且局限于肛周,推广应用方面有很大的局限性。关于失禁相关性皮炎的严重程度分级方面,Brown 和 Sears 在 1993 年发表了"直肠周围皮肤评估工具"(perirectal skin assessment tool,PSAT),此工具主要采用描述性的记录,包括皮肤颜色、皮肤的完整度、损伤大小及病人症状以描述失禁所致的皮肤损伤情况。此量表有几个方面的局限性:首先,此量表未进行信效度检测;其次,对使用镇静剂、无意识的病人不能应用此量表进行评估,因其不能描述病人症状。Kennedy 等于 1996 年提出了"皮肤状况评估表"(skin condition assessment tool,SCAT),主要是针对失禁性皮炎病人皮肤状况进行分类。此工具主要依据皮肤破损范围、皮肤发红等级以及糜烂深度进行严重等级评估,其中皮肤破

损范围与皮肤发红采用 0～3 分计分,糜烂深度则是 0～4 分计分,分值越高则皮肤状况越严重。2010 年 Borchert 和 Bliss 等提出了"IAD 严重程度评估量表"(incontinence associated dermatitis instrument,IADS)。评估 IAD 易发生的 13 个区域包括:会阴部、臀裂、右上臀、左上臀、右下臀、左下臀、外生殖器(阴唇或阴囊)、下腹部或耻骨弓上皮肤、腹股沟、右大腿内侧、左大腿内侧、右大腿后侧、左大腿后侧。此量表评估发生 IAD 的区域,其严重程度分为 3 个等级:红斑(粉红色、红色)、红疹、皮肤缺失,并给予相应的分值,根据所有发生 IAD 区域的总得分以判断 IAD 的严重程度。此量表有助于护理人员识别、评估 IAD 严重性,是在失禁性皮炎方面第一个有效、可靠的评估工具。

四、失禁性皮炎的临床分级

失禁性皮炎主要表现为红斑、红疹、浸渍、糜烂,甚至皮肤剥脱,伴或不伴有感染。Chatham 等将失禁性皮炎区分为轻、中、重 3 级,轻度表现为皮肤完整,有轻度发红;中度表现为发红明显,皮层受损,伴有疮疹,病人主诉疼痛;重度表现为皮肤深红,较大范围的皮层受损伴渗出。目前临床一般应用此分级系统。

五、失禁性皮炎的相关护理

(1)护理人员要严格执行消毒隔离制度,在接触病人前后必须洗净双手,防止交叉感染;及时发现和解除排泄物对皮肤的刺激:如及时更换污染的尿不湿、床单,将棉质的床单及软尿布垫于橡胶单上,潮湿后及时更换,室温不宜过高,增加病人的舒适度,否则会使痒感增加,避免湿热环境,病室内定时开窗通风,定时消毒保持空气新鲜,保持室温在 22～24℃,湿度 50%～60%等,保持皮肤清洁、干燥,减少皮肤暴露于刺激物的时间。

(2)冲洗移除脏物时采用一次性软布或一次性湿纸巾,不要用力地去摩擦皮肤,频繁的清洗和擦拭皮肤会增加皮肤的损伤,冲洗皮肤的时候动作要轻柔,用一次性会阴冲洗用棉签,0.05%的碘附液或温开水冲洗或轻拍式清洁会阴及创面,水温 32～36℃,既经济、又实惠。失禁病人不建议使用肥皂来清洁会阴皮肤,肥皂对于皮肤的清洁作用依赖于其含有的碱基和酸式盐,破坏了皮肤正常的酸性屏障。

(3)保湿根据评估选择保湿润肤剂,常用的保湿润肤剂有完美的芦荟胶、青刺果植物油、甘油、凡士林、矿物油、二甲硅油等。保湿是为了修复和增强皮肤的保湿屏障,以保持和增加皮肤的含水量,减少经表皮的失水率,并修复脂质包膜,以吸收和重新分配水分。对于失禁的病人,相较于吸湿剂,润肤剂更适合于过度湿化的皮肤。因为 IAD 的时候皮肤并不需要过多的水分。

(4)保护皮肤保护剂的使用是为了保护皮肤角质层不受到刺激性液体的侵蚀;防止尿液和粪便中含有水及刺激物的浸泡和损伤,维持皮肤正常的屏障功能。常用的皮肤保护剂有无菌凡士林纱块、二甲硅油基质、氧化锌软膏。肛周外涂药物法是肛周皮肤损伤护理中普遍采用的护理方法,外涂的药物主要包括油膏、中药(黄芩油膏) + 鞣酸软膏、创口保护膜等。

(5)引流装置对于粪便稀薄的病人,采用 6.5 的气管插管导管插入肛门 3～5 cm(气囊注入 5～8 mL 空气,以防脱管)或肛管用于大便失禁的病人,可有效减少肛周皮肤的损伤,减轻失禁相关性皮炎的症状,由此可能增加病人发生导管相关性感染的风险,并可能引起病人直肠黏膜的出血、坏死、穿孔及肛门括约肌的损伤,护理时更要用心,辅助器具的选择应根据病人的具体情况选择性使用,使用过程中需密切观察病人可能发生的各种并发症。

(6)皮肤破损创面处理根据评估创面情况后,使用生理盐水冲洗清洁后,粘贴保赫曼现代湿性伤口敷料(德湿可、德湿肤、德湿舒等)促进愈合,皮肤破损创面内层敷料+外层敷料促进愈合:内层敷料可选择藻酸钙或亲水性纤维敷料,外层敷料可选超薄型水胶体敷料或超薄型泡沫敷料,根据渗液情况更换敷料,同时保持皮肤干爽和避免渗漏,避免尿液或大便的再次刺激。

(7)促进创面生长以上产品能减轻护理工作量,操作简单,效果满意,并可缩短肛周皮肤护理时间,值得临床推广应用。对经济条件差的病人,在做好清洁、保湿等护理的基础上,可选用表皮生长因子凝胶创面涂擦,无菌纱布敷盖。

(8)皮肤真菌性皮疹的处理除相应的 IAD 处理外,需使用抗真菌制剂、类固醇类、抗感染药。局部抗生素不可作为治疗失禁性皮炎的常规用药,护理超过 2 周仍未有明显的效果时应重新评估,必要时可以请皮肤科医生进一步诊治。

目前临床护理对于失禁性皮炎的关注越来越多,护理人员要注意其与压力性损伤的鉴别,准确判断疾病,从而给予正确护理措施,预防为主治疗为辅,减轻病人痛苦,减少不良后果的发生。

六、案例

案例　失禁性皮炎

病人杨某某,女性,45 岁,身高 162 cm,体重 55kg。因肺癌骨转移长期卧床,腹泻 7 天,肛周呈失禁性皮炎。部位:肛周;面积:5 cm×6 cm;表皮部分破损;渗液:少量;伤口边缘不规则(图 14-13)。

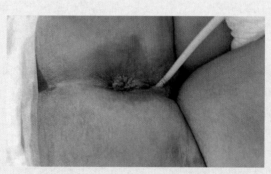

图 14-13　失禁性皮炎

伤口治疗过程及措施(图 14-14 和图 14-15):纯棉软毛巾蘸温水擦拭肛周,动作轻柔,再将造口护肤粉洒于肛周+液体敷料,每日 3～4 次。

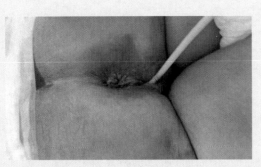

图 14 - 14　温水清洗肛周皮肤

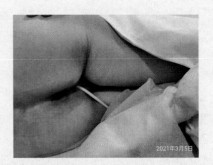

图 14 - 15　失禁性皮炎愈合

案例治疗注意点：

由于病人发生失禁性皮炎是由于粪便浸渍所致，因此需做好肛周皮肤的清洁工作，根据局部评估选择使用造口护肤粉的主要成分为羧甲基纤维素钠（图 14 - 16），为白色或乳白色纤维状粉末，无臭、无味，具有良好的吸湿性并能使皮肤保持干爽；并使用液体敷料避免浸渍（图 14 - 17）。

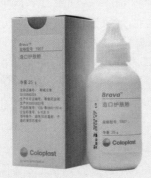

图 14 - 16　造口粉

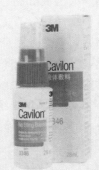

图 14 - 17　液体敷料

第六节　骨髓炎伤口的护理

　　骨髓炎是一个由微生物感染引起的伴有骨组织破坏的炎症反应过程，它可以局限发病于一个类型的骨组织或同时波及骨髓、骨质、骨膜及周围软组织，它可以形成潜行、窦道、长期难以愈合。骨髓炎伤口的愈合前提是骨髓炎得到控制，通常骨髓炎的治疗是一个多学科协作的过程，不同类型的骨髓炎导致的伤口需要不同治疗方案。

一、骨髓炎伤口形成

　　骨髓炎为一种骨的破坏和感染，可由需氧或厌氧菌、真菌及分枝杆菌引起。骨髓炎好发于椎骨，儿童多见于长骨，糖尿病病人的足部或由于外伤或手术引起的穿透性骨损伤部位。

1. 骨髓炎的病因

（1）由血源性感染引起（血源性骨髓炎）。

（2）从感染的软组织扩散而来，包括置换关节的感染、污染性骨折及骨手术后伤口感染。

（3）最常见的病原体是革兰阳性菌。革兰阴性菌引起的骨髓炎可见于吸毒者、镰状细胞贫血症病人和严重的糖尿病或外伤病人。真菌和分枝杆菌感染者病变往往局限于骨，并引起无痛性的慢性感染。

2. 骨髓炎高危人群及诱发因素

（1）包括消耗性疾病、放射治疗、恶性肿瘤、糖尿病、血液透析及静脉用药。对于儿童，任何引起菌血症的过程都可能诱发骨髓炎。

（2）骨髓炎诱发因素：免疫力低下、营养供给不足等都是骨髓炎发生的诱发因素。

二、骨髓炎伤口的临床表现

骨髓炎伤口常迁延不愈，非急性期伤口局部常无典型的感染症状和临床表现，病人也无全身临床表现。当病人出现抵抗力低下或其他诱因时，可出现全身表现明显的典型感染反应。骨髓炎临床常根据病程分为慢性骨髓炎和急性骨髓炎，慢性骨髓炎是导致各种类型伤口不愈合的主要病因。急性骨髓炎起病时高热、局部红肿热痛，治疗无效可转变为慢性骨髓炎，通常表现为间歇性（数月至数年）骨痛、压痛、伴有软组织溃破、流脓、有死骨无效腔、窦道的形成。根据发病机制骨髓炎常分为蔓延性骨髓炎、血源性骨髓炎和创伤性骨髓炎。

1. 蔓延性骨髓炎　从邻近组织感染蔓延到骨组织而引起的骨髓炎，如指端软组织感染引起的指骨骨髓炎、糖尿病足引起的骨髓炎等。常见的致病菌多见于铜绿假单胞菌、链球菌等。

2. 创伤性骨髓炎　是致病菌通过体表的伤口或切口进入骨损伤部位引起的骨组织的感染。常因开放骨损伤未彻底清创，或虽经彻底清创但创伤污染严重，或进行闭合性损伤手术时无菌技术操作不严格引起，常发生于骨折部位。

3. 血源性骨髓炎　细菌从体内其他感染病灶通过血液循环到达某一骨组织引起骨组织感染。感染病灶常为扁桃体炎、中耳炎、疖肿及脓肿等。外伤常为一局部诱因。好发于抵抗力低下、身体状况较差的婴幼儿。

三、骨髓炎相关检查

1. 血液检查　血白细胞计数并非骨髓炎的可靠指标，在有感染存在时病人白细胞计数仍可能在正常范围以内。但血沉在大多数病例中是升高的，其和骨髓炎的严重程度并不一致，C-反应蛋白作为一种炎性反应物质，相对来讲是一种可靠的指标，在感染出现数小时后开始升高并在病情得到良好控制一周内恢复至正常。

2. X线检查　X线可提供有价值的诊断信息，但X线变化在感染后10～21 d才有较典型的表现。常表现为周围软组织肿胀、虫蚀样改变及骨质减少。

3. CT检查　若X线表现不明确，可行CT检查。骨髓炎的CT表现包括骨组织及相邻的肌肉、肌间隙或皮下组织肿胀,还可形成囊肿样囊腔及骨膜下血肿并在软组织中出现气体、液脂平面及窦道。

4. **微生物检查**　对于急性血源性骨髓炎,常采用血培养的方法以明确致病菌。慢性骨髓炎最有效的方法是在坏死骨组织处取标本进行需氧菌和厌氧菌培养,如常规未培养出致病菌、病情复杂和感染严重者,应同时加做分枝杆菌和真菌检测。

5. **窦道造影**　对于存在窦道或瘘管的病人,为了明确死骨或骨腔与窦道的关系,可用碘油或12.5%碘化钠溶液做窦道造影。

四、骨髓炎伤口的治疗原则

骨髓炎伤口的愈合必须以骨髓炎有效控制为前提。急性骨髓炎有时可通过早期敏感抗生素治疗治愈;慢性骨髓炎伴有无血运的坏死组织及对抗生素渗透有阻碍作用的细菌生物膜时,一般单独采用抗生素治疗很难起效,手术治疗是骨髓炎伤口愈合的必要手段,联合全身或局部使用抗生素大大提升了骨髓炎伤口的愈合率。骨髓炎治疗的基本原则包括彻底消除病灶、清灭残存细菌、充分引流、重建修复骨缺损、软组织缺损修复、局部及全身应用抗生素等。高压氧治疗也是有益的辅助治疗。

1. **手术治疗**　手术治疗是消除病灶、促进骨髓炎伤口愈合的有效方法。对于血源性急性感染阶段,如果早期合理使用抗生素治疗,感染灶一般会在2~4周治疗后得以消除,传统意义伤口的急性骨髓炎病灶清除需待死骨形成、与活骨分界清楚后,且在周围充分形成包裹时进行。手术要求彻底切除瘘管,在病灶处开凿骨窗,将髓腔内脓液、异物、瘢痕纤维组织及坏死组织彻底切除,彻底摘除死骨,消除无效腔,修整骨窗成为便于引流和易于组织生长的口宽、腔浅、底小的蝶形骨缺损。对于创伤及蔓延性骨髓炎常常伴随有坏死缺血的骨及周围软组织、阻碍抗生素渗透的细菌生物膜所形成的局部微环境,使得抗生素很难到达病变骨组织。坏死部位必须得到早期彻底的清创,将髓腔内脓液、异物、瘢痕纤维组织及坏死组织彻底刮除。

2. **合理应用抗生素**　早期应用大剂量的敏感抗生素是一切治疗的基础。治疗骨髓炎的抗生素应具有可靠的骨组织浓度,对致病菌应有高度敏感性。抗生素的应用有全身应用及局部应用两种方法。长期全身应用大剂量的抗生素费用高、全身毒副作用大而备受争议,而慢性骨髓炎病人局部骨及软组织血供差致病变骨质缺血硬化,全身应用抗生素很难达到局部有效杀菌浓度,因此不推荐使用。外科清创联合局部抗生素应用能弥补以上的各种不足。研究表明,骨髓炎在彻底清创后,局部采用抗生素滴入或灌洗,使骨髓炎的治愈率有了很大的提高。但一般局部用药常易被身体中的血液冲走并很快吸收,不能长期维持有效血药浓度,从而削弱了抗感染的能力。故临床用羟基磷灰石、磷酸钙骨水泥和聚甲基丙烯酸甲酯等材料作为抗生素的载体,用于骨髓炎伤口以提升骨髓炎治疗效果,促进伤口愈合。

五、骨髓炎伤口护理

1. **持续冲洗**　是控制骨髓炎感染的有效治疗手段,是促进病人伤口愈合的重要基础。冲洗能使骨髓腔内坏死组织、积血、脓液得到充分引流,改善局部血液循环,使感染得到控制,减少中毒症状。应做好以下护理。

（1）保持冲洗管与引流管通畅：妥善固定引流装置,保持各接头的紧密连接。防止管道的弯曲、打折、受压和脱出,保持有效负压引流。

（2）严密观察记录引流的出入量：每日保持冲洗液和引流液平衡,注意观察引流液的颜色和形状、发现异常及时报告,更换引流袋时无菌操作,防止逆行感染。

2. 伤口护理　骨髓炎伤口的处理应遵循感染伤口管理基本原则进行。

（1）充分引流：对于骨髓炎伤口必须充分引流出分泌物和脓液,禁忌使用任何密闭性敷料,包括有边泡沫、水胶体敷料等。在感染充分控制以前,不推荐使用吸附能力强的功能性敷料管理窦道或腔洞分泌物,包括藻酸盐、亲水性纤维、油纱等。

（2）伤口床准备：骨髓炎伤口常合并骨骼、肌腱等组织外露,对于有活力的骨骼、肌腱等组织,应合理保湿以保持活力,对于已经坏死的骨组织,应及时进行手术清创或咬骨钳摘除等方法;对于已溶解或脱水坏死的肌腱等组织,通过医护合作确定是否及时去除。

（3）周围皮肤清洁及保护：骨髓炎病人伤口的周围皮肤清洁及保护是促进骨髓炎感染和伤口愈合的重要环节,伤口每次清洁应包括手术切口周围 4 cm 范围的皮肤清洁,对于有皮疹或浸渍风险的周围皮肤,应及时采取皮肤保护措施。如使用皮肤保护膜或符合氧化锌软膏涂抹,避免周围皮肤感染和感染扩散的风险。

3. 营养支持　病人处于高代谢状态,充足的营养供应是促进机体康复的必要条件,应给予病人低脂、高维生素、高蛋白、高钙、易消化的食物,保障能量供给处于正氮平衡状态,利于组织修复。必要时输注白蛋白、新鲜的全血,增加机体抵抗力。

六、健康教育

（1）预防疖、疮、痈及上呼吸道感染：疖、疮、痈及上呼吸道感染是最常见的感染性疾病,且最易继发感染而致血源性骨髓炎的发生。因此预防疖、疮、痈及上呼吸道感染的发生,对预防骨髓炎的发生十分重要,包括保持皮肤清洁、清洗皮肤或沐浴时避免使用刺激性洗剂,使用适宜的润肤乳预防皮肤干裂,房间开窗通风。

（2）预防外伤和外伤感染：外伤感染包括组织损伤后感染和骨骼损伤后感染,也是引起骨髓炎的常见原因,因此教育病人在日常生活中应积极预防外伤,一旦发生外伤后一定去医院准确处理,预防继发感染。

（3）及时就医：对于感染性疾病,应及早发现、及时就医治疗。

（4）皮肤清洁：开放性骨折外固定后感染常沿髓内针向两端扩散,在髓内针穿入或穿出部位的皮下也可能形成感染,因此皮肤清洁很重要,指导病人每日用温水清洗骨折部位周围皮肤,特别注意清洗去除血痂,再用 0.5% 碘附消毒髓内针穿入皮肤处。

（5）功能锻炼：骨髓炎伤口病人愈合后必须坚持循序渐进的功能锻炼,以促进功能恢复。应制定功能锻炼计划,指导和鼓励病人定时、规范患肢的旋转、下垂、上抬等动作,预防肌肉失用性萎缩、关节挛缩甚至关节畸形。指导病人手术后每日进行肌肉等长收缩训练和关节屈伸训练,以主动训练为主、被动训练为辅,循序渐进,促进肌肉与骨组织的恢复,防止关节僵直和足下垂。

七、案例

案例　骨髓炎

病人箫某某，女性，78 岁，身高 162 cm，体重 60 kg。糖尿病病史 10 余年，尿毒症，糖尿病足 3 月余，后引发骨髓炎(图 14 - 18)。血管超声提示：下肢腘动脉狭窄，血管外科收治入院，行血管介入加支架术治疗，并予伴发骨髓炎的坏死小足趾手术切除，出院后继续伤口门诊治疗。部位：右足小趾；面积：1.5 cm×1 cm；创面 100%红；少量渗液，伤口边缘规则，足背动脉搏动好(伤口门诊时)。

伤口治疗过程及措施见图 14 - 19～图 14 - 21：生理盐水清洗伤口，亲水纤维银吸收渗液抗感染治疗。

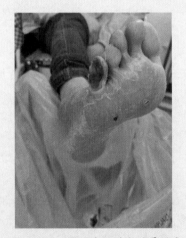

图 14 - 18　糖尿病足引发的骨髓炎

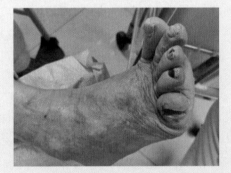

图 14 - 19　手术清创坏死骨后

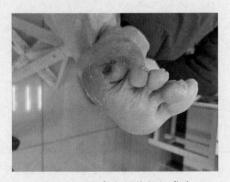

图 14 - 20　亲水纤维银抗感染

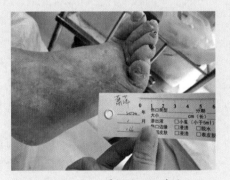

图 14 - 21　骨髓炎伤口愈合

案例治疗注意点：由于病人是由糖尿病引发的骨髓炎且下肢腘动脉狭窄，因此在治疗创面时，首先需要血管外科介入治疗开通下肢血管，同时去除坏死足趾骨消除病灶，然后再进行创面换药。

第七节　痛风石伤口的护理

一、痛风石概述

痛风石,顾名思义与痛风疾病或高尿酸血症相关。因此,痛风石的处理要结合这两种内分泌代谢疾病,不仅仅将重点放在症状处理上,更应该关注病因处理,从根本预防痛风石的发生。

(一) 高尿酸血症和痛风

高尿酸血症(hyperuricemia)是嘌呤代谢障碍引起的代谢性疾病,少数病人可发展为痛风(gout)。痛风的临床特点是高尿酸血症、反复发作的痛风性关节炎、痛风石、间质性肾炎,严重者呈关节畸形及功能障碍,常伴有尿酸性尿路结石。痛风可分为原发性和继发性两大类,临床以原发性痛风占绝大多数。

1. 病因与发病机制　高尿酸血症病因和发病机制不清。原发性痛风属遗传性疾病,由先天性腺嘌呤代谢异常所致,大多数有阳性家族史,属多基因遗传缺陷,但其确切原因未明。继发性痛风可由肾病、血液病、药物及高嘌呤食物等多种原因引起。

(1) 高尿酸血症的形成:尿酸是嘌呤代谢的最终产物,主要由细胞代谢分解的核酸和其他嘌呤类化合物以及食物中的嘌呤经酶的作用分解而来。人体尿酸的80%来源于内源性嘌呤代谢,20%来源于富含嘌呤或核酸蛋白食物。因此,高尿酸血症的发生,内源性嘌呤代谢紊乱较外源性重要。导致高尿酸血症的原因主要为:①尿酸生成过多:在嘌呤代谢过程中,各环节都有酶的参与调控。当嘌呤核苷酸代谢酶缺陷、功能异常时,则引起嘌呤合成增加而导致尿酸水平升高。②肾对尿酸排泄减少,包括肾小球尿酸滤过减少,肾小管对尿酸的分泌下降、重吸收增加,以及尿酸盐结晶在泌尿系统沉积。80%~90%的原发性痛风病人有尿酸排泄障碍,其上述因素不同程度存在,但以肾小管尿酸的分泌减少最为重要,而尿酸生成大多正常。

(2) 痛风的发生:仅有5%~15%高尿酸血症者发展为痛风。当血尿酸浓度过高或在酸性环境下,尿酸可析出结晶,沉积在骨关节、肾脏和皮下组织等,造成组织病理学改变,导致痛风性关节炎、痛风肾和痛风石等。急性关节炎是由于尿酸盐结晶沉积引起的急性炎症反应。长期尿酸盐结晶沉积形成的异物结节即痛风石。痛风性肾病也是痛风特征性病理变化之一。

2. 临床表现　临床多见于40岁以上的男性,女性多在更年期后发病。近年发病有年轻化趋势。常有家族遗传史。

(1) 无症状期:仅有波动性或持续性高尿酸血症。从血尿酸增高至症状出现的时间可长达数年至数十年,有些可终身不出现症状。但随着年龄增长,痛风的患病率增加,并与高尿酸血症的水平和持续时间有关。

(2) 急性痛风性关节炎期:表现为突然发作的单个、偶尔双侧或多个关节红肿热痛、功能障碍,可有关节腔积液,伴发热、白细胞增多等全身反应。常在午夜或清晨突然发作,关节剧痛,呈撕裂样、刀割样或咬噬样疼痛,数小时出现受累关节的红肿热痛和功能障碍。最易受累部位是第一跖趾关节,其后依次为趾、踝、膝、腕、指、肘等关节。初次发作常呈自限性,一般数天或 2 周自行缓解,受累关节局部皮肤偶可出现脱屑和瘙痒。痛风急性发作时可伴高尿酸血症,但部分病人发作时血尿酸水平正常。饮酒、劳累、关节受伤、手术、感染、寒冷、摄入高蛋白高嘌呤食物等为常见的发病诱因。

(3) 痛风石及慢性关节炎期:痛风石(tophi)是痛风的一种特征性损害,由尿酸盐沉积所致。典型部位在耳廓,也常见于反复发作的关节周围,以及鹰嘴、跟腱、髌骨滑囊等处,呈黄白色大小不一的降起,小如芝麻,大如鸡蛋;初起质软,随着纤维增多逐渐变硬如石,严重时痛风石处皮肤发亮、菲薄,容易经皮破溃排出白色豆渣样尿酸盐结晶,瘘管不易愈合,但很少感染。关节内大量沉积的痛风石可造成关节骨质破坏、关节周围组织纤维化、继发退行性改变等。临床表现为持续关节肿痛、压痛、畸形,关节功能障碍。

(4) 肾病变期:主要表现在两方面。①痛风性肾病:起病隐匿,临床表现为尿浓缩功能下降,出现夜尿增多、低比重尿、白细胞尿等。晚期可发生高血压、水肿、氮质血症和肌酐升高等肾功能不全表现;少数病人表现为急性肾损伤,出现少尿或无尿,尿中可见大量尿酸晶体。②尿酸性肾石病:约10%～25%的痛风病人有尿酸性尿路结石,呈泥沙样,常无症状,较大者引起肾绞痛、血尿等。

3. 实验室及其他检查

(1) 血尿酸测定:正常男性血尿酸为 150～380 μmol/L;正常女性为 100～300 μmol/L,绝经期后接近男性。血尿酸存在反复波动,应反复监测。

(2) 尿酸测定:限制嘌呤饮食 5 d 后,每天小便中尿酸排出量＞3.57 mmol(600 mg),则提示尿酸生成增多。

(3) 滑囊液或痛风石检查:在偏振光显微镜下可见针形尿酸盐结晶。

(4) 其他检查:X 线检查、CT 检查、关节镜等有助于发现骨、关节的相关病变或尿酸性尿路结石影。

4. 治疗要点

(1) 原发性高尿酸血症和痛风的防治目的:①控制高尿酸血症,预防尿酸盐沉积;②迅速控制急性关节炎发作,防止复发;③防止尿酸结石形成和肾功能损害。

(2) 治疗方法

1) 一般治疗。控制饮食总热量;限制高嘌呤食物摄入,严禁饮酒;适当运动,保持理想体重,防止超重和肥胖;每天饮水 2 000 ml 以上以增加尿酸的排泄;避免使用抑制尿酸排泄的药物,如噻嗪类利尿药;避免各种诱发因素并积极治疗相关疾病等。

2) 高尿酸血症的治疗目的是使血尿酸维持在正常水平。①排尿酸药:抑制近端肾小管对尿酸盐的重吸收,从而增加尿酸的排泄,降低尿酸水平,适合肾功能良好者。常用药物有苯溴马隆、丙磺舒等。②抑制尿酸生成药物:通过抑制黄嘌呤氧化酶,使尿酸的生成减少,适用于尿酸生成过多或不适合使用排尿酸药物者。常用药物是别嘌醇。③碱性药物:可碱化尿液,使尿酸不易在酸性的尿液中积聚形成结晶。常用药物是碳酸氢钠。

3) 急性痛风性关节炎期的治疗。①非甾体抗炎药(NSAIDs):各种非甾体抗炎药均可有效缓解急性痛风症状,为急性痛风性关节炎的一线用药。常用药物有吲哚美辛、双氯芬酸、布洛芬、美洛昔康等。②秋水仙碱:治疗痛风急性发作的传统药物,因其可能有骨髓抑制、肾衰竭等严重药物毒性,现已少用。一般首次剂量 1 mg,以后每 1～2 h 0.5 mg,24 h 总量不超过 6 mg。③糖皮质激素:治疗急性痛风有明显的疗效,通常用于不能耐受非甾体抗炎药或秋水仙碱或肾功能不全者。停药后容易出现症状"反跳"。

4）发作间歇期和慢性期的处理。治疗目标是使血尿酸<360μmol/L,以减少或消除体内沉积的单钠尿酸盐晶体。使用降尿酸药物的指征是:急性痛风复发、多关节受累、出现痛风石、慢性痛风石性关节炎、受累关节出现影像学改变以及并发尿酸性肾石病等。常用降尿酸药物有排尿酸药和抑制尿酸生成药物,均应在急性发作缓解2周后从小剂量开始,逐渐加量,根据血尿酸的目标水平调整至最小有效剂量并长期维持。在开始使用降尿酸药物时,可服用NSAIDs2～4周,以预防急性关节炎复发。

5. 继发性痛风的治疗　除治疗原发病外,对痛风的治疗原则同前。

（二）痛风石的病因与表现

痛风石可见于高尿酸血症和痛风病人。由于嘌呤代谢障碍产生尿酸过多,尿酸盐以细小针状结晶沉积于软组织,产生慢性炎症及异物反应导致纤维组织增生形成结节肿。周围被上皮细胞、巨核细胞所包围,有时还有分叶核细胞的浸润,形成异物结节。

痛风石最常见于耳轮,可能与耳轮处血液偏酸有关。亦多见于足趾的第一跖趾关节、指、腕、肘及膝关节等处,少数病人可出现在鼻软骨、舌、声带、眼睑、主动脉、心瓣膜和心肌。在关节附近的骨骼中侵入骨质,形成骨骼畸形,或使骨质遭受损毁。这种痛风结节也可在关节附近的滑囊膜、腱鞘与软骨内发现。痛风石大小不一,小的如芝麻,大的如鸡蛋。触诊有沙砾感,偶尔透过皮肤可以看见黄色的晶体。由这些常见部位也可推测痛风石的形成与人体的中心温度和肢体远端以及外周关节的温度梯度是否有一定的联系。据研究,在一定的温度下,尿酸盐随着身体温度的升高而在体内的溶解度增大。临床上亦可见于不易察觉的隐匿部位,容易被忽略或漏诊。

痛风石常在致密组织,如肌腱和韧带中沉积。如累及关节囊,将影响关节的活动。如累及肌腱,将影响肌腱的滑动。在骨骼,结晶沉积于哈佛氏管,将骨结构侵蚀和破坏。在关节,结晶沉积于软骨和滑膜,破坏关节最后可发生强直。结晶侵蚀皮肤破溃流出白垩状液体,导致局部疼痛和创面长期不愈合。此外,痛风石逐渐增大后,其外表皮肤可能变薄溃破,形成瘘管,排出白色粉笔屑样的尿酸盐结晶物,经久不愈。

（三）痛风石的检查

对皮下结节的性质有怀疑时,穿刺或活检其内容物,在偏振光显微镜下观察,如发现有呈双折射的棒状晶体,为典型的针状单尿酸盐结晶。采用Garrod实验可以很简单地查处痛风结晶。光镜下痛风石是尿酸晶体和纤维组织构成的,有组织细胞、单核细胞、白细胞和多核巨细胞等。标本要用无水乙醇固定才能看见晶体,判定方法有2种:一种为紫尿酸胺反应,另一种为旋光显微镜检查。

（四）痛风石的治疗

1. 保守治疗

（1）治疗原则:血尿酸维持在<297.5μmol/L,痛风石能逐渐被吸收,可预防关节破坏及肾损害。西医治疗本病,急性期采用秋水仙碱、非甾体类药物或糖皮质激素,以控制炎症、止痛,缓解期则行降尿酸治疗。

1）促进尿酸排泄：丙磺舒、磺吡酮和苯溴马龙通过减少尿酸再吸收增加尿酸排泄，适用于 60 岁以下、肾功能正常、24 h 尿尿酸（UUA）＜700 mg 及无肾结石者。

2）减少尿酸生成：黄嘌呤氧化酶抑制剂别嘌醇通过抑制尿酸生成降低血尿酸水平，适用于普通饮食下 24 h UUA＞800 mg、有痛风石、尿酸性肾结石、肾功能不全（肌酐清除率＜50 ml/min）、不能耐受促尿酸排泄药及血尿酸＞120 mg/L、24 h UUA＞1 100 mg 的病人。新型的降尿酸药物的出现，为难治性痛风石性痛风带来了希望，如非布索坦、拉布立酶、聚乙二醇尿酸氧化酶。伴有高血压者，选用氯沙坦或氨氯地平较为理想，因为两者降压兼有降尿酸的作用。

3）中医治疗：中医认为本病发病机制与日久痰瘀互结，外而发于肌肤、黏附于骨，内而流注脏腑，致脾肾失调，据此采用利湿泄浊、化瘀通络或健脾补肾、祛瘀化痰、消石的治法，以此选方择药，临床上可获较好的近期慢消缓散、远期预防新石形成的效果。

（2）饮食原则。

1）减少含高嘌呤的食物：此类食物主要有内脏类（新陈代谢率高的部位，如心、肝、肾等）、部分鱼类、胚芽、豆类（会发芽或已发芽的食物，但绿豆芽除外）、肉汁及肉汤（嘌呤易溶于水，久炖的肉汤中含有大量自肉中溶出的嘌呤）等，病人在不影响正常的营养摄取的原则下，最好减少食用此类食物。

2）摄取适量的蛋白质：蛋白质是人体所必需的营养素，不足时会使身体机能衰退。但是，由于过量的蛋白质会使体内自行合成的嘌呤增加，所以蛋白质的摄取应当适量，以每日每公斤理想体重 1 g 蛋白质最佳，可以提供身体足够的蛋白质，亦不致过量。

2. 手术治疗　手术的目的是解除痛风石对关节、组织、神经的压迫以及进一步可能造成的损害，减少或切断由痛风石中源源不断溶解的尿酸盐吸收入血的来源以及针对破溃后长期不愈合的痛风石。手术的适应证包括：痛风结节破溃、伤口经久不愈或引起皮肤坏死；骨与软组织遭严重破坏；神经、血管、肌腱受压；痛风石逐渐增大，影响病人肢体功能及生活质量；严重的全身痛风病人的减负治疗；痛风急性发作秋水仙碱无效或不能控制者；过大痛风石影响外观，病人积极要求手术者术前必须辅以综合的内科治疗，应使血尿酸保持在相对低的水平状态；因为在术中随着痛风石、尿酸盐结晶的被清除过程中，势必有部分尿酸盐结晶溶解并吸收入血，易造成术后早期痛风急性发作，所以手术的时机提倡在静止期。

针对局部、微小的痛风石可采用创伤性较小的手术方法，如关节镜、三棱针针刺、针刀等。采用微创的手术清除较小的痛风石，可预防痛风石的进一步形成。

1）关节镜：关节镜是一种高新微创技术。原理与大家熟知的胃镜与肠镜一样。它的外形只有铅笔或者筷子粗细，常用的直径只有 5 mm，在皮肤上做一个不到 1 cm 的小切口，就可以把关节镜放入关节内，然后连接微型摄像机，通过光纤照明系统和计算机成像系统，可以把关节内情况清晰地显示在荧光屏上。关节镜技术就是微创手术在骨科领域内的应用，主要应用于关节内疾病检查、诊断和治疗，是一种先进的现代骨科手术技术，被誉为 21 世纪骨科领域内的三大进展之一。

通过关节镜可以全面仔细地观察关节内的情况，直接准确地发现病变的部位。在发现病变之后可以立即在关节镜监视下进行手术，可以通过附加 1～2 个小切口，放入特制的微型器械，有的放矢地进行手术治疗。

关节镜手术具有以下优点：①皮肤切口小、创伤小、出血少、痛苦小，关节镜手术仅仅需要1～2个或多个不到1 cm的小切口就能完成手术观察与治疗,无需大范围切开,所以手术创伤小、出血少,病人术后痛苦小,皮肤疤痕小、美观。②手术精细、安全、风险小,由于手术入路是非神经、血管经过的地方,从而避免了对周围正常组织不必要的损伤,所以与切开手术相比很少引起大的并发症及意外损伤。③观察清楚、全面、直观、准确,关节镜可以看到关节内几乎所有的部位,而且具有放大效应,同时可以在近乎生理状态下,动态观察关节内的病变情况,因此观察关节内的病变情况比关节切开后肉眼观察更清楚、全面、直观,诊断更准确。④疗效好,关节镜在关节内往往是"有的放矢",对病变组织进行有针对性的操作、切除、修复和移植,加上术后关节活动早,恢复快,因此大部分疗效比关节切开手术好。⑤术后早活动,康复快,并发症少。术后下地活动早,一般术后第二天就可下地活动,大大增强了病人康复的信心;并减少术后并发症的发生(关节粘连、肌肉萎缩、静脉炎、血栓、伤口感染等),关节功能恢复快,从而使病人能早日恢复工作。⑥住院时间短,费用低。由于手术创伤小,恢复快,所以住院时间短,约1周,减少了病人住院费用。

2) 三棱针针刺:三棱针古称"锋针",是一种常用的放血工具。因为针体呈三棱形而命名,是用来刺破人体的一定部位,放出少量血液,达到治疗疾病的目的,古人称之为"刺血络"或"刺络",今有人称之为"放血疗法"。操作方法包括:

① 点刺法:针刺前,在预定针刺部位上下用左手拇指向针刺处推按,使血液积聚于针刺部位,继而用2%碘酒棉球消毒,再用75%乙醇棉球脱碘;针刺时推按,使血液积聚于针刺部位,继而用2%碘酒棉球消毒,再用75%乙醇棉球脱碘;针刺时左手拇指、食指、中指三指夹紧被刺部位,右手持针,用拇指食指捏住针柄,中指指腹紧靠针身下端,针尖露出3～5 mm,对准已消毒的部位,刺入3～5 mm深;随即将针迅速退出,轻轻挤压针孔周围,使出血少许,然后用消毒棉球按压针孔。

② 散刺法:是对病变局部周围进行点刺的一种方法。根据病变部位大小的不同,可刺10～20针,由病变外缘环形向中心点刺,以促使淤血或水肿的排除,达到去瘀生新、通经活络的目的。

③ 刺络法:针刺时,左手拇指压在被针刺部位下端,右手持三棱针对准针刺部位的静脉,刺入静脉中立即将针退出,使其流出少量血液,出血停止后,再用消毒棉球按压针孔,在其出血时,也可轻轻按压静脉上端,以助淤血外出,毒邪得泻。

④ 挑刺法:用左手按压施术部位两侧,或夹起皮肤,使皮肤固定,右手持针迅速刺入皮肤1～2 mm,随即将针身倾斜挑破皮肤,使之出少量血或少量黏液。也有再刺入5 mm左右深,将针身倾斜并使针尖轻轻提起,挑断皮下部分纤维组织,然后出针,覆盖敷料。

三棱针刺络放血具有通经活络、开窍泄热、调和气血、消肿止痛等作用,因此在痛风石的中医治疗中占有一席地位。操作时要注意:①对病人进行必要的解释工作,以消除其思想上的顾虑。②操作时手法应轻、稳、准、快,不可用力过猛,防止刺入过深、创伤过大,损害其他组织,更不可伤及动脉。③注意无菌操作,防止感染。④对体弱、贫血、低血压、妇女怀孕和产后等,均要慎重使用。凡有出血倾向和血管瘤的病人,不宜使用本法。⑤三棱针刺激较强,治疗过程中需注意病人体位要舒适,谨防晕针。⑥每日或隔日治疗1次,1～3次为1疗程,出血量多者,每周1～2次,一般每次出血量以数滴至3～5 mL为宜。

3) 针刀治疗:针刀疗法是在中国古代九针的基础上,结合现代医学外科用手术刀而发展形成的,是与软组织松解手术相结合的产物。针刀疗法针具是由金属材料做成的,在形状上似针又似刀的一种针用具。针刀疗法的优点是治疗过程操作简单,不受任何环境和条件的限制。治疗时切口小,不用缝合,对人体组织的损伤也小,且不易引起感染,无不良反应,病人也无明显痛苦和恐惧感,术后无需休息,治疗时间短,疗程短,病人易于接受。具体方法如下:①确定病人痛风石部位、常规术区碘附消毒、铺无菌敷料。②根据痛风石的生长部位,选择适当的麻醉方法。③然后应用针刀切开皮肤、皮肤下组织,皮肤切口的大小应根据痛风石的大小而定,到达痛风石的部位后,应用自制刮匙刮除痛风石,痛风石是完整孤立的肿块,无完整的包膜,如同过期的牙膏沉积于软组织、神经、肌腱、关节处,应注意痛风石周围的神经、血管、肌腱等,防止发生损伤。④痛风石容易溶于生理盐水,应用其反复冲洗,局部包扎。⑤切出的痛风石送病理科进行病理检查。⑥对较大的痛风石切除后的病人,根据具体情况是否缝合皮肤切口,同时需要进行抗感染治疗。

4) 局部手术:针对多发性的、较大的以致影响病人肢体功能活动的痛风石,须适时地进行手术切除干预。根据病灶的不同情况,可采用局部阻滞、臂丛和硬膜外等麻醉方法。单纯皮下结石能一次完整切除,关节腔有大量尿酸盐沉积、骨质破坏多、死骨与周围组织交织在一起、肌腱损害严重,常需彻底清除尿酸盐、死骨,将骨短缩,行肌腱和骨移植术。

二、痛风石围手术期护理

围手术期护理人员需要辅助医生,共同照护病人。病区护士需做好术前、术后护理及可能发生的并发症的护理。

(一) 术前护理

1. 心理护理　病人因常年疼痛和关节受累,部分劳动能力丧失,对手术能否解除病患知识缺少了解,常存有焦虑情绪。因此护理人员要体贴关心病人,主动与病人进行有效沟通,以同种手术康复病例资料进行宣教,并向病人说明最新的治疗动态,增加其对治疗的信心,以最佳的身心状态迎接手术。

2. 饮食护理　痛风病人饮食指导尤为重要,入院后为病人制定低嘌呤饮食,防止摄入高嘌呤食物;鼓励病人选食蔬菜和水果等碱性食物,以促进尿酸排泄;告知病人多饮水,避免烟酒。病人血尿酸浓度正常者术前口服别嘌呤醇片100 mg、每天3次,连续服3 d;血尿酸浓度增高者服别嘌呤醇片延长至7~10 d。

3. 术前准备　完善血液及尿液尿酸的检查、X线检查等术前各项检查。查看手术区域范围有无皮肤破溃,将指(趾)甲剪净,询问有无药物过敏史并做好记录。手术前晚因紧张不能入睡者,可遵医嘱适当服用安眠药,术前禁食10 h、禁水8 h,手术晨按医嘱术前控制血尿酸降至正常或近于正常水平,可以避免术后因尿酸过高,影响创口愈合。

(二) 术后护理

1. 病情观察　术后病人应给予心电监护,密切观察病人意识、体温、脉搏、呼吸、血压等,并保持呼吸道通畅。术后体温升高未超过38℃,为机体对手术创伤后的反应,为吸收热;若体温持续不退,并出现高热现象,应注意有无伤口感染等情况发生。

2. VSD 负压护理　保持有效负压是负压封闭成败的关键,负压的高低及有无中断直接影响引流的效果。封闭式负压引流(VSD)是用医用泡沫材料包裹多侧孔引流管,使泡沫材料成为引流管和被引流区之间的中介,再利用半透性粘贴薄膜封闭被引流区使之与外界隔绝,接通负压源形成一个高效引流系统,适用于各类传统外科方法无效的慢性难愈性伤口及不能立即施行确定性外科创面关闭方法如皮瓣移植等的伤口。目前临床手术治疗痛风石常联合应用 VSD,以期达到更好的治疗效果,具体操作如下:

(1) 常规护理:术后监测病人生命体征,密切观察创面渗血、渗液等情况,确保患肢抬高,观察患肢末梢血液循环等。

(2) 保持有效的持续负引流:保持有效负压是负压封闭引流治疗成败的关键,持续高负压是负压封闭引流的重要特点,负压的高低和有无中断直接影响引流效果,一般将负压维持在 0.017~0.060 MPa,提供一个高效的持续的引流效果。

(3) 保持引流通畅:引流物量大且有大量坏死组织时,存在引流系统被封堵导致引流失效的可能性。经常观察引流管有无堵塞,查看负压表,及时排除异常情况。正常的负压引流效果是引流管通畅,吸引出血性或脓性液体,VSD 材料塌陷紧贴创面,内管形态明显凸现。若创面上 VSD 材料触摸没有硬实感或减弱时,则提示引流管有堵塞或连接管扭曲的可能,应立即处理并始终保持引流管畅通,如有小血块或血痂堵塞管道时,可用灭菌注射液 10~20 ml 冲洗抽吸管道,若仍不能解决问题,揭除粘贴薄膜后,中心负压不下降或消失,需通知医生立即更换引流。

(4) 创面的观察与护理:应用 VSD 不需每天换药,一次封闭可以保持有效引流 5~7 d。VSD 材料内有少许坏死组织和渗液残留,表面出现黄绿色、灰暗色等各种污物时,并非创面的坏死组织所致,不会影响治疗效果,一般无需特殊处理。若创面 VSD 材料鼓起、管形消失,除了负压源异常、引流管堵塞外,还应考虑创面密封不严、薄膜下积液等,根据具体原因具体处理。薄膜下积液一旦发生,需立即处理,更换薄膜或更换整个引流。粘贴薄膜时应尽量避免过度牵拉和反复粘贴,预防张力性水泡的发生。

(5) 引流瓶和引流管的护理:选用透明的引流瓶和引流管,便于观察、记录引流液的量和性状。若发现有大量新鲜血液被吸出时,应立即通知医生做相应处理。每日更换负压引流瓶。更换时,必须用双血管钳左右交叉夹住伤口引流管,防止引流液回流,然后再接负压引流瓶,调好中心负压后再松开止血钳,防止漏气。妥善固定引流管,防止牵拉、折叠、扭曲等。

(6) 术后抬高伤肢,有利于促进末梢血液循环,尤其促进手、足关节切口周围的血液循环,使切口内的瘀血减少,促进切口早期愈合。远红外线具有活血化瘀之功效,同时也具有消炎止痛、促进组织生长的作用,所以应用红外线照射对切口的如期愈合有很好地促进作用。

3. 饮食指导 术后坚持低嘌呤、低热量饮食,按痛风饮食治疗卡制定饮食方案;避免诱发因素,多饮水、限制饮酒,适当饮用饮料,禁止吸烟,减少并发症的发生。

4. 术后早期功能训练 功能锻炼对四肢关节功能恢复很关键。术后 1 d 就可以进行肌肉收缩及轻度的关节伸展运动,次数不宜太多,持续时间不宜太长,最开始每天 3~5 次,每次持续半小时;术后 3~5 d,创口疼痛缓解,可进行肢体及关节全范围的伸展运动,以活动后有轻微的疼痛感为度。在锻炼中注意及时调整锻炼计划,调动病人积极性。

(三) 出院指导

1. 注意饮食控制 痛风病人的饮食有三大原则:不饮酒、不吃内脏、少吃海产品。注意摄取充足的水分,增加尿酸排出。对病人讲解饮食的重要性,是预防痛风发作的关键。避免摄入含嘌呤过高的食物,温饱适度。营养均衡,多吃含纤维丰富、热量较低的食物。少吃盐,少用强烈刺激的调味品。

2. **康复训练** 应及早制定锻炼计划,忌暴力性锻炼,应循序渐进,以不疲劳不引起疼痛为度。病人规律适度的运动,预防痛风发作,可选择打羽毛球、散步、骑自行车等有氧运动,运动量一般以运动后少量出汗为宜,运动后出现疼痛并超过 1 h,应暂时停止此项运动,指导病人进行自我检查,定期门诊随访及复查血尿酸情况。

(三) 痛风石常见并发症——痛风石破溃的处理

痛风石破溃是常见并发症,病灶渗出物较多、易形成窦道、并发感染是伤口愈合困难的主要原因。临床表现包括患处肿胀疼痛、局部破溃伤口渗出黄白色豆渣样分泌物(图 14 - 22),甚至夹杂死骨、脓血,部分病人因伤口较深形成多个窦道、瘘管或并发感染,伤口短期难以愈合,严重者导致行走障碍甚至面临截趾或截肢的风险,给病人带来痛苦的同时也增加了家庭和社会的负担。可以应用糖尿病足溃疡创面 Wagner 分级法对痛风石破溃进行伤口评价:0 级,有溃疡危险因素,当前没有溃疡,但存在引起溃疡发生的危险因素;1 级,表面有溃疡存在,无感染发生;2 级,溃疡比较深,常伴发蜂窝组织炎,没有骨组织破坏和脓肿;3 级,有深度溃疡、深度脓肿或常出现骨组织的破坏;4 级,有局限性坏疽;5 级,全足坏死。具体护理措施如下:

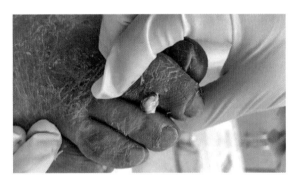

图 14 - 22 痛风石破溃

1. **一般护理** 强调动态性观察患处血运情况,尤其强调护理人员对足背动脉搏动情况、伤口局部组织红润与否、患处皮肤温度是否发冷做到每日评估,以尽早发现可疑坏死或血栓。对于下肢肿胀病人,嘱咐其用枕头适当垫高患肢,促进血液回流,注意伤口处避免沾水,督促其戒烟,减少对伤口生长和血液循环的不利因素。对于肾功能异常病人,留意病人肢体水肿及 24 h 尿量变化。

2. **心理护理** 痛风石破溃病人往往是血尿酸偏高长期未得到有效控制,突然或反复病情加重的情况居多。病人常陷入急于改善症状或自卑失望状态,因此,日常护理工作中一定要尽力解决病人的心理失衡问题。一方面,可以既往伤口逐步好转病例、照片鼓励病人积极配合治疗,明确告知其血尿酸若能长期达标,不但关节疼痛可以缓解,原有的痛风结节也有可能缩小、消退,部分病人肾功能也可以得到一定程度的恢复;另一方面,也要告知病人及其家属痛风石破溃是一种较严重的并发症,需要耐心配用药医治,部分降尿酸药物使用初期因造成尿酸波动较大甚至可能导致痛风性关节炎复发,这是常见现象。对于伤口浅、无感染、病程短、体质好、无重要脏器受累的病人,多耐心解释,消除其焦躁情绪及恐惧心理;对于伤口深、感染重、重要脏器受损的病人要谨慎,劝解其耐心长期治疗,同时也要及时将不良预后及对策(如手术截肢、透析)告知家属,逐步减轻其思想负担。此外,在心理疏导过程中要求护理人员语言态度热忱而谨慎,我们的经验是要做好护患沟通,首先医护之间要事先沟通,治疗方案、预后判断要及时互通有无,以免病人咨询病情时医生、护士告知的内容差异大引起过多疑虑,造成患方不信任,影响治疗预后。

3. **饮食指导护理** 痛风与高嘌呤饮食密切相关,但痛风石破溃病人中,相当一部分因惧怕痛风发作饮食限制过于严苛,甚至只奉行素食,导致慢性贫血、低蛋白血症,不利于伤口的生长愈合。主张低盐、低脂、低低嘌呤饮食,严格禁酒、禁食动物内脏、海鲜,请营养科医生会诊,针对病人肝肾功能及实际情况制定个性化食谱。如病人合并肾衰竭、低蛋白血症,应在严密监测血清尿素氮及电解质情况下提倡优质动物蛋白、低盐饮食,适当补充蛋、奶、淡水鱼肉,鼓励病人多进食富含维生素的樱桃、西红柿等水果蔬菜,以促进尿酸排泄。

4. **药物护理** 目前,痛风急性疼痛发作期针对性用药主要包括非甾体抗炎药、糖皮质激素及秋水仙碱,前两种药物可能导致血压、血糖波动以及胃肠道不适,而病人若按秋水仙碱说明书上所述"急性期成人常用量为每 1~2 h 服 0.5~1 mg,直至关节症状缓解"用药,常出现剧烈腹痛腹泻,且有潜在肝肾毒性,因此目前建议改为小剂量(每日 0.5~1 mg)短期使用,用于预防复发,可以明显减少不良反应的发生。目前临床上用药主要是抑制尿酸合成的别嘌醇、非布司他以及促进尿酸排泄的苯溴马隆。别嘌醇可能导致病人肝功能损伤,部分病人会发生以剥脱性皮炎为表现的严重超敏反应;肝功能障碍或大量泌尿系结石的病人,不宜服用苯溴马隆。风湿科医护人员应该掌握以上药物的正确用法及毒副作用,并告知病人若出现皮疹、口腔溃疡等应及时发现并告知医生尽快处理。此外,用药前告知病人尿酸急剧上升或下降都可能致使尿酸盐析出或崩解,导致关节炎症再发或伤口尿酸盐分泌物较多排出,以免病人因症状再产生疑虑或丧失治疗信心。首次接诊清创换药时应注意留取伤口分泌物标本进行病原体培养及药敏试验,严格遵循抗生素使用原则,根据药敏试验报告选用抗生素足疗程治疗,注意复查,以尽早发现院内感染或二重感染。非伤口肿胀疼痛部位,可用中药成方金黄膏冷敷,注意观察敷贴部位有无过敏、破溃,避免膏药污染创面。对于部分贫血、低蛋白血症伤口愈合不良病人,应遵医嘱予对症营养支持用药;严重病患符合输血指证者,可申请使用血浆或清蛋白。

5. **局部破溃创面护理** 本病与糖尿病足都属于代谢性疾病,痛风石破溃病人也常伴有糖尿病病史,伤口深、局部血液循环差、分泌物多,细菌培养出耐药金黄色葡萄球菌和厌氧菌概率较高,两者有较多共同之处,所以参考糖尿病足溃疡创面 Wagner 分级法指导痛风局部破溃创面(简称痛风病足)的护理:0 级,足部多发痛风石结节形成,局部皮肤由于痛风石隆起而变薄,病灶中心顶点可见黄白色痛风石点状显露,按压质地较柔软甚至有波动感,表皮尚未破溃。这部分病人易发生病灶痛风石破溃,应严格避免局部外伤、高温水泡脚以及有"拔毒作用"外用药膏的理化刺激,局部疼痛可用氟比洛芬巴布膏于病灶基底部外贴抗炎止痛,预防破溃。1 级,表面有溃疡存在、无感染发生。这类病人多为破溃初期,伤口较浅或面积不大,分泌物无明显异味。先进行常规清洁换药,探针评估伤口深度及窦道是否存在,留取分泌物行病原学检查,视分泌物量决定覆盖伤口的敷料种类或厚度,足背部轻浅创面甚至无需敷料遮盖,注意避水即可;但足踝近足底部伤口易于摩擦或挤压,可用棉垫覆盖,分泌物多时每日或隔日更换棉垫敷料。2级,溃疡比较深,常伴发蜂窝组织炎,影像学或关节超声检查没有骨组织破坏和脓肿,这部分病人创面伤口深度往往超过0.5 cm,可见窦道,分泌物量大,应特别注意用无菌棉球蘸取适量生理盐水擦洗溃疡创面,对痂皮以下坏死组织进行清洗,必要时修剪清创,适当挤压创面排出窦道中的痛风石及坏死组织,并用生理盐水适当冲洗窦道后填塞引流条、银离子纱条促进分泌物排出,对于空腔较大、分泌物量多的病人,可使用吸附能力更强的海藻酸钙敷料填塞或覆盖,以防止感染性分泌物向伤口周围健康组织扩散。3级,有深度溃疡、深度脓肿或常出现骨组织的破坏。病人感染症状明显,分泌物量大且夹杂死骨,需要加强抗感染和清创治疗,在采取2级痛风创面应对措施、1周内仍持续恶化情况者,请普外科评估手术指证,必要时采取手术清创、负压引流;对于关节区的病灶,常用关节针刀镜进行镜下关节腔灌洗,可冲洗出大量痛风石及坏死组织。若部分病人表面伤口面积较大难以愈合,可在换药后局部喷涂表皮成纤维生长因子促进伤口生长,注意伤口避水,日常清洗用生理盐水或酒精处理。此外,实践经验证实,在2级、3级痛风石处理过程中,关节超声检查便于掌控深部窦道内痛风石蓄积量以及骨质破坏进程,对病人的预后评估有重要意义,且无创、价格低廉,易被病人接受。对于4级(有局限性坏疽)、5级(全足坏死)的痛风病足病人,常规创面护理疗效不佳,请普外科或骨科医师协助制定处置方案,必要时专科手术治疗。

6. 健康教育　嘱病人注意观察患处肿胀、疼痛情况,皮肤苍白发绀应及时告知医生,肿痛明显或分泌物渗出较多时避免患肢活动,分泌物减少时可逐步增加活动,如床边轻微屈曲或伸直肢体,避免长时间负重或挤压伤口。创面愈合后,应注意伤口保护,病人家属应注意修剪趾甲,避免甲沟炎形成或伤及足趾甲周痛风结节的皮肤,禁止自行挑破痛风结节,以防感染。若肿痛突发加重、局部皮肤发绀或分泌物增多有异味,应及时就诊。另外,剧烈运动产生乳酸限制尿酸代谢途径,易使血尿酸波动导致痛风再发,一般主张伤口痊愈的病人循序渐进,逐步加大运动量。有条件的医院可以开通用于护患、医患院外联系的微信平台,以便于随访和延续性护理,定期发布痛风相关保健知识,回答病人咨询问题,指导其自我管理。

三、案例解析

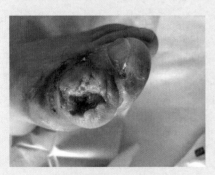

图14-23　痛风石创面

案例　痛风

病人石某某,男性,65岁,身高172 cm,体重85kg。有痛风病史8年余,2020年8月因左足大拇指破溃来院就诊(图14-23)。

部位:左足大拇指;面积:2.5 cm×2 cm;基底部:50%黄色组织,50%红色肉芽组织;渗液:中等量,伤口边缘:不规则;周围皮肤发红。

1. 伤口治疗过程及措施　生理盐水清洗创面,保持创面清洁,去除创面内的分泌物,避免伤口感染(图14-24～图14-25)。

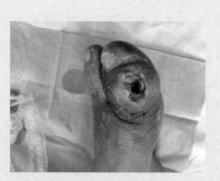
图 14-24　清洗伤口，去除痛风石

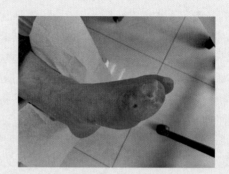
图 14-25　伤口愈合

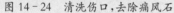

2. 案例治疗注意点　由于该病人创面有痛风石，根据伤口评估周围首先排出痛风石，选择内层敷料：抗菌纱布抗感染、引流。

第八节　医用粘胶性损伤

一、医用胶粘剂相关性皮肤损伤的定义

医用胶粘剂相关性皮肤损伤（medical adhesive-related skin injury，MARSI），移除医用胶粘剂后，皮肤局部出现的持续 30 min 甚至更长时间的红疹或皮肤异常症状，如水疱、皮肤撕脱、糜烂等。其分型包括机械性损伤（表皮剥脱、张力性损伤及皮肤撕裂）、皮炎（刺激性接触性皮炎和过敏性皮炎）、其他型（毛囊炎和浸渍）。

二、医用胶粘剂相关性皮肤损伤护理重要性

医用胶粘剂是临床工作中不可缺少的一个组成部分，在医疗机构中几乎每一位病人都会用到，它由压敏胶和涂有粘胶的衬垫这两部分组成。一些能拉合伤口边缘连接和固定各种外部设备或产品，实施非侵入性的监测都会使用到医用胶粘合剂，它包括：胶带、电极、敷料、造口袋等。随着医用胶粘剂的广泛使用，会导致一系列皮肤问题，当粘胶剂与皮肤之间的附着力大于表皮与真皮细胞之间的附着力时，表皮便会随医用粘胶的撕除与真皮分离，即使没有明显的外伤，胶粘剂的去除也会造成上皮细胞的脱离，从而损伤皮肤。此外，胶粘剂的反复使用与去除导致的皮肤屏障功能受损引发的炎症反应与创伤愈合反应也是重要原因。

医用粘胶相关性皮肤损伤需要护理管理者和临床护士引起重视，建立和完善护士预防MARSI 的培训体系。2013 年，造口伤口、静脉输液治疗、老年科、新生儿科、感染预防、皮肤科、围术期管理等领域的行业专家联合发布了医用胶粘剂引起的皮肤损伤的专家共识，医用胶粘剂引起的皮肤损伤也逐渐引起了国内外医护界学者的重视。在 2016 版美国《静脉治疗

实践标准》中提出：请注意使用导管固定装置引起的医用黏胶相关性皮肤损伤（MARSI），更换固定装置时应注意评估皮肤情况；注意因年龄、关节运动和水肿等情况所致皮肤损伤的潜在风险。国内外的研究表明，因反复粘贴和移除医用粘胶造成皮肤屏障功能的改变，最终导致 MARSI 的发生率高达 3%～30%，国内外病人 MARSI 的发生率相差不大，但是幼儿、老年病人及带管病人 MARSI 临床发生率较高。从医疗卫生成本考虑，皮肤损伤一旦发生后，其后期治疗需要的人力、物力、财力也会增加，有一项研究显示，每 1 例皮肤撕脱伤会给病人大约增加 21.96 美元的医疗花费。

三、引起医用胶粘剂相关性皮肤损伤的相关因素

1. 内部因素　包括年龄、种族、皮肤状况（湿疹、皮炎、慢性渗出性溃疡、大疱性表皮松解症）、疾病情况（糖尿病、感染、肾功能不足、免疫抑制、静脉瓣膜功能不全、静脉高压、静脉曲张）、营养不良、脱水等。

（1）年龄因素增加了对 MARSI 的易感性，其中早产儿、新生儿、婴儿、老年人是 MARSI 的高发人群。有研究显示国外老年病人 MARSI 发生率为 15.5%，我国老年病人 MARSI 发生率为 12.85%。住院患儿发生率为 7%～18%，新生儿重症监护室发生率为 26.6%。早产儿和新生儿皮肤角质层较薄，缺乏胶原纤维，皮肤缺乏弹性，防御外力的能力较差，造成经表皮丢失的水分蒸发散热与皮肤渗透性增加，当去除持续监测设备的粘胶剂时，易形成 MARSI。老年人皮肤表面湿度、弹性和张力降低，容易发生皮肤损伤。

（2）有研究表明，不同民族之间存在皮肤结构和功能的差别，表现在对不同物质经皮吸收速度的差异，如角质层类脂膜（神经酰胺），会影响皮肤损伤的风险。Evans 等对不同种族的皮肤拉伸机制的差异研究发现，非洲裔美国人的皮肤比非拉丁裔白人皮肤更加有韧性，发生皮肤损伤的概率降低。

2. 外部因素

（1）胶粘产品带来的皮肤撕脱与皮肤损伤，不易透气的胶带会使胶带内部水分不易散发，导致皮肤浸渍和刺激症状，使皮肤更加容易受到机械损伤。如果在去除胶粘剂的过程中没有使用正确的技巧，皮肤的表皮层会与胶粘产品一同被撕下，不仅仅会破坏皮肤的完整性，还会引起疼痛、增加感染的风险、加大伤口面积、影响愈合。

（2）过度皮肤清洁导致的皮肤干燥，药物使用（如抗过敏药物、抗凝剂、化疗药、长期使用皮质类固醇等），放射治疗，长期反复使用、撕除医用粘胶产品。

（3）病人发生需要协助转移时，发生皮肤撕裂的风险也会明显增加。

四、医用胶粘剂相关性皮肤损伤的评估和预防

（1）一般评估：目前尚未研制出国际通用的 MARSI 风险评估工具，护理人员更需提高警惕，在使用含有胶粘剂的医疗用品前，识别和保护高危病人是预防的关键环节。尤其是 MARSI 高危病人，应对皮肤的变化密切观察。目前普遍认为病人在入院时就应开始定期评估皮肤损伤的风险，在评估过程中需要对皮肤进行全面的检查，在光线充足的环境下，观察皮肤的颜色、质地、外观一致性和完整性。任何皮肤的损伤和病变都要进行准确描述，包括：

类型、颜色、排列、大小和分布,一旦出现 MARSI,应评估是否出现感染的征象。

(2)敏感性评估:在使用医用粘胶前还应询问病人皮肤过敏史,以及以前任何刺激性接触性皮炎发作的病史,以期最大限度地降低 MARSI 风险。医用胶粘剂产品非过敏刺激性接触性皮炎是 MARSI 常见的原因之一,暴露时间越长,发生的可能性越大。详细评估病人既往已知或疑似变应原(过敏源),以减少 MARSI 的风险。一旦确诊为过敏性皮炎,应该避免接触相同或类似的物质。

(3)提供适当的营养和水分是良好的皮肤护理与病人健康的重要方面。全面的营养包括充足的能量、氨基酸、碳水化合物、脂肪、微量元素和维生素。

(4)医用粘胶的粘贴:提供标准化的护理流程,预防医用胶粘剂对皮肤的损害,进行有效皮肤护理。2013 年国际皮肤与造口护理协会发表的专家共识给出了医用粘胶粘贴的推荐程序:确保粘贴部位清洁干燥—必要时备皮—使用不含酒精的皮肤保护剂保护高危皮肤—待干—无张力、无拉伸下粘胶产品(可根据需要折叠边缘形成凸耳便于拆卸)—将粘胶产品轻轻压入位,避免缝隙和褶皱。

(5)医用粘胶的移除:研究表明医用黏胶产品粘贴时间越长,病人发生 MARSI 的可能性越大。因此及时更换和移除医用黏胶产品非常重要。研究表明一次性电极片在间隔 24、48、72 h 更换时间下皮肤状态、电极片稳固度、电极电位稳定程度、心电图波形清晰度以及病人主诉皮肤不适感五大指标,发现最佳更换时间为粘贴后 48 h。临床研究发现留置针敷贴与 PICC 敷贴更换时间则与温度有关。

(6)皮肤保护剂和除胶剂:使用皮肤保护剂被证实是一项预防 MARSI 的有效措施。皮肤保护剂可在皮肤与刺激性粘胶剂之间形成一层屏障,不影响粘胶剂的黏合度,达到对皮肤的保护。研究发现应用皮肤保护剂可有效保护高危病人皮肤完整性,减少 MARSI 的发生。现有除胶剂主要以酒精、油剂、硅三大类为主,硅剂除胶剂由于其无刺激性的特点更被专家推荐,但同时价格也更昂贵。国内学者也在不断探索采用经济有效的方式减少去除医用粘胶产品时的张力及胶体残留的方法,例如采用甘油、橄榄油等均可达到有效除胶的目的。专家认为对于不再重复使用医用粘胶的部位,亦可考虑使用乳液、凡士林或矿物油等。

(7)医用胶粘产品与兰格氏线(Langer'sline)的关系:兰格氏线是皮肤下循着真皮纤维方向所形成之天然张力线,是皮下的自然纹路。在使用医用胶粘剂的过程中,需要考虑兰格氏线的作用以及医用胶粘产品与兰格氏线平行、相对/相跨造成的影响。外科手术切口,尤其是整形手术切口通常与兰格氏线的方向是平行的,因为这种方法愈合更好,瘢痕更少。当皮肤张力降低,皮肤的运用很有可能会跨过兰格氏线。如果胶粘产品必须要跨过兰格氏线,需要使用具有张力的产品。相反的,如果伤口与兰格氏线平行,则需要使用不具有张力的胶粘产品以减少皮肤损伤。对 MARSI 与兰格氏线之间关系的相关研究有待进一步深入。

五、合理选用医用粘胶产品

市场上医用粘胶产品种类繁多,包括各类胶布、敷贴、电极片、造口袋等,这些医用黏胶产品直接与病人皮肤接触,选用不合理会导致病人发生 MARSI 风险增加。

1. 选择正确的医用黏胶产品　根据使用的目的、解剖位置、周围皮肤条件、胶粘剂种类,选择最合适的胶粘剂,主要因素包括:局部是否光滑、是否有摩擦、是否出汗、湿度情况、是否有渗出液或体液等;其次还要考虑胶粘剂的温和型、透气性、延展性、适应性和弹性。医用黏胶一般分背衬与黏合剂两层,常见背衬可由纸质、聚氨酯透明塑料、无纺布、弹性布等材质构成,决定敷贴的延展性与柔和性;黏合剂分橡胶、丙烯酸酯、硅胶(硅酮)、水胶体及聚氨酯等多种类型,不同种类适用于不同的皮肤状态与部位。理想的医用黏胶剂应包含:足够的黏合度、较好的持久度、去除后无残留和尽量温和。

(1)普通创口固定:普通固定的创口最常见如血管穿刺处等,敷贴需要满足隔绝细菌、有良好的透气性和透明度等要求,便于防止感染和观察创面,敷贴更换周期相对较短,对黏合力度和弹性要求不高,考虑选择聚氨酯透明塑料背衬、有机硅黏合剂类型敷贴,方便更换且保证良好的舒适度。

(2)创面潮湿:橡胶黏合剂搭配纺织布背衬通常比丙烯酸或硅胶黏合剂更耐潮湿,可考虑用于与水分或分泌物接触的某些医疗固定(如气管内管)。但需要注意若使用或去除不当,黏合剂会对皮肤产生强腐蚀性,天然橡胶也可能引起过敏反应。

(3)敏感性皮肤:丙烯酸酯、聚氨酯和硅胶黏合剂均较为温和,其中硅胶黏合剂由于其物理特性具备极低致敏性,与传统黏合剂相比,表面张力更低,贴合皮肤的自然轮廓,其与整个皮肤表面的接触非常快,附着力不像传统胶粘剂逐渐增加,而是长期维持在一个稳定的水平,又因其剥离,可以减少皮肤损伤发生的风险;但同时它对潮湿条件的耐受性较低,黏附性较差,不适用于某些关键装置,例如血管通路装置、气管插管和鼻胃管等的固定。

(4)创口加压固定:需要加压包扎的伤口,特别是关节处等活动度较大的地方,在保证隔离细菌、透气性好的基础上,还需要产品具备一定的弹性和延展性,对背衬材质要求高,参考选择无纺布背衬敷料。值得注意的是,骨科手术病人关节或其他活动区域被医用黏胶覆盖时,发生张力损伤的可能增高,为避免拉伸损伤,还应使粘贴黏胶的拉伸方向与皮肤运动方向保持一致。此外水胶体黏合剂黏合度较好,也可用于需要密封及加强固定的创口。

(5)水肿皮肤:使用医用黏胶前应考虑到黏胶可能引起皮肤水肿的潜在风险,除炎症、损伤或手术外,多种医疗环境下均可能发生水肿,如过敏反应、肝硬化、充血性心力衰竭、DVT、低蛋白血症、慢性肾病、烧伤、败血症和液体过载等。水肿风险高的病人应尽量选用具备一定弹性的背衬敷贴,避免医用黏胶造成压力性皮肤损伤。

2. 医用胶粘剂的使用　确保局部清洁,剪去或剃除局部毛发,以免细菌滞留导致毛囊炎;用不含乙醇的保护膜保护容易受损的皮肤;避免使用有刺激性的皮肤清洁剂,导致皮肤过度干燥,损害皮肤屏障功能;在粘贴前让皮肤充分待干以免皮肤浸渍,使用无张力粘贴的手法,使用柔和的压力使胶粘产品与皮肤贴合,避免出现空隙和皱褶;如果出现皮肤肿胀,应使用柔软、有弹性的胶粘产品,并将延展方向与皮肤肿胀或关节活动方向保持一致;如果需要加压包扎,只在敷料上拉伸胶布,在皮肤上一般不使用张力。

3. 医用胶粘剂的移除　先松解胶粘剂产品边缘,另一只手的手指把皮肤和胶粘剂分离,沿着毛发生长的皮肤水平方向缓慢去除胶粘剂,避免引起病人疼痛;另外,松解粘胶剂时先松解伤口边缘的胶带,再松解伤口中心的胶带。

第九节　窦道潜行伤口的护理

一、窦道、潜行伤口概述

(一) 窦道、潜行的定义

1. **窦道**　指体表通向深部组织的病理性盲管,仅有一个开口通向体表。测量时使用探针沿窦道方向伸入直到盲端,用镊子夹住露在皮肤表面的探针,再进行测量(图 14 - 26)。

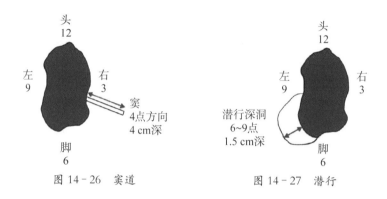

图 14 - 26　窦道　　　　　　　图 14 - 27　潜行

2. **潜行**　指伤口皮肤边缘与伤口床之间的袋状空穴,无法用肉眼见到的深部被破坏的组织。测量方法与测量深度相同,用探针沿伤口四周逐一测量(图 14 - 27)。

(二) 窦道、潜行形成原因

窦道、潜行形成的主要原因是细菌侵犯了骨与软组织,引起骨与软组织几乎是同时出现在局部、具有持续性慢性炎症的一种表现形式。这些细菌或由其所引起的各种致炎介质持续性刺激周围软组织而引起炎性反应,大量脓性分泌物引流不畅,被迫在深部软组织内迂回破坏,形成窦道、潜行。常见因素为局部伤口感染、异物存留(缝线、死骨等)、脓肿切开后引流不畅,也可见于特异性感染(结核破溃)等。窦道、潜行的形成可由单个或多个因素共同作用所致。

1. **局部因素**

(1) 感染:血肿和污染是发生感染的 2 个重要因素。①在处理伤口表面时处理不规范或伤口长时间暴露都可导致污染。如手术区域皮肤的消毒和隔离不符合无菌要求或手术器械被污染等;一些伤口长时间暴露也可致使细菌菌落定植、繁殖,最终导致感染;②组织的破坏和出血。组织破坏严重,局部组织坏死多,炎性反应期延长容易继发感染。出血多也为感染创造了条件,深部组织感染容易形成窦道。而窦道、潜行由于引流不畅又会加重感染,如此形成恶性循环而影响愈合过程。

(2) 缝合:在伤口缝合过程中缝合过浅、结扎过松可使创缘对合差形成无效腔,结扎过紧或缝合密度过大导致局部张力大、血供较差,都可影响伤口愈合而形成窦道、潜行。

（3）引流不畅：引流不畅导致感染或引流物放置时间过长。引流物为异物可刺激组织渗出增多，导致伤口愈合时间推迟。引流物放置时间过久，反而会促使继发感染、粘连、疤痕组织增多，导管拔除后分泌物反复刺激形成慢性窦道、潜行。

（4）异物：组织内存在异物如缝线、碎骨、人工植入物、外伤导致的异物残留或自身组织（如藏毛囊肿、胆囊手术中结石残留于组织）引起的异物反应都可使伤口迁延不愈。例如，手术常用的丝线不被人体组织吸收，在组织内作为异物长期存留，在伤口感染时，丝线可隐藏细菌的异物，致使伤口形成窦道、潜行经久不愈。

2. 全身因素

（1）全身性疾病：结核病、糖尿病、尿毒症、高脂血症、贫血、恶性肿瘤、肝肾功能不全、自身免疫性疾病等都可导致伤口愈合不良，形成窦道、潜行。

（2）肥胖：肥胖病人皮下脂肪广泛，手术后易发生脂肪液化坏死，也容易形成无效腔和血肿；脂肪组织也可导致伤口的张力增加，阻碍伤口局部的血液循环，影响伤口愈合，因此肥胖者手术切口和引流管拔除后更容易形成窦道、潜行。

（3）营养状态：蛋白质、维生素、微量元素都是伤口愈合不可或缺的重要元素。营养状态的好坏直接或间接的影响愈合，深部伤口久治难愈容易形成窦道、潜行。

（4）其他：年龄、药物、吸烟、放射治疗等也作为影响因素与其他因素共同作用于伤口导致迁延不愈，最终形成窦道、潜行。

（三）临床表现

窦道管壁通常有较厚的纤维疤痕组织增生，管腔内充满不健康肉芽组织，窦道外口可有突出的暗红色肉芽组织，并有分泌物溢出。有时窦道外口也可暂时性闭合，但间断一段时间后。潜行在表面可见到边缘内卷、周围组织有炎症。窦道、潜行有慢性炎症反应，分泌物积聚，局部又可出现红肿、破溃等急性炎症症状。如此反复发作，经久不愈。常见有以下几种类型：

1. 腹壁窦道、潜行　多为腹部手术后切口感染所致，局部常有红、肿、痛或硬结，并伴有分泌物溢出并常有缝线自窦道内排出或探查发现，排出或摘除缝线后，红、肿、痛症状有所减轻，如此反复发作。

2. 骨髓炎窦道、潜行　发生在骨组织相关部位，有外伤史、手术史或感染灶。多由化脓性骨髓炎或硬化性骨髓炎治疗不当或延误治疗而发生的。伤口局部肿胀，肢体增粗或变形；有时伤口暂时愈合，但由于感染灶未彻底治愈，当机体抵抗力下降时，炎症扩散可引起急性发作，表现为疼痛，皮肤转为红肿、热及压痛，体温升高，伤口破溃，窦道排脓等症状。

3. 结核性窦道、潜行　结核性窦道多见于结核性淋巴结化脓破溃所致（图 14 - 26、图 14 - 27），伤口长期不愈，窦口肉芽组织水肿，颜色灰暗，常有稀薄分泌物或干酪样物自窦道排出。

4. 其他部位窦道、潜行　多为深部脓肿切开引流不畅所致，可见于臀部脓肿或乳腺脓肿切开引流后，或脓肿自行破溃长期不愈，也可见于外伤后异物存留致伤口感染而长期不愈的慢性窦道。

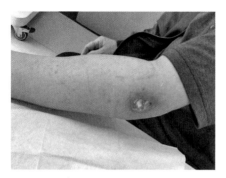

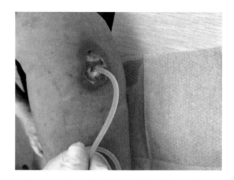

图 14-26　结核脓肿伤口　　　　　图 14-27　结核伤口伴有窦道和潜行

(四) 伤口评估

1. **整体评估**　首先应从伤口的症状表现及持续时间来初步明确窦道、潜行种类,并从局部和整体因素分析窦道、潜行产生的原因以及影响伤口愈合的因素,从而制定适合的处理方案。

2. **局部评估**　评估窦道、潜行的类型以及所处的愈合阶段、窦道、潜行外口的大小、深度及组织丢失量的评估,窦道、潜行局部临床表现、局部感染体征等。窦道、潜行评估的要点包括以下内容。

（1）窦道、潜行的部位、数目、深度、方向。

（2）探查深部有无死骨、异物。

（3）查看分泌物性质、颜色和量。

（4）探测窦道盲端、潜行可使用以下几种方法:

1）测量:①窦道使用专用探针沿窦道方向伸入直到盲端,用镊子夹住露在皮肤表面的探针再进行测量,窦道方向按顺时针方向记录;②潜行用专用探针沿着伤口边缘深入伤口的最深处,探针与皮肤表面平齐点到探针头的距离即潜行的深度,由于潜行底部按照放射状分布,因此记录潜行一般按时钟法,以顺时针的走向记录。

2）慢性骨髓炎的窦道、潜行可采用 X 线造影检查。

3）可使用超声检查来了解窦道、潜行的结构及其走行。

4）窦道造影检查是窦道诊断的金标准。

5）内窥镜可以使体腔的慢性窦道创面的结构、形态、范围、周边等清晰可见。

(五) 治疗原则

（1）控制感染:根据伤口评估结果及实验室检查确定有无感染,对症给予抗感染处理。

（2）局部处理:根据窦道、潜行产生的原因对症处理,如去除异物、死骨、缝线等;减轻切口张力,促进血运恢复;保持引流通畅;彻底清理伤口,促进肉芽生长。必要时可行手术的治疗。

（3）全身治疗:控制基础疾病,对症治疗,如抗结核治疗、控制血糖、维持病人良好的营养状态等。

（六）护理

1. **伤口判断**　伤口处理前的评估判断很重要,包括:

（1）鉴别窦道、潜行性质:注意区别窦道、潜行的性质,它是结核性窦道、潜行还是其他菌的慢性感染窦道、潜行或是癌变的溃疡性窦道、潜行。可根据窦道、潜行性质选择清洗方法和清洗液。恶性肿瘤伤口的清洗尽采用轻柔的冲洗,避免出血和因操作不当导致种植转移。

（2）判断骨髓炎窦道、潜行的来源:需要明确骨髓炎窦道、潜行是起自骨实质还是骨髓腔,或者是来自骨松质流注性的脓液排放入软组织内所形成。避免将细菌或坏死组织冲入骨髓腔内。

（3）注意窦道、潜行的形状:如窦道、潜行是里腔大外口小,还是外口大里腔小,是单纯性的,还是复杂性的,来明确冲洗液是否容易回抽等。

（4）如果窦道、潜行起自四肢就应该鉴别是否在神经、血管周围,在关节周围需要弄清是否与关节腔内有关系,避免不必要的损伤。

2. **伤口冲洗**　清洁对促进伤口愈合、预防和治疗伤口感染至关重要。

（1）这择适合的溶液:一般选用生理盐水清洁伤口及周围皮肤。也可根据具体情况选择适宜的冲洗液如乙醇、醋酸氯己定溶液、聚维酮碘、呋喃西林溶液、过氧化氢溶液等,最后一定要使用生理盐水将伤口冲洗干净,避免伤口的健康细胞受破坏而影响伤口愈合。

（2）窦道、潜行冲洗方法:窦道、潜行较深的伤口可用 50 ml 的注射器连接头皮针软管（将针头剪去）,放入窦道、潜行内,对伤口深部进行旋涡式的冲洗,注意控制冲洗压力,避免压力过高损害健康的肉芽组织或将细菌冲入组织内而引起感染,冲洗完毕用手按压伤口周围组织使冲洗液流出,或将冲洗软管边退边回抽,反复多次冲洗回抽直至回流的冲洗液干净为止。

3. **伤口清创**　窦道、潜行的管壁多为不健康的肉芽组织或瘢痕组织,多数病例在窦道、潜行末端存在异物。首先应将异物清除,去除刺激源,在反复不愈合的窦道内,基底部若存在炎性肉芽肿应及时切除。窦道、潜行壁上不健康的肉芽或瘢痕可使用外科清创或保守性锐器清创、机械性清创的方法去除,如搔刮窦道壁、用手术器械进行局部切除、采用各种敷料进行自溶性清创等。尽可能清除组织中残留的异物、坏死的肌肉、组织或碎骨。

4. **伤口敷料选择**　窦道、潜行表浅且腔隙相对适合填塞可使用敷料进行填塞,如有感染可使用抗菌敷料如含银敷料进行填塞和引流,并确保可将填塞敷料完整取出、视伤口情况更换敷料。做好窦口周围皮肤的保护,防止渗液造成皮肤浸渍。若伤口腔隙不适宜填塞也可采用负压伤口治疗方法。

5. **手术处理**　可采取扩大切开引流手术,开放窦道、潜行,便于处理,注意填塞的引流物松紧合适,掌握"口宜实,底宜虚"的原则,先让肉芽组织自底部逐渐长满最后再让伤口逐渐愈合。腹壁窦道、潜行病程超过 1 个月仍无愈合倾向者,应请外科医生行窦道、潜行切除术,在感染控制后以窦道、潜行外口为中心,做梭形切口,沿窦道、潜行周围正常组织切入,彻底切除窦道、潜行及其周围瘢痕组织,如需缝合切口,缝合时注意勿留无效腔,加压包扎,必要时放负压引流管。

6. **结核性窦道、潜行**　一旦确诊为结核性窦道、潜行,应转诊给结核病医院进行正规的全身抗结核治疗 6 个月。局部可使用抗结核药物溶液清洗或湿敷后,填充抗菌消炎敷料直至伤口愈合。结核性窦道、潜行切忌清创后缝合,会加重感染或引发二次感染。

7. 控制全身疾病 控制血糖,改善局部血液循环,改善贫血症状;感染严重者根据切口分泌物细菌培养和药敏结果选择抗生素控制感染。有吸烟史的病人嘱其戒烟。

8. 注意纠正病人的营养状态 纠正低蛋白血症,低蛋白血症病人的成纤维细胞生成少,成熟时间长,影响胶原纤维形成,从而影响愈合,维生素 C 缺乏则抑制胶原纤维成熟,降低吞噬细胞的作用和毛细血管的生成,从而使愈合时间延长。维生素 K 与凝血机制有关,如果缺乏不利于伤口愈合,应及时给予补充。此外贫血、脱水、水肿、年龄大的病人愈合功能均较差,应给予一定处理。

9. 心理护理 做好病人的心理护理,减轻病人的焦虑,使其积极配合治疗,改善营养状态。

(七) 健康教育

(1) 应做好个人卫生清洁,控制血糖,戒烟酒。
(2) 保持适当的体重,避免过度肥胖。
(3) 保持良好的心理状态,积极配合治疗。特别是配合长时间的抗结核药物治疗很重要。
(4) 有症状和伤口要及时就诊,遵医嘱正确处理。

二、案例

案例1 窦道

病人刘某某,女性,36 岁,身高 178 cm,体重 80 kg。一年前因胰腺脓肿行腹腔镜手术,引流管拔除后伤口长期不愈合形成窦道,部位:左腹后侧;面积:1 cm×1 cm,11 点方向窦道 3 cm(图 14-28~图 14-29),渗液:少量,伤口边缘规则。

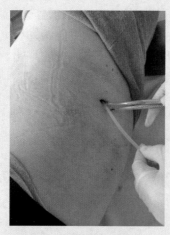

图 14-28　测量窦道方向

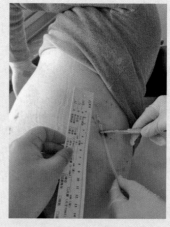

图 14-29　测量窦道深度

1. 伤口治疗过程及措施 生理盐水棉球清洗伤口,内层敷料:磺胺嘧啶银油砂填塞引流抗感染治疗(图14-30),外层敷料:纱布加透明薄膜敷料(图14-31),换药2次/周。

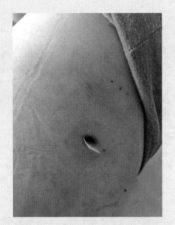

图14-30 窦道填塞磺胺嘧啶银

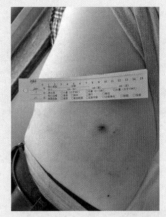

图14-31 窦道愈合

2. 案例治疗注意点 由于病人窦道形成伤口长期不能愈合,因担心伤口感染,长期不洗澡,主诉全身皮肤瘙痒,故外层敷料我们在纱布外加用通明薄膜敷料(图14-32),可起防水的作用,为病人贴上透明薄膜敷料后病人就可洗澡,改善了病人的舒适度。

案例2 潜行

病人高某某,男性,85岁,身高170 cm,体重80

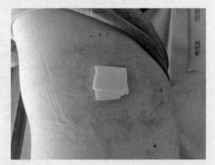

图14-32 透明薄膜保护伤口

kg。慢性支气管炎病史,长期卧床,4期压力性损伤1月余,无糖尿病史,部位:尾骶部;面积9 cm×7 cm;10点至1点方向潜行3 cm;渗液:大量,伤口边缘规则,伤口分泌物培养是肺炎克雷伯菌(图14-33～图14-34)。

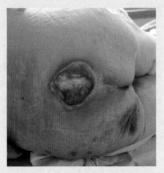

图14-33 4期压力性损伤伴潜行

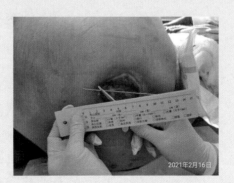

图14-34 测量潜行

1. 伤口治疗过程及措施　生理盐水棉球清洗伤口,内层敷料:水凝胶保护外露的筋膜、提供湿性愈合环境(图14-35),藻银吸收渗液抗感染(图14-36)。外层敷料:泡沫敷料管理渗液(图14-37)。伤口好转见图14-38。

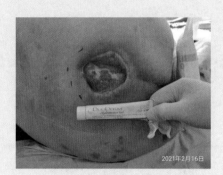

图14-35　使用水凝胶

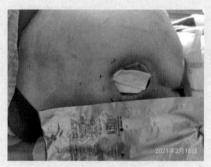

图14-36　藻银吸收渗液抗感染

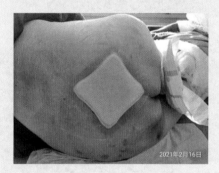

图14-37　使用泡沫敷料

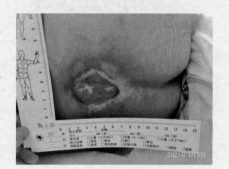

图14-38　伤口好转

2. 案例治疗注意点　由于伤口在10点至1点方向有潜行,测量潜行时应潜行最深处即为潜行的深度,由于伤口存在潜行,因此填塞敷料是潜行处也需填塞,填塞时宜口紧里松。

第十节　瘘管的护理

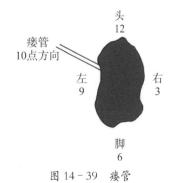

图14-39　瘘管

一、概述

瘘管是指由于先天原因或疾病导致体内形成的一端通向体表、另一端与空腔脏器相通的管道,是指器官与器官或器官与皮肤之间的不正常通道(图14-39)。临床中有先天性耳前瘘管、咽瘘、肠瘘、肛瘘等,以肠瘘最常见。

二、常见瘘管的护理

（一）肠瘘

1. 肠瘘定义　指肠管之间、肠管与其他脏器或者体外出现病理性通道,造成肠内容物流出肠腔,引起感染、体液丢失、营养不良和器官功能障碍等一系列病理生理改变(图 14 - 40)。肠瘘分为内瘘和外瘘。肠外瘘指肠瘘穿破腹壁与外界相通,其病程较长,病死率较高。漏出液对周围皮肤产生刺激,引起皮肤溃疡、糜烂、剧痛甚至感染,增加病人及家属心理负担和医疗支出。

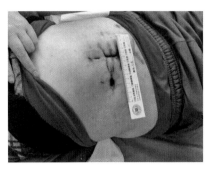

图 14 - 40　肠瘘

2. 肠瘘的形成原因

（1）先天性因素:先天性肠瘘比较少见,主要是因为肠套叠和腹外疝处理不当引起。

（2）外伤性因素:多见于腹部创伤如刺伤、刀刃伤等导致肠管损伤,包括开放性损伤和闭合性损伤两种。

（3）手术因素:手术后并发肠瘘最常见,约占肠瘘病人的 72.6%。常见于吻合口瘘或手术时误伤肠管。

（4）放射性损伤:腹部放射治疗而引发肠瘘,也可因放射治疗引起放射性肠炎导致肠梗阻,手术后形成肠瘘。

（5）炎症:炎症引发肠瘘的发生率仅次于手术因素引发的肠瘘,多是因为化脓性感染、炎性肠病和特异性感染引起。

（6）肠梗阻:肠梗阻是常见的外科急腹症,也是导致肠瘘的重要原因。

（7）其他:肠道缺血性疾病、急性肠穿孔、人工流产、内镜损伤等均可引起肠瘘。

3. 肠瘘的类型

（1）按瘘口形态。

1）管状瘘:肠壁瘘口与腹壁外口之间有一段不同长短、或曲或直的瘘管。

2）唇状瘘:肠黏膜外翻,与皮肤粘着而呈现为唇状,肠壁瘘口与腹壁外口之间无瘘管形成。

3）断端瘘:肠管全部或接近全部断裂,肠内容物全部从瘘口流出体外。

（2）按瘘口的数量:分为单个瘘与多发瘘。肠襻上的瘘口可以是单个,也可以是多个,壁上的瘘口也可以相应是单个或多个。

（3）按瘘口所在位置:分为高位瘘与低位瘘。以十二指肠、空肠交界处为分界线,以上为高位瘘,以下为低位瘘。

（4）按肠液流量:分为高流量瘘与低流量瘘。一般将空腹状态下流出肠液量超过 500 ml/d 为高流量瘘,少于 500 ml/d 为低流量瘘。

4. 临床表现　肠外瘘轻者仅表现为腹细小的窦道和间歇性的肠内容物或脓性物流出;重者表现复杂,分为腹部表现和全身表现。

（1）腹部表现：肠外瘘好发于裂开的切口、引流管部位、脓肿部位及活动性病变部位。腹壁瘘口有肠液、胆汁、气体或食物排出是肠外瘘的主要临床表现。手术后肠外瘘可于术后3～5 d出现症状，先有腹痛、腹胀及体温升高，继而出现腹肌紧张、压痛、反跳痛等局限性或弥漫性腹膜炎征象或腹内脓肿。术后1周左右，脓肿向切口或引流口穿破，伤口内可见脓液、消化液和气体排出。由于漏出液的消化酶对组织的消化和腐蚀作用，瘘口周围皮肤可有红、糜烂、肿胀、疼痛等刺激性皮炎表现，如合并感染，可导致腹壁的缺损、溃烂。

（2）全身表现：病人可有不同程度的水、电解质紊乱及酸碱代谢失衡、负氮平衡和低蛋白血症。体重可明显下降、皮下脂肪消失或骨骼肌萎缩。伴有感染者可出现体温、血象升高等感染症状，严重者可引起脓毒症。若病情不能有效控制，可进一步导致多器官功能障碍综合征或多器官衰竭，甚至死亡。

5. 相关检查　大部分的肠外瘘可根据临床体征明确诊断，但临床表现仅为伤口持久不愈或愈合后又破溃时诊断较难，必须结合其他辅助检查才能明确诊断。CT和消化道造影是早期诊断肠瘘最好的手段，还能了解肠瘘发生的部位和走向、瘘的大小、数量、瘘口与周围肠管组织的关系、肠瘘的远端是否存在梗阻、腹腔和盆腔内有无脓肿等情况。

6. 治疗　肠瘘治疗的关键是早期诊断，及时彻底引流，控制感染，合理营养支持，纠正水、电解质、酸碱紊乱等内稳态失衡为主要内容的综合性个体化治疗。

（1）全身治疗。

1）维持水、电解质及酸碱平衡：根据每日出入量、血液生化指标变化，及时纠正水、电解质及酸碱平衡失衡，维护重要脏器功能。

2）营养支持：肠外瘘发生早期或肠道功能未恢复时，可应用胃肠外营养支持。一旦腹腔及全身感染得到控制，肠蠕动恢复后尽早试行肠内营养。

3）控制感染：感染是肠外瘘发生的主要病理生理改变之源。及时引流漏出液是控制感染及促进肠外瘘愈合的重要环节。若病人出现脓毒症、败血症等严重的全身感染，应及时选用敏感的抗生素进行治疗，避免感染加重。

4）防治并发症：肠外瘘伴有严重腹腔感染时，常有败血症及多器官功能障碍，以及感染性休克、胃肠道出血、黄疸、急性呼吸窘迫综合征等情况。通过监测生命体征、血气分析、生化检查等，判断重要器官的功能情况。治疗过程中，应加强监测及保护器官的功能，尽量避免和纠正器官功能障碍。

（2）局部治疗。

1）充分引流：多采用双套管冲洗引流，1～4周后可形成完整的瘘管，肠液不再溢出至瘘管以外的腹腔内。再经持续负压引流，如无妨碍瘘口自愈的因素，管状瘘一般在3～6周内可自愈。

2）堵瘘治疗：①外堵：采用各种措施将瘘管堵塞，使肠液不外溢而沿肠管正常地流向远端肠管。适用于瘘管较直且细，瘘口周围组织无急性炎症，引流通畅的管状瘘。常用方法有黏合胶注入法、医用黏合胶敷贴法、管堵法和水压法。②内堵：是用硅胶片放置在肠管，从肠腔内堵住瘘口的方法，适用于唇状瘘和瘘管短、口径大的管状瘘。

3）手术治疗：对于不能自愈的肠外瘘，确定性手术治疗是治疗肠外瘘的重要手段和最后选择。近年来，国内有学者提出对肠外瘘的治疗实施"快速治疗"的转变，提出在可能的条件下，于肠外瘘早期即实施切除瘘口、重建消化道的确定性手术。早期确定性手术的提出和应用使得肠外瘘手术时机大大提前,同时缩短住院时间、减少并发症的发生、提高病人预后。然而,肠外瘘的确定性手术相对较复杂,创伤较大,在严重的腹腔或全身感染、低蛋白血症、内环境紊乱等条件下实施手术都将难以获得成功。只有在控制感染、局部炎症水肿消退、肠外瘘流量显著减少、全身情况良好的条件下,才能保证确定性手术治疗的成功。

7. 护理 肠外瘘的临床护理比较复杂且烦琐,要详细评估瘘管的具体情况,运用专业知识与技能,制定个性化的护理方案,促进创面及瘘口愈合或为手术治疗创造条件。

(1)护理评估:护理人员须进行系统性评估,作为瘘管护理的依据,尤其是引流与皮肤保护工具选用的参考。评估内容包括手术日期、出现瘘管的时间、瘘管类型、位置、数目、形状、多个瘘口间的距离、排出物性状和量、瘘口高度、周围皮肤情况、瘘口所在的伤口大小、深度、基底组织情况等。还应评估病人生命体征、全身感染情况、心理状况、家庭支持情况及经济能力等。

(2)护理目标。

1)保持引流通畅,预防和控制感染。

2)收集流出物,准确记录流出量,为治疗提供依据。

3)保持瘘管周边皮肤完整。

4)促进创面愈合和瘘管闭合,或为手术治疗提供准备。

5)控制臭味,减轻病人焦虑及提高舒适度。

6)减少换药频率,节省护理时数,降低治疗成本。

(3)护理方法。

1)引流管护理。①引流管选择与放置:根据瘘口的大小选用口径合适的引流管,并置入肠瘘部位,定时评估放置位置是否合适,采用高举平台法妥善固定管道和减轻对局部皮肤的压迫;②调节冲洗液速度:一般每日的冲洗液总量为3 000 ml,滴速30～40 滴/min;调整负压:根据肠液流出量及黏稠度调整负压值,一般为10～20 kPa,压力过小不能充分引流,过大会导致肠黏膜损伤、出血;③记录流出量:包括冲洗液量、引流管流出量及外溢部分流出量;④保持引流管通畅:防止引流管折叠、扭曲、受压等,如双腔管内套管堵塞可更换内套管。

2)漏出液收集与皮肤护理。①引流口瘘的护理:清洗:生理盐水棉球清洗瘘口及周围皮肤并抹干;皮肤保护:刺激性皮炎病人可涂抹皮肤保护粉和喷洒不含酒精的无刺激性伤口保护膜以促进皮炎愈合,中、重度刺激性皮炎病人,可重复涂粉和喷膜2～3 次,使皮肤表面形成一层透明薄膜,隔离漏出液直接接触皮肤,以保护皮肤;造口袋选用、剪裁与粘贴:瘘口周边皮凹陷选凸面造口底盘并系造口腰带加强固定。各个瘘口之间的距离超过底盘直径时选用多个造口袋。根据瘘口大小、形状及瘘口之间的距离、方向剪裁造口底盘。在瘘口周边皮肤凹陷处涂上防漏膏或粘贴可塑贴环。将造口底盘对准瘘口由内向外按压底盘粘胶使之与皮肤粘紧密。若瘘口留置引流管,可在造口袋上方粘贴一块约4 cm×4 cm 的水胶体片状敷料后剪一小切口,将引流管末端经此切口穿出后连接引流袋或负压瓶(水胶体片状敷料含有弹性体、增塑剂,能避免穿出引流管时造口袋剪切口增大而容易渗漏),将造口袋缓慢移入靠近皮肤3～4 cm 时,将贴有水胶体片状敷料部位的造口袋往外提拉,撕开底盘粘贴纸后贴在皮肤上,然后用4 cm×4 cm 剪成"Y"形的水胶体片状敷料将引流管穿出造口袋处的缝隙粘贴封闭,上好尾夹并定时排放,如漏出液多可连接负压装置进行抽吸。无渗漏时3～4 d 更换1 次。②切口瘘的护理:尽量将切口与瘘口隔离,防止漏出液污染切口。切口护理:消毒切口及周围皮肤,清除坏死组织,再用生理盐水棉球清洗干净。感染期选用藻酸盐银敷料或美盐敷料填充,以控制感染、吸收渗液及溶解坏死组织;创面肉芽生长、渗液量中至大量时改用藻酸盐敷料管理渗液及促进肉芽生长。渗液量较少时可以水胶体敷料或泡沫敷料覆创面。填充伤口敷料后,围绕瘘口四周粘贴比伤口大 2～3 cm 的防漏皮,防漏皮与瘘口之间的缝隙填涂防漏膏防止粪水渗入到伤口。瘘口护理:粘贴造口袋收集漏出液。如瘘口周围皮肤凹陷,可选用凸面造口底盘加用造口腰带进行固定。瘘口或切口范围较大时,可用防漏皮"搭桥"于伤口上,粘贴两个或多个造口袋收集。按瘘口大小和形状剪裁造口袋。留置引流管者,引流管穿出造口袋的方法同上。如漏出液多可将引流管前端剪裁 4～5 个侧孔后用凡士林油纱缠绕,放置于瘘口旁持续低负压吸引。

(4)健康教育:指导病人保持良好的心境和乐观的态度,正确对待疾病。向病人说明各项护理措施的目的、意义与配合事项。指导病人开始进食时的注意事项。食物宜软、细、低渣,由少量开始逐渐增多。鼓励和指导病人早期活动。

(二)先天性耳前瘘管

耳前瘘管是一种常见的先天性畸形,病人平时除仅感到局部刺痒外,有时轻轻压挤小眼周围常有少许微有些臭味的白色分泌物。瘘管开口多位于耳轮脚前,少数可在耳廓的三角窝或耳甲腔部,另一端为盲端。按压时可有少许稀薄黏液或乳白色皮脂样物自瘘口溢出,局部感痒不适。无症状或无感染者可不做处理。局部搔痒、有分泌物溢出者,宜行手术切除。

1. **先天性耳前瘘管的病因**　这是一种常见的常染色体显性遗传病,人在出生前的几个月,由于胚胎发育期形成耳廓的组织发育不全引起的耳前瘘管,它的样子长得和鱼有点相像,因为这时候的胚胎头部两侧有像鱼鳃一样的结构,叫鳃裂。耳前瘘管是第一鳃裂的遗迹。耳前瘘管可以单独发生而不伴有其他的耳朵畸形。也有少数人同时伴有腭裂,副耳廓、耳廓发育不全,遗传性耳聋等先天性畸形。耳前瘘管一般开口于耳前,轻的仅在耳前有一凹痕;重者瘘管可以有广泛的分支,形成多个盲管甚至可以绕到耳后而造成耳后感染。

2. **先天性耳前瘘管的类型**　先天性耳前瘘管分为单纯型、感染型和分泌型。感染型占先天性耳前瘘管发病的 82.58%,分泌型占 3.87%,单纯型占 13.15%。其中单纯型终生不发生感染,可不必手术。

3. **先天性耳前瘘管的临床表现**

(1)瘘管的开口很小,多位于耳轮脚前部,其次为耳轮脚基部、耳前部。大多数可见于这 3 个部位,少数可在耳郭之三角窝或耳甲腔部。另一端为盲管。瘘管深浅长短不一,通常在 1～1.5 cm。

(2)轻轻挤压瘘管,周围可有少许含有臭味的白色分泌物流出。

(3)发生感染时,瘘管周围皮肤出现红肿、疼痛等炎症表现,有时需要切开引流。严重者可发生局部充血,皮肤自行破溃。此类创面易反复感染,迁延不愈,形成溢脓小孔。若瘘管较长,伸展较远,则可能引发深部感染,导致远离瘘管处发生脓肿。

4. **先天性耳前瘘管的相关检查**　一般无症状。按压时可有少许稀薄黏液或乳白色皮脂样物自瘘口溢出,局部感痒不适。

5. **先天性耳前瘘管的治疗**

(1)无症状或无感染者可不做处理。

（2）局部搔痒、有分泌物溢出者,宜行手术切除。主要是在局部麻醉下进行瘘管切除术。手术方案根据术中注射亚甲蓝,瘘管形成分支或树杈状等决定是一次彻底切除,或是分次手术。若病人未能保护好瘘管,发生瘘管感染化脓,还需脓肿切开引流、局部换药等治疗,待感染控制,局部痊愈后,再行手术。

（3）根据耳前瘘管临床表现,进行微波理疗,能有效改善局部组织血液循环,以达到治疗目的。由于治疗过程中对周围组织无明显损伤,且治疗效果明显。通常病人进行过微波理疗后,会明显觉得耳部舒适很多,症状也减轻很多,再配合药物等治疗措施,还会提前治愈。

6. 先天性耳前瘘管的护理　耳前瘘管感染破溃常伴有大量渗血及渗液,频繁换药是病人不得不面对的问题。敷料是协助管理渗液的主要工具,需根据伤口动态评估的结果、敷料的特性、现有资源进行综合考虑。传统纱布易与肉芽组织粘连,换药时增加组织的损伤和病人恐惧心理。而伤口情况的准确评估是护理计划制定的前提,动态评估对于伤口的整体管理、敷料的选择、换药频次等有重要指导作用,贯穿于整个诊疗过程。

由于先天性耳前瘘管易继发感染,严重者形成脓肿及破溃,因此需避免可能诱发感染的因素,增强自我保健的意识,如平时无症状时严禁挤压小孔及其周围组织,避免院外不恰当的行为,如抓挠、自行换药等导致伤口感染加重或延迟愈合。

7. 先天性耳前瘘管感染的预防

（1）饮食上宜清淡,少吃辛辣刺激性的食物,以鲜蛋或瘦肉为主,忌海鲜。

（2）平时多锻炼身体,增强体质,提高抵抗力,在身体抵抗力差的时候,炎症容易侵犯。

（3）没有感染过的瘘管注意不要用手去挤压,保护局部清洁,防止发生感染。

（4）耳痒的时候不要揉,这样容易把细菌揉了进去,导致发炎。

（5）在急性感染时,要通过局部热敷或使用抗生素来控制炎症,如果已形成脓肿,则应进行切开引流。

三、案例

案例1　先天性耳前瘘管

病人刘某某,男性,89岁,身高165 cm,体重75 kg。因先天性耳前瘘管继发感染于2020年12月局麻下行切口引流术,术后7天未愈合。

先天性耳前瘘管;部位:左耳前;面积:2.5 cm×1 cm;深度:无法测量;渗液:大量渗液带血性,伤口边缘:规则（图14-41）。

1. 伤口治疗过程及措施　伤口治疗过程及措施见图图14-42～图14-44。

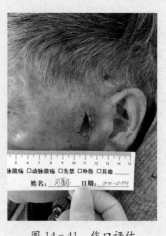

图14-41　伤口评估

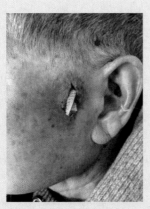图 14-42　磺胺嘧啶银填塞　　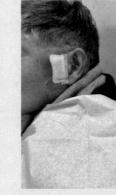图 14-43　泡沫敷料外用　　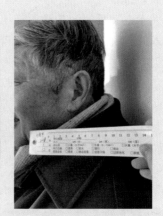图 14-44　耳前瘘管愈合

2. **案例治疗注意点**　由于病人耳前瘘管是感染期行切口引流手术,需根据伤口动态评估的结果、敷料的特性、选择合适敷料,磺胺嘧啶银引流抗感染,泡沫敷料管理渗液促进伤口愈合。

第四篇 拓 展

DI SI PIAN　KUO ZHAN

第十五章　伤口适宜技术

第一节　负压引流技术

随着医学技术的不断进展,在糖尿病足治疗方面也有更多的新型治疗方法和辅助治疗方法涌现,如伤口负压治疗技术、超声清创技、蛆清创治疗、高压氧治疗等。

伤口负压治疗技术(negative pressure wound therapy,NPWT)是近几年兴起的一种加快伤口愈合的新型方法,已被广泛应用于一系列难愈合伤口的治疗,包括急性、慢性、感染性伤口。这一技术不但增强伤口创面的引流作用,而且能显著加快感染腔隙的闭合,促进伤口愈合,大幅度减少抗生素的使用,有效防止感染的发生,缩短病人住院时间,减轻病人痛苦,减少医护人员工作量。封闭式负压创伤治疗技术——国际上对这项新技术还没有固定的命名,其常见英文翻译缩写有多种,比如:NPWT、RNPT、VSD,VAC,但是均为对负压创伤治疗技术的描述。

此技术自发明之初就是为了改善慢性及难愈性伤口的治疗,其通过采用特殊材料对坏死、感染或者缺损的创面进行填充,使用生物半透膜将病变部位全面封闭后利用负压装置将液化的坏死组织、创面分泌物及时有效地引流排出,不但隔绝了外界环境与创面的接触,有效避免了接触性感染的发生,还能够确保肉芽组织在其敷料内部持续均匀地生长。经过近十几年的临床应用和积极发展,此技术已成为处理骨科和外科多种创面的标准治疗模式(图15-1)。

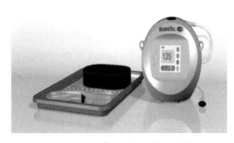

图 15-1　负压封闭引流技术

一、分类

封闭式负压创伤治疗技术按照其发展历史、设计理念和耗材优势可分为:①内置吸管式封闭式负压引流技术（VSD 负压封闭引流技术）；②外置吸盘封闭式负压治疗技术（VAC 负压辅助闭合技术/RNPT 间歇负压治疗技术）。

两类技术操作与传统的创面治疗方法对比，均有良好的治疗效果。但是与同类技术横向比较则有很大区别，治疗理念也有所区别。基于内置吸管式封闭式负压引流技术设计方法和材料的限制，技术操作较烦琐（须在手术室缝合固定敷料和拼接）、易堵管（耗材孔径小、硬度大、韧性差）、无剪切力作用（耗材顺应性差，不具挛缩后再复位能力，使用后期变硬）和需使用较大负压才可达到引流作用等缺陷，会给不同的临床创面治疗带来不同的风险，在国际上属于早期一代产品。

二、适应证

急性创伤和慢性创面，如：严重软组织挫裂伤及软组织缺损；严重感染性创面，如：开放性骨折可能或已经感染者、关节腔感染需要切开引流者、急慢性骨髓炎需开窗引流者、体表脓肿、化脓性感染；压力性损伤、糖尿病足和血管性病变导致的慢性溃疡；深度小面积、中等面积烧伤；植皮术和皮瓣术；手术后切口感染；乳腺癌根治术后和直肠癌根治术后创面的预防性引流；脾脓肿及腹膜后感染或脓肿引流；重症胰腺炎的治疗；术前清创。

三、禁忌证

1. 绝对禁忌证 活动性出血的创面及血管暴露创面、恶性肿瘤溃疡、高位动静脉瘘所致溃疡。

2. 相对禁忌证 清创后仍残留较多坏死组织的创面、痛风创面、可疑与体腔（胸膜腔、腹腔等）或空腔脏器相通创面、合并凝血功能障碍性疾病、未经过处理的骨髓炎。

四、作用机制

1. 对创面血液循环的影响

（1）VSD 治疗通过为创面的血运提供持续的辅助动力而明显提高了创面微循环的血流速度，增加已经存在的血管内的血流、使微血管扩张从而增加创面血供；促进新生血管的生长，提供持续的新鲜血液的供应，给创面带来促进愈合的氧和营养成分；降低了血管通透性、减轻了炎性反应和组织水肿。

（2）有研究指出，负压值应维持在 $450 \sim 600$ mmHg 之间，局部血流明显增加。但在实际操作过程中，发现许多病人对于负压值在 400 mmHg 以上时经常因出现局部缺血、疼痛而不能耐受。由于负压值在 300 mmHg 时既可以在创面区形成一个相对清洁的环境，又可以减轻病人因局部组织脆性增高引起的出血及缺血性疼痛，还可以避免负压值偏低导致的引流不彻底，起到加速组织水肿消退和肉芽组织生成的作用，从而达到加速糖尿病足溃疡创面愈合的目的。血供不佳的病人应从负压值 125 mmHg 开始，依据治疗过程中病人的感受及引流液的量和性质逐渐增加至 300 mmHg；此外，在敷料面积相同的条件下，敷料下的压力随负压值的增大而增大。因此，为了将溃疡创面较大病人的深部渗液、脓液及坏死组织彻底引流出来,调节负压值应从 200 mmHg 开始逐渐增加。

（3）理想的负压压力应根据肢体的局部供血状态来评估,以避免过高的负压力对组织造成正压迫时,产生组织缺血坏死。对于脂肪和皮下组织的创面,最佳压力为 -13～10 kPa,而对于肌肉的创面最佳压力为 -13 kPa,临床上将负压值设定为 -13～10 kPa,这样既能维持创面压力,又不致引起局部组织的损伤。

（4）间歇的负压工作模式会诱导局部形成缺血-灌注-缺血-再灌注的过程,加速细胞修复,促进创面愈合。建议对于糖尿病足溃疡可间断使用或间歇负压,负压设定于 80 mmHg,每天治疗 6～8 h,治疗中启动与停止的循环,是启动 5 min,停止 3 min,大约每三天更换 1 次敷料。在试用 4 周后若无效则需要更换治疗方法,若出现创面情况恶化,则不到四周也应更换治疗方法。

2. 对创面细菌的清除作用　对于化脓的伤口,在清创手术以后使用真空治疗可以明显减少伤口组织中的微生物数量,减轻创面的感染,促进创面修复。

3. 对创面肉芽组织形成的影响　研究均提示 VSD 技术对创面治疗的作用中有促进肉芽组织的形成。基质金属蛋白酶是伤口愈合的重要蛋白质,但这些蛋白质的表达失衡可能损害伤口愈合,慢性伤口的特点是细胞外基质不能重塑、再上皮化失败和存在长期炎症,研究已证明 VSD 技术可以使基质金属蛋白酶在慢性伤口创面的渗液含量提高。同时血液灌注的改善使得局部肉芽组织的含氧量提高,从而促进创面愈合。

4. 对消除水肿和血管通透性的影响　有研究表明,负压吸引可以去除水肿液,作用非常好,甚至使淋巴水肿引起的严重肿胀组织皱缩;产生压迫和吸引,去除乳酸;保持创面湿润;推压血管而降低水肿液和血浆的漏出;消除水肿,降低血管通透性。

5. 其他影响　包括封闭负压引流术在应用机械力时,细胞会发生变形,刺激细胞增殖,促进细胞爬伸,促进细胞增殖和抑制凋亡,促进创面愈合。对于慢性创面外基质和创面微环境影响方面,如:保护胶原避免变形;给创面带来生长因子的新鲜供应;应切力促使伤口边缘收紧、组织靠拢聚合等。

五、需要材料

1. 医用泡沫　VSD 医用泡沫敷料大多成分为聚乙烯乙醇水化海藻盐,外观同海绵,其内密布大量孔隙,有极好的透水性、可塑性及生物相容性。VAC 采用疏水性聚氨酯泡沫塑料的黑色敷料,具有高引流能力,尤其适合重度渗液和感染的伤口,确保均匀的传输负压,促进肉芽组织形成。VAC 的白色敷料采用聚乙烯醇泡沫,亲水(无菌水浸泡)非网状的高密度细胞结构,具有物理特征可防止组织向敷料内生长,具高拉伸强度,在窦道或更小空间使用,敷料容易安放和移除,不粘连。

2. 引流管　VSD 装置的引流管多采用多侧孔硅塑引流管,亦有 VAC 和 RNPT 治疗装置的引流管采用外置吸盘式硅塑引流管。

3. 半透膜　应用的无菌生物半透膜,成分多为聚氨酯,具有阀门功能,创面坏死物质分解的气体可渗透到薄膜外,而外界的空气、细菌不能侵入,同时也最低限度地减少对创周皮肤的副损伤。

4. 负压源　VSD 的负压源可为医院中心负压设备或电动吸引器,而 VAC 和 RNPT 治疗需要使用专用的负压治疗仪作为负压源。

5. 其他 为固定牢固,还可用水胶体作为固定载体。

六、操作方法

1. 清洁和清洗 常规换药,并注意伤口周围皮肤的清洁和脱脂,以便之后的外固定。

2. 放置医用泡沫 按创面形状修剪医用泡沫敷料,特别注意潜行腔道的填塞。填充时要确保医用泡沫与需要引流的创面充分接触,不留缝隙;注意避免泡沫材料接触或跨越大的血管、神经;切忌在医用泡沫周围填置大网膜。

3. 封闭创面 VSD 将医用泡沫敷料附带的多侧孔硅塑引流管引至创面以外,如创面较大时,常需要 2 根甚至 3 根引流管,一并接入三通管连接医院中心负压装置。再用半透膜封闭创面,封闭粘贴时薄膜覆盖范围至少要包括 2～3 cm 创缘的健康皮肤,并检查封闭的严密性。有 2 个及以上伤口的时候,可以用"搭桥"法,进行伤口之间的连接。

4. 连接负压源 连接负压装置,根据要求调节负压,一般调整为 −13～10 kPa(各种品牌会有差异),连续 5～7 d 为 1 个疗程。7 d 后解除 VSD 装置,如见创面肉芽组织新鲜、生长旺盛而无脓性分泌物后,即可行后续的换药治疗。如创面肉芽组织生长情况尚未达到要求条件或仍有脓性分泌物,则可继续第 2 个疗程,技术要求、步骤与前相同,直至创面达到要求。坏死组织较多时应缩短更换间期,对静脉溃疡、单纯软组织窦道最长时间可达半月。

5. 观察和调整

(1) 封闭是否严密:VSD 治疗中出现装置漏气发生率为 10.9%,占所有并发症的 55.6%,表现为医用泡沫敷料压缩状态消失,引流管内无液体流动,负压源显示负压消失。其中发生于压力性损伤特别是骶尾部创面的漏气情况引人注意,由于臀沟的解剖形态致封闭引流装置的气密性得不到保障,且病人取坐位或翻身时易牵拉半透膜导致移位。

(2) 引流不畅:引流管道堵塞,堵塞物为渗出物凝块和(或)凝血块。其原因:首先为引流物黏稠而量较大,且清创后创面的血性渗出,两者的混合引流物常在三通接头附近出现堵塞;其次为被引流区内的压力和负压源的压力相等时,引流管道内无液体流动发生,致滞留于管道内的引流物发生干燥、凝结。所见征象为引流物数量的减少甚至消失,管道内的液体不见移动或无气泡翻滚。采取无菌生理盐水正压注入,注意速度及量不宜过大,及时回抽,如回抽顺利则即接通负压源,如回抽不顺利则需保持生理盐水持续浸泡 5～10 min,待堵塞物软化后再接通负压。

(3) 其他问题:医用泡沫应将引流管的端孔及侧孔完全包裹,以防引流管吸入组织块堵塞。每一根引流管两侧的泡沫材料宽度不宜超过 2～3 cm,以保证医用泡沫表面有足够的负压。

七、注意事项

(1) 引流量的多少不是使用或停用负压封闭引流的唯一指征。

(2) 不可在恶性肿瘤创面或静脉怒张、活动性出血创面使用。

（3）使用前建议做细菌培养，厌氧菌感染切忌使用负压治疗。

（4）建议使用配套的负压装置。

（5）若半透膜粘贴处出现张力性水疱，应更换半透膜使其不过度牵拉皮肤，尽量避免粘贴同一部位后，水疱可自行愈合。

（6）并发症及安全隐患。

1）急性大出血：负压治疗仪选择、使用过程中需首先考虑到治疗的安全问题。要选择具有安全监护系统的智能负压仪和优质耗材。

2）超级感染发生：创面密封，但存在漏气或因其他原因导致创面内部无法始终形成有效的负压，对此类创面要做好及时补救操作以达到全程有效负压引流；否则应立即终止密闭，将创面暴露于空气中，停止负压治疗。

第二节　小切口串并联引流技术

糖尿病病程较长且难以治愈，需要长期控制血糖水平，若血糖水平长期不稳定，则容易引发并发症，糖尿病足便是其中较为严重的并发症之一。糖尿病足是指下肢远端神经发生异常，且伴有不同程度的周围血管病变、溃疡、感染以及深层组织坏死。相关研究显示，在全球每 10 s 便有 1 例糖尿病病人产生，且在同一时间便会有 1 例糖尿病病人死于其并发症；另外糖尿病病人多由于足部溃疡导致截肢，不仅给其身体造成巨大痛苦，且增加经济负担。近些年来随着医疗水平不断发展，许多研究者致力于对糖尿病足的研究，小切口对口引流换药术的发现给糖尿病足病人带来福音，其具有创伤小、出血少、引流彻底等优点，而且能够使患足外形得以保留，并为其功能恢复奠定良好基础。尤其是其在糖尿病足肌筋膜间隙感染病人中的应用，更是能达到彻底打开所有脓腔侵犯的肌间隔、引流效果好、促进伤口愈合、缩短愈合时间的效果。

一、小切口串并联引流技术的操作方法

经外科医师判断，需进行小切口串并联切开引流的病人，要注意排除以下情况：①已存在心功能不良，如未经适当治疗的心脏衰竭、心律失常、冠心病、二尖瓣或主动脉瓣狭窄，或在收治前 6 个月内有过心肌梗死病史；②经临床或相关检查怀疑有肺水肿、肺浸润或间质性肺炎，或患有严重慢性阻塞性通气障碍，或呼吸功能不全；③存在肝功能损害症状（谷丙转氨酶或谷草转氨酶≥1.5 倍正常值上限）或已知存在肝脏原发疾病；④存在肾功能不良，血清肌酐＞正常值上限；⑤控制不良的高血压［收缩压≥180 mmHg（1 mmHg = 0.133 kPa）或舒张压≥110 mmHg］；⑥踝肱指数≤0.5；⑦患有精神病或阿尔茨海默病；⑧患有恶性肿瘤；⑨既往对换药所用敷料有过敏史；⑩正在参加其他临床试验；⑪怀孕或正在哺乳期，或者在研究期间无法进行有效避孕；⑫研究者认为不适合参加本试验。

对糖尿病足病人进行小切口串并联引流技术时，在病人感染波动较为明显的地方，切开 1～2 cm 的长纵行切口，再使用止血钳探查引导，将脓腔间隔全部打开之后，行多个小型切口，使其相互贯通，直至露出正常组织（为了确保引流通畅性），使用蚕食样清创方法，将坏死

组织清除掉,在换药之前用 0.9%氯化钠溶液清洗患足,用无菌纱布块沾干后,再用脂质水胶体辅料进行对口引流,如果发现炎症蔓延现象,则继续扩张,并且用含有杀菌成分的藻酸盐银离子辅料填充满每个切口,之后将水凝胶注入其中,并且在创面外露的骨膜以及肌腱上进行涂抹,待患足红肿消除后,根据病人恢复情况,将对口引流条撤出,之后将足背、足底贯穿的对口引流条撤出,确保引流通畅性,最后使用湿性、密闭式的辅料将伤口进行覆盖。

二、小切口串并联引流技术的实施效果

首都医科大学宣武医院王威等对 60 例糖尿病足肌筋膜间隙感染病人随机分组,实验组应用小切口串并联引流技术,对照组使用传统治疗方式,对患足发生肌筋膜间隙感染早期即行大切口彻底清创,后期多次使用无菌剪或手术刀片清创,去除坏死组织,控制感染,用 0.9%氯化钠溶液冲洗患足,无菌纱布沾干,同观察组一样使用藻酸盐银或亲水纤维银敷料等功能敷料覆盖。结果显示:①观察组病人疼痛评分、切口愈合时间和病人满意度与对照组病人比较,差异均有统计学意义;②观察组病人生理领域包括生理功能、生理职能、躯体疼痛、一般健康状况评分与对照组病人比较,差异均有统计学意义;③观察组病人精力、社会功能、情感职能、精神健康评分与对照组病人比较,差异均有统计学意义。

湖南省人民医院刘岚等对 86 例糖尿病足感染溃疡病人随机分组,实验组应用小切口串并联引流技术,对照组接受大切口清创术:在清创后使用手术刀片,或用无菌剪刀将坏死组织清除,且有效控制感染,并且利用 0.9%氯化钠溶液冲洗患足,之后用无菌纱布沾干水分后,使用负压引流装置对伤口进行引流。比较两组病人干预前后疼痛情况及创面愈合率,其中,创面愈合率=(完全愈合+部分愈合)/总例数×100%。(①完全愈合:干预后,溃疡面完全消失;②部分愈合:溃疡缩小在原面积的 50%以上;③不良愈合:溃疡面缩小在原面积的 50%以下;④无效愈合:溃疡面积并无改变,甚至更加严重。)结果显示:①试验组干预后疼痛评分低于对照组,差异有统计学意义;②试验组创面愈合率高于对照组,差异有统计学意义。

白银市第一人民医院李晓霞等对一例糖尿病足病病人进行小切口串并联引流,在 B 超引导下对其进行股神经阻滞麻醉,麻醉生效后消毒铺单,生理盐水、过氧化氢、生理盐水、碘附依次冲洗创面及窦道,B 超探查并标记皮下液性暗区,按标记切开皮肤,切口约 0.5～1 cm,切开纵行间距小于 2 cm,横向间距 2 cm,经脓腔或组织间隙,用止血钳向对侧穿插至皮下,穿插时需要注意神经和血管,可以看到皮下止血钳尖时,再用手术刀把该处皮肤慢慢切开,将止血钳从该处切口伸出,将之前准备好的引流条(磺胺嘧啶银脂质水胶敷料)拉往对侧切口以外。治疗后应用症状评分法来评估病人的疾病症状,5 个症状包括足部溃烂、行走疼痛、肢端麻木以及肤色变化。根据严重程度分成消失、轻度、中度以及重度,其中 0 分是无症状;1 分是轻微症状,病人需要刻意关注才发现;2 分是显著症状,病人能够耐受;3 分是严重症状,出现频繁甚至持续存在,影响病人的生活。结果显示,治疗前病人的临床症状比较明显,治疗后得到一定改善,治疗后症状评分显著优于治疗前。但要注意治疗以后的护理尤为重要,要严格控制损害血管的因素,全面的管理好病人的血脂、血压以及血糖等危险因素,纠正代谢紊乱。对病人的足部定期检查,发现不良状况要及时进行处理,避免引起其

他的损伤。

三、小切口串并联引流技术的优点

糖尿病病足的发病机制较为复杂,是外在病因与内在因素共同作用的结果,因此在治疗该疾病时,需要采用局部与全身治疗相结合的方法,全身治疗以降低血糖、抗感染、改善微循环、降低血压为主,局部治疗则根据炎症扩散情况,以及糖尿病病足的分级采用相应处理方法。有研究指出,在密闭的湿性环境中伤口愈合速度比干燥创面快50%,且不良反应小,进而奠定了湿性处理创面伤口的理论基础;另外在湿性环境中可以较为有效溶解坏死组织,维持创面局部环境的低氧状态,进而降低创面再次感染的概率,也不会形成干痂,因此避免了再次更换辅料时造成的机械性二次损伤。

传统治疗糖尿病足溃疡时,给予病人大切口彻底清创术,该处理方法需要的条件较高,要求病人住院进行治疗,且在麻醉下进行,并且要进行电凝止血等措施,后期还需经常给予换药处理,待肉芽组织长出且固定牢靠之后,给予Ⅱ期皮瓣修复术,之后给予负压引流术,创造密闭空间,促进病人创面恢复。如果大清创时不彻底,则会导致厌氧菌滋生,可能造成二次感染。故而需要新型的开放式清创手术,不仅可以清除坏死组织,使毒素被吸收,而且还可以保证糖尿病足的外观,为其后续功能恢复奠定基础。此外,静脉动脉化手术和自体外周血干细胞移植虽为较新的治疗方式,但均有弊端,比如静脉动脉化手术虽然有一定的效果,但是会给病人带来创伤,而且受很多条件限制;自体外周血干细胞移植需要的时间久,见效慢,还考虑到一些病人的经济条件较差,无法承担昂贵的治疗费用,因此在临床实际应用例数较少,具体不再展开赘述。

小切口对口引流换药技术相较常规方法优势明显,其创伤小,出血少,引流彻底,患足外形得以保存,为其功能恢复奠定了极其重要的基础。小切口对口引流换药技术通过彻底打开所有脓腔侵犯的肌筋膜间隙的间隔,相互贯穿对口引流,确保引流通畅,引流效果好;避免了皮下组织的早期暴露而发生坏死,疑似未发生失活组织尽可能保存,采用蚕食样清创与自溶清创有效结合,使得坏死筋膜逐步脱落;由于未破坏基底部组织的血运,给皮下组织创造良好的愈合环境来加速组织的生长,从而缩短了伤口愈合的时间;尽可能保全皮下组织比如肌腱和骨膜,在排脓引流的同时也调动了局部的炎症反应,从而可以促进伤口愈合;撤除引流后的小切口可快速愈合,足部外形不被破坏,患足功能得以保全;此种技术可以在门诊进行,安全可靠。

可以看出,小切口对口引流换药技术需要的条件低于开放清创引流技术,非常适合在三级医院、二级医院或社区服务中心的门诊换药室进行,值得临床推广。但是医师及专科护士需要进行专业培训,遵循正规换药技术操作流程。小切口对口引流换药技术依照手外切开原则、创面床准备及伤口湿性愈合的理念,小切口对口引流换药技术与方法对术者的技术要求较高,准确识别并全部打开脓腔侵犯的肌筋膜间隙、确保引流通畅十分重要。而此方法保全患足外形及功能,明显提高病人生活质量,健康状态(包含生理因素和心理因素)明显改善,减轻了家庭和社会负担。

糖尿病足的治疗需要多学科合作,比如内分泌科、肾内科、营养科、血管外科、骨科和创面修复等科室,还需要专业的伤口治疗师处理伤口以及进行疼痛的评估。其治疗包括控制高血糖、高血压、高血脂等代谢异常,戒烟戒酒及规律糖尿病饮食,纠正贫血和营养不良及低蛋白血症,改善局部血液循环和抗凝及营养神经等,根据药物敏感试验结果并结合临床进行全身抗生素的应用,但是局部确保引流通畅是不可缺少的,以及每次换药需清创去除残留微生物及生物膜,创面及脓腔内使用杀菌的银离子敷料,避免病原微生物的繁殖与聚集,即生物膜的再次形成而引发创面的生长停滞或局部感染乃至播散。糖尿病足感染病人应将空腹血糖控制在 7.0 mmol/L 以下,餐后 2 h 血糖控制在 10.0 mmol/L 以下,降糖药物应该依据具体病情来进行调整。

综上所述,小切口串并联引流技术在糖尿病足病人的治疗中能起到一定的治疗效果,且操作相对简单易行,不良反应较少,因此值得在各家医疗卫生机构中推广应用。

第三节　内窥镜技术

一、概述

内窥镜是现在应用很广泛的一种检查的设备,它主要是包括内窥镜的镜头还有光源系统、摄像系统、监视系统共同组成的,主要是有利于我们在临床上检查我们的一些组织部位。

随着现代医学技术的迅速发展,医学内窥镜已经发展成为一种更成熟的诊断技术。内窥镜由于能运用摄像头(图 15-2),进行输出成像,整个检测过程无痛、无创、实时,能帮助医生清晰地判断和辅助诊疗,越来越广泛地运用到临床医疗中。目前,医学内窥镜的应用范围包括眼底、耳鼻喉、口腔、消化道、尿道、膀胱、肾脏、腹腔和宫颈等。大量研究已经证实,内窥镜是提高早期检出率的最有效方法。然而我国内窥镜医疗技术发展较晚,整体技术水平仍落后于发达国家。

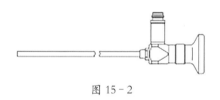

图 15-2

二、内窥镜在创面检查中的应用

慢性窦道(腔)创面由于所处部位较深,因窦道口小、深度深,或是形成多个分支等情况,治疗师肉眼或是借助一般器械检查,既无法辨明窦道结构,也无法直接观测腔道深部病情。医用内窥镜是设计应用于人体腔道器官的诊疗设备,利用内镜的技术优势,通过冷光源镜头、纤维光导线、图像传输系统、屏幕显示系统,采用激光照明,将待查部位的图像转化为数字化的光纤信号,图像通过光纤传送仪器显示屏,并使疾病病变点的图像得以贮存、再现。使窦道型慢性创面变得"看得见、够得着"(图 15-3、图 15-4)。

通过内窥镜联合造影技术,观察到慢性窦道创面的深部存在一般检查未能观察到的病理特征,如异物、坏死物、纤维增生板层等。对这些病理特征进行针对性的治疗,显然是有利于慢性创面的修复和痊愈的。目前除了上海交通大学医学院附属瑞金医院以外,国内外没有其他专门用于窦道的内镜以及用内镜处理窦道型创面的研究,在国内用内镜支持下治疗窦道型创面才刚刚开头,但应用内镜进行窦道型创面的诊疗已成为诊疗窦道型创面的最有

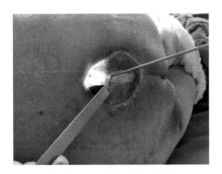
图 15-3　有潜行的创面

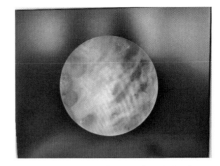
图 15-4　内窥镜显示潜行内部情况

效的治疗方法之一，由于内镜成本高等原因现阶段还没在国内完全普及，但内镜因其在诊疗窦道型创面的重要优势，不久的将来会成为各层医疗机构诊疗窦道性创面的普遍而且必不可少的方法。

三、检查方法

在内窥镜监视下对窦道深部进行诊疗，并记录窦道内部病情，如可否视及底部、创面腔结构、创面性质等，在内窥镜下对创面腔进行无创清理。将坏死组织等占位物冲洗清理至窦道外。

四、适用对象

符合慢性创面诊断、位于体内、呈管道和空腔形态的创面。
（1）窦道开口大于 2.7 mm。
（2）影像学检查证实为窦道者。
（3）无心、脑、肺等重要脏器慢性疾病不能耐受内镜检查。

五、禁忌证

（1）窦道开口小于等于 2.7 mm。
（2）影像学检查证实为瘘管者。
（3）局部存在活动性炎症表现。
（4）有心、脑、肺等重要脏器慢性疾病不能耐受内镜检查。

六、并发症

窦道及其周围组织损伤，伤及窦道邻近血管、神经及器官。

七、检查前准备

收集病人资料：收集创面病程和既往病史资料。窦道创面初检：测量窦道创面基本尺度、最大探查深度、是否存在分支或涉及其他体腔的可能，是否有明显的病因学异物、坏死组织等。对窦道创面进行标准的细菌学取样和鉴定，必要时进行厌氧菌的取样和鉴定。

（1）评估病人病情，向病人解释检查目的、方法和注意事项。告诉病人检查时可能出现的不适，以取得病人的合作，使检查顺利进行。

（2）检查前协助病人摆放合适体位，暴露要检查的部位。

（3）检查前清洗伤口，保持伤口清洁。

八、检查中配合

（1）在插镜过程中若有阻力，不能强行插入，可让病人调整体位，休息片刻。

（2）在插镜过程中主要观察病人的呼吸、面色等情况，同时不断向病人做好解释工作。

（3）需做活检使用活检钳放入 10%甲醛（福尔马林）溶液中固定，及时送检。

九、检查后护理

1. 病情观察

（1）注意观察病人检查窦道处有无出血，窦道周围组织有无损伤及感染。

（2）倾听病人主诉有无疼痛。

2. 健康教育

（1）做好病人心理护理和检查术后指导，消除术后不适以及焦虑。

（2）术后如有疼痛不适，注意有无窦道周围组织是否有损伤。

（3）术后出现出血，如损伤小毛细血管可进行纱布压迫止血或是藻酸钙敷料止血。

（4）术后出现软组织损伤，根据损伤程度对症使用敷料进行换药。

第四节 多普勒彩超技术

一、超声成像的基本原理

当声波遇到两种不同介质的界面时，一部分能量会穿透界面继续向前传播，剩下的能量将反射回声源形成回声（echo）。回声信号的延迟时间由声速和界面位置决定，其强度与界面的物理性质有关。因此，回声可以为我们提供生成图像所需的信息，这便是超声最基本的原理。在界面上未被反射的声波会继续向前传播，这一透射声波在到达下一界面会再次发生透射和反射。通过不同时间返回的回声信号，可以获知不同深度界面的情况。

二、超声成像的类型和成像过程

超声机检测模式分为 A 型、B 型和 M 型。

不同模式下,超声机发出超声信号的方式和对接:收信号的处理和显示并不相同。

A 型(amplitude mode):即幅度调制式,又叫一维超声,显示单声束界面回声幅度,主要用于测量器官的径线,以判定其大小。

B 型(brightness mode):即亮度模式,显示超声束扫描切面的回声图像。屏幕上可以得到由亮度表示回声强度的一个切面上的二维图像了。

M 型(motion mode):即运动模式,可用于显示心脏各层次,如心脏房室壁、心脏瓣膜和大血管的运动。在这一模式下,超声探头仅在一个方向上发出和接收超声信号,并将回声信号的强与弱用亮度表示。

三、多普勒超声技术在临床诊疗中的作用

随着近年来多普勒超声技术的迅速发展,其越来越广泛的应用于临床医疗,是非常重要的临床诊疗辅助手段,床旁重症超声技术在急诊和 ICU 等部门的应用日益增加,越来越被人们所重视。重症超声技术已成为急性呼吸衰竭、休克、心脏骤停等急重症疾患病因的高效、快速、无创诊断工具之一,在重症病人救治过程中发挥着重要的作用。

四、多普勒超声技术与压力性损伤

1. 压力性损伤的定义　重症病人可能因为全身或局部氧合或灌注不佳,或病情受限无法翻身,容易发生压力性损伤。当机体皮肤和(或)皮下组织长时间受压后会造成血液循环障碍,因血液循环障碍使皮肤、皮下组织进一步出现局部持续缺血与缺氧、营养不良后会造成软组织溃烂、坏死,形成压力性损伤。压力性损伤主要发生于骨隆突处,受压力、剪切力、摩擦力共同作用产生,压力性损伤的发生增加了病人身心方面的痛苦及护理人员的工作负担,还会加重病情,影响病人康复进程。

2. 压力性损伤的分期　美国压力性损伤专家组(NPUAP)2007 年在原有四期压力性损伤的基础上更新增加了可疑深部组织损伤期和不可分期两期,临床可根据这一压力性损伤分期对病人的压力性损伤进行有针对性预防与干预护理,改善其预后。

3. 压力性损伤的临床护理现状　压力性损伤的治愈是临床护理工作中一直以来的难点,对压力性损伤高危人群来说,进行压力性损伤管理的关键是通过评估尽早发现深部组织损伤并采取有效的护理措施进行预防,这也是临床压力性损伤护理中的重要内容。研究表明,深部组织损伤属于压力性损伤发展过程中的关键分期,这一时期由于肉眼观察到病人皮肤表面仍保持完整,而常规检查主要依靠目视检查、触摸皮肤、询问病人感受等方法,因此基本上无法观察到皮下组织损伤实际状况,所以,临床上对压力性损伤深度及深部组织损伤程度进行准确判断是较为困难的。尤其是如果不能对压力性损伤早期阶段做出及时准确的评估,便不能够及时采取有针对性措施来处理病人深部组织损伤,非常容易导致该损伤的迅速

进展,甚至急速恶化。

临床压力性损伤护理中的关键是预见性,需通过准确的评估方式进行压力性损伤评估,以便尽早发现、干预病人深部组织损伤进而防止压力性损伤恶化,故压力性损伤评估在压力性损伤管理中尤为重要。

4. 多普勒超声应用于评估深部组织损伤 相关报道,ICU压力性损伤患病率为18%～39%,发病率为3%～53%,每年死于压力性损伤并发症的人数约为6万。然而护士对压力性损伤前期和深度未知的压力性损伤,无法做到有效的评估,无法判断皮肤完整病人皮下各层受损情况,难以分期,给实际护理造成了判断上的困难,而以彩色多普勒超声这一可视化工具进行深部组织损伤压力性损伤评估受到临床重视。

(1)超声可以探查深部组织的变化,诠释压力性损伤的进展。在压力性损伤评估中应用彩色多普勒超声仪,联合采用其灰阶、彩色多普勒及弹性超声技术获取病人患处皮下深部组织超声信息,能够让临床医师根据回声、血供分布及局部病变组织弹性改变等信息评估皮下损伤,发现常规检查不易察觉的深部组织损伤,增加临床在深部组织损伤期压力性损伤判定上的准确性。

(2)皮下组织层次不清、低回声灶、筋膜线不连续、不均匀的低回声区域是深部组织损伤的超声影像学特征。受长期、持续性的机械应力作用导致深部组织损伤后会使深部组织的血流状况受到影响,出现局部血管床减少、血流缓慢,而通过彩色多普勒观察深部组织血供状况即可对损伤情况进行判断。

(3)当深部组织局部因变形而逐渐坏死时,其原清晰分层浅筋膜、深筋膜、肌肉层等组织结构逐步变形,这反映压力性损伤早期的水肿、组织间液和炎症等皮下损伤,这一皮下损伤仅靠目测检查难以发现,但这皮下组织层次结构的破坏可在超声图像中表现出来。超声中的灰阶超声技术可发现原来清晰分层的皮下组织出现界限不清、中断、局部回声减低的超声征象,进而判断损伤。在早期阶段即发现病人深部组织损伤迹象,尽早采取处理措施以改善其预后。

(4)弹性超声技术可在病人损伤早期阶段即检测到深部组织因变形而引起的组织弹性减退及组织僵化,进而较临床常规检查更早发现病变。而病人患处出现血肿、皮下积液或坏死组织等生理变化后在超声中存在低回声灶的超声表现,相关研究指出,仅存在皮下组织层次不清和(或)低回声灶超声表现的压力性损伤病人4周后其压力性损伤状况并未发生恶化,表明存在上述两种超声表现的皮下组织损伤较轻。

(5)通过早期诊断并采取有效干预措施可积极阻止压力性损伤恶化,当病人皮下组织坏死区域内存在大量的炎性渗出液及坏死组织时具有其对应的典型超声特征,与正常组织超声图像相比,深部组织坏死具有低回声(存在大量炎性渗出液)或无回声区内夹杂有高回声信号(存在坏死组织)的超声特征,而深部组织中一旦形成具有此超声特征的坏死区域,会快速进展、恶化,影响预后,需依靠早期阶段准确的评估,尽早预防、处理这一损伤。

5. 多普勒超声对于压力性损伤进展诊断的敏感度和特异度 相关研究表明,部分压力性损伤起源于深部组织,发生在骨组织表面,由外及内进展,直到肉眼观察到。低回声病变是压力性损伤前期的表现,与肉眼观察相比,有助于提前预知并采取预防措施。超声在压力性损伤评估方面具有很好的相关度,便于早期发现深部组织损伤已得到证实。根据压力性损伤的超声图像,主要分为4种情况:结构分层不清、低回声病变、筋膜不连续性及不均匀的低回声区域。不同分级的压力性损伤都会存在结构分层不清及低回声病变。对于压力性损伤进展的诊断性试验表明,"筋膜不连续性"敏感度为 83.3%,特异度为 100%,阳性预测值为 85.7%;"不均匀的低回声区域"敏感度为 100%,特异度为 83.3%,阳性预测值为 100%。因此,临床中遇到肉眼观察仅为 1 期或 2 期压力性损伤,但是出现"筋膜不连续性"或"不均匀低回声区域",护士必须高度注意,采用多种方式处理压力性损伤,避免进一步恶化。

6. 总结 目前的研究中,超声可以探查压力性损伤前期的皮肤变化,进一步解释了压力性损伤形成的机制,但是仍需要大量的动物实验和临床研究进行验证。ICU 护士可以通过 4 种压力性损伤的回声表现,目标导向性的采取预防护理措施,减少重症病人的痛苦和经济负担。

随着超声设备在重症医学科中的普及,超声主导的护理评估和超声引导的护理操作将会被越来越广泛的深入应用。彩色多普勒超声是可靠的早期发现深部组织损伤压力性损伤并评估压力性损伤进展状况的可视化工具,可准确评估压力性损伤高危病人深部组织损伤情况,预测压力性损伤进展,有利于指导临床护理,使压力性损伤对病人的影响降到最低,改善病人疾病预后,为重症病人的护理带来福音,为重症病人良好的预后提供保障。

第五节 PRP 技术

一、概述

Platelet-rich plasma,PRP 全称叫富血小板血浆(图 15 - 5),是一种从自体全血经离心后得到的血小板浓缩物。人体的血小板在高浓度的状态下,能够产出具有细胞粘合功能的蛋白质(纤维连接蛋白),并且当 pH 从 7.0~7.2 降到 6.5~6.7 时,添加适当的氯化钙,可以促进血小板大量分泌有促进伤口、组织愈合及细胞再生的 9 种生长因子,所以 PRP 也叫作富含生长因子血浆。

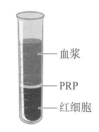

图 15 - 5 PRP

激活血小板后生长因子得到大量释放,软组织细胞活性得到有效刺激,自主修复能力增加,促进受损组织修复,还含有高浓度的白细胞,能够很好地抑制多种细菌,在机体炎性反应和感染过程中增强了机体的抗感染能力;再加上这种浓缩物是来自病人自身,从根本上避免了外源性生长因子引起的排异反应,并且制作简单方便,对病人的损伤小,疗效显著。

PRP 具有迅速止血、止痛、加速伤口愈合的作用,可极大程度减轻术后疤痕的形成,从 20 世纪 90 年代中期开始,被广泛应用于各种外科手术、心脏手术以及整形手术。现 PRP 涵盖的领域包括整形、运动医学、牙科、眼科、耳鼻喉科、神经外科、泌尿外科、创伤修复、美容、心胸和颌面外科等,常见如糖尿病足、缺血性创面、压疮和静脉性溃疡等,PRP 通常被认为是亚急性和慢性疾病的一种选择性治疗方法。

二、PRP 制作

(1) 原理:根据全血中各种成分的沉降系数不同,利用离心的方法将血小板提取出来。

血液在离心过程中,由于红细胞沉降速度最快,离心后深入试管底部,上清液在最上层,中间即为血小板层。白细胞和血小板沉降速度相似,也集中在血小板层。去除红细胞和部分上清液,剩下的中间层即为 PRP。

(2) 方法:PRP 抽取方法:抽取病人静脉血 30～50 mL,注入含抗凝剂的试管内进行离心如图 15-6、图 15-7 所示(离心 2 次)。留取足够的血清容纳悬浮于其中的富集的血小板,得到 PRP。

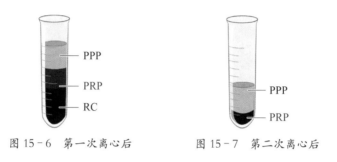

图 15-6　第一次离心后　　　　　图 15-7　第二次离心后

三、适用对象

(1) 骨关节炎。

(2) 慢性难以愈合的创面,包括挤压伤、糖尿病足、下肢静脉曲张的溃疡、坏死性肌筋膜炎等。

(3) 运动损伤,包括软骨、韧带、半月板、肌肉等。

(4) 骨的愈合不良,包括骨的延迟愈合和骨不连。

(5) 肌腱病,包括肩周炎、肩袖损伤、跟腱炎、网球肘、足底筋膜炎等。

(6) 早期股骨头坏死。

四、禁忌证

孕妇,儿童,贫血者,发热者,肝功能异常者,凝血功能异常者,肺血症,败血症病人等。

五、作用机制

PRP 促进慢性难愈性创面修复的主要原因在于:

(1) 血小板经活化后释放许多功效强大的生长因子。

(2) PRP 还含有高浓度的白细胞,如中性粒细胞、单核细胞和淋巴细胞,这些白细胞在机体的炎性反应和感染过程中增强机体的抗感染能力等方面起着重要的作用。

(3) PRP 中包含 3 种血液中的黏附因子:纤维蛋白、纤连蛋白和玻连蛋白。纤维蛋白能在局部构建组织修复所需的三维结构,包裹血小板和白细胞,防止它们流失,为修复细胞的爬行提供支架。

PRP 技术应用于慢性难愈合伤口病人中,无排斥反应,不损伤机体,有效提高伤口愈合率,促进软组织修复,临床疗效显著,加上分离设备要求低,操作简单,具有重要的临床推广价值。

第六节　高压氧治疗

一、高压氧创面治疗的相关机制

高压氧(hyperbaric oxygen,HBO)治疗慢性创面的主要机制是增加创面的氧弥散量和弥散距离,能够有效提高组织内的含氧量。机体处于 0.2 MPa 高压氧下,血氧分压可以达到 186.2 kPa,远高于标准大气压下血氧分压。氧在损伤组织的修复过程中起着关键作用,研究表明增加创面内的氧含量,具有促进血管生成、加速成纤维细胞增生及胶原合成、刺激表皮细胞生长,以及增强白细胞杀菌能力等作用。因此,HBO 治疗可有效改善创面的血供与组织代谢、控制感染、加速创面愈合(图 15 - 8)。

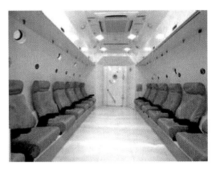

图 15 - 8　高压氧

二、高压氧治疗的基本方法

通常采用的高压氧治疗方案为高压氧舱压力 2 个标准大气压(atmosphere absolute,ATA),吸入 100%纯氧,增减压 15 min,稳压 45 min,1～2 次/d。现行的高压氧舱主要分为多人和单人式,后者更为方便应用。

三、糖尿病足创面高压氧治疗的选择标准

Fife 等的研究显示,$TcPO_2$(transcutaneous oxygen tension)是一种较为准确的预测高压氧舱治疗糖尿病足疗效的指标。其观察分析认为,在标准大气压下,糖尿病足创面的 $TcPO_2 < 15$ mmHg 或用高压氧舱治疗 $TcPO_2 < 400$ mmHg 时,不宜使用高压氧舱治疗。

四、潜在的安全风险

通常应用高压氧舱治疗是安全的,最大的隐患来自火灾的风险。高压氧舱治疗中及使用前首先应进行安全检查,要求病人只能穿着 100%纯棉的衣物进入高压氧舱治疗。

五、不良反应及禁忌证

大量临床验证,一次治疗不应超过 2 h,治疗压力不应超过 0.3 MPa,病人极少出现不良

反应。可能发生的主要不良反应有：视物不清、耳鸣、肺气压伤、神经性氧中毒表现（多见于高压氧治疗压力超过 0.4 MPa），以及幽闭恐惧症等。

病人存在以下情况，应禁用高压氧治疗：①未经治疗的气胸病人；②有通气受限方面疾病的病人；③正在化疗中的病人（可能高压氧会与化疗药物产生协同作用，增加药物的毒性作用）。

第七节　光子治疗技术（低强度激光疗法——红光治疗）

低强度激光主要包括氦氖激光和半导体激光，生物学刺激作用较明显的激光为氦氖激光。氦氖激光是波长为 632.8nm 的红光。

一、生物学效应

其生物刺激效应或生物调节效应包括：消炎、镇痛、脱敏、止痒、收敛、消肿、促进肉芽生长，加速伤口、溃疡、烧伤创面的愈合等作用。

二、适应证

慢性溃疡(伤口)、压疮、烧伤创面、甲沟炎、静脉炎、闭塞性脉管炎、腱鞘炎、滑囊炎、软组织损伤等。

三、禁忌证

低强度氦氖激光很少有禁忌证。患有口腔黏膜白斑病及其增生病变、光照性皮炎、系统性红斑狼疮等的病人应避免使用。

第十六章　伤口教学科研

第一节　伤口护理的教学模式

护理学是一门将护理理论与临床相结合的实践性很强的学科,有其独特的教学模式,主要体现在临床护理教学过程中。临床护理教学是指帮助护理专业学生将课堂上学到的专业知识和技术运用到临床护理实践中,使之获得应有的专业技能、态度和行为的教学组织形式。临床护理教学是护理教学中理论联系实际的重要环节,是提高教学质量、培养合格护理人才的关键。伤口护理是护理学专科中实践性非常强的一门护理专科,在临床教学的过程中更应注重科学化、规范化的教学方法及管理手段的应用。因此,伤口护理的教学离不开现有临床教学模式的运用。

一、国内外的临床护理教学模式现状

(一) 国外现况

南澳州实行一种较为新颖的临床护理教学模式,称致力于教育的病房(dedicated education units,DEU)。DEU 是为了充分利用临床和高校师资,营造促进学生学习的环境。DEU 作为一种新的临床护理教学模式,正在被瑞士、加拿大、美国、新西兰等应用于临床护理教学工作中。2003 年加拿大和美国开展了 DEU 教学模式,2007 年新西兰有相关研究报道。

此外,还有一种备受关注的教学方法——同伴教育法,它被视为一种协作、合作式教学方法。学生之间是平等的同伴关系,学生自我指导分享经验,积极参与讨论与反馈。通过同伴教育的做法,达到师生、学生间共同提高的目的。同伴教育法被英国、美国、加拿大、澳大利亚等国家广泛应用于临床护理教学,并被证明能够显著提高护生的学习主动性和助人积极性。

(二) 国内现况

目前,国内的临床带教方式主要是师徒带教方式,即导师负责制。采用"一对一"方式进

行临床护理的带教。

在教学模式上,国内较多采用以临床护理职业为导向的教学模式,如欧阳霞等以能力为核心的观念构建临床护理教学模式,并编写了《临床护理教学手册》,将临床护理实习分成3个阶段,即基础护理阶段、专科护理阶段和整体护理阶段;制定了各阶段的目标教学计划;此外,还采用不同的教学方法以达到临床教学实效的目的,主要有PBL教学法、案例教学法、情景教学法等。PBL教学法被引入临床护理教学,使护生通过临床问题进行自主学习,从而培养护生解决问题和提高临床实践的能力;案例教学法是帮助学生从临床护理实际案例中学习,理解和掌握一般规律、原则及方法,从而将感性认识上升到理性认识的教学方法。情景教学法通过创设多媒体教学、实物演示情景、临床教学场景和角色模拟情景,使护生理论与实际结合,提高实际操作技能。

二、适用于伤口护理的临床护理教学模式/方法

(一)导师制临床护理教学模式

1. 定义　导师制是从英国牛津、剑桥大学发展而来的一种侧重于对学生进行个别辅导的教学制度。分为单导师制和团队导师制。

(1)单导师制:单导师制指一名学生仅有一位导师,一位导师可以指导多名学生的培养模式。

(2)团队导师制:团队导师制起源于美国约翰·霍普金斯大学,提倡一主多辅的团队导师指导模式,即由1名主导师和3～5名具有不同知识背景、学术专长的副导师组成教学小组,共同指导1名学生。团队导师制对护理专业教育和发展具有积极作用,可有效地拓宽学生学术视野,培养学生创新能力。如今已逐步取代了单导师制。

2. 实施步骤

(1)制定导师准入标准:带教的学生不同,导师的准入标准也不尽相同,一般的遴选标准为:①具有良好的综合素质,能为人师表,自愿担任指导老师并履行导师的职责;②知识面广,具有较高的专业知识水平;③具有丰富的科研经验与较强的科研能力,熟悉科研实践的各个环节,具备指导学生科研实践与论文写作的能力;④必须有省级或厅级或校级或院级科研课题(第一负责人);⑤导师的学历和职称要求视学生的层次而定。

(2)制定导师的工作职责:负责学生临床实践活动的导师职责基本相似。主要包括:负责全程监督和指导护理学生进行临床实践活动;指导学生的临床理论知识和专业技能,并定期检查、考核其实践情况;及时发现学生实践过程中出现的问题,并帮助解决;向学生传授发现和解决问题的技巧,加强理论与实践的结合;帮助学生选择感兴趣的科研专题,指导学生毕业论文的选题及撰写。

(3)制定导师考核评价方法:教学考核评价是现代教学管理的一种手段。一般可分为自评、学生测评、主管领导考评3种评价方法。对于其中表现出色的导师给予表彰和奖励。对于责任心不强、不能履行导师职责、学生意见较大的导师,要及时向主管领导反馈,及时采取措施予以调换。双向评价使反馈控制更加及时,以调节教与学双向行为,从而促进教学相长,有利于动态分析管理,提高整体水平。在增强学生自我约束能力、激发求知、创新动机

的同时,也对导师产生一定的压力,调动了竞争意识及责任感,促使导师不断提高理论及操作水平和教学技能。

(二) 以胜任力为导向的临床护理教学模式

1. **定义** 胜任力概念由美国心理学家 McClelland 提出,此后多名学者对此概念进行定义,其中应用最广泛的是国外学者提出的定义:"胜任力是能将某岗位上表现优秀者与表现普通者区分开的个人潜在的、深层次的特征,它包括动机、特质、自我形象、态度或价值观、某领域的知识或技能"。

岗位胜任力是指在组织中,激发员工不但胜任本岗位工作且能产生更高的工作绩效的技能、知识、特质和能力的总和。

2. **实施步骤**

(1) 教学前准备。

1) 教学目标确定。分析学习者从事的护理工作所需要的核心胜任力,辅以护理专业基本胜任力,确定教学目标:帮助其掌握和运用评判性思维能力、人际沟通能力、信息处理能力、专业价值观,基本及专科常见护理操作技能和一般急救技术。而对于终身学习能力、管理协作、专业成长等核心胜任力,亦可在教学目标中视情况体现。

2) 教学实践设计。

① 胜任力实践课程的设计。以核心胜任力为本位,围绕教学目标,针对每一胜任力的内涵,设计教学内容,教学内容必须以临床需要和病例为基础,通过如伤口管理或伤口案例的分析与展开,反映胜任力的内涵,训练学生对胜任力的运用。案例的选择尽量标准化,以使每次课均能体现教学目标。实践课程目标的书写形式举例:本实践课程结束后,学习者能够正确运用湿性愈合理念对 2 期压力性损伤进行护理。

② 教学方法设计。需交代清楚在胜任力培训的过程中采用何种教学方法,如本教学实践中采用的教学方法,包括讲授式教学法、微课教学法、PBL 教学法、案例教学法、工作坊等。

3) 师资的准备。

① 要制定带教老师的准入标准,如学历、职称、工龄、专业技术资质等。

② 带教老师备课要求。指导教师需明确教学目标及所准备的教学内容是否与所对应的胜任力标准一致;明确病例是否典型;教学前对病人是否做到知情同意,教学后能否对教学效果做科学评价。

(2) 实施与考核:按专科教学计划,采用相适宜的教学方法开展教学工作。实施过程中需实时评价学生的学习情况,临床实践结束时,还需对学生考核理论知识及操作技能。终末考核可采取多维度评价法进行,如使用信效度较高的中文版评判性思维测量表(Chinese critical thinking disposition inventory,CTDI—CV)、《护生临床沟通能力测评表》等。

(三) 网络教育教学模式

1. **定义** 网络教育(e-learning、web-based education、network-based education)始于 19 世纪 40 年代的英国,19 世纪末期英国、美国、加拿大等大学开始开展远程教育。其发展经历了远程教育(1840 年)、计算机辅助教学(1960 年)、网络技术(1990 年)和现在的以网络为基础的教学过程。

"网络教育"的含义随着时代赋予其内容的发展而不断丰富,学者尝试从多个角度阐释其定义,目前人们对于网络教育的定义尚没有统一的标准。南国农提出的"网络教育是主要通过多媒体网络和以学习者为中心的非面授教育方式"。亦有学者将网络教育的定义总结为网络教育以网络为基础,根据教育的需求,从现代技术的发展变化趋势进行整合分析,通过技术的运用在教师与学生之间实现教学资源的转化和教学活动开展的教育形式。教育部在"网络高等学历教育问答"中阐明"网络教育是现代信息技术应用于教育后产生的新概念,即运用网络技术与环境开展的教育"。

2. 特点 数字化、动态互联、展现形式丰富的网络技术赋予了网络教育多样化的表现形式,使网络教育兼具开放性、灵活性、多样性等特点。

(1)开放性:网络教育可跨文化、地域、时空满足学习者对知识的需求,"无缝式"连接护理人才培养各阶段,为实现终身学习的目标提供有效途径。而教育资源的开放性在很大程度上缓解了护理教育资源地域差异性的不足,有效提高教育资源利用率,促进先进护理理念、护理技术的传播。

(2)灵活性:数字化管理简化了教学管理流程,实现了线上管理。学生可灵活参与,灵活安排自己的学习,解决了学生时间冲突、工学矛盾等问题。网络教育能够在较短的周期内更新现有的教学内容,将最新的研究成果和观点即时引入到教学中。此外,网络教育还可根据每个学生的特点设计学习内容、学习方式,根据反馈以学习者为中心灵活调整。

(3)多样性:由于各地方的具体情况有所差异,且各地在网络媒体硬件设施上存在不平衡,因而网络教育教学也呈现出多样性的发展趋势。从当前各类网络教育发展的现实来看,大致包括以下几种模式:以视频会议为基础的网络教学,打破时空限制的点播式教学、网络辅导教学、虚拟实验教学等。

3. 分类 网络教育应用于护理教学模式可以按照各种依据进行分类。根据教育、学习活动使用网络的比重或网络应用在教学中的程度将网络教育总结为网络辅助教学、在线教学、混合式教学。

(1)护理网络辅助教学:网络辅助教学是指在传统课堂教学过程中需要网络辅助完成的教育活动,以图片、文本、视频、音频等形式展示教学内容,技术支持包括网页、辅助教学系统软件等。微信就是网络辅助教学的重要代表之一,具有实时、操作简便、形象生动等特征,逐渐在医学教育领域推广使用。微信教学是一种新兴教学模式,能随时随地、简单直接的将文字、图片、影视资料等发送至移动手机,大大调动学生的学习和参与的积极性。

(2)护理在线教学模式:在线教学是指教师与学生在网络平台上所从事的教学活动,目前我国护理在线教育形式主要有远程教学、精品课程、慕课等。在线教学一般有固定的网络支持平台。按照发展轨迹又可分为广播、电视、开放性大学、电话会议、网络课程 5 个阶段。

(四)基于问题的学习模式

1. 定义 基于问题的学习(problem based learning,PBL)模式是目前国际上较为流行并受到广泛关注的一种教学改革模式,其基本特点是以护生为中心、以老师为引导、以临床问题为基础、以自我学习及小组讨论为教学形式的课程模式。PBL 教学法的主旨就是以问题为导向的教学。首先提出问题,围绕问题制定计划,然后根据计划实施带教的内容,带教老师示范,并讲解,学生在老师指导下实际操作。最后学习结束进行考核。

2. 实施步骤 伤口护理知识的掌握需要循序渐进的学习,根据其特点,带教老师将整个学习过程分为 5 个阶段。

(1) 提出问题:每个阶段学习前发放问卷,了解本阶段专科护士学习的需求,根据调查结果确定目标,带教老师根据伤口护理中心近期病人伤口情况,提出问题,让学员思考和作答。

(2) 计划:带教老师围绕问题,制定计划,准备具体带教内容。

(3) 实施:具体实施过程分为三步,第一步:根据提出问题布置作业,让学生做好学习前预习;第二步:带教老师讲解示教,学生实际操作,理论联系实际,提高学习效果,并根据伤口情况提出问题,学生回答;第三步:将每阶段主要问题做成卡片,供每位学生复习总结。

(4) 检查:本阶段学习结束前发放问卷,调查满意度和对本次带教的评价,并征询下阶段学习需求,确定下次学习主要问题,本阶段结束后,认真做好网上作业,并预习下次作业,依次循环。

(5) 处理:通过每次现场提问、技能操作、课后作业和调查问卷结果,检验带教的效果及存在的不足。每阶段带教结束后,利用反馈结果及时合理调整,在下一阶段的带教中不断改进。

5 个阶段结束后,进行技能考核,完成拓展读书报告 1 篇,个案护理 1 份,由带教老师进行评价。

(五) 案例教学法

1. 定义 案例教学法是指运用基于案例的方法使学生参与到特殊情景下、真实世界中的案例讨论中,其精髓在于最大限度地"以学生为中心"。它关注知识的架构,是将理论知识和临床实践连接起来的良好桥梁,而且可以培养学生批判性思维。

2. 作用机制 国内学者刘刚把案例教学法的作用机制分为知识来源扩大机制、学习内容优化机制和学习效果改善机制 3 个方面,并以 3 种学习理论(教学交往理论、信息加工理论和学习迁移理论)诠释了案例教学法相对于传统教学的优势,特别是在知识和决策的程序化方面的作用。该研究在此基础上还增加了教学过程创新这一作用机制,并以建构主义学习理论来解释这一过程,见图 16-1。

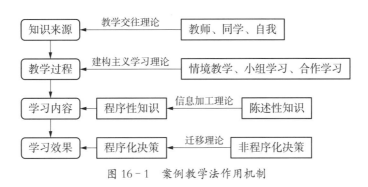

图 16-1 案例教学法作用机制

3. 实施步骤 案例教学法最常用的方法为小组讨论,还可以用案例问答、案例撰写、角色扮演等作为主要方式。案例教学法最常见的实施步骤如下。

（1）分组：授课教师提前将学生随机分组，并选出各小组组长，将案例、与案例相关的病史和检查结果等相关资料发给各小组。

（2）分工查阅资料：小组成员分工合作，借助图书馆的图书、期刊、数据库或咨询相关老师来解决案例中存在的问题。

（3）案例汇报：课上授课老师将案例作简单的介绍，各小组必须完成以下任务：①列出案例中所存在的护理问题。②就所列出的护理问题做出护理诊断。③根据护理诊断制定护理措施以及护理计划。④指出病人的病情发展程度或者制定健康教育计划。各小组依次进行案例汇报，授课老师及时总结归纳，并提出额外问题使案例能覆盖教学内容，其他小组成员也可进行补充或提问。对于一些疑难问题，指导者组织组内或集体讨论。并根据教学大纲及时进行查漏补缺，保证教学任务的完成。

（4）课后小结：授课老师评估各小组的表现，总结此次课程的经验教训。

（六）任务驱动教学法

1. **定义** 任务驱动教学法（task based learning，TBL）是一种以建构主义教学理论为基础的教学方法，是指在教学过程中，以若干具体任务为中心，通过完成任务的过程，巩固现有知识，探索未知知识，培养学生提出问题、分析问题、解决问题综合能力的一种教学方法。TBL 最显著的特点是以学生为主体，发挥学生自主学习能力。

2. **实施步骤**

（1）任务设计：任务是 TBL 的核心，也是课堂成败的关键，会直接对教学效果造成影响。因此任务设计环节至关重要。任务设计要遵循以下原则：①系统性，即任务设置需要与知识点联系紧密，能够涵盖教学内容的大部分知识点，使学生在完成任务中既能提高各方面能力，也能学习新知识和回顾已有知识；②趣味性，即任务设置需要根据学生的需要及兴趣，充分激发学生学习动力；③层次性，即任务设置要遵循从简到繁、从易到难、从具体到抽象的原则，学习不是一步登天的过程，需要留给学生发挥创造力的空间。在国内护理教学中，研究者在任务设计环节往往把一个母任务配上几级子任务，子任务的设定根据完成母任务的需要设定，1 级任务建立在众多小任务的基础上，又囊括了众多小任务。在伤口护理教学中，可以以 3 期压力性损伤伤口为例，在任务设计环节，把 3 期压力性损伤伤口护理方案的拟定作为母任务，把伤口颜色评估、渗液量评估、分泌物培养结果等作为子任务。

（2）任务实施：设计好任务后，任务实施阶段也很重要。任务的实施要根据学生具体情况及老师的教学方案而定，包括①创设情境，提出任务：任务设计好后需要一个尽可能真实的模拟情境，这样可使任务真实化、形象化；②分析任务：学生需要对子任务中需要独立完成及依次完成的任务、已有知识可以解决及需要新知识才能解决的任务分别分类；③完成任务：任务的完成采用学生自主探究或协作完成的方式，教师只提供线索，不直接告诉做法。

（七）体验式教学法

1. **定义** 体验是主体内在的历时性的知、情、意、行的亲历、体认与验证。它既是一种活动，也是活动的结果。作为一种活动，即主体亲历某件事并获得相应的认识和情感；作为活动的结果，即主体从其亲历中获得的认识和情感。

体验式教学是体验式学习与教学过程相结合的新型教学模式，它强调教学互动、自主参与和实践能力的培养。

2. 理论模型

（1）David Kolb 的体验式学习循环模式：哈佛教授 David Kolb 从哲学、心理学、生理学角度阐述了体验式学习，他用 4 个元素来描述体验式学习的理论模型：具体的体验、观察与反思、抽象概念的形成、在新情境中检验概念的意义。这是一个四阶段的循环周期。他认为：有效的学习应从体验开始，进而发表看法，然后进行反思，再总结形成理论，最后将理论应用于实践（图 16-2）。

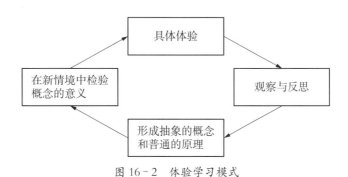

图 16-2 体验学习模式

（2）卡瑞特体验式教学模式：卡瑞特认为，学习更重要的是建立学习的心态。卡瑞特体验式教学模式由既独特又联系紧密的 6 个环节组成。感知作为开始，进入体验，然后分享和交流，进而整合，最后把所得应用于实践。这也是一个循环模式（图 16-3）。

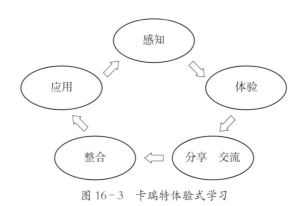

图 16-3 卡瑞特体验式学习

3. 体验式教学的类型

（1）直观感受型：观看音像、倾听诗歌、欣赏小品等。

（2）动手操作型：课件制作、搜集资料等。

（3）社会调查型：社会实践等。

（4）师生置换型：情感体验等。

（5）角色模拟型：模拟采访、招聘等。

4. 实施步骤

（1）创造情境，让学生进行真实的体验。体验的产生，首先缘于体验者对体验对象有了切身的感受。在护理教学中,教师要精心巧妙地设计病例情景,使学生"以身体之,以心验之",利用实验室、多媒体、角色扮演、临床见习等一切可能的手段为学生制造临床情景,使学生体会到真实的临床诊治和护理过程。

(2)探索研究,唤醒学生内心的体验。当学生在心中积累起许多杂乱的感性的"体验"后,教师可以事先写好探索问题的提纲,通过精心编制的问题,引导学生思考,唤醒学生体验的细胞,调动学生学习的主观能动性和学习兴趣,从"以教为主"转变为"以学为主",提高学生解决实际问题的能力。

(3)交流心得,总结内化。在此阶段教师的主要责任是要营造热烈的讨论氛围,引导学生积极讨论,互相交流,及时把自己的体验表达出来,拓宽思路,将讨论引向深入,并鼓励创新精神。教师还要指导学生自己完成对学习内容的高度概括,让知识概念化、系统化、综合化,使学生真正成为学习的主人。体验式学习是合作学习的一种形式,通过护生彼此之间的配合、沟通、交流,可以分享学习成果和情感体验,启发思考及提高评判性思维能力。

(4)运用迁移。知识的最终价值是要能运用到临床实践中解决问题,教师要引导学生把内化吸收的知识通过分析、概括、比较、综合、联想推广到新的情境中去,有意识地让学生运用所学的知识解决临床护理活动中遇到的问题,如对故意刁难的病人及家属如何进行沟通交流,临床中遇到病人发生意外场景如何应对等。

(八)微课

1. **定义** 微课又名微课程(micro-lecture),指以视频等多媒体技术为载体,针对教学过程中某一重点、难点展开教学的微小课程。教师利用其作为授课的素材,学生可通过微课进行预习、复习等,实现自主学习。微课具有学习时间短、内容精、适合移动学习、自主学习等特点。

2. **微课特点**

(1)教学时间较短:微课视频长度以 5~10 min 为宜。

(2)教学内容精:相对于较宽泛的传统课堂,微课的问题聚集、主题突出。

(3)资源容量小:微课视频及配套辅助资源的总容量小。

(4)易传播和易搜索:学生可以实现移动学习。

(5)自主学习获得最佳效果:学生可充分利用零碎时间学习。

3. **微课制作**

(1)内容选择:分析和整合目标课程的知识点。确定课程的重难点、疑点及目标课程考试的考点等,作为微课开发的内容。编写脚本,要求简洁凝练、要点突出、层次清晰、逻辑严密。

(2)制作要领。

① 利用录屏软件录制教学过程,将传统教学方法无法形象传授的内容以视频化的方式展现给学生,加深学生对知识的理解和记忆。

② 要求有一定的表现力和感染力,要有效利用信息技术,适当地加入图像、动画、视频等以提高微课视频的可视化效果。

③ 配音讲解要清晰、有趣、音量不能太小。

④ 知识点受众定位明确、情景定位明确、知识准确无误、语言通俗易懂。

⑤ 微课结束时要有一个简短总结:强调重点和难点、帮助学生理清思路。

(九) 翻转课堂

1. **定义** 翻转课堂起源于美国科罗拉多州林地公园高中的化学课,目前已成为全球教育界关注的教学模式。它是利用现有信息技术手段,构建信息化教学环境,重新规划课前、课内、课后,通过知识传递、知识内化、知识巩固的颠倒安排,实现传统教学中的师生角色的翻转,达到对传统课堂教学模式革新的教学设计方法。

2. **翻转课堂特点**

(1) 有利于自主分配学习时间。与传统临床护理教学相比,翻转课堂强调学习的自主性,体现出其优越性。临床护士可根据自身情况来安排和控制学习,在没有时间、地点限制的环境下轻松学习,并且观看视频节奏的快慢可由自己掌控,也可通过网上在线交流寻求帮助。避免了临床护理人员因为三班倒工作模式而错过培训或培训效果不理想的现象。

(2) 有利于提高学习兴趣。翻转课堂重视护士学习兴趣。在临床授课时采用教学课件、主题讨论、录制视频、小组作业等学习形式,极大地提高了护士学习的积极性。

(3) 有利于提高评判性思维能力。翻转课堂将临床教学的"教与学"时间点前移,护生能够在临床教学中掌握主动权,带着想法去参与,带着问题去讨论,实现了理论联系实践的结合,让护士分析问题的能力都得到锻炼和提高,并且对现存问题进行跟踪调查、研究,寻找最佳的循证依据来解决问题,从而指导临床护理实践,加强了其评判性思维的能力。

3. **实施步骤** 主要包括课前线上学习、课中集中讨论、课后复习巩固练习即知识传递、知识内化、知识巩固三部曲。

(1) 培训前知识传递阶段:通过线上培训方式激发培训对象的自主学习意识,提升培训对象的自学能力,培训前线上内容的学习可提升培训对象对学习问题的提炼和汇总能力。

(2) 培训中知识内化阶段:翻转课堂的探究式及讨论式培训方法,促使培训对象人人参与交流讨论,有利于提升培训对象的逻辑思维能力、沟通能力及语言表达能力。

(3) 培训后知识巩固阶段:培训后的专项案例分析训练,有利于提升培训对象的分析总结能力。

(十) 混合式教学

1. **定义** 混合式教学是网络线上与课堂线下的混合,把传统教学方式(face to face)的优势和数字化或网络化学习的优势结合的教学模式,既发挥了教师的引导作用及人格影响,又充分调动了学生的积极性、主动性与创造性,两者优势互补,从而获得更佳的教学效果。

2. **实施步骤** 目前国内混合式教学的组织形式主要包括 3 大环节:课前(在线备课 + 在线预习)、课中(实时互动 + 资源同步)、课后(知识拓展 + 数据分析)。

(1) 课前:以在线教学为主导,各大高校均以网络教学平台为基础,教师上传各种学习资源如教案、微课、有声课件、习题等,还可布置学习任务,学生带着任务去学习目标更明确。

(2) 课中:通过课前在线学习学生基本理解知识,课中主要进行知识的内化。课中以面对面教学为主导,以在线教学为辅,如借助"雨课堂""麦可思智能教学"等软件可以增加与学生互动的趣味性。如可以进行随机抽取提问、课堂测试、抽奖、学生实时发送弹幕,随时看到学生的观点及想法等。为了达到最优的教学效果可融合多种教学方法,如体验式教学法、角色扮演法、案例教学法、项目教学法等,可根据具体的教学内容及学生的特点进行教学方法的融合。

（3）课后:以在线教学为主,主要进行评价反馈、知识拓展、知识测验,并根据反馈进行教学的调整。

第二节　伤口护理的科学研究

随着护理学科的发展,护理科研显得越来越重要。护理研究是通过系统的科学探究,解释护理现象的本质,探索护理活动的规律,产生新的护理思想和护理知识,解决护理实践、护理教育、护理管理中的问题,为护理决策提供可靠的、有价值的证据,以提升护理学科重要性水平的系统过程。护理研究的最终目的是形成、提炼或扩展护理领域的知识,从而提高护理实践的科学性、系统性和有效性。伤口护理专科的发展离不开科研的助力,因此,从事伤口护理工作的护理人员需学会运用护理科研的方法解决专科护理问题,提升专科内涵。本节将从科研选题、文献检索、科研设计、论文撰写4个方面介绍科研工作的开展。

一、科研选题

科研选题是从战略上选择科学研究的主攻方向、确定研究课题的过程和方法。选题是整个科研工作中的第一步,是科学探索的出发点,是一种创造性的思维活动,需要研究者在不断调整和论证的过程中提出一个有创造性和有学术价值的科学问题。有价值、有吸引力的选题会激发研究者主动思考和探索的浓厚兴趣,有助于产生高水平和创造性的研究成果。同时,选题能力是从事研究工作的一项基本训练,是衡量研究者科研能力和水平的一项重要指标,是科研人员的一项基本功。

（一）科研选题的原则

科研选题要符合创新性、科学性、实用性和可行性原则。

1. 创新性原则　创新是科学研究的灵魂,是指选题应是前人没有解决或没有完全解决的问题,或者采用的研究方法具有原创性和独特性。课题的创新性通常通过文献检索和第三方“查新”的方式进行评价。通常会从立题依据是否充分、研究方法是否独特、研究结果能否增加新知识等方面来判断选题的创新性和新颖性。创新的形式可以是:概念、观点、理论上的创新、方法上的创新、应用上的创新等。例如课题“淋巴水肿手法引流技术在下肢溃疡伤口中应用的效果评价”在干预方式方面就具有一定的创新性。

2. 科学性原则　选题必须以一定的科学理论、科学研究成果、科学研究方法、科学的评价体系为依据,符合客观规律,对选题自始至终必须有科学的论证。此为护理研究的基础。

3. 实用性原则　选题应解决临床实际问题,具有理论意义或应用价值,具有社会效益和经济效益;能够运用于护理实践,解决护理工作中的实际问题;经济有效,有推广应用价值。

4. 可行性原则　选题应与研究者自身的主、客观条件相适应,研究者应具备完成和实施课题的条件。选题要适合自身的知识、能力和素质,适合特定的科研条件。因此,选题应充分考虑人员组成、经费、技能等多方面的条件是否具备。

(二) 研究问题的来源

护理研究问题的来源分为以下 4 种途径:临床工作、与同事间的交流、阅读专业文献、理论学习。

1. 临床工作　临床实践中尚未解决的问题和不断产生的新问题是临床研究问题的基本来源,通过观察发现工作实践中存在的临床问题或现象是发现研究问题的重要来源。选题应立足临床,临床与科研本身就是相互促进的关系:从临床发现待解决的问题,经过凝练,查阅文献资料,立题进行科研,科研产出的新方法应用到临床实际中,接受临床的检验,从而又会更好地服务于临床。临床为科研提供了研究方向和样本,也能对科研成果进行检验。善于提出问题是进行科学选题的关键。所以,在临床工作的护理人员,不是缺乏选题,而是缺乏发现问题的眼睛和对问题进行刨根问底的习惯。

2. 与同事间的交流　与同事间的相互交流包括正式的学术交流与非正式的学术探讨。通过不定期地参加学术交流活动,尤其是临床专家综述学科最新进展的高水平讲座有助于开阔研究思路、启迪学术灵感、产生科研选题。学术探讨的形式多种多样,例如:可以是资深的研究者指导科研新手确定研究主题,也可以与医疗、营养、康复等跨学科交流学术问题,合作开发研究课题等。这些学术活动都有助于研究者商讨研究构想、激发灵感、澄清研究思路,形成更清晰的研究问题。

3. 阅读专业文献　文献阅读可以帮助我们了解所关注领域的研究动态、发展趋势、研究程度、研究重点等,为科研选题提供方向。具体策略如下:

(1) 确定研究领域:根据所属临床科室选择研究领域,比如在伤口造口门诊,肯定要经常查阅关于伤口护理方面的课题和文献,然后进行阅读。如果需要与其他专科进行科研合作,还可根据想研究的方向进行查阅文献。

(2) 具体方法:确定选题领域后,通过阅读文献进行选题的主要方法有以下几种:

① 热门选题策略:将自己所选领域的前沿、热点问题作为研究题目,或根据国家和社会的规划、需求等出发寻求研究点。热点问题可以通过查阅国内网站(如国家自然科学基金官网、科技部网站等)、所关注领域的学术交流会议或者所选研究领域国内外顶级期刊的特别栏目等进行查找。

② 系统评价或文献综述:查找所确定领域的综述文章,是一种发现问题的捷径。国内外系统评价和综述的作者在总结文献的基础上,会在论文中展示某一领域当前的研究程度、最新进展和凝练目前待解决的问题。这些问题都可以成为我们选题的来源。

③ 争议性问题:寻找临床实践中不统一、有争议或差异性较大的问题。比如一个经典的差异性问题:临床上常用消毒剂清洁伤口,湿性愈合理念中提出最安全的清洁液为生理盐水,那么到底哪种清洁方式更佳呢?

④ 自身的兴趣:根据自己的兴趣,结合自己科室的特色和特长进行选题。

⑤ 冷门选题法:冷门是与热点、焦点相对而言的,这种方法其实就是剑走偏锋。需考虑国内期刊可能不认可的风险。但有学者的经验证明,此类课题的论文发表 SCI 的可能性较大。

4. 理论学习　理论来源于实践,并用于指导实践。科学研究工作也是一种实践活动,需要理论的指导。理论对选择研究问题具有指导作用,可将理论作为研究架构用于指导研究设计。另外,当发现采用某一理论指导临床工作实践时,如果理论与实际存在不一致的情况,可通过科学研究将该理论进行修正、补充或完善,使理论逐步走向成熟。

二、文献检索

文献检索是指从一个文献集合中找出专门文献的活动、方法与程序,是利用检索系统或工具查找文献线索、获取情报信息的过程。随着护理学科的发展,护理科研越来越重要,而护理科研离不开文献检索,其在护理科研设计与写作中起着非常重要的作用。

(一)文献检索的方法

(1)顺查法:是以检索课题的起始年代为起点,按时间顺序由远及近的查找方法,直到查得的文献可以满足要求为止。这种方法系统、全面、可靠,适用于查阅理论与学术性内容的文献检索。

(2)倒查法:适用于新开课题,以便掌握最近一段时间该课题达到的水平和动向。

(3)抽查法:是针对学科发展特点,抽出其发展迅速、发表文献较多的一段时期,逐年进行检索的一种方法,能以较少的时间获得较多的文献。

(4)追溯法:是利用已有文献后面的参考文献进行追溯查找的方法,是一般科研人员最常用的文献检索方法,是在没有检索工具或检索工具不全的情况下使用的一种方法。

(5)分段法:这是将前3种常用方法与追溯法交替使用的一种方法,既利用工具书检索文献,又利用文献后边的参考文献进行追溯,两种方法交替使用,直到满足需要为止。适用于选定科研课题后,要制订计划、准备材料时常用的一种检索方法。

(二)常用的数据库

1. 中文数据库

(1)中国知网(China national knowledge infrastructure,CNKI):收录国内8 200多种重要期刊,内容覆盖自然科学、工程技术、农业、哲学、医学、人文社会科学等各个领域,全文文献总量2 200多万篇。但从2007年起,不再收录中华医学会下属的期刊。

(2)万方数据库:收录自1980年以来我国自然科学领域各高等院校、研究生院、研究所的硕士、博士和博士后论文136万余篇,及1998年以来国内出版的各类期刊6 000余种。独家收录中华医学会下属的期刊。

(3)维普中文期刊全文数据库:收录了中国历年出版的中文期刊12 000余种,分三个版本(全文版、引文版、文摘版)和8个专辑(社会科学、自然科学、工程技术、农业科学、医药卫生、经济管理、教育科学、图书情报)定期出版发行。

(4)中国生物医学文献数据库(China biology medicine disc,CBM/CBMdisc):收录自1978年以来的1 600余种中国生物医学期刊以及汇编、会议论文的文献记录,是目前国内医学文献的重要检索工具。

2. 英文数据库

（1）原始研究数据库。

① Medline 数据库：Medline 是 MedLARS 系统（medical literature analysis and retrieval system，MedLARS）数据库中规模最大、权威性最高的生物医学文献数据库，是目前国际医学界使用最广泛的数据库之一。Medline 中有超过 500 种护理类刊物，由护理专业学会负责选择。

② PubMed 数据库：PubMed 上能检索到比 Medline 数据库收录范围更大、数量更多的生物医学文献信息。它具有收录范围广泛、检索结果新、检索功能强、链接广泛、上网免费检索的特点。

③ Embase 数据库：即荷兰医学文摘（excerptamedica data base，Embase），由 Elsevier 推出，涵盖了整个临床医学和生命科学的广泛范围，是最新、被引用最广泛和最全面的药理学与生物医学书目数据库。

④ CINAHL 数据库：CINAHL 是目前全球最大的护理及相关健康领域文献数据库。收集了护理专业期刊、美国护理协会、国际护理联盟组织以及相关健康领域的文献，共计约 3 200 种护理学、医学、心理学、行为科学、管理学期刊的引注和摘要，同时也提供护理学科的相关书籍、硕士和博士论文、专业实践标准、会议论文等。

（2）循证数据库。

① Cochrane 图书馆（www.cochrane.org）：由 Cochrane 协作网开发，是循证医学最权威的数据库，收录有丰富的、定时更新的系统评价。尚未设有专门的护理类别，但提供护理实践相关的循证资源。

② OVID 循证数据库（www.ovid.com）：由全球最著名的数据库出版商 OVID 开发，被称为数据库"航空母舰"，整合多种循证资源，包含 Cochrane、JBI 的全部资源。

③ 其他：除了上述数据库，研究者还可查阅相关的循证资源网站，常用的有苏格兰院际间指南网（SIGN）：www.sign.ac.uk；加拿大安大略护理学会网站（RNAO）：WWW.rnao.org；英国国家医疗保健优化研究所（NICE）：guidance.nice.org.uk。亦可根据相关专业选择合适的资源网站，如美国心脏病协会（www.heart.org）、美国艾滋病资讯协会（www.aidsinfo.nih.gov）、美国静脉输液协会（WWW.insl.org）等。

（三）检索途径

1. **主题词检索**　主题词是一种规范化的检索语言，对同义词、近义词、多义词以及同一概念的不同书写形式等统一编码为主题词，以便准确检索，防止误检和漏检，从而提高文献的查全、查准率。

2. **自由词检索**　自由词又称为文本词，是作者写文章时使用的自然词语，包括标题词、关键词、文摘词、全文词等，不受主题词表约束。其中，关键词是指直接从文本的标题、摘要或正文中抽取直接表达文本内容的主题概念并具有检索意义的实词，关键词对文本内容的表示针对性强。基于关键词的检索即为关键词检索，是目前研究者使用最广泛的一种，使用方便，但易出现误检和漏检，需合理运用运算符。

3. **分类检索**　分类检索是指按照文献资料所属学科属性进行检索的途径。其检索的关键在于正确理解检索工具中的分类表。多数检索工具的正文按照分类编排，因此，可利用其分类目次表,按类进行查找。分类途径可把同一学科的文献信息集中检索出来,但一些新兴学科、边缘学科的文献难以给出确切的类别,易造成误检和漏检。因此,从分类途径查找文献,一定要掌握学科的分类体系及有关规则。

4. 著者检索 著者检索是指用文献上署名的作者或编者的姓名作为检索词,著者途径查询是跟踪了解某一专家的学术动向和研究成果常使用的检索方法。

5. 引文检索 引文检索是以被引用文献为检索起点来查到引用文献的过程,可以通过某篇较为经典的文献查询到那些在主题上具有继承和发展的新文献,也可以通过被引用情况来评价著者的学术水平,从引文数据库中统计得到的期刊影响因子也可以用来考评期刊的学术质量。

6. 刊名检索 刊名检索是指检索指定刊物上发表的文献。外文期刊名的输入有刊名全称(full journal name)和刊名缩写(journal abbreviation)的区别,两者不可混淆。可查询数据库中的收录期刊一览表以找到准确的刊名。

7. 机构检索 机构检索是以机构全称为检索词,来查询该机构学者发表的文献。

三、科研设计

护理研究设计是护理研究工作的总体方案,包括护理研究对象、研究内容和方法、研究所需的人力、物力等设计。任何一个好的研究题目如果没有精心设计的研究方案,都不可能达到预期目的。

1. 确定研究因素 指根据研究目的所确定的研究对象所具备的特性或属性,又称研究变量,是护理研究课题所要解释、探讨、描述或检验的因素。

2. 提出假设 假设是对已确立的研究问题提出一个预期性的研究结果。根据假设确定研究对象、方法和观察指标等,获得试验结果用来验证或否定假设,并对提出的问题进行解释和回答。例如研究微课式翻转课堂的培训模式,假设"在区域伤口护理培训中应用微课式翻转课堂的培训模式优于传统的现场授课法",通过对两组培训对象的理论考核和操作考核成绩的比较,从而验证假设,得出"微课式翻转课堂的培训模式更能有效提升培训对象的理论和实践能力"的结论。

3. 科研实施过程 通过调查研究或者实验研究的方法,进行护理科研原始数据的收集、资料整理,并根据资料的类型确定统计分析方法,包括统计描述和统计推断等。对研究结果进行统计学分析,得出科学的结论。在护理科研具体实施过程中,一定要做到客观真实,按照随机化、可比性、代表性、重复性或设立对照等原则,获得可靠的结果,为护理工作提供科学依据。

四、论文撰写

护理论文是护理实践的总结,是护理人员将理论和专业知识在实践中运用的升华,体现护理人员的专业知识、理论能力、思维方法及科研创新能力。撰写优秀的论文,可以使护理科研成果通过论文发表为行业所知,甚至引领学术研究、改变临床工作现状。论文撰写具有相对固定的格式,现将要领总结如下。

1. **拟题要求** 选题是文章的灵魂,是论文写作关键的第一步,它在一定意义上决定论文的独创性、实用性与理论价值,要注意 4 个原则:科学性、可行性、实用性、创新性。文题的四大要素为研究对象、研究目的、研究范围、研究方法。要求准确、精炼、醒目、概念明确。在用词上必须能准确概括论文的观点或核心内容,能够使审稿者、读者从中获取有效信息。拟题需要注意以下问题:①大小要适当。文题的面不宜过大过宽,否则很难写出重点,缺乏针对性。文题的面也不宜过小过窄,否则研究的问题一目了然,很难写出高水平文章。②难易要适中。结合自己的实际情况,量力而行。选择自己相关的专业,学以致用,游刃有余。③避免使用不重要的、含义不明确的词。最好选用本学科领域中概括性强、词义单一、通俗易懂、便于记忆和引用、规范的术语。③一般不设副标题。如果必须设置副标题,需要用破折号隔开。④除非公知公认的缩略语,一般不用。⑤最好不用标点符号。⑥一般不超过 20个汉字,简短明了,既能高度概括全文内容,又能恰当反映论文的内涵,使读者迅速获得全文的中心思想。⑦不必使用主、谓、宾结构的完整语句。

2. **署名的原则** 论文署名表示成果的所有者,署名是文责自负的承诺,愿意承担责任,署名者拥有著作权的声明。署名必须是作者的真实姓名,一般按实际贡献大小排列,原则上署名不超过 6 人。页脚附上工作单位名称、邮编、通讯地址、联系电话,以方便编辑部因稿件问题如修改、补充资料等和作者联系。也便于读者与作者联系,达到交流学习的目的。

3. **摘要** 摘要是论文的灵魂和缩影,以提供论文内容概括为目的,不介绍论文的写作背景,也不加评论和补充解释,是简明扼要、高度概括文献核心内容的短文。摘要具有全面性、客观性、简明性、规范性、独立性的特点。大部分科研论文采用结构式摘要,分为目的、方法、结果、结论四部分,用黑体标注醒目使读者易找到所需内容。摘要用第三人称写。在写目的时要求直截了当,描述研究的问题、目的、设想等,一般多用"了解、观察、探讨、总结、分析"等开头;在写方法时需要介绍研究对象的主要特征、分组方法、干预情况、观察指标、统计学方法等;结果是摘要的核心部分,需要列出支持结论的重要数据,与观察指标一致,列出检验值和 P 值;结论必须有结果支持,与目的相呼应,不夸大,不空泛。一篇好的摘要可以通晓全文,提高论文的他引率。

4. **关键词的选取** 关键词是专门为标引和检索文献的一种人工语言,关键词的选取和标引恰当与否,直接影响到文章被检索的概率和被引频次,甚至关系到刊物影响因子。因此,应选择能全面反映论文主题、提高文献检出率的专业性、规范化的在文中出现频率最高的名词或名词词组作为关键词,有文献统计关键词的出现率在 85% 以上。关键词既可从文章的题名、摘要中选取,也可从正文各级小标题中选取。也就是说选取关键词要以全文为依据,以结论和摘要为重点,以标题为首选。

5. **引言** 引言是写在论文正文前面的一段短文,也就是论文的开场白,要求有层次感和逻辑性。引言对正文起到提纲挈领和引导阅读兴趣的作用。写好引言需要作者在写作之前充分查阅文献,简明扼要地介绍论文的写作背景及其密切关联的现状,说明研究目的和意义,指出存在问题,引出本研究的必要性和创新性,以及本研究所解决的问题。当然,在提出本研究的创新之处时,也需要有理论支持或文献依据。

6. **临床资料与方法** 论文中的数据资料来自临床,收集资料时应遵循完整性、时效性、准确性、真实性 4 个原则,因此要说明论文临床资料的出处,包括研究时间范围、对象的一般信息(年龄、性别、职业、文化程度、病程长短等)、样本量、入选标准、排除标准和疗效判断标准,分组是随机抽取还是随意选择,使用何种统计分析方法。研究方法主要介绍研究所采用的具体方法,为论文的主体部分。对于试验研究类论文,其选题的新颖性与干预方法息息相关,创新的方法应详细说明方法的细节,以备他人重复;改进的方法应详述其改进之处,并以引用文献的方式给出原方法的出处。对不同分组干预方法要分开阐述,以示区别。对于调查分析类文章,需要介绍所采用的调查问卷名称,问卷的文献来源,维度、条目和评分情况,信效度分析结果。方法部分还需交代本次研究的观察指标,观察指标可对研究进行评价,佐证研究目的,支持研究结论。任何一篇文章都涉及观察指标,并在结果中对其进行如实报道。

7. **结果**　结果是研究的主要发现,为论文的核心部分,要求实事求是,数据准确,层次清楚,逻辑严谨,可根据情况进行语言描述或列图表表示。无论阳性和阴性的结果都交代清楚,避免发生偏倚。避免就其意义、价值等问题进行议论,注意结果部分不要与讨论部分重复,以免显得累赘。

8. **讨论**　讨论的撰写格式可多种多样,但要遵循的一个基本原则就是围绕研究的本身展开。可根据研究的内容、结果、创新点或针对某一现象、某一数据等从理论与事实方面展开论述,可借助参考文献作为论据证明论点。有学者认为经验论文讨论部分应注意呼应引言、解释结果、说明偏倚、比较利弊、说明结论实用性等。

讨论是结果的逻辑延伸,需要把实验结果提高到理论认识的高度,是论文中最难写的部分,是判断论文水平、衡量作者水平高低的部分,是对结果的解释和理论说明。讨论部分最重要的任务是呼应和回答引言部分提出的研究问题,阐明本研究新的发现和研究意义所在,也要客观分析本研究的局限性和不足之处。一般来说,讨论部分应该具备以下几个层次,并根据研究内容列出合适的小标题。首先,陈述本研究的主要发现,对该研究领域的贡献,如果是方法有创新,需要阐述清楚原理、概念、机理。其次,简洁地综述已有的相关研究,本研究同其他研究比较,有何新颖之处,特别要讨论结果中的差别,分析原因。再次,承认本研究存在局限性,指出研究存在的不足之处,主要是评判方法学部分是否完善,未解答的问题及今后的研究方向。最后,总结该研究对于临床护理工作的价值所在、启示和研究前景,这部分也可单独作为结论列在讨论之后。

9. **参考文献的引用**　参考文献的著录能够反映作者对该研究领域了解的深度和广度,可作为判断论文水平的标准。引用学术权威性高和影响力强的核心、精品、优秀等期刊和名家文献,不仅可增加自身研究的可信度和说服力,还可借鉴其研究思路和方法。引用的文献一般以近3年为主,5年之前的文献尽量少引。规范著录参考文献既体现论文作者的科学态度,也反映该论文的起点和深度,在一定程度影响着论文的质量。因此,参考文献要以GB/T7714—2005《文后参考文献著录规则》为标准,用阿拉伯数字加方括号用上标的形式标于引用内容的末尾,按正文中的引用次序依次著录,文献的前3名作者应全部列出,3名以上者在第3名后加逗号再加"等",著录文献后要逐一核对以保证其正确性。

护理人员的论文写作能力是科研能力的体现,了解论文撰写的格式和技巧,认真理顺写作论文的思路方可写出立题新颖和格式规范的稿件。此外,还要注意拟报刊物论文类型、格式、提交方式、审稿周期等稿约要求,在撰写论文前事先阅读目标刊物的投稿须知,可提高中稿率。

参考文献

[1] 丁炎明.伤口护理学[M].北京:人民卫生出版社,2017.

[2] 徐洪莲,王静.常见伤口解析与护理[M].上海:复旦大学出版社,2019.

[3] 王雅琴,宁宁,陈佳丽,等.我国伤口护士角色功能的研究进展[J].护理研究,2013,27(6A):1545-1546.

[4] 戴燕,石玉兰,余静雅.伤口治疗多模式的探索、实践与成效[J].华西医学,2021,36(4):506-509.

[5] 宋霞,毛美芬,李春娣,等.标准化伤口护理程序在慢性伤口护理中的应用[J].中西医结合护理(中英文),2020,6(1):132-134.

[6] 杨惠花,眭文洁,施耀方,等.课题小组在压疮护理管理中的应用[J].中华护理杂志,2006,41(4):343-344.

[7] 於小燕,顾慧.课题小组在防治化疗药物外渗中的作用[J].现代医药卫生,2007,23(10):1536-1537.

[8] 赵梅珍,尹平.美国老年专科护理实践发展现状及启示[J].护理研究,2019,33(17):3009-3013.

[9] 王晋芳,韩柳,郭海玲,等.国内外专科护士发展现状及其对中医护理专科化发展的启示[J].护理学杂志,2017,32(11):93-97.

[10] 魏苏艳,张丽萍,陈海燕,等.伤口护理管理评价指标体系的构建[J].护理学杂志,2019,34(19):64-67.

[11] 邵琼洁,王芳华,黄卫东.我国伤口专科护士的培养现状研究[J].吉林医学,2020,41(6):1471-1473.

[12] 陈佳丽,宁宁,李佩芳.中国伤口专科护理的发展[J].华西医学,2015,30(10):1801-1804.

[13] 郑美春,王玲燕,张惠芹,等.中国造口治疗师的工作情况和专业发展的调查分析[J].中华护理杂志,2009,44(5):469-471.

[14] 郑美春,梁明娟,王玲燕,等.广东省造口治疗师培养和工作现状的调查分析[J].现代临床护理,2011,10(10):1-3.

[15] 中华人民共和国国家卫生计生委.《中国护理事业发展规划纲要(2011-2015)》[EB/OL].(2012-01-10)[2010-01-10]http://www.gov.cn/gzdt/2012-01/10/content_2040677.htm.

[16] 中华人民共和国国家卫生计生委.《中国护理事业发展规划纲要(2016-2020)》[EB/OL].(2017-07-20)[2017-07-20]https://www.ndrc.gov.cn/fggz/fzzlgh/gjjzxgh/201707/t20170720_1196854.html?code=&state=123.

[17] 红兵,罗平,尹卫.合理使用糖尿病专科护士提升医院专项护理水平的做法与体会[J].护理管理杂志,2012,12(2):133-134,140.

[18] 郭玉丽,张晓红.山西省三级医院专科护士工作现状调查分析[J].护理管理杂志,2016,16(9):676-

678.

[19] 杨爱花,严梅,秦亚辉.国内外造口专科护理发展现状[J].护理研究,2016,30(1):4-7.

[20] 曹晶,李佳倩,贺茜,等.我国三级甲等医院专科护士队伍培养与使用现状的调查研究[J].中华护理杂志,2015,50(11):1349-1353.

[21] 凌健,夏海鸥,贾守梅.我国专科护士角色表现的质性研究[J].护理研究,2013,27(1A):38-40.

[22] 姜笃银,邱道静.急诊皮肤伤口的分类与整形修复[J].创伤外科杂志,2017,19(1):78-80.

[23] 姜丽英,孙剑梅,盛丽琴,等.急性伤口延迟愈合的原因及护理对策[J].解放军护理杂志,2014,31(10):50-52.

[24] 姜玉峰,付小兵.体表慢性难愈合创面的研究进展[J].感染、炎症、修复,2011,12(1):59-61.

[25] 胡爱玲,余婷,温嘉慧.德国慢性伤口护理专家标准解读及启示[J].中国护理管理,2018,18(1):15-17.

[26] 胡爱玲,郑美春,李伟娟,等.现代伤口与肠造口临床护理实践[M].第二版.北京:中国协和医科大学出版社,2010.

[27] 国际糖尿病足工作组/IDF顾问组.2007糖尿病足处置和预防实用指南(指南与规范)[J].中国糖尿病杂志,2008,16(1):63-64.

[28] 宁宁,廖灯彬,刘春娟.临床伤口护理[M].北京:科学出版社,2013:13-14.

[29] 胡敏,吴洁华,陈玉兰.两种清洗方法对急性伤口清创效果的研究[J].实用临床医学,2009,10(9):108-109.

[30] 马静,母晓风,刁勇.伤口清洗循证护理相关技术进展[J].中国医药科学,2014,4(9):56-59.

[31] 舒勤.急性伤口处置的研究进展[J].创伤外科杂志,2013,15(2):178-181.

[32] 徐元玲,王建东,蒋琪霞.慢性伤口细菌生物膜形成机制及其影响的研究进展[J].中华护理杂志,2014,49(4):463-466.

[33] 贾静,仇晓溪,吴晓苏.造口治疗师在慢性伤口处理过程中疼痛管理探讨[J].护理研究,2010,24(8):2217-2219.

[34] 张孝茹,付红.银离子藻酸盐填充条+泡沫敷料在气管切开护理中的应用[J].临床护理杂志,2014,13(1):71-73.

[35] 李晶,薛斌.新型医用敷料的分类及特点[J].中国组织工程研究,2013,17(12):2225-2232.

[36] 于博芮.最新伤口护理学[M].北京:人民军医出版社,2008.

[37] 陈丹,陈美红.清创联合负压封闭引流术在深度压疮中的治疗与护理[J].护理与康复,2014,13(10):970-972.

[38] 胡维,王爱民,王建民.酶清创的研究进展[J].创伤外科杂志,2010,12(1):87-90.

[39] 母晓风,刁勇.基于生物膜的伤口护理研究进展[J].华南国防医学杂志,2015,29(2):156-158.

[40] 孙忠杰,徐强.慢性溃疡清创手段研究进展[J].中医外治杂志,2015,24(6):44-46.

[41] 李晶,薛斌.新型医用敷料的分类及特点[J].中国组织工程研究,2013,17(12):2225-2232.

[42] 赵继军,周玲君,王天舒,等.疼痛护理学[M].北京:人民军医出版社,2010.

[43] 李倩,罗倩.阿片类药物治疗慢性中、重度癌痛研究进展[J].中国疼痛医学杂志,2011,17(2):116-119.

[44] 郭春兰,田玉凤.不同分散注意力法对患者伤口敷料更换过程疼痛的影响[J].实用医学杂志,2014,30(4):643-645.

[45] 曹新妹,黄乾坤,金小丰,等.护理心理学:临床案例版[M].武汉:华中科技大学出版社,2015.

[46] 周芳,吴玲.伤口护理中患者常见心理状态及护理对策[J].医学信息手术学分期,2007,20(5):477-478.

[47] 王进.腹部切口脂肪液化的原因分析及防治体会[J].心理医生,2017,23(19):183-184.

[48] 易永毅.腹部切口脂肪液化的中药外敷治疗及其原因与对策[J].中医外治杂志,2016,25(3):15-16.

[49] 王荣.腹部切口脂肪液化临床护理体会[J].中国实用医药,2015,10(8):218-219.

[50] 黄梅雪.切口脂肪液化影响因素分析及创面护理研究进展[J].大家健康,2017,11(10):300.

［51］谢宗敬.腹部切口脂肪液化临床治疗分析［J］.中国医疗美容,2014,4:43.

［52］覃含麦.中西医结合治疗妇产科腹部切口脂肪液化的临床疗效观察［J］.医药前沿,2015,5(12):143 － 144.

［53］李小芳,雷霞,雷莉华.湿性愈合疗法在腹部术后切口脂肪液化中的临床应用［J］.临床医学,2015,28 (16):167 － 168.

［54］卞惠娟.腹部术后切口脂肪液化应用湿性敷料的效果分析［J］.现代中西医结合杂志,2013,22(23): 2604 － 2605.

［55］邵燕.负压闭合技术对延期愈合手术切口患者愈合效果的影响［J］.护理实践与研究,2015(2):142 － 143.

［56］蒋琪霞.创伤性伤口感染处理现况及应对策略［J］.创伤外科杂志,2019,21(6):401 － 404.

［57］陈瑞丰,王立秋,黄立嵩,等.犬与猫咬伤创口特点及感染的研究［J］.转化医学杂志,2013,2(4):219 － 221.

［58］陈瑞丰,王立秋,黄立嵩,等.犬咬伤创口清创研究［J］.中国急救复苏与灾害医学杂志,2010,5(1):23 － 24.

［59］狂犬病预防控制技术指南(2016 版)［J］.中国病毒病杂志,2016,6(3):161 － 188.

［60］陈瑞丰,陈庆军,于学忠,等.中国犬咬伤治疗急诊专家共识(2019)［J］.临床急诊杂志,2019,20(9):665 － 671.

［61］苏湘芬,刘荣,关文洁,等.全程健康教育在毒蛇咬伤患者中的应用［J］.广东医学,2017,38(10):1622 － 1624.

［62］伏迎春.蛇咬伤流行病学调查研究［J］.临床合理用药,2012,5(1C):31.

［63］赛微.蜂蜇伤①18 例的急救与护理［J］.医药世界,2009(10):658 － 659.

［64］贾本君,王锦渝.蜂蜇伤②的急救护理和健康宣教［J］.中国医药指南,2017,15(15):255 － 256.

［65］赵辨.临床皮肤病学［M］.南京:江苏科学技术出版社,2001.

［66］杨宗越.中华烧伤医学［M］.北京:人民卫生出版社,2008.

［67］王静.慢性伤口护理及案例分享［M］.上海:第二军医大学出版社,2014.

［68］卢根娣,席淑华.伤口护理指南［M］.上海:第二军医大学出版社,2014.

［69］王艳艳,姜丽萍,张恩,等.压疮发生的生物力学和循环代谢机制研究进展［J］.护理学杂志,2010,25 (8):93 － 95.

［70］王丽,李乐之.住院期间压疮高危人群的营养筛查和评估［J］.护理研究,2009(11):2832 － 2833.

［71］胡凤云,张晓明.急性损伤病人应激反应与褥疮发生相关因素研究［J］.护理研究,2002,16(9):507 － 508.

［72］涂倩,孙艳,姜丽萍,等.氧合作用和血流灌注指标对 ICU 患者压疮发生的预警作用［J］.中华护理杂志,2011,46(3):285 － 287.

［73］贺继荣,李毅.手术中压疮的研究进展［J］.天津护理,2007,15(2):120 － 122.

［74］姜丽萍,蔡福满,杨晔琴,等.局部皮肤持续受压致压疮的实验研究［J］.解放军护理杂志,2007,24 (12A):4 － 8.

［75］姜丽萍.压疮临床分期及相关机制研究进展［J］.创伤外科杂志,2012,14(2):97 － 99.

［76］蔡福满,姜丽萍,杨晔琴,等.氧自由基损伤在压疮形成中的作用机制实验研究［J］.护理学杂志,2008,23(14):23 － 25.

［77］杨晔琴,姜丽萍,蔡福满,等.Lipo-PGEl 对大鼠缺血-再灌注损伤压疮模型的干预作用［J］.护理学杂志,2007,22(17):10 － 11.

［78］叶向红,彭海南,蒋琪霞,等.南京军区南京总医院压疮高危及压疮患者营养指南［J］.中华现代护理杂志,2010,16(8):912 － 914.

① 原文误为蜇伤。

② 原文误为蜇伤。

［79］蒋琪霞.烧伤患者早期心理干预方法的研究［J］.解放军护理杂志,2003,20(5):8-10

［80］蒋琪霞.不同清创方法用于压疮处理的清创效果及其影响因素分析［J］.南方护理学报,2009,16(11A):1-4.

［81］蒋琪霞,李晓华,胡素琴,等.三种清创方法结合整体护理干预治疗压疮的效果观察［J］.护理学杂志,2010,25(8):4-7.

［82］张春华,徐丽华.疼痛评估与护理［J］.继续医学教育,2007,20(29):41-43.

［83］蒋琪霞,李晓华,彭青,等.红光和红外线辅助治疗对创伤性伤口愈合效果的对比研究［J］.护理学杂志,2012,27(22):19-22.

［84］蒋琪霞,李晓华.清创方法及其关键技术的研究进展［J］.中华护理杂志,2009,44(11):1045-1047.

［85］蒋琪霞,周昕,彭青,等.红光和红外线辅助伤口治疗的照射时间与效果观察［J］.医学研究生学报,2011,24(4):381-385.

［86］蒋琪霞,胡素琴,彭青,等.负压封闭辅助闭合技术用于伤口治疗的流程设计［J］.解放军护理杂志,2009,26(9B):1-3.

［87］蒋琪霞,刘云秀,印洪林,等.负压伤口治疗中2种填充敷料对伤口血管化和组织增殖活性的研究［J］.医学研究生学报,2012,25(2):175-179.

［88］蒋琪霞,李晓华,彭青,等.负压伤口治疗技术用于53例慢性伤口的效果评价［J］.中华护理杂志,2012,47(4):293-296.

［89］蒋琪霞,刘云.成人压疮预测和预防实践指南［M］.南京:东南大学出版社,2009:10-15

［90］蒋琪霞.压力性损伤预防敏感结局指标的监控方法进展［J］.医学研究生学报,2019,32(1):104-108.

［91］曹晓容,刘晓云,高静.压疮的国外预防及护理进展［J］.护士进修杂志,2016,31(18):1653-1654.

［92］吴玲,陆巍,傅巧美,等.压力性损伤链式管理临床实践［J］.中国护理管理,2018,18(1):22-25,32.

［93］唐静萍,皮红英.压疮评估研究进展［J］.护理研究,2016,30(9C):3340-3341.

［94］廖庆萍,张漫,江智霞,等.综合医院住院患者压疮横断面调查与分析［J］.重庆医学,45(24):3446-3447.

［95］汤玉琴.Braden量表在预防老年长期卧床住院患者压疮中的应用［J］.中西医结合护理(中英文),2015,1(4):123-125.

［96］张蕙,王静,杨亚平,等.OH评估方法在老年患者压疮预防方面应用的效果研究［J］.当代护士,2018,25(28):27-28.

［97］于文君,张晓红,蒋紫娟,等.Munro与Waterlow评估量表在神经外科手患者压疮预测中的效果评价［J］.护士进修杂志,2019,34(13):1170-1174.

［98］春晓,林艳,叶丽彦,等.儿童压疮预防与管理研究进展［J］.护理学报,2017,24(17):35-37.

［99］国家卫生计生委医院管理研究所护理中心.护理敏感质量指标实用手册［M］.北京:人民卫生出版社,2016:116-117.

［100］封海霞,谭靓靓,李慧敏,等.基于医联体模式下压疮链式管理体系的建与应用［J］.解放军护理杂志,2018,35(8):61-64.

［101］侯清涛,李芸,李舍予,等.全球糖尿病疾病负担现状［J］.中国糖尿病杂志,2016,24(1):92-96.

［102］申虎威,李燕,邢莉,等.血糖波动于糖尿病大血管病变的相关研究［J］.中国病理生理杂志,2010,26(7):1311-1315.

［103］中华医学会糖尿病学会糖尿病慢性并发症调查组.全国住院糖尿病患者慢性并发症及其相关危险因素10年回顾性调查分析［J］.中国糖尿病杂志,2003,11(4):232-346.

［104］沈杰,李湘萍,贾冰.糖尿病患者预防糖尿病足的行为调查与分析［J］.护士进修杂志,2008,23(24):2280-2283.

［105］王爱红,许樟荣,纪立农.中国城市医院糖尿病截肢的临床特点及医疗费用分析［J］.中华医学杂志,2012,92(4):224-227.

［106］许樟荣.糖尿病足病的防治［J］.中华糖尿病杂志,2009,1(5):386-387.

［107］周雁琼.糖尿病足的分级预防实践［J］.中国老年保健医学,2015,13(4):111-112.

［108］王红菊,钱莺.糖尿病足的分类和诊断分级［J］.全科护理,2009,7(4A):917-918.

［109］赵晓燕,周志荣,宓桂平.Wagner分级法在糖尿病足护理中的应用［J］.全科护理,2009,7(6B):1615-1616.

［110］陈大伟,高伟,康馨,等.表现为足溃疡的恶性黑色素瘤临床分析［J］.华西医学,2012,27:701-703.

［111］关小宏,李宝军,肖黎,等.糖尿病足流行病学及糖尿病足截肢(趾)的临床情况分析［J］.中华损伤与修复杂志,2012,7(4):406-407.

［112］常宝成,潘从清,曾淑范.208例糖尿病足流行病学及临床特点分析［J］.中华糖尿病杂志,2005,13(2):129-130.

［113］余霄,俞光荣.糖尿病足截肢技术进展［J］.中国修复重建外科杂志,2011,25(6):750-751.

［114］王春花.系统护理干预对糖尿病足截肢患者生活质量的影响［J］.中国疗养医学,2015,24(2):209-211.

［115］黄雪萍,刘洁珍,谢青梅,等.家居护理对糖尿病足截肢患者生活质量的影响［J］.现代医院,2013,13(11):145-146.

［116］王雁菊,刘春雨,王韫文,等.医学生人文素养培养模式的构建及其意义［J］.教育理论研究,2012(27):157-159.

［117］刘碧明,徐黎黎,于小毅.浅谈我国全科医学的现状及发展趋势［J］.科学咨询,2014(29):24-25.

［118］姜润生.中国全科医学的发展历程与展望［J］.昆明医科大学学报,2012,10:1-3.

［119］靳婕,周颖清.全科团队服务模式下社区护士与全科医生工作内容的研究［J］.中国全科医学,2011,34:3899-3902.

［120］谭露君,陈哲,袁叶,等.全病程个案管理师对脑卒中患者二级预防依从性的影响［J］.华夏医学,2017,30(1):97-99.

［121］岳英,张正怡,马玉苹,等.社区个体化全病程管理对精神分裂症患者疗效的两年随访［J］.精神医学杂志,2010,23(3):189-192.

［122］付小兵.糖尿病足及其相关慢性难愈合创面的处理［M］.第2版.北京:人民军医出版社,2013.

［123］付小兵,李炳辉,谷涌泉,等.糖尿病足及下肢慢性创面修复［M］.北京:人民军医出版社,2011.

［124］郎江明,魏爱生.糖尿病足临床研究图解［M］.广州:广东科技出版社,2014

［125］杨群英,薛耀明,曹瑛,等.糖尿病足溃疡的临床特点及危险因素分析［J］.中国糖尿病杂志,2012,20(3):189-191.

［126］王安宇,乔艺杰,魏良纲.溃疡微环境稳态失衡与糖尿病足［J］.医学与哲学(临床决策论坛版),2010,31(12):45-46.

［127］费扬帆,王椿,陈大伟,等.住院糖尿病足患者截肢率与截肢危险因素分析［J］.中华医学杂志,2012,92(24):1686-1689.

［128］曾文和,赖国民,甘尔惠.糖尿病足截肢危险因素分析［J］.中国糖尿病杂志,2002,10(4):252-253.

［129］肖婷,王爱红,许樟荣,等.436例糖尿病足截肢相关因素分析［J］.中华内分泌代谢杂志,2009,25(6):591-594.

［130］沈艳军,毕会民.糖尿病足发生发展的危险因素［J］.中国老年学杂志,2012,32(6):1153-1156.

［131］赵波,贺西京,李晟.糖尿病足截肢(趾)32例临床分析［J］.中国骨伤,2008,21(7):546-547.

［132］马朋朋,张春林,苏峰.2型糖尿病患者糖尿病足截肢危险因素分析［J］.河北医药,2011,33(15):2251-2253.

［133］李炳辉,谷涌泉,王鹏华.糖尿病足及下肢慢性创面修复［M］.北京:人民军医出版社,2011.

［134］市冈滋,寺师浩人.糖尿病足创伤治疗策略［M］.樊箐,王岭,译.北京:人民军医出版社,2013.

［135］谷涌泉,张建,许樟荣.糖尿病病足病诊疗新进展［M］.北京:人民卫生出版社,2006.

［136］张昱,罗增刚,杨晓辉,等.糖尿病足［M］.北京:科学技术文献出版社,2011.

［137］许樟荣.糖尿病足防治中的多学科协作［J］.中华损伤与修复杂志(电子版),2008,3(6):608-683.

[138] 宋飞,简华刚.糖尿病足溃疡创面床准备及清创处理[J].创伤外科杂志,2011,13:180-182.

[139] 吴冬波,廖明.糖尿病足治疗进展[J].临床合理用药,2014,7(1A):178-179.

[140] 廖二元.内分泌学(下册)[M].北京:人民卫生出版社,2004.

[141] 陈明卫,李燕萍,唐益忠,等.不同来源和移植途径的自体干细胞治疗糖尿病缺血性下肢血管病变的随机对照研究[J].中华临床医师杂志(电子版),2013,14(14),6418-6423.

[142] 许樟荣,冉兴无.糖尿病足病规范化诊疗手册[M].北京:人民军医出版社,2015.

[143] 施秉银,阮瑞霞.糖尿病足全程管理与护理[M].北京:人民卫生出版社,2017.

[144] 宋影,范浩军,蒋珂,等.糖尿病足机能鞋大底的减压性能评估[J].中国皮革,2016,45(9):13-15,25.

[145] 王萍,王晶,章秋.糖尿病足及溃疡发生的临床特点分析[J].中华临床医师杂志(电子版),2011,5(9):2628-2632.

[146] 胡晓昀,钱培芬.糖尿病鞋和鞋垫研制的进展[J].解放军护理杂志,2009,26(1):30-31.

[147] 王玉珍,王爱红,刘彧,等.糖尿病足治疗鞋减轻了足底压力[J].中华糖尿病杂志,2005(6):406-408.

[148] 李咏,魏敏,陈文月.癌性伤口的症状影响及管理的研究进展[J].当代护士(中旬刊),2020,27(3):14-16.

[149] 吴燕.癌性伤口护理及进展[J].全科护理,2014,12(22):2020-2023.

[150] 刘婷.化疗药物外渗的预防及处理[J].当代护士(下旬刊),2019,26(3):6-8.

[151] 康树云.恶性肿瘤静脉化疗药物外渗的分期护理满意度分析[J].世界最新医学信息文摘,2019,19(2):229.

[152] 王玲,郑培培,曹辉,等.静脉输液药物外渗的处理及新型敷料的应用[J].血管与腔内血管外科杂志,2017,3(5):994-995.

[153] 白姗.外周静脉输液致渗出及外渗的发生现状与预防对策[D].郑州:郑州大学,2018.

[154] 熊恩平,邓洁.静脉腐蚀性药物输注外渗风险评估体系的构建[J].护理研究,2017,31(32):4082-4086.

[155] 万永慧,罗静,褚玉新,等.放射性皮炎的临床分级与护理[J].护士进修杂志,2016,31(8):737-739.

[156] 孙莉红,丁艳.急性放射性皮炎的防治进展[J].世界最新医学信息文摘,2015,15(52):135.

[157] 张月娇,邵小玲.急性放射性皮炎预防及护理的研究进展[J].护理与康复,2013,12(1):17-20.

[158] 孙聪北,米继华,鲁维丽,等.小儿中重度烧伤并发容量性休克的影响因素分析与护理对策[J].护理实践与研究,2018,5(3):106-107.

[159] 左四军,徐刚,周荣芳,等.医院内意外烫伤的原因与预防[J].中国烧伤创疡杂志,2005,17(4):277.

[160] 于淑静.76例小儿烧伤烫伤原因分析与防护措施[J].中华护理杂志,2006,4(1):64-65.

[161] 龙立娥.烧烫伤的急救护理[J].中国伤残医学,2014,38(5):299.

[162] 张芹玉,吴林珠,王红玉.老年低热烫伤合并糖尿病患者的创面处理[J].护士进修杂志,2015,30(1):71-72.

[163] 罗文华,彭金霞.低温烫伤创面治疗与健康指导的体会[J].医药卫生,2016,2(5):109.

[164] 李霞清,秦桂芳.手部烧伤患者康复护理干预模式的临床实践总结[J].海军医学杂志,2017,38(6):545-548.

[165] 姜春霞.对大面积烧伤患者进行综合康复护理的效果研讨[J].当代医药论丛,2018,016(8):278-280.

[166] 李小寒,尚少梅.基础护理学[M].第6版.北京:人民卫生出版社,2017:329-341.

[167] 刘欢,宁宁.失禁性皮炎护理研究新进展[J].华西医学,2013,28(7):1132-1134.

[168] 张娟,罗兰霞,何凡.失禁性皮炎国外临床护理进展[J].检验医学与临床,2016,13(11):1586-1588.

[169] 田凤美,肖爱华.失禁性相关性皮炎评估量表的研究进展[J].中国实用护理杂志,2014,30(3):74-75.

[170] 周润梅.失禁性皮炎护理进展[J].现代医药卫生,2015,31(24):3757-3760.

[171] 吴忠艳,李红梅,和爱英.失禁相关性皮炎的护理体会[J].云南中医中药杂志,2015,36(3):94-96.

[172] 练巧兰.ICU病人失禁性皮炎的中西医护理研究进展[J].循证护理,2017,3(3):218-222.

［173］王泠,胡爱玲.伤口造口失禁专科护理[M].北京:人民卫生出版社,2018:209-228.

［174］姚秀峰,张文明,何斌.50 例慢性骨髓炎菌株鉴定及耐药情况研究[J].医药探究,2020:168-169.

［175］王青香.伤口分泌物菌株鉴定联合药敏试验对慢性化脓性骨髓炎患者抗生素合理使用的影响[J].北方药学,2019,16(5):155-156.

［176］闫昌葆,张杰,赵亮.有限清创术治疗非全足坏疽糖尿病足骨髓炎的临床价值分析[J].中华骨科杂志,2019,39(5):313-315.

［177］周顺刚.慢性骨髓炎保肢治疗新进展[J].重庆医学,2017,46(30):4297-4299.

［178］尤黎明,吴瑛主编.内科护理学[M].第 6 版.北京:人民卫生出版社,2017,597-599.

［179］王礼灿,温成平,谢志军.痛风石的诊疗与研究进展[J].现代中西医结合杂志,2012,21(13):1468-1469.

［180］王德军,董清平.针刀切除痛风石治疗痛风性关节炎的临床研究[J].中医药信息,2012,29(2):90-92.

［181］张开富,王全肃.痛风石的手术治疗[J].中华骨科杂志,1996,16(1):63-64.

［182］陈云钦.痛风石患者的围手术期护理[J].医药,2017,3(1):42.

［183］裘华德.负压封闭引流技术[M].北京:人民卫生出版社,2008:34.

［184］张玲玲.封闭式负压引流治疗左足痛风石伴感染 1 例围术期护理[J].齐鲁护理杂志,2010,16(4):100-101.

［185］关宝生,白雪,王艳秋,等.痛风/高尿酸血症患者生活习惯的危险因素[J].中国老年学杂志,2014,34(2):455-457.

［186］孙李萍,张琼予,王春霞,等.中西医结合护理干预痛风患者疗效观察[J].风湿病与关节炎,2016,5(9):63-64,67.

［187］张凡,温肇霞,胡新林,等.痛风病人心理健康状况及影响因素分析[J].护理研究,2016,30(28):3507-3510.

［188］李晓敏,陈泽娜,古洁若.高尿酸血症的现状不容忽视[J].新医学,2016,47(3):137-141.

［189］梁江,郇湾,周静,等.53 例足部痛风石破溃患者的护理体会[J].风湿病与关节炎,2017,6(11):64-67.

［190］付红敏,郭静,王伟.个体化护理对小儿医用粘胶相关表皮剥脱发生率的影响[J].天津护理,2015,23(5):410-411.

［191］邓桂芳,黄小惠,张锋,等.老年患者医源性皮肤损伤的原因分析与护理[J].护理学报,2011,18(20):32-33.

［192］吕娟,张雪梅,杨璐.老年患者发生医用粘胶相关性皮肤损伤的相关因素分析[J].华西医药,2016,31(6):1104-1107.

［193］马先,陶贵陆,奥布力阿西木,等.内窥镜联合造影检查在临近体腔的慢性窦道创面诊疗中的临床获益研究[J].中华烧伤杂志,2019,35(6):441-443.

［194］王京瑞,陆贝,蔡阳.双镜联合胰腺坏死清除术后经引流管窦道无麻醉下肾镜清除术 17 例 SAP 分析[J].中华肝胆外科杂志,2020,26(11):836-838.

［195］毛浩勋,赵春临,王震,等.胃癌术后发生消化道瘘的影响因素分析[J].河南外科学杂志,2020,26(3):17-19.

［196］雷咪欢.新型敷料对窦道伤口的护理研究[J].养生保健指南,2020,23:200-201.

［197］周丽青,彭峥嵘,杨敏,等.窦道伤口护理的研究进展[J].全科护理,2017,15(15):1821-1825.

［198］蔡秋凤,蔡蕴敏.窦道伤口护理新见解[J].上海医药,2017,38(4):31-32.

［199］蔡秋凤,蔡蕴敏,肖兰,吴晓凤.低位窦道伤口 2 例治疗经验及文献复习[J].上海医药,2016,37(22):38-39.

［200］孙爱华.耳鼻咽喉头颈外科学[M].第 7 版.北京:人民卫生出版社,2008.

［201］王青森,汤丽川,邹艺辉.先天性中外耳畸形临床流行病学研究[J].中华耳科学杂志,2018(1):26-

29.

[202] 易星,吴学文,梅凌云,等.复杂先天性耳前瘘管手术治疗体会[J].山东大学耳鼻喉眼学报,2017(3):64－67.

[203] 孙旭莺,刘晓华,陈婷婷,等.先天性耳前瘘管感染期患者的疗效研究[J].中华医院感染学杂志,2017(23):5449－5451.

[204] 陶春南.1例先天性耳前瘘管感染致面部窦道患儿的护理[J].循证护理,2020(42):361－363.

[205] 青莎莎.1例下咽癌术后并发咽瘘患者的护理体会[J].护理研究,2016(10):243－244.

[206] 黄丽明.1例左肾癌切除术后伤口感染合并胃左侧后腹腔瘘患者的护理[J].中西医结合护理,2019(5):258－259.

[207] 邬登平.PDCA循环式护理应用于肛瘘手术后患者的临床疗效分析[J].中国医刊,2020(55):888－891.

[208] 冯清波,冯春梅,顾加祥,等.瘘管纱布填塞引流器的设计和应用[J].中国中西医结合急救杂志,2019(25):481－482.

[209] 杜虹,李莎.藻酸盐敷料外敷对肛瘘术后患者创面愈合及疼痛程度的影响[J].山西医药杂志,2020(49):2327－2329.

[210] 李秀华,王泠,胡爱玲.伤口造口失禁专科护理[M].北京:人民出版社,2018:176－180.

[211] 卡姆(美),美国负压创面治疗技术[M].周常青,译.北京:科学技术文献出版社,2005.

[212] 金晶,陈育群,朱慧芬.负压封闭引流技术在糖尿病足溃疡治疗中的应用研究[J].浙江创伤外科,2014(6):981－983.

[213] 赵辉,赖西南.医用超声波冲洗治疗仪的研制[J].第三军医大学学报(医疗卫生装备),2004,9(3):20.

[214] 王寿宇,王江宁,吕德威,等.蛆虫治疗糖尿病足溃疡的临床和实验室研究[J].中华实用美容整形外科杂志,2005,16(6),349－350.

[215] 蒋克春.慢性创面的蛆虫治疗[J].实用临床杂志,2010,11(12),128－132.

[216] 高木元,宫本正章,水治杏一.蛆治疗.糖尿病足创伤治疗策略[M].北京:人民军医出版社,2013.

[217] 王威,李进,吴英锋,等.小切口对口引流换药技术对糖尿病足肌筋膜间隙感染患者患足功能康复的影响[J].中华损伤与修复杂志(电子版),2020,15(1):73－77.

[218] 刘岚,倪妍,李柳,等.运用新型敷料联合小切口对口引流在糖尿病足感染溃疡中的干预效果研究[J].中国社区医师,2020,36(31):34－35.

[219] 李晓霞,高元秀,牛慧琴.一例小切口对口引流治疗糖尿病足的临床疗效及体会[J].健康之路,2018,17(6):295－296.

[220] 王威,李进.实用糖尿病足伤口护理手册[M].北京:北京科学技术出版社,2009,10(1):161－180.

[221] 王威,王艺颖,马健,等.银离子敷料在糖尿病足治疗中的应用进展[J].中华现代护理杂志,2018,24(30):3718－3720.

[222] 郑月宏,刘端.糖尿病足血管病变的外科治疗[J].中华糖尿病杂志,2016,8(7):388－391.

[223] 薛耀明,邹梦晨.中国糖尿病足防治指南(2019版)解读[J].中华糖尿病杂志,2019,11(2):88－91.

[224] 马先,唐佳俊,吴敏洁,等.内窥镜技术治疗慢性窦道(腔)创面诊疗规范[J].中华烧伤杂志,2019,35(12):833－838.

[225] 简少云,刘鲁英,方少梅,等.内镜下潜行切除加负压封闭引流术治疗高位复杂性肛瘘的护理对策探讨[J].中医临床研究,2018,10(36):109－110.

[226] 吕亮,肖毅华,张勇,等.视频辅助肛瘘治疗技术的疗效分析[J].临床和实验医学杂志,2018,17(9):973－976.

[227] 朱芸倩.58例内镜下高位复杂性肛瘘负压封闭引流术的手术配合及护理[J].中西医结合护理(中英文),2016,2(4):91－93.

[228] 唐佳俊,陆树良,马先,等.内镜在临床窦道型慢性创面探查创面中的应用价值[J].中华烧伤杂志,2018,34(6):365－367.

[229] 董炜,肖玉瑞,吴敏洁,等.慢性难愈性创面诊疗思路及原则[J].中华烧伤杂志,2018,34(12):868 - 869.

[230] 王军杰,宋瑞捧,任丽君,等.PRP 技术在慢性伤口愈合中的应用价值研究[J].皮肤病与性病,2020,42(4):568 - 569.

[231] 魏荣花.PRP 联合新型敷料在治疗慢性伤口中的应用效果观察[J].河南外科学杂志,2019,25(4):73 - 74.

[232] 李红普,焦小平,冯洪涛,等.富血小板血浆应用对慢性创面愈合患者炎性因子的影响[J].临床合理用药,2020,13(1):21 - 23.

[233] 丁璐,胡楠楠,白峰,等.富血小板血浆治疗老年慢性难愈合伤口的疗效[J].中国老年学杂志,2020,40:2375 - 2377.

[234] 赵月强,朱占永,李爱林,等.富血小板血浆治疗慢性难愈性创面的临床研究[J].临床外科杂志,2016,24(3):175 - 177.

[235] 章程,王袭愚,柴益民.富血小板血浆治疗慢性难愈性创面研究进展[J].国际骨科学杂志,2019,40(2):100 - 102.

[236] 蒋亮.富血小板血浆治疗慢性难愈性伤口的临床研究[J].大家健康(下旬版),2018(4):6 - 7.

[237] 杨思思,肖承志.自体富血小板血浆对烧伤创面治疗影响的研究进展[J].中华烧伤杂志,2018,12:910 - 913.

[238] 郑修霞.护理教育导论[M].北京:北京大学医学出版社,2011:130 - 147.

[239] 杨士来,王晓霞.临床护理教学研究进展[J].护理学报,2015,22(24):34 - 36.

[240] 肖峰,尹华华,王定丽,等.南澳州临床护理教学模式简介[J].中华护理教育,2012,9(4):191 - 193.

[241] 温贤秀,敬洁,雷花.护士长岗位胜任力评价指标体系的构建[J].中华护理杂志,2015,50(2):133 - 136.

[242] 齐艳.以胜任力为导向的临床护理教学模式与方法的探讨[J].护理管理,2012,29(4):54 - 56.

[243] 黎军.网络教育概论[M].北京:清华大学出版社,2011.

[244] 张璐,李萌.TBL 融合 PBL 教学法在外科临床护理教学中的应用[J].护理研究,2015,29(3B):956 - 957.

[245] 陈珏,刘燕芳,赵书峰,等.PBL 与 PDCA 循环相结合在伤口专科护士教学中的应用[J].解放军医院管理杂,2013,20(4):308,374.

[246] 王树柏,郑瑞强.哈佛商学院案例教学特色及对我国经济管理类课程教学的启示[J].群文天地,2012(23):247 - 249.

[247] 李振霞,张晶.案例教学法在护理教学中的研究进展[J].护士进修杂志,2018,33(19):1755 - 1758.

[248] 梁园园,江智霞,张永春,等.体验式教学在护理教学中的应用现状与进展[J].护士进修杂志,2011,26(10):880 - 882.

[249] 胡铁生.微课的内涵理解与教学设计方法[J].广东教育(综合版),2014(4):33 - 35.

[250] 白杨,陈彬,赵巧玉,等.微课在我国护理教学中应用的研究进展[J].中华护理教育,2017,14(9):714 - 717.

[251] 张金磊,王颖,张宝辉.翻转课堂教学模式研究[J].远程教育杂志,2012,(4):46 - 51.

[252] 钟晓流,宋述强,焦丽珍.信息化环境中基于翻转课堂理念的教学设计研究[J].开放教育研究,2013,(1):58 - 64.

[253] 张艳云.以问题牵引为导向的混合式教学法在基础护理学课程中的实践研究[J].实用临床护理学电子杂志,2017,2(8):141 - 144.

[254] 张敏,顾迎春,陆一春,等.混合式教学在护理教学中应用的研究进展[J].中华现代护理杂志,2018,24(35):4330 - 4333.

[255] 胡雁.护理科研的选题[J].上海护理,2018,18(1):74 - 77.

[256] 张玉侠.护理科研中的文献检索概述[J].上海护理,2018,18(2):76 - 78.

[257] 骆书秀,林翠芬,甘翠容.护理论文撰写格式的要领综述[J].护理实践与研究,2015,12(5):20-22.

[258] ABRAHAMIAN F M, GOLDSTEIN E J. Microbiology of animal bite wound infections [J]. Clin Microbiol Rev, 2011,24(2):231-246.

[259] AHMED T, HABOUBI N. Assessment and management of nutrition in older people and its importance to health [J]. Clin Interv Aging, 2010,5:207-216.

[260] ALRUBEAAN K, A L DERWISH M, OUIZI S, et al. Diabetic Foot Complications and Their Risk Factors from a Large Retrospective Cohort Study [J]. Plos One, 2015,10(5): e0124446.

[261] ANDREAS A, SIDNEY W, MUHAMMAD S, et al. Infection with high proportion of multidrug-resistant bacteria in conflict related injuries is associated with poor outcomes and excess resource consumption:a cohort study of Syrian patients treated in Jordan [J]. BMC Infect Dis, 2018,18(1): 233-239.

[262] ANDREW B. The diabetic foot:epidemiology, risk factors and epidemiology, risk factors and the status of care [J]. Diabetes Voice, 2005,50:5-7.

[263] ANN M D, KERYLN C. The international clinical practice Guideline for prevention and treatment of pressure ulcers/injuries [J]. J Adv Nurs, 2016,72(2):243-244.

[264] Antônio Homem do Amaral Júnior, Leonã Aparecido Homem do Amaral, Marcus Gomes Bastos, et al. Prevention of lower-limb lesions and reduction of morbidity in diabetic patients [J]. Revista Brasileira de Ortopedia (English Edition), 2014,49(5):482-487.

[265] ANTON N SIDAWY.糖尿病足下肢动脉疾病与肢体保全[M].许樟荣,顾洪斌,译.天津:天津科技翻译出版公司,2011.

[266] ARMSTRONG D G, TODD W F, LAVERY L A, et al. The natural history of acute Charcot's arthropathy in a diabetic foot specialty clinic [J]. J Am Podiat Med Assn, 1997,87(6):272-278.

[267] ARMSTRONG D G, CHADWICK P, EDMONDS M. Best practice guidelines:wound management in diabetic foot ulcers [EB/OL]. (2017-02-08) [2017-02-08]. https://www. researchgate. net/publication/256462903-Best_ Practice_ Guidelines_ Wound_ Management_ irl_ Diabetic_ Foot_ U1cers.

[268] ATKIN L. Understanding methods of wound debridement [J]. Br J Nurs, 2014,23(12):10-12, 14-15.

[269] Australian Commission on Safety and Quality in Health Care(ACSQHC). National Safety and Quality in Health Service Standards [S]. Sydney: ACSQHC, 2011.

[270] Australian Wound Management Association. New Zealand Wound Care Society, Hong Kong Enterostomal Therapists Association and Wound Healing Society (Singapore)(AWMA/NZWCS/ HKETA/WHSS). Pan Pacific Clinical Practice Guideline for the Prevention and Management of Pressure Injury [R]. Australian Wound Management Association Inc. , 2012.

[271] Australian Wound Management Association. New Zealand Wound Care Society, Hong Kong Enterostomal Therapists Association and Wound Healing Society (Singapore)(AWMA/NZWCS/ HKETA/WHSS). Pan Pacific Clinical Practice Guideline for the Prevention and Management of Pressure Injury [M]. Copyright the Australian Wound Management Association Inc. , 2012:5-15.

[272] Australian Wound Management Association. Pan Pacific Clinical Practice Guideline for the Prevention and Management of Pressure Injury [M]. Cambridge Media: Osborne Park, 2012:52.

[273] CAPEZUTI E, ZWICKER D, MEZEY M, et al. evidence-based Geriatric Nursing Protocol for Best Practice [M]. 3rd ed. New York: Springer Publishing, 2008:403-429.

[274] MONA M B, JOYCE M B, KERYLN C, et al. Dilemmas in measuring and using pressure ulcer prevalence and incidence:an international consensus [J]. Int Wound J, 2009,6(2):97-104.

[275] BECKY DORNER. Under Pressure Nutrition Solutions for Pressure Ulcers [EB/OL]. (2013-01-

10）［2013 - 01 - 10］http：//www. kfmc. org/cpe/programs/pu/nu-tritionsolutions/BDorner_Nutrition
PrU_072110. pdF.

［276］ BEECKMAN D，SCHOONHOVEN L，VERHAEGHE H A，et al. Prevention and treatment of incontinence-associated dermatitis［J］. J Adv Nurs，2009,65(6):1141 - 1154.

［277］ BELL C，MCCARTHY G. The assessment and treatment of wound pain at dressing change［J］. Br J Nurs，2010,19:4,6,8.

［278］ BENNETT G，DEALEY C，POSNETT J. The cost of pressure ulcers in the United Kingdom［J］. J Wound Care，2012,21(6):261 - 262,264,266.

［279］ BERCELI S A，BROWN J E，IRWIN P B，et al. Clinical outcomes after closed，staged and open forefoot amputations［J］. J Vasc Surg，2006,44(2):347 - 352.

［280］ SHAN M B，VANESSA L N，JAN B A，et al. Australian diabetes foot network：practical guideline on the provision of footwear for people with diabetes［J］. J Foot Ankle Res，2013,6:6.

［281］ BEYL R N，HUGHES L，MORGAN S. Update on importance of diet in gout［J］. Am J Med，2016,129(11):1153 - 1158.

［282］ BHARARA M，MILLS J L，SURESH K，et al. Diabetes and landmine-related amputations：a call to arms to save limbs［J］. Int Wound J，2009,6(1):2 - 3.

［283］ BLACK J. Preventing heel pressure ulcers［J］. Nursing，2004,34(11):17.

［284］ BOUTEN C V，OOMENS C W，BAAIJENS F P，et al. The etiology of pressure ulcers：skin deep or muscle bound［J］. Arch Phys Med Rehabil，2003,84(4):616 - 619.

［285］ BOUZA C，MUNOZ A，AMATE J M. Efficacy of modern dressings in the treatment of leg ulcers：a systematic review［J］. Wound Repair Regen，2010,13(3):218 - 229.

［286］ BOWERS K，BARRETT S. Wound-related pain：features，assessment and treatment［J］. Primary Health Care，2009,19(10):37 - 45.

［287］ BRADEN B，BERGSTROM N. A conceptual schema for the study of the etiology of pressure sores ［J］. Rehabil Nurs，1987,12(1):8 - 12.

［288］ BRIGGS S L，TAYLOR A，LANSDOWN A B. Clinical perspectives on silicone dressings in wound management［J］. J Wound Care，2008,17(8):364.

［289］ BRYANT R A. Acute and Chronic Wounds：Nursing Management［M］. 2nd ed. St Louis：Mosby-Yearbook Inc. ，2000.

［290］ CAKMAK S K，GU L U，OZER S，et al. Risk factors for pressure ulcers［J］. Adv Skin Wound Care，2009,22(9):412 - 415.

［291］ CALLAGHAN D，WATT W E，MCCULLOUGH D L，et al. The experience of two practice education models：collaborative learning unit and preceptorship［J］. Nurs Educ Pract，2009,9(4): 244 - 252.

［292］ ANTONIO C L C，ANNE K G，ALESSANDRA B B，et al. Assessment and nutritional aspects of wound healing［J］. Curr Opin Clin Nutr Metab Care，2008,11(3):281 - 288.

［293］ CEELEN K K，OOMENTS C W J，BAAIJENS F P T. Microstructural analysis of deformation-induced hypoxic damage in skeletal muscle［J］. J Biomech，2006,39(1):337.

［294］ CHANG Y Y，CARVILLE K，TAY A C. The prevalence of skin Tears in the acute care setting in Singapore［J］. Int Wound J，2016,13(5):1 - 7.

［295］ CHANTELAU E，RICHTER A，GHASSEM-ZADEH N，et al. "Silent" bone stress injuries in the feet of diabetic patients with polyneuropathy：a report on 12 cases［J］. Arch Orthop Traum Surg，2007,127:171 - 177.

［296］ CHANTELAU E A. Nociception at the diabetic foot，an uncharted territory［J］. World J Diabetes，2015,6(3):391 - 402.

[297] CHATHAM N，CARLS C. How to manager incontinence-associated dermatitis [J]. Wound Care Advisor，2012,5(9):1.

[298] CLEVE L V，BOSSERTE A，SAVEDRA M C. Scientific inquiry: cancer pain in children the selection of a model to guide research [J]. J Spec Pediatr Nurs，2002,7(4):163 - 165.

[299] CLOSS S J，BARR B，BRIGGS M，et al. A comparison of five pain assessment scales for nursing home residents with varying degrees of cognitive impairment [J]. J Pain Symptom Manag，2004,27(3):196 - 205.

[300] COWIE C C，RUST K F，FORD E S，et al. Full accounting of diabetes and pre-diabetes in the U. S. population in 1988 - 1994 and 2005 - 2006 [J]. Diabetes Care，2009,32:287 - 294.

[301] CYNTHIA A. Fleck wound pain: assessment and management [J]. Wound Care Canada，2007,5(1):14 - 17.

[302] DALLAM L，SMYTH C，JACKSON B S，et al. Pressure ulcer pain: assessment and quantification [J]. J Wound Ostomy Cont，1995,22(5):211 - 215.

[303] DAY R O，KANNANGARA D R，STOCKER S L，et al. A llopurinol: Insights from studies of dose-response relationships [J]. Expert Opin Drug Metab Toxicol，2017,13(4):449 - 462.

[304] DEALEY C，BRINDLE CT，BLACK J，et al. Challenges in pressure ulcer prevention [J]. Int Wound J，2015,12(3):309 - 312.

[305] DEAN D J，BAER G M，THOMPSON W R. Studies on the local treatment of rabies-infected wounds [J]. Bull World Health Organ，1963,28(4):477 - 486.

[306] DEU Project Team. Dedicated education units-anew way of supporting clinical learning [J]. Nurs NZ，2008,14(11):24 - 25.

[307] DORNER B，POSTHAUERME，THOMAS D. The role of nutrition in pressure ulcer prevention and treatment: national pressure ulcer advisory panel white paper [J]. Advances in Skin and Wound Care，2009,22(5):212 - 221.

[308] DOWSETT C，AYELLO E. Time principles of chronic wound bed preparation and treatment [J]. Br J Nurs，2004,13:16 - 23.

[309] DUHON B M，HAND E O，HOWELL C K，et al. Retrospective cohort study evaluating the incidence of diabetic foot infections among hospitalized adults with diabetes in the United States from 1996 - 2010 [J]. Am J Infect Control，2016,44(2):199 - 202.

[310] EBERLEIN T，HAEMMERLE G，SIGNER M，et al. Comparison of PHMB-containing dressing and silver dressings in patients with critically colonised or locally infected wounds [J]. J Wound Care，2012,21(1):12,14 - 16,18 - 20.

[311] ENOCH S，GREY J E，HARDING K G. ABC of wound healing: non-surgical and drug treatments [J]. Br Med J，2006,332(7546):900 - 903.

[312] European Pressure Ulcer Advisory Panel and National Pressure Ulcer Advisory Panel. Treatment of Pressure ulcers: Quick Reference Guide [S]. Washington DC: National Pressure Ulcer Advisory Panel，2014.

[313] European Pressure Ulcer Advisory Panel and National Pressure Ulcer Advisory Panel. Prevention and Treatment of Pressure UIcer: Quick Reference Guide [EB/OL]. (2013 - 01 - 14)Washington，DC: National Pressure Ulcer Advisory Panel，2009. http: //www. npuap org/ wp-content/uploads/2012/02/FinalQuick_Prevention_ for-web_2010. pdf.

[314] European Pressure Ulcer Advisory Panel and National Pressure Ulcer Advisory Panel. Prevention of pressure ulcers: Quick Reference Guide [EB/OL]. (2013 - 03 - 07) [2013 - 03 - 07]http:/www. npuap. org/Wp-content/uploads/2012/02/Final-Quick_Prevention-for_web_2010. pdf.

[315] European Pressure Ulcer Advisory Panel and National Pressure Ulcer Advisory Panel. Treatment of

pressure ulcers：Quick Reference Guide［EB/OL］．（2013 - 03 - 07）［2013 - 03 - 07］http：//www. epuap. org/guidelines/FinaLQuick_Treament. pdf.

［316］ European Wound Management Association（EWMA）. Position Document：Pain At Wound Dressing Changes［M］. London：MEP Ltd，2002：1 - 8.

［317］ FADER M，COTTENDEN A，GETLIFFE K，et al. Absorbent products for urinary/fecal incontinence：a comparative evaluation of key product designs［J］. Health Technol Assess，2008，12 （29）：1 - 130.

［318］ FALABELLA A F. Debridement and wound bed preparation［J］. Dermatol Ther，2006，19：317 - 325.

［319］ FELDMAN E L，STEVENS M J，THOMAS P K，et al. A practical two-step quantitative clinical and electrophysiological assessment for the diagnosis and staging of diabetic neuropathy［J］. Diabetes Care，1994，17：1281 - 1289.

［320］ FLECK C A. Managing wound pain：today and in the future［J］. Advances in Skin & Wound Care，2007，20(3)：138 - 145.

［321］ FREEMAN K，SMYTH C，DALLAM L，et al. Pain measurement scales：a comparison of the visual analogue and faces rating scales in measuring pressure ulcer pain［J］. J Wound Ostomy Cont，2001，28 （6）：290 - 296.

［322］ FRYKBERG R G，BELEZYK R. Epidemiology of the Charcot foot［J］. Clin Podiatr Med Surg，2008，25(1)：17 - 28.

［323］ GAME F L，CATLOW R，JONES G R，et al. Audit of acute Charcot's disease in the UK：the CDUK study［J］. Diabetologia，2012，55：32 - 35.

［324］ GAME F L，APEIQVIST J，ATTINGER C，et al. IWGDF Guidance on use of interventions to enhance the healing of chronic ulcers of the foot in diabetes［J］. Diabetes/Metabolism Research & Reviews，2016，32(S1)：75 - 83.

［325］ GAWLITTA D，LI W，OOMENS C W J，et al. The relative contributions of compression and hypoxia to development of muscle tissue damage：an in vitro study［J］. Annals of biomedical engineering，2007，35(2)：273 - 284.

［326］ GAWLITTA D，LI W，OOMENTS C W J，et al. The relative contributions of compression and hypoxia to development of muscle tissue damage：an in vitro study［J］. Ann Biomed Eng，2007，35 （2）：273 - 284.

［327］ GEFEN A，GEFEN N，LINDER-GANZ E，et al. In vivo muscle stiffening under bone compression promotes deep pressure sores［J］. J Biomech Eng，2005，127：512 - 524.

［328］ GIBSON M C，KEAST D，WOODBURY M G，et al. Educational intervention in the management of acute procedure-related wound pain：a pilot study［J］. J Wound Care，2004，13(5)：187 - 190.

［329］ GIROUARD K，HARRISON M B，VAN DENKERKOF E. The symptom of pain with pressure ulcer：a review of the literature［J］. Ostorny Wound Manage，2008，54(5)：30 - 42.

［330］ GOTTRUP F J，ORGENSEN B，KARLSMARK T，et al. Reducing wound pain in venous leg ulcers with Biatainlbu：arandomized，controlled double-blind clinical investigation on the performance and safety［J］. Wound Repair and Regeneration，2008，16(5)：615 - 625.

［331］ GRENON S M，GAGNON J，HSIANG Y. Ankle-brachial index for assessment of peripheral arterial disease［J］. N Engl Med，2009，361：40.

［332］ GUARIGUATA L，NOLAN T，BEAGLEY J，et al. IDF（International Diabetes Federation）Diabetes Atlas［M］. 6th ed. International Diabetes Federation，2013.

［333］ HELEN H. Addressing pain and tissue trauma during wound care［J］. Nursing & Residential Care，2006，8(6)：259 - 264.

［334］ HERMAN W H, POP-BUSUI R, BRAFFETT B H, et al. Use of the Michigan neuropathy screening instrument as a measure of distal symmetrical peripheral neuropathy in type l diabetes: results from the diabetes control and complications trial/epidemiology of diabetes interventions and complications ［J］. Diabetes Med, 2012, 29(7): 937 - 944.

［335］ HUNTER S, ANDERSON J, HANSON D, et al. Clinical trial of a prevention treatment protocol for skin breakdown in two nursing homes ［J］. J Wound Ostomy Cont, 2003, 30(5): 250 - 258.

［336］ International association for the study of pain ［EB/OL］. http://www. iasp-pain. org/Taxonomy, 2014.

［337］ International Diabetes Federation Guideline Development Group. Guidelines: global guideline for type diabetes ［J］. Diabetes Res Clin Pr, 2014(104): 1 - 59.

［338］ LOUT A M, GONGANAU D N, PRECUP C C, et al. Carent methods for wound derident ［J］. Chinrpia, 2011, 106(5): 605 - 612.

［339］ JAAP J, VAN NETTEN, et al. Diabetic Foot Australia guideline on footwear for people with diabetes ［J］. J Foot Ankle Res, 2018, 11: 2.

［340］ JEFFCOATE W. The causes of the Charcot syndrome ［J］. Clin Podiatr Med Surg, 2008, 25: 29 - 42.

［341］ JEFFREY M E, DELROY A F, DWAYNE E H. Chronic neuropathic ulcer is not the most common antecedent of lower limb infection or amputation among diabetics admitted to a regional hospital in Jamaica results from aprospective cohort study ［J］. BMC Surg, 2015, 15(1): 104.

［342］ JIANG L P, TU Q, WANG Y Y, et al. Ischemia-reperfusion injury-induced histological changes affecting early stage pressure ulcer development in a rat model ［J］. Ostomy Wound Manage, 2011, 57 (2): 55 - 60.

［343］ JIANG Y, HUANG S, FU X, et al. Epidemiology of chronic cutaneous wounds in China ［J］. Wound Repair Regen, 2011, 19(2): 181 - 188.

［344］ JUDY K S. Description of pressure ulcer pain at rest and at dressing change ［J］. J Wound Ostomy Cont, 1999, 26(3): 115 - 120.

［345］ BRYANT R. Acute and chronic wounds: current management concepts ［M］. 3rd ed. St Louis: Mosby, 2007.

［346］ KEELAGHAN E, MARGOLIS D, ZHAN M, et al. Prevalence of pressure ulcers on hospital admission among nursing home residents transferred to the hospital ［J］. Wound Repair Regen, 2008, 16: 331 - 336.

［347］ KELLER B P, WILLE J, VAN RAMSHORST B. Pressure ulcers in intensive care patients: a review of risks and prevention ［J］. Intensive Care Med, 2002, 28(10): 1379 - 1388.

［348］ KERYLN C. Wound Care Manual ［M］. Osborne Park, Australia: Siliver Chain Foundation, 2005: 82 - 93.

［349］ KLINGMAN A M, Robert A. Norman Diagnosis of Aging Skin Diseases ［R］. London, 2008.

［350］ LANGEMO D, BATES-JENSEN B, HANSON D. Pressure ulcers in individuals at the end of life: palliative care and hospice, pressure ulcers in America: prevalence, incidence and implications for the future ［J］. NPUAP Monograph, 2001: 145.

［351］ LATARJET J, CHOINERE M. Pain in burn patients ［J］. Bums, 1995, 21(5): 344 - 348.

［352］ LINDER-GANZ E, GEFEN A. Mechanical compression-induced pressure sores in rat hindlimb: muscle stiffness, histology, and computational models ［J］. J Appl Physiol, 2004, 96(6): 2034 - 2049.

［353］ LLOYD B A, MURRAY C K, BRADLEY W, et al. Variation in post-injury antibiotic prophylaxis patterns over five years in a combat zone ［J］. Mil Med, 2017, 182(S1): 346 - 352.

［354］ LYDER C, AYELLO E. Pressure Ulcers: a Patient Safety Issue. In: Hughes R, ed. Patients Safety and Quality an evidenced-based Handbook for Nurses ［M］. AHRQ Publication no. 08 - 0043.

Rockville, MD：Agency for Healthcare Research and Quality，2008：1 - 33.

[355] MADHOK B M，VOWDEN K，VOWDEN P. New techniques for wound debridement [J]. Int Wound J，2013，10(3)：247 - 251.

[356] MANNING S E，RUPPRECHT C E，FISHBEIN D，et al. Human rabies prevention-United States，2008：recommendations of the Advisory Committee on Immunization Practices [J]. MMWR Recomm Rep，2008，57(RR-3)：1 - 28.

[357] MARKS R M，LONG J T，ESTEN E L. Gait abnormality following amputation in diabetic patients [J]. Foot Ankle Clin，2010，15(3)：501 - 507.

[358] MARTIN C L，ALBERS J，HERMAN W H，et al. Neuropathy among the diabetes control and complications trial cohort 8 years after trial completion [J]. Diabetes Care，2006，29(2)：340 - 344.

[359] MARZEN-GROLLER K D，TREMBLAY S M，KASZUBA J，et al. Testing the effectiveness of the amputee mobility protocol：a pilot study [J]. J Vasc Nurs，2008，26(3)：74 - 81.

[360] MAURER C L，SPRIGLE S. Effect of seat inclination on seated pressures of individuals with spinal cord injury [J]. Physical Therapy，2004，84(3)：255 - 261.

[361] MCINNES E，JAMMALI-BLASI A，BELL-SYER S E，et al. Support surfaces for pressure ulcer prevention [J]. Cochrane Database Syst Rev，2011，4，13(4)：CD001735.

[362] MCLEAN H Q. The immunological basis for immunization series：module 17：rabies [M]. Geneva：World Health Organization，2011.

[363] MERBOTH M K，BARNASON S. Managing pain：the fifth vital sign [J]. Nurs Clin North Am，2000，35(2)：375 - 383.

[364] MOSCATO S R，MILLER J，LOGSDON K，et al. Dedicated education unit：an innovative clinical partner education model [J]. Nurs Outlook，2007，55(1)：31 - 37.

[365] MULHOLLAND M W，MAIER R V，et al. Greenfield's Surgery Scientific Principles and Practice [M]. 4th ed. Philadelphia：Lippincott Williams & Wilkins，2006.

[366] National Pressure Ulcer Advisory Panel (NPUAP) and European Pressure Ulcer Advisory Panel (EPUAP). Prevention and Treatment of Pressure Ulcers：Clinical Practice Guideline [M]. Washington DC：NPUAP，2009.

[367] National Pressure Ulcer Advisory Panel. National Pressure Ulcer Staging Definition [J]. Would Council of Enterostomal Therapists Journal，2007，27(3)：30 - 31.

[368] National Pressure Ulcer Advisory Panel and European Pressure Ulcer Advisory Panel (NPUAP/EPUAP). Treatment of Pressure Ulcers：Quick Reference Guide [M]. Washington DC：National Pressure Ulcer Advisory Panel，2009：1 - 9.

[369] National Pressure Ulcer Advisory Panel. Pressure Ulcer Prevention Points [R]. Washington DC：National Pressure Ulcer Advisory Panel，2007.

[370] NEIL J A，MUNJAS B A. Living with a chronic wound：the voices of sufferers [J]. Ostomy/Wound Management，2000，46(5)：28 - 34.

[371] NOONAN C，QUIGLEY S，CURLEY M. Skin integrity in hospitalized infants and children：a prevalence survey [J]. J Pediatr Nurs，2006，21(6)：445 - 453.

[372] NOVAK A，KHAN W S，PALMER J，et al. The evidence-based principles of negative pressure wound therapy in trauma & orthopedics [J]. Open Orthop J，2014，8(S1)168 - 177.

[373] OBROSOVA I G，LI F，ABATAN O I，et al. Role of poly(ADP-ribose)polymerase activation in diabetic neuropathy [J]. Diabetes，2004，53：711 - 720.

[374] OVINGTON L G. Hanging wet-to-dry dressings out to dry [J]. Home Healthcare Nurse，2001，19(8)：477 - 483.

[375] OYENIYI B T，ERIN E，FOX E E，et al. Trends in 1029 trauma daths at a level 1 trauma center

［J］. Injury，2017，48(1)：5－12.

［376］ PALFREYMAN S. Assessing the impact of venous ulceration on quality of life［J］. Nursing Times，2008，104(41)：34－37.

［377］ PAMELA C. Nutrition screening vs nutrition assessment：how do they differ?［J］. Nutr Clin Pract，2008，23(4)：366－372.

［378］ PANCORBO-HIDALGO P，GARCIA-FERNANDEZ F，LOPEZ-MEDINA I，et al. Risk assessment scales for pressure ulcer prevention：a systematic review［J］. J Adv Nurs，2006，54(1)：94－110.

［379］ PATAKY Z，VISCHER U. Diabetic foot disease in the elderly［J］. Diabetes Metab，2007，33(S1)：56－65.

［380］ PATRICIA S A. Nutrition screening tools for hospitalized patients［J］. Nutr Clin Pract，2008，23(4)：373－382.

［381］ PEIRCE S，THOMAS S，GEORGE R. Ischemia-reperfusion injury in chronic pressure ulcer formation：a skin model in the rat［J］. Wound Repair Regen，2000，8(1)：69－74.

［382］ PERRY J E，HALL J O，DAVIS B L. Simultaneous measurement of plantar pressure and shear forces in diabetic individuals［J］. Gait & Posture，2002，15(1)：101－107.

［383］ PIJL-ZIEBER E M，BARTON S，KONKIN J，et al. Competence and competency-based nursing education：ending our way through the issues［J］. Nurse Educ Today，2014，34(5)：676－678.

［384］ POLITANO A D，CAMPBELL K T，ROSENBERGER L H，et al. Use of silver in the prevention and treatment of infections：silver review［J］. Surg Infect，2013，14(1)：8－21.

［385］ POP-BUSUI R，LU J，BROOKS M M，et al. Impact of glycemic control strategies on the progression of diabetic peripheral neuropathy in the Bypass Angioplasty Revascularization Investigation 2 Diabetes(BARI 2D)Cohort［J］. Diabetes Care，2013，36(10)：3208－3215.

［386］ PRICE P，FOGH K，GLYNN C，et al. Managing painful chronic wounds：the wound pain management model［J］. Int Wound J，2007，4(S1)：4－15.

［387］ RABIES W. WHO position paper-recommendations［J］. Vaccine，2010，28(44)：6140－6142.

［388］ RAJBHANDARI S，JENKINS R，DAVIES C，et al. Charcot neuroarthropathy in diabetes mellitus［J］. Diabetologia，2002，45：1085－1096.

［389］ RAMACHANDRAN A. Epidemiology of diabetes in India-three decades of research［J］. JAPI，2005，53：34－38.

［390］ RATLIFF C R，TOMASELLI N. WOCN update on evidence-based guideline for pressure ulcers［J］. J Wound Ostomy Cont，2010，37：459－460.

［391］ READY M，GILL S S，ROCHEN P A. Preventing pressure ulcers：a systematic review［J］. JAMA，2006，296：974－984.

［392］ ROBBINS J M，NICKLAS B L，AUGUSTINE S. Reducing the rate of amputations in acute diabetic foot infections［J］. Cleve Cin J Med，2006，73(7)：679－683.

［393］ RODEN A，STURMAN E. Assessment and management of patients with wound-related pain［J］. Nursing Standard，2009，23(45)：53－62.

［394］ ROGERS L C，FRYKBERG R G，ARMSTRONG D G，et al. The Charcot foot in diabetes［J］. J Am Podiatr Med Assoc，2011，101：437－446.

［395］ ROSS A J，MENDICINO R W，CATANZARITI A R. Role of body mass index in acute Charcot neuroarthropathy［J］. J Foot Ankle Surg，2013，52：6－8.

［396］ RUBENSTEIN L Z，HARKER J O，SALA A，et al. Screening for undernutrition in geriatric practice：developing the short form mini-nutritional assessment(MNA-SF)［J］. J Gerontol A-Biol，2001，56(6)：366－372.

［397］ RUSAK A，RYBAK Z. New directions of research related to chronic wound healing［J］. Polimery

Medicine，2013，43（3）：199 - 204.

[398] RUSSO C A，STEINER C，SPECTOR W. Hospitalizations Related to Pressure Ulcers Among Adults 18 Years and Older，2006：Statistical Brief ♯64 [EB/OL]. https：//pubmed. ncbi. nlm. nih. gov/ 21595131/.

[399] SALCIDO R，POPESCUVA，AHN C. Animal models in pressure ulcer research [J]. J Spinal Cord Med，2007，30（2）：107 - 116.

[400] SCHAPER N C，NETTEN J V，APELQVIST J. IWGDF guidance on prevention and management of foot problems in diabetes：a summary guidance for daily practice [J]. Diabetes-Metab Res，2016，32 （S1）：7 - 15.

[401] SIBBALD R G，CAMPBELL K，COUTTS P，et al. Intact skin-an integrity not to be lost [J]. Ostomy Wound Manage，2003，49（6）：27 - 28.

[402] SOHN M W，LEE T A，STUCK R M，et al. Mortality risk of Charcot arthropathy compared with that of diabetic foot ulcer and diabetes alone [J]. Diabetes Care，2009，32（5）：816 - 821.

[403] SOLOWIEJ K，UPTON D. Painful dressing changes for chronic wounds：assessment and management [J]. Br J Nurs，2012，21：20 - 25.

[404] STEED D L. Debridement [J]. Am J Surg，2004，187：71 - 74.

[405] STEKELENBURG A D，GAWLITTA D L，BADER D L，et al. Deep tissue injury：how deep is our understanding? [J]. Arch Phys Med Rehabil，2008，89（7）：1410 - 1413.

[406] STORM-VERSLOOT M N，VOS C G，UBBINK D T，et al. Topical silver for preventing wound infection [J]. Cochrane Data-base Syst Rev，2010，17（3）：CD006478.

[407] SZOR J K，BOURGUIGNON C. Description of pressure ulcer pain at rest and at dressing change [J]. J Wound Ostomy Cont，1999，26：115 - 120.

[408] TEREKECI H，KUCUKARDALI Y，TOP C，et al. Risk assessment study of the pressure ulcers in intensive care unit patients [J]. Eur J Intern Med，2009，20（4）：394 - 397.

[409] THISTLETHWAITE J E，DAVIES D，EKEOCHA S，et al. The effectiveness of case-based learning in health professional education：ABEME systematic review：BEME Guide No. 23 [J]. Med Teach，2012，34（6）：421 - 444.

[410] THOMAS D R. Clinical management of pressure ulcers [J]. Clin Geriatr Med，2013，29（2）：397 - 413.

[411] Trans Tasman Dietetic Wound Care Group. Evidence based practice guidelines for the diettic management of adults with pressure injuries [EB/OL]. https：//www. ahrq. gov/gam/index. html.

[412] Victoria State Health Department. Tool and Resource Evaluation Template [EB/OL]. http：//www. health. vic. gov. au/older/toolkit/05Nutrition/docs/Simpified%20Nutrition%20Appetite% 20Quest ionnaire%20（SNAQ）. pdf.

[413] WAGNER F W. The dysvascular foot：a system for diagnosis and treatment [J]. Foot Ankle，1981，2（2）：64 - 122.

[414] WHO. Criteria for application withholding of post-exposure treatment [EB/OL]. http：//www. who. int/rabies/human/generalconsid/en/.

[415] WHO. WHO expert consultation on rabies [J]. World Health Organ Tech Rep Ser，2005，931：1 - 88.

[416] WILSON M M G，PURUSHOTHAMAN R，MORLEY J E. Effect of liquid dietary supplements on energy intake in the elderly [J]. Am J Clin Nutr，2002，75（5）：944 - 947.

[417] WONG K C，WANG Z Q. Prevalence of type 2 diabetes mellitus of chinese population in Mainland China，Hongkong，and Taiwan [J]. Diabetes Res Clin Pract，2006，73：126 - 134.

[418] WOO K Y，HARDING K，PRICE P，et al. Minimising wound-related pain at dressing change：

evidence-informed practice [J]. Int Wound J，2008，5(2):144－157.

[419] World Health Organization. WHO's pain ladder [EB/OL]. http ://www. who. int/cancer/ palliative/painladder/en/index. html，2009.

[420] World Union of Wound Healing Societies. Minimising Pain at Wound Dressing-Related Procedures:a Consensus Document [M]. London:Medical Education Partnership，2004.

[421] World Union of Wound Healing Societies. Principles of Best Practice，Minimising Pain at Wound Dressing-Related Procedures: a Consensus Document [M]. London: Medical Education Partnership，2004.

[422] World Union of Wound Healing Societies. Principles of Best Practice. Minimising Pain at Dressing-Related Procedures: Implementation of Pain Relieving Strategies [M]. London:Medical Education Partnership，2007.

[423] World Union of Wound Healing Societies. Principles of best practice:minimizing pain at wound dressing-related procedures. Consensus document [EB/OL]. (2008－12－12) [2008－12－12]. http://www. wuwhs. org.

[424] Wound Ostomy and Continence Nurses Society(WOCNS). Guideline for Prevention and Management of Pressure Ulcers [M]. Mount Laurel(NJ):WOCNS，2010.

[425] Wound Ostomy and Continence Nurses Society. Guideline for Prevention and Management of Pressure Ulcers [M]. 15000 Commerce Parkway，Suite C，Mount Laurel，2010:1－12.

[426] XU Y，WANG L M，HE J，et al. Prevalence and control of diabetes in Chinese adults [J]. JAMA，2013，310:948－958.

[427] YANG W Y，LU J M，WENG J P，et al. Prevalence of diabetes among men and women in China [J]. N Engl J Med，2010，362，1090－1101.

图书在版编目(CIP)数据

最新伤口护理实用技术/王静主编.—上海:复旦大学出版社,2022.3
ISBN 978-7-309-16018-5

Ⅰ.①最… Ⅱ.①王… Ⅲ.①创伤外科学-护理学 Ⅳ.①R473.6

中国版本图书馆 CIP 数据核字(2021)第 234826 号

最新伤口护理实用技术
王 静 主编
责任编辑/王 珍

复旦大学出版社有限公司出版发行
上海市国权路 579 号 邮编:200433
网址:fupnet@fudanpress.com http://www.fudanpress.com
门市零售:86-21-65102580 团体订购:86-21-65104505
出版部电话:86-21-65642845
上海丽佳制版印刷有限公司

开本 787×1092 1/16 印张 27.75 字数 675 千
2022 年 3 月第 1 版第 1 次印刷

ISBN 978-7-309-16018-5/R·1922
定价:180.00 元